Zu diesem Buch

‹Im Dunkeln› ist Thomas Hardys letzter und pessimistischster Roman, der im spätviktorianischen England einen solchen Entrüstungssturm ausgelöst hat, daß Hardy nach seiner eigenen Aussage sich nicht mehr zu einem neuen Roman entschließen konnte – über mehr als drei Jahrzehnte hinweg. Die Ablehnung durch Publikum und Kritik mag nicht der einzige Grund dafür gewesen sein, ein entscheidender aber gewiß. Was Hardy vom Schriftsteller verlangte, war Aufrichtigkeit, aber seine Aufrichtigkeit wurde ihm als Schamlosigkeit ausgelegt, das Buch als Angriff auf die geheiligte Institution der Ehe verstanden und öffentlich verbrannt.

Es ging Hardy zwar nicht um Schamlosigkeit und Unsittlichkeit, sondern gerade um eine fortgeschrittenere Auffassung von Sittlichkeit und Moral. Es ging ihm auch nicht um einen Angriff auf die christliche Lehre, sondern um das tiefere Verständnis dieser Lehre, um die Gewißheit, daß der Buchstabe tötet, der Geist aber lebendig macht. Hardy hat sich gegen das, was ihn erwartete, auf seine Weise zu schützen versucht, indem er seinen Text an zahllosen Stellen durch verborgene Bibelzitate und durch Zitate aus den Werken großer englischer Autoren gegen das mögliche Mißverständnis absicherte. Es hat ihm nichts genützt, der Bischof von Wakefield hat seinen Roman öffentlich verbrannt («verzweifelt darüber, daß er mich nicht selber verbrennen konnte», sagt Hardy erbittert).

Juda wächst als elternloses Kind in den ärmlichsten Verhältnissen auf, in einer Atmosphäre fast vollkommener Rückständigkeit, einer schon lange durch die zunehmende Industrialisierung zerstörten Welt, in der so gut wie nichts mehr ‹heil› ist, gegen deren Enge und Kleinheit er seine riesenhaften Träume setzt. Träume des sozialen Aufstiegs ohne Frage, aber keineswegs Träume vom großen Geld, sondern Bildungsträume des arrivierten Bürgertums, Wünsche, sich Bildung anzueignen, zu studieren und schließlich Pfarrer zu werden. Zwar lernt er wie ein Besessener, unsystematisch natürlich und ganz und gar eigensinnig, aber selbst als er glaubt, den Anforderungen der Universität genügen zu können, wird er abgewiesen und in seine eigene, erbärmliche Sphäre zurückgewiesen. In einer Gesellschaft, in der Besitz und Bildung identisch ist, findet sich kein Platz für ihn.

Seine Ideale, auch das Ideal von Oxford, der Stadt des Lichtes, des irdischen Jerusalems, werden zerstört, und wie oft er auch neuen Mut zu fassen versucht, so oft endet er auch im Alkohol, der ihn schließlich ums Leben bringt. Unentschieden schwankend zwischen zwei Frauen, Sue und Arabella, abgelehnt um seiner ‹wilden Ehe› willen, zerstört mehr von der sinnlichen Arabella als von der zunächst emanzipiert wirkenden Sue, findet er keinen Halt mehr und fühlt sich betrogen um das Glück, das er sich selbst versprochen hat. Die scheinhaften Auswege, die er sucht, erweisen sich allemal als Irrwege, denn nicht er bestimmt sein Schicksal, sondern das Schicksal, dem nichts widerstehen kann, bestimmt sein Leben.

Rowohlt Jahrhundert

Herausgegeben von Walter Boehlich
Band 76

Thomas Hardy

IM DUNKELN «JUDE THE OBSCURE»

Roman

Aus dem Englischen übersetzt von Eva Schumann

Rowohlt

Veröffentlicht im Rowohlt Taschenbuch Verlag GmbH,
Reinbek bei Hamburg, Dezember 1990
Lizenzausgabe mit freundlicher Genehmigung des
Aufbau Verlags, Berlin und Weimar
Die deutsche Übersetzung erschien unter
dem Titel «Herzen im Aufruhr»

Umschlaggestaltung Peter Wippermann
(Foto des Autors: Popperfoto, London)
Gesetzt aus der Walbaum Standard
(Berthold tps 8000)
bei Dörlemann-Satz, Lemförde
Druck und Bindung Clausen & Bosse, Leck
Printed in Germany
2480-ISBN 3 499 40076 6

«Der Buchstabe tötet.»
2. Korintherbrief

Vorwort

zur ersten Ausgabe

Die Geschichte dieses Romans (dessen Veröffentlichung in der jetzigen Form sich sehr verzögert hat infolge von Umständen, die das Erscheinen in Fortsetzungen mit sich bringt) ist kurz die folgende. Im Jahre 1890 wurde der erste Plan skizziert nach Notizen, die seit 1887 niedergeschrieben waren. Durch den Tod einer Frau im erstgenannten Jahr ist die Darstellung mancher Geschehnisse angeregt worden. Im Oktober 1892 habe ich die Schauplätze des Romans aufs neue besucht. In ihren Hauptzügen wurde die Erzählung im Jahre 1892 und im Frühling 1893 niedergeschrieben; in ihrem vollen Umfang, so wie sie jetzt vorliegt, vom August 1893 bis in das folgende Jahr hinein; das Ganze mit Ausnahme einiger weniger Abschnitte war Ende 1894 in den Händen des Verlegers. Ende November 1894 wurde mit dem Abdruck in monatlichen Fortsetzungen in *Harper's Magazine* begonnen.

Doch ebenso wie bei *Tess von D'Urbervilles* war die Fassung für die Zeitschrift aus verschiedenen Gründen gekürzt und bearbeitet worden; die vorliegende Ausgabe ist die erste, in der das Ganze so erscheint, wie es ursprünglich niedergeschrieben wurde. Und da die Wahl des Titels in einem früheren Stadium gewisse Schwierigkeiten bot, wurde die Erzählung unter einem vorläufigen Titel veröffentlicht; tatsächlich sind zwei provisorische Titel nacheinander verwendet worden. Der gegenwärtig endgültige Titel*, der mir im großen und ganzen als der beste erscheint, ist schon zu Anfang mit erwogen worden.

Dieser Roman wendet sich an erwachsene Männer und

* Im Englischen *Jude the Obscure* («Juda der Unberühmte»).

Frauen; er versucht das Fieber und die aufreibende Qual, das Leid und Unheil sachlich zu schildern, welches die stärkste Leidenschaft des Menschengeschlechts zuweilen im Gefolge hat; er berichtet ohne Beschönigung von dem tödlichen Kampf zwischen Fleisch und Geist und von der Tragödie unerfüllter Hoffnungen; wie mir scheint sind diese Dinge so behandelt worden, daß kein Anstoß erregt werden kann.

Wie frühere Produkte meiner Feder ist *Im Dunkeln* weiter nichts als ein Versuch, eine Reihe von Augenscheinlichkeiten oder persönlichen Eindrücken in Form und Zusammenhang zu bringen, wobei mir die Frage nach ihrer dauernden oder nur vorübergehenden Gültigkeit von untergeordneter Bedeutung scheint.

August 1895

Nachschrift

Als dieses Buch mit obenstehendem erklärendem Vorwort vor sechzehn Jahren erschien, haben sich einige unerwartete Folgen ergeben, auf die man jetzt einen Augenblick zurückschauen kann. Einen oder zwei Tage nach dem Erscheinen verurteilten die Kritiker das Werk in einer Sprache, die sich mit der Aufnahme von *Tess von D'Urbervilles* gar nicht vergleichen ließ; freilich gab es zwei oder drei vom allgemeinen Chor abweichende Stimmen. Diese Aufnahme des Buchs in England wurde sofort nach Amerika gekabelt, und jenseits des Atlantiks steigerte sich die Musik zu einem schrillen Crescendo.

Das Traurige bei dem Angriff war meines Erachtens die Tatsache, daß der größere Teil der Erzählung – der nämlich, der die zerstörten Ideale der beiden Hauptgestalten darstellt und für mich das eigentlich, ja beinahe ausschließlich Wesentliche ist – von der feindlich eingestellten Presse zweier Länder so gut wie ganz übersehen wurde, während einige zwanzig oder dreißig Seiten mit betrüblichen Einzelheiten, die mir nötig schienen, um die Erzählung zu vervollständigen und die Widersprüche in Judas Leben zu verdeutlichen, fast allein gelesen und beurteilt wurden. Und seltsam genug – der Neuabdruck einer phantastischen Erzählung, die einige Zeit vorher in einer Familienzeitschrift erschienen war, brachte eine Fortsetzung der gleichen Schmähungen über mein Haupt.

Soviel über den unseligen Beginn der Laufbahn dieses Buchs. Nach diesen verdammenden Urteilen der Presse traf den Roman neues Unheil: er wurde von einem Bischof verbrannt – wahrscheinlich, weil der Kirchenfürst verzweifelt darüber war, daß er nicht mich selber verbrennen konnte.

Dann entdeckte jemand, daß *Im Dunkeln* ein moralisches Werk sei und ein schwieriges Thema auf ernste Art behandle – als ob der Verfasser das nicht schon längst im Vorwort gesagt hätte! Darauf nahmen viele, die mich verflucht hatten, ihren Fluch zurück, und die Sache fand ihr Ende; die einzige Wirkung auf menschliches Verhalten war, soviel ich entdecken konnte, die Wirkung auf mich selbst: das Erlebnis heilte mich von jeder weiteren Neigung, Romane zu schreiben.

Eines von vielen Begebnissen, die sich aus dem Wortsturm ergaben, war folgendes: Ein amerikanischer Schriftsteller, der seine eigene Moral nicht übertünchte, schrieb mir, er habe auf Grund der empörten Kritiken ein Exemplar des Buchs gekauft, weiter und weiter darin gelesen und sich gefragt, wann denn endlich die verderblichen Stellen kämen, und schließlich habe er das Buch in eine Ecke geschleudert und die Schufte von Kritikern verwünscht, die ihn veranlaßt hatten, anderthalb Dollar auszugeben für ein Buch, das er «eine religiöse und ethische Abhandlung» zu nennen beliebte.

Ich sprach ihm mein Mitgefühl aus und konnte ihm ehrlich versichern, daß die falsche Darstellung nicht etwa ein heimlich abgekarteter Reklametrick von mir sei, um die Zahl meiner Leser zu erhöhen.

Dann kam die Geschichte mit der Dame, die in einem einflußreichen Artikel mit grauenerregenden Zwischentiteln, der in einer weltbekannten Zeitschrift abgedruckt worden war, über mein Buch zeterte und mir kurz darauf schrieb, es sei ihr sehnlichster Wunsch, meine Bekanntschaft zu machen.

Jedoch kehren wir zu dem Buch selbst zurück. Da die Ehegesetze größtenteils als die tragische Maschinerie benutzt werden, die den Roman vorwärtstreibt, und da sein allgemeiner Verlauf in Hinsicht auf das Familienleben zu zeigen scheint, daß, in Diderots Worten, die bürgerlichen Gesetze nur der Ausdruck der Naturgesetze sein sollten (übrigens eine Behauptung, die gewisser Einschränkungen bedarf), hat man mich seit 1895 weitgehend verantwortlich gemacht für den gegenwärtigen «angeschmutzten» Zustand des Ehethemas (wie cin gelehrter Schriftsteller es kürzlich ausgedrückt hat).

Meine damalige Meinung, wenn ich mich recht erinnere, war die gleiche wie meine jetzige: eine Ehe muß lösbar sein, sobald sie für einen der beiden Partner zur Grausamkeit wird – da sie dann ihrem eigentlichen und sittlichen Wesen nach keine Ehe mehr ist; das schien mir eine gute Grundlage für die Fabel eines tragischen Romans, den ich um seiner selbst willen erzählt habe als Darstellung besonderer Umstände, die sehr viel Allgemeingültiges enthielten, und in der leisen Hoffnung, daß sich auch gewisse reinigende, aristotelische Bestandteile darin finden möchten.

Die Schwierigkeiten, ohne Geldmittel zu studieren, die vor zwanzig oder dreißig Jahren bestanden, sind auf die gleiche Weise verwendet worden; es ist mir zu Ohren gekommen, daß manche Leser diese Episoden als einen Angriff auf altehrwürdige Einrichtungen gedeutet haben und daß andere, als späterhin das Ruskin College gegründet wurde, meinten, man hätte es das «College Judas des Unberühmten» nennen sollen.

Künstlerische Bestrebungen müssen stets teuer bezahlt werden, wenn sie ihren tragischen Stoff dem Umstand entnehmen, daß menschliche Triebe in verrostete und lästige Formen eingezwängt werden, die ihnen nicht gemäß sind. Um Bludyer und dem verbrennungswütigen Bischof Gerechtigkeit widerfahren zu lassen – sie scheinen nichts weiter gemeint zu haben als folgendes: «Wir Briten hassen Ideen, und wir werden gemäß diesem Vorrecht unseres Vaterlands auch leben. Das in dem Roman gezeigte Bild bringt vielleicht nichts Unwahres und nichts Ungewöhnliches, vielleicht entspricht es sogar den Anforderungen, die man an ein Kunstwerk stellt; aber wir, denen es bei Konventionen wohl ist, können es nicht zulassen, daß ein solcher Anblick vom Leben dargestellt wird.»

Aber was kam es schon darauf an! Obwohl die Eheschilderungen den wunden Punkt berühren, obwohl eine arme Dame in *Blackwoods Monatsheften* wehklagte, daß eine unheilige Anti-Ehe-Verschwörung im Gange sei, erfreut sich der berühmte Vertrag – das berühmte Sakrament, meine ich – noch ziemlicher Beliebtheit, und die Menschen verheiraten sich so leichtherzig wie je. Es ist dem Verfasser von einigen ernstgesinnten Korrespondenten sogar zum Vorwurf gemacht worden, er habe das Problem so bestehen lassen, wie er es vorgefunden habe, ohne den Weg zu einer höchst nötigen Reform zu zeigen.

Nachdem *Im Dunkeln* als Fortsetzungsroman in Deutschland erschienen war, schrieb ein erfahrener deutscher Kritiker dem Verfasser, in der Heldin, Sue Bridehead, werde zum erstenmal in einem Roman die Frau geschildert, die jetzt jedes Jahr zu Tausenden in Erscheinung träte – die schmächtige, blasse «Junggesellin», das intellektuelle, emanzipierte Nervenbündel, wie es die modernen Lebensumstände hervorbrächten, zunächst hauptsächlich in der Großstadt; die Frau, welche die Notwendigkeit leugnet, daß die meisten ihrer Geschlechtsgenossinnen die Ehe als Beruf ergreifen müssen und sich über andere erhaben dünken, weil sie das behördlich abgestempelte Recht haben, sich lieben zu lassen. Der Kritiker bedauerte, daß das Bild dieses neuen Frauentyps von einem Mann gezeichnet worden sei und nicht von einer ihres eigenen Geschlechts, die es nie zugelassen hätte, daß sie am Schluß zusammenbricht.

Ob diese Versicherung sich durch Tatsachen beweisen läßt, entzieht sich meiner Kenntnis. Auch kann ich über die Kluft der Jahre hinweg, die seit dem ersten Erscheinen des Romans vergangen sind, nicht größere Änderungen allgemein-kritischer Art daran vornehmen als einige stilistische Verbesserungen, mag nun der Inhalt gut oder schlecht sein. Ohne Zweifel kann ein Buch mehr enthalten, als sein Verfasser bewußt hineinlegt, was ihm je nachdem zum Vorteil oder zum Nachteil gereichen mag.

April 1912 *T. H.*

Erster Teil

In Marygreen

«Ja, viele gibt es, die um der Weiber willen den Verstand verloren haben und um ihretwillen zu Sklaven geworden sind. Viele auch sind umgekommen oder haben gefehlt und gesündigt um der Weiber willen. O ihr Männer, wie kann es anders sein, als daß die Weiber stark sind, da sie solches vermögen?»

Esra

1

Der Schulmeister zog aus dem Dorf fort; das schienen alle zu bedauern. Der Müller in Cresscombe hatte ihm sein Pferd und den kleinen weißen Karren mit der Plane geliehen, damit er sein Hab und Gut an seinen neuen, etwa 20 Meilen entfernten Wohnort bringen konnte. Ein solches Gefährt erwies sich als völlig ausreichend für die Habseligkeiten des scheidenden Lehrers, denn das Schulhaus war teilweise vom Kuratorium ausgestattet worden, und das einzige größere Möbelstück im Besitz des Schulmeisters war, von seiner Bücherkiste abgesehen, ein Klavier, das er einst auf einer Auktion erstanden hatte zu einer Zeit, da er das Klavierspiel zu erlernen gedachte. Aber da sein Eifer bald erlahmte, hatte er es nie zu irgendwelcher Fertigkeit im Spielen gebracht, und das Instrument war ihm seither bei jedem Umzug eine Last gewesen.

Der Pfarrer hatte sich für den ganzen Tag entfernt, denn Veränderungen mitansehen zu müssen, war ihm verhaßt. Er wollte nicht vor dem Abend heimkehren – bis dahin war dann der neue Lehrer angekommen und eingezogen, und alles ging wieder den gewohnten Gang.

Im Wohnzimmer standen der Schmied, der Gutsverwalter und der Schulmeister selbst ratlos vor dem Instrument. Der Lehrer hatte geäußert, selbst wenn er es auf dem Karren unterbringen könne, würde er bei seiner Ankunft in Christminster, seinem Bestimmungsort, doch nicht wissen, was er damit anfangen solle, denn zunächst wolle er sich nur eine vorläufige Unterkunft suchen.

Ein kleiner elfjähriger Junge, der nachdenklich beim Packen geholfen hatte, trat zu den Männern, und als sie sich zweifelnd das Kinn rieben, nahm er das Wort, nicht ohne beim Ton der eigenen Stimme zu erröten: «Meine Tante hat 'nen großen Holzschuppen, da könnte man es vielleicht einstellen, bis Sie eine richtige Wohnung gefunden haben, Sir.»

«Ein ausgezeichneter Gedanke», meinte der Schmied.

Man beschloß, eine Abordnung zu der Tante des Jungen – einer alten, ledigen Dörflerin – zu schicken und bei ihr anzufragen, ob sie das Klavier beherbergen wolle, bis Mr. Phillotson es holen lassen würde. Der Schmied und der Verwalter machten sich auf, um sich zu vergewissern, ob das vorgeschlagene Obdach geeignet sei, und der Junge und der Schulmeister blieben zurück.

«Tut es dir leid, daß ich weggehe, Juda?» fragte der letztere freundlich.

Tränen stiegen dem Jungen in die Augen, denn er gehörte nicht zu den regelmäßigen Tagesschülern, die mit dem Leben des Schulmeisters in unromantischer Nähe Bekanntschaft machten, sondern er hatte während der Amtszeit des jetzigen Lehrers nur die Abendschule besucht. Die Tagesschüler hielten sich, ehrlich gesagt, im gegenwärtigen Augenblick fern vom Schauplatz wie jene bekannten Jünger, und waren keineswegs darauf erpicht, ihre Hilfe anzubieten.

Verlegen öffnete der Junge das Buch in seiner Hand, das Mr. Phillotson ihm zum Abschied geschenkt hatte, und gab zu, daß es ihm leid tue.

«Mir auch», sagte Mr. Phillotson.

«Warum gehen Sie denn fort, Sir?» fragte der Junge.

«Ach, das ist eine lange Geschichte. Du würdest meine Gründe nicht verstehen, Juda. Vielleicht begreifst du mich später mal, wenn du älter bist.»

«Ich glaube, ich würde Sie schon jetzt verstehen, Sir.»

«Na gut, aber sprich nicht weiter davon. Du weißt, was

eine Universität ist und ein akademischer Grad? Es ist die Abstempelung, die man nötig hat, wenn man als Lehrer vorwärtskommen will. Mein Plan oder Traum ist, an der Universität zu studieren und dann Geistlicher zu werden. Wenn ich in Christminster selbst oder dort in der Nähe wohne, so bin ich sozusagen im Hauptquartier, und falls mein Plan überhaupt durchführbar ist, so läßt er sich wahrscheinlich leichter als anderswo verwirklichen, wenn ich schon an Ort und Stelle bin.»

Der Schmied und sein Begleiter kamen zurück. Der Schuppen der alten Miss Fawley hatte sich als trocken und äußerst zweckentsprechend erwiesen, und sie war auch bereit, dem Instrument dort Unterkunft zu gewähren. Es sollte nun bis zum Abend in der Schule bleiben, denn dann würden mehr Hilfskräfte zum Transport verfügbar sein; und der Schulmeister blickte sich zum letztenmal im Raum um.

Der Knabe Juda half ihm, einige kleinere Gegenstände zu verstauen, und um neun Uhr stieg Mr. Phillotson neben seine Bücherkiste und andere Impedimente auf den Karren und sagte seinen Freunden Lebewohl.

«Ich werde dich nicht vergessen, Juda», meinte er lächelnd, als sich das Gefährt in Bewegung setzte. «Bleib ein braver Junge, hörst du; und sei gut gegen Tiere und Vögel, und lies, soviel du nur kannst. Und solltest du mal nach Christminster kommen, so vergiß nicht, deinen alten Lehrer aufzusuchen.»

Der Karren knarrte über den Dorfanger und verschwand um die Ecke beim Pfarrhaus. Der Junge ging zu dem Ziehbrunnen am Rand des Angers zurück, wo er seine Eimer hatte stehenlassen, als er seinem Gönner und Lehrer beim Aufladen zur Hand gegangen war. Jetzt zitterten ihm die Lippen, und nachdem er den Brunnendeckel geöffnet hatte, um den Eimer hinabzulassen, hielt er inne und stützte Stirn und Arme gegen die Brunnenfassung; sein Gesicht zeigte den Ausdruck eines nachdenklichen Kindes, das vorzeitig den Ernst des Lebens zu spüren bekommen hat. Der Brunnen, in den er hinabschaute, war so alt wie das Dorf; in Judas augenblicklicher Stellung erschien er ihm als ein langer, kreisförmiger Schacht, der in einer Tiefe von etwa 100 Fuß in einer zitternden Wasserfläche endete. Oben am Rand war die Brunnenwand mit grünem Moos überzogen, und ganz oben wuchs Hirschzungenfarn.

Im gefühlsseligen Ton eines kleinen Eigenbrötlers sagte der Junge zu sich: ‹Oft und oft hat der Schullehrer an einem Morgen wie heute aus diesem Brunnen Wasser geschöpft, und nun wird er es nie wieder tun. Ich habe gesehn, wie er in den Brunnen hinabgeschaut hat, wenn er vom Heraufziehen des Eimers müde war, gerade wie ich jetzt hinuntersehe, und dann hat er eine Weile ausgeruht, bevor er seine Eimer heimgetragen hat. Aber ein verschlafenes Nest wie unser Dorf ist nichts für einen so klugen Mann – deshalb ist er auch weggegangen!›

Eine Träne rollte aus seinen Augen in die Brunnentiefe hinab. Der Morgen war leicht neblig, und der Atem des Jungen strömte wie ein dichterer Nebel in die stille, schwere Luft. Da wurden seine Gedanken jäh unterbrochen.

«Wirst du endlich das Wasser bringen, du Faulpelz!»

Eine alte Frau hatte es gerufen, die aus einem nahe gelegenen kleinen Haus mit bemoostem Strohdach getreten und ein paar Schritte auf das Gartenpförtchen zugegangen war. Rasch machte der Junge eine bejahende Geste, zog mit großem Kraftaufwand, der für einen so kleinen Kerl eine gewaltige Anstrengung bedeutete, den vollen Eimer herauf, ergriff ihn und leerte ihn in seine beiden kleineren; einen Augenblick schöpfte er Atem, dann machte er sich mit seiner Last auf und ging über den feuchten Rasenanger, wo der Brunnen stand – fast genau im Mittelpunkt des kleinen Dorfs Marygreen.

Es war ein altmodisches, winziges Dorf und lag in eine Geländefalte des welligen Hügellands von Nordwessex eingebettet. Aber mochte das Dorf auch alt sein, so war doch der Brunnenschwengel höchstwahrscheinlich das einzige Überbleibsel der heimatlichen Geschichte, das völlig unverändert geblieben war. Viele der strohgedeckten, mit Dachfenstern versehenen Wohnhäuser waren in letzter Zeit niedergerissen, viele Bäume auf dem Dorfanger gefällt worden. Auch die alte Kirche mit ihrem buckligen, sonderbaren Walmdach und dem hölzernen Türmchen war abgerissen worden, und die Steine hatte man entweder zu Schotterhaufen zerschlagen oder in der Nachbarschaft als Material für Schweineställe, Gartenbänke, Zaunpfosten oder Steingärten verwendet. Dafür war an einer anderen Stelle im modernen gotischen Stil, der englische Augen so fremdartig anmutet, ein neues, hohes Gebäude von einem Zerstörer des historisch Überlieferten errichtet worden, der eines Tages aus London gekommen und noch am gleichen Tag dorthin zurückgekehrt war. Nichts bezeichnete die Stelle, wo der alte, den christlichen Gottheiten geweihte Tempel so lange Jahre hindurch auf der grünen Rasenfläche gestanden hatte, die seit undenklichen Zeiten der Kirchhof gewesen war; an die verschwundenen Gräber erinnerten gußeiserne Kreuze, das Stück zu anderthalb Shilling, Haltbarkeit auf fünf Jahre garantiert.

2

So klein und schmächtig Juda Fawley auch war – er trug die beiden übervollen Wassereimer nach Hause, ohne abzusetzen. Über der Tür hing ein kleines, rechteckiges blaues Schild, das in gelben Buchstaben die Inschrift «Bäckerei von Drusilla Fawley» trug. Hinter den winzigen bleigefaßten Fensterscheiben – es war eines der wenigen alten Häuser – standen fünf Glasbüchsen mit Zuckerzeug und drei Semmeln auf einem Teller.

Als er hinter dem Haus die Eimer leerte, konnte er eine

lebhafte Unterhaltung hören, die drinnen zwischen seiner Großtante, der Drusilla des Ladenschilds, und einigen anderen Dorfbewohnern im Gange war. Sie hatten die Abreise des Schulmeisters beobachtet; nun besprachen sie Einzelheiten des Ereignisses und ergingen sich in Prophezeiungen für die Zukunft.

«Und wer ist denn das?» fragte eine Frau, die verhältnismäßig fremd im Ort war, als der Junge eintrat.

«Da können Sie wohl fragen, Mrs. Williams, das ist mein Großneffe – der ist gekommen, seit Sie das letzte Mal hier waren.» Die Einheimische, welche die Frage beantwortete, war eine große, hagere Frau, die selbst über die alltäglichste Angelegenheit in tragischem Ton sprach und der Reihe nach an jede Zuhörerin einen Satz richtete: «Etwa vor einem Jahr ist er gekommen, Belinda» (nach rechts gewandt), «aus Mellstock unten in Südwessex, der arme Kleine; dort hat sein Vater gewohnt, aber der hat das Schüttelfieber gekriegt und ist nach zwei Tagen dran gestorben, das weißt du ja, Caroline» (nach links gewandt). «Es wäre am besten gewesen, der liebe Gott hätte dich auch gleich zu sich geholt, mitsamt deiner Mutter und deinem Vater, du armer, überflüssiger kleiner Kerl, du! Aber ich hab ihn nun mal bei mir aufgenommen, bis sich irgendwas für ihn findet; freilich muß ich darauf sehen, daß er sich was verdient, wo's nur irgend geht. Jetzt verscheucht er die Vögel auf dem Feld vom Bauern Troutham. Da hat er wenigstens keine Zeit für Dummheiten. Warum drehst du dich denn weg, Juda?» fuhr sie fort, als der Junge, der die zudringlichen Blicke der Umstehenden wie Ohrfeigen empfand, sich abwandte.

Die ortseingesessene Waschfrau erwiderte, es wäre vielleicht ein ganz guter Gedanke von Miss oder Mrs. Fawley (sie wurde bald so, bald so genannt), ihn bei sich zu behalten: «Da kann er Ihnen Gesellschaft leisten, wo Sie doch so allein sind, und Wasser holen und abends die Fensterladen zumachen und ein bißchen beim Backen helfen.»

Miss Fawley bezweifelte das ... «Warum hat du dich denn nicht vom Schulmeister mitnehmen lassen nach

Christminster, damit sie dort 'nen Gelehrten aus dir machen?» fuhr sie halb ärgerlich, halb scherzend fort. «Einen Besseren als dich hätte er bestimmt nicht finden können. Der Junge ist ja ganz versessen auf Bücher. Das liegt bei uns in der Familie. Seine Kusine Sue ist geradeso, hab ich gehört; gesehen hab ich das Kind seit Jahren nicht, und dabei ist sie hier im Haus geboren, hier in diesen vier Wänden. Meine Nichte und ihr Mann haben in den ersten Jahren ihrer Ehe kein eigenes Haus gehabt; später hatten sie dann eins, nur so lange bis ... Na, lassen wir das. Juda, mein kleiner Junge, daß du mir ja nicht heiratest! Das ist nichts für die Fawleys. Die Kleine, ihr einziges, war wie mein eigenes Kind, Belinda, bis dann der Krach kam. Ach, daß so ein kleines Ding soviel mitmachen muß!»

Als Juda bemerkte, daß sich die allgemeine Aufmerksamkeit wieder ihm zuwandte, ging er in die Backstube und verzehrte dort den Kuchen, der für sein Frühstück bestimmt war. Das Ende seiner Freizeit war nun gekommen; er verließ den Garten, indem er über die hintere Hecke stieg, und schlug einen nordwärts führenden Pfad ein, bis er an eine weite, einsame Mulde kam, die in den Berghang eingebettet und mit Weizen besät war. In diesen riesigen Kessel, der der Schauplatz seiner Tätigkeit für den Bauern Troutham war, schritt er mitten hinein.

Die braune Fläche des Feldes stieg rings herum zum Himmel an und verlor sich allmählich im Nebel, der den eigentlichen Rand verhüllte und die Einsamkeit noch stärker fühlbar machte. Die einzigen Punkte, an denen das Auge in der eintönigen Landschaft Halt fand, waren ein Schober mitten auf dem Feld, der den Ertrag des vergangenen Jahres barg, die Krähen, die beim Nahen des Jungen aufflogen, und der Pfad über die Brache, auf dem er gekommen war – wer ihn jetzt austrat, wußte er kaum, doch in früheren Zeiten mochten viele seiner Vorfahren hier gegangen sein.

«Häßlich ist es hier!» murmelte er.

Wie die Rillen in einem Stück neuen Kordsamt streckten sich die Eggenspuren durch das Feld; sie riefen den

Eindruck hervor, als diene die weite Mulde nur erbärmlichen Nützlichkeitszwecken, ließen sie flach erscheinen und lösten sie los von jeder Vergangenheit, die weiter zurücklag als die jüngstverflossenen Monate; und doch geisterten um jeden Stein, jede Scholle Erinnerungen in Hülle und Fülle – Widerhall von Liedern aus alten Erntetagen, von gesprochenen Worten und handfesten Taten. Jeder Zollbreit des Bodens war in früheren oder späteren Zeiten eine Stätte tatkräftigen Schaffens, heiterer Späße, derber Katzbalgereien, kleinlichen Zanks, erschöpften Ausruhens gewesen. Auf jedem Fleckchen hatten in der Sonne Ährenleserinnen gehockt. Liebesheiraten, die das benachbarte Dorf bevölkert hatten, waren zwischen Mähen und Einfahren hier besprochen und beschlossen worden. Unter der Hecke, die Acker von Acker trennte, hatten sich Mädchen jungen Burschen hingegeben, die zur nächsten Erntezeit sich nicht einmal nach ihnen umdrehten, und in diesem alten Weizenfeld hatte gar mancher Mann einer Frau Liebe geschworen, vor deren Stimme er zur nächsten Saatzeit erzitterte, nachdem er sein Gelöbnis in der Dorfkirche eingelöst hatte. Aber mit solchen Erwägungen beschäftigten sich weder Juda noch die Krähen rings um ihn her. Das einsame Feld war für ihn weiter nichts als der Ort seiner Arbeit, für die Krähen eine wohlgefüllte Kornkammer.

Der Junge stand unter dem bereits erwähnten Schober, und alle paar Sekunden schüttelte er lebhaft seine Klapper. Sobald das Gerassel erklang, stellten die Krähen ihr Picken ein, flogen auf und entfernten sich gemächlichen Flugs; ihre Schwingen glänzten wie die metallenen Schuppen eines Panzers; dann beschrieben sie einen Bogen in der Luft, kehrten zurück, ließen sich, vorsichtig Juda im Auge behaltend, in etwas respektvollerer Entfernung nieder und begannen aufs neue zu fressen.

Er schwang die Klapper, bis ihn sein Arm schmerzte; die Vögel mit ihrem stets aufs neue vereitelten Begehren taten ihm schließlich leid. Sie schienen, wie er selbst, in einer Welt zu leben, in der sie unerwünscht waren. Warum sollte er sie verscheuchen? Mehr und mehr sah er in ihnen liebe Freunde und Kostgänger – die einzigen Freunde, von denen er behaupten konnte, daß sie ein wenig Interesse an ihm nähmen, denn seine Tante hatte ihm oft gesagt, daß sie das nicht täte. Er hörte auf zu klappern, und die Krähen ließen sich wiederum auf dem Feld nieder.

«Ach, ihr armen Kerlchen!» sagte Juda laut. «Ihr sollt was zum Mittagessen kriegen – jawohl! Es ist genug da für uns alle. Der Bauer kann euch ganz gut was abgeben. Freßt nur, ihr lieben Vöglein, freßt euch satt!»

Sie blieben sitzen und fraßen, tintenschwarze Flecke auf dem nußbraunen Boden, und Juda freute sich über ihren Appetit. Wie durch ein magisches Band fühlte er sich diesen Mitgeschöpfen verbunden. So geringfügig und jämmerlich ein solches Krähenleben auch war – es glich dem seinen.

Die Klapper hatte er längst weggeworfen – sie war ein gemeines, hinterlistiges Werkzeug, schimpflich nicht nur für die Vögel, sondern auch für ihn, ihren Freund. Ganz plötzlich spürte er auf seinem Hinterteil einen derben Schlag, dem ein lautes Klappern folgte, woraus seine überraschten Sinne schlossen, daß die Klapper als Werkzeug bei dem Überfall verwendet worden war. Die Vögel und Juda fuhren gleichzeitig hoch, und die bestürzten Augen des letzteren erblickten den Bauern in eigener Person, den großen Troutham selbst; sein rotes Gesicht starrte wütend auf Judas angstvoll geduckte Gestalt, die Klapper schwang er in seiner Hand.

«Also ‹Freßt nur, ihr lieben Vöglein›, nicht wahr, junger Mann? ‹Freßt nur, liebe Vöglein› – nicht zu glauben! Ich werd dir die Hosen kitzeln, wollen mal sehen, ob du's da noch so eilig hast mit deinem ‹Freßt nur, liebe Vöglein!›. Und beim Schulmeister hast du dich rumgetrieben, statt hierherzukommen, was? Also auf diese Art verdienst du dir den halben Shilling täglich, den ich dafür bezahle, daß du mir die Krähen von der Saat scheuchst!»

Während Troutham Judas Ohren mit diesem leidenschaftlichen Wortschwall bestürmte, hatte er Judas linke

Hand mit seiner eigenen Linken ergriffen, schwang die schmächtige Gestalt des Jungen auf Armeslänge um sich herum und prügelte mit der flachen Seite von Judas eigener Klapper auf dessen Hinterteil los, bis das Feld von den Schlägen widerhallte, deren es bei jeder Umdrehung einen oder zwei setzte.

«Nicht, Sir – bitte nicht!» schrie das Kind; die wirbelnde Bewegung machte es hilflos wie einen Fisch an der Angel, der an Land geschwungen wird. Berg, Schober, Feld, Pfad und Krähen flogen wieder und wieder an ihm vorbei in einem verwirrenden, rasenden Kreis. «Ich – ich – Sir – ich dachte nur – es war soviel Samen im Boden – ich hab gesehn, wie Sie ihn ausgesät haben – und die Krähen könnten ein kleines bißchen davon haben als Mittagbrot – und Ihnen würde doch nichts abgehen – und Mr. Phillotson hat gesagt, ich sollte gut zu ihnen sein – au, au, au!»

Diese wahrheitsgemäße Erklärung schien den Bauern mehr aufzubringen, als wenn Juda sich standhaft geweigert hätte, überhaupt etwas zu sagen; immer weiter schlug er auf den herumwirbelnden kleinen Wicht los; weit über das Feld hin schallte das Rasseln der Klapper, bis ans Ohr entfernter Arbeiter – die daraus schlossen, daß Juda sein Geschäft mit großem Eifer betreibe –, und hallte wider von dem funkelnagelneuen, im Nebel verborgenen Kirchturm, zu dessen Bau Mr. Troutham eine beträchtliche Summe beigesteuert hatte, um seine Liebe zu Gott und den Menschen darzutun.

Nach einer Weile ermüdete den Bauern seine Strafaktion; er stellte den zitternden Jungen auf die Beine und zog einen halben Shilling aus der Tasche, den er ihm als Lohn für sein Tagewerk aushändigte mit dem Bemerken, er solle sich nach Hause scheren und sich nie wieder auf seinen Feldern blicken lassen.

Eiligst rettete sich Juda aus der Reichweite des Mannes und schlug den Pfad nach Hause ein; er weinte – nicht vor Schmerzen, obwohl die heftig genug waren; nicht, weil er die Fehlerhaftigkeit der Weltordnung erkannt hatte, denn was für Gottes Vögel gut war, war schlecht für Gottes

Gärtner; sondern er weinte in dem schrecklichen Gefühl, sich mit Schande bedeckt zu haben, noch ehe er ein Jahr im Kirchspiel war, und nun vielleicht auf Lebenszeit seiner Großtante zur Last fallen zu müssen.

Mit diesem düsteren Schatten auf dem Gemüt mochte er sich nicht im Dorf zeigen, und so ging er auf einem Umweg nach Hause, der hinter einer hohen Hecke entlang und über eine Wiese führte. Hier bemerkte er Dutzende von gepaarten Regenwürmern, die, wie immer bei solchem Wetter um diese Jahreszeit, mit der halben Körperlänge auf dem feuchten Boden lagen. Man konnte nicht ruhig seines Weges gehen, ohne bei jedem Schritt einige davon zu zertreten.

Bauer Troutham hatte ihm eben sehr weh getan, aber Juda war ein Junge, der selbst keinem anderen Geschöpf weh zu tun vermochte. Nie hatte er ein Nest mit jungen Vögeln heimgebracht, ohne hinterher ganz unglücklich die halbe Nacht lang wach zu liegen, und oft hatte er sie am nächsten Morgen samt dem Nest wieder an den alten Platz getragen. Er konnte es kaum mitansehen, wenn Bäume gefällt oder gekappt wurden, denn er bildete sich ein, es täte ihnen weh; und als kleines Kind war ihm das späte Beschneiden, wenn der Saft schon stieg und Bäume und Sträucher stark bluteten, ein wahrer Schmerz gewesen. Diese Charakterschwäche, wie man es nennen kann, ließ vermuten, daß er zu den Menschen gehörte, die viel Leid ertragen müssen, ehe der Vorhang sich über ihr unnützes Leben senkt und somit anzeigt, daß alles wieder gut um sie steht. Sorgfältig suchte er sich auf Zehenspitzen seinen Weg zwischen den Regenwürmern, ohne auch nur einen einzigen zu zertreten.

Als er ins Haus kam, war seine Tante gerade dabei, einem kleinen Mädchen eine Semmel zu verkaufen; kaum war das Kind wieder draußen, sagte sie: «Na, woher kommst du denn so mitten am Vormittag?»

«Ich bin fortgeschickt worden.»

«Was?»

«Mr. Troutham hat mich fortgeschickt, weil ich die Krähen ein paar Körner hab picken lassen. Und da ist mein Lohn – der letzte, den ich überhaupt kriege!»

Er warf den halben Shilling mit tragischer Gebärde auf den Tisch.

«Ach!» sagte seine Tante und schluckte. Und dann hielt sie ihm eine Predigt, daß er ihr nun das ganze Frühjahr ohne Arbeit auf der Tasche liegen würde. «Wenn du nicht mal Vögel scheuchen kannst, was kannst du denn? Mach nicht so ein pfiffiges Gesicht! Bauer Troutham ist übrigens auch nichts Besseres als ich. Aber wie schon Hiob gesagt hat: ‹Nun aber lachen meiner, die jünger sind denn ich, welcher Väter ich verachtet hätte, zu stellen unter meine Schafhunde.› Sein Vater war jedenfalls Geselle bei meinem Vater, und ich muß ja verrückt gewesen sein, daß ich dich für ihn hab arbeiten lassen; wär mir auch gar nicht eingefallen, wenn ich dich nicht von Dummheiten hätte abhalten wollen.»

Sie zürnte Juda vor allem deshalb, weil er durch sein Auftauchen ihr Ansehen geschädigt hatte, weit weniger wegen seiner Pflichtvergessenheit. Daher machte sie ihm hauptsächlich von diesem Gesichtspunkt aus Vorwürfe und erst in zweiter Linie aus moralischen Gründen.

«Freilich hättest du die Vögel nicht fressen lassen dürfen, was Bauer Troutham gesät hat. Das war natürlich unrecht von dir. Juda, Juda, warum bist du nur nicht mit deinem geliebten Schulmeister nach Christminster gefahren oder sonstwohin? Aber nein – an dir ist nichts Besonderes –, von deinen Leuten hat's ja keiner zu was gebracht, und das wird auch nie geschehn!»

«Wo liegt denn diese schöne Stadt, Tante, wo Mr. Phillotson hingezogen ist?» fragte der Junge, nachdem er eine Weile schweigend nachgedacht hatte.

«Großer Gott! Du müßtest doch wissen, wo Christminster liegt. Etwa 20 Meilen von hier. Es ist 'ne viel zu feine Stadt, als daß so 'n armer Kerl wie du jemals groß was damit zu schaffen haben könnte.»

«Wird Mr. Phillotson immer dort bleiben?»

«Wie soll ich das wissen?»

«Könnte ich ihn nicht mal besuchen?»

«Gott im Himmel, nein! Du bist nicht hier in der Gegend aufgewachsen, sonst würdest du so was gar nicht fragen. Wir haben nie was mit Leuten in Christminster zu tun gehabt und Leute in Christminster auch nicht mit uns.»

Juda ging hinaus ins Freie; denn mehr denn je kam er sich unerwünscht vor; er legte sich rücklings auf einen Abfallhaufen neben dem Schweinestall. Der Nebel war inzwischen dünner geworden, so daß man sehen konnte, wo die Sonne stand. Juda zog seinen Strohhut über das Gesicht und spähte durch die Zwischenräume des Geflechts nach der weißen Helle; unklare Gedanken gingen ihm durch den Sinn. Heranwachsen brachte Verantwortung mit sich, fand er. Die Erlebnisse reimten sich nicht so glatt, wie er gedacht hatte. Für die Logik der Natur hatte er nichts übrig, dazu war sie zu fürchterlich. Daß Barmherzigkeit gegen die einen Geschöpfe Grausamkeit gegen andere war, kränkte sein Gefühl für Harmonie. Wenn man älter wurde und merkte, daß man mittendrin in seiner Zeit stand, nicht irgendwo weit draußen am Rand, wie man gedacht hatte, als man klein war, dann überkam einen eine Art Schauder. Rings um einen her schien etwas Grelles, Funkelndes, Rasselndes zu sein, und der Lärm und das blendende Licht hieben auf das winzige Zellchen ein, das man sein eigenes Leben nannte, und erschütterten und verkrüppelten es.

Wenn er nur ein Mittel wüßte, daß er nicht groß zu werden brauchte! Er wollte kein erwachsener Mann sein!

Doch als der natürliche Junge, der er war, vergaß er bald seine trüben Gedanken und sprang auf. In der Zeit, die vom Vormittag noch übrig war, half er seiner Tante, und am Nachmittag, als es nichts mehr zu tun gab, ging er ins Dorf. Dort fragte er einen Mann, wo Christminster liege.

«Christminster? Ach, dort 'naus zu; selber bin ich freilich noch nicht dort gewesen. In so 'ner Stadt hab ich nie was zu suchen gehabt.»

Der Mann deutete nach Nordost, in dieselbe Richtung, wo jenes Feld lag, die Stätte von Judas Schmach. Zunächst berührte ihn dieses Zusammentreffen etwas unangenehm, aber das Furchterregende der Tatsache erhöhte eigentlich seine Neugier nach der Stadt. Der Bauer hatte zu ihm gesagt, er solle sich nie wieder auf seinem Feld blicken lassen; aber Christminster lag jenseits davon, und der Pfad war ein öffentlicher Weg. So stahl er sich denn aus dem Dorf und stieg in denselben Talkessel hinab, der am Morgen Zeuge seiner Bestrafung gewesen war, ohne auch nur einen Zollbreit vom Weg abzuweichen; dann kletterte er auf der anderen Seite den langen, mühsamen Anstieg hinan, bis der Pfad bei einer kleinen Baumgruppe auf die Landstraße mündete. Hier hörte das bestellte Feld auf und vor ihm lag nur noch ödes, offenes Hügelland.

3

Niemand war auf der heckenlosen Landstrasse zu sehen, keine Menschenseele weit und breit; die weiße Straße schien aufwärts zu führen und schmäler und schmäler zu werden, bis sie an den Himmel stieß. Auf der Berghöhe kreuzte sie im rechten Winkel einen grünen «Kammweg» – die Icknield Street, eine ehemalige Römerstraße. Diese alte Verkehrsader erstreckte sich meilenweit nach Osten und nach Westen, und bis vor kurzem hatte es alte Leute gegeben, die sich daran erinnerten, wie Schaf- und Rinderherden darauf zu Markte getrieben wurden; aber jetzt war die Straße verödet und mit Gras überwachsen.

So weit nach Norden war der Junge noch nie gekommen auf seinen Streifzügen aus dem Dörfchen am Berghang, wo ihn eines dunklen Abends vor ein paar Monaten der Botenfuhrmann abgesetzt hatte, mit dem er von einer Bahnstation weiter im Süden heraufgefahren war; und bis jetzt hatte er keine Ahnung gehabt, daß ein so weites Tiefland so zum Greifen nahe lag, unmittelbar unter dem Höhenkamm seiner Hügelwelt. Der ganze nördliche Halbkreis zwischen Osten und Westen bis zu einer Entfernung von 40, 50 Meilen lag vor ihm hingebreitet; ein blauerer, feuchterer Luftbereich offenbar als hier oben.

Nicht weit von der Straße stand eine verwitterte alte Scheune aus rötlichgrauen Ziegeln, im Volksmund das «Braune Haus» genannt. Gerade wollte er daran vorbeigehen, als er eine Leiter erblickte. Juda blieb stehen und betrachtete sie nachdenklich, denn er sagte sich, je höher er stiege, um so weiter könne er sehen. Auf der Dachschräge waren zwei Männer dabei, den Ziegelbelag auszubessern. Er bog in den Kammweg ein und näherte sich der Scheune.

Nachdem er die Arbeiter eine Weile schweigend und aufmerksam beobachtet hatte, faßte er Mut und kletterte die Leiter hinauf, bis er neben ihnen stand.

«Na, mein Junge, was willst du denn hier oben?»

«Ach, bitte, ich möchte gern wissen, wo die Stadt Christminster liegt.»

«Christminster liegt dort drüben, neben der Baumgruppe. Du kannst es von hier sehen – wenigstens an klaren Tagen. Nein, nein, heute nicht.»

Der andere Dachdecker, froh über jede Unterbrechung seiner eintönigen Arbeit, hatte sich ebenfalls umgewandt und in die angezeigte Richtung geblickt. «Bei solchem Wetter kann man es nicht sehen», sagte er. «Die beste Zeit dafür ist, wenn die Sonne leuchtend und flammend untergeht, dann sieht es aus wie – ich weiß nicht was.»

«Wie das himmlische Jerusalem», schlug der ernsthafte kleine Kerl vor.

«Jawohl – von selber wär ich freilich nicht darauf gekommen ... Aber heute ist kein Christminster zu erkennen.»

Der Junge strengte ebenfalls seine Augen an, doch auch er konnte die weit entfernte Stadt nicht entdecken. Er kletterte vom Scheunendach herab und schlug sich Christminster aus dem Sinn, sprunghaft wie Kinder sind; er ging nun den Kammweg weiter entlang auf der Suche nach irgendwelchen Merkwürdigkeiten, die vielleicht an der Böschung zu finden wären. Als er auf dem Heimweg nach Marygreen wieder an der Scheune vorbeikam, sah er, daß die Leiter noch an ihrem Platz stand; die Männer jedoch hatten ihr Tagewerk beendet und waren fortgegangen.

Der Tag neigte sich; es war ein wenig klarer geworden, aber noch immer hing ein leichter Nebel in der Luft, vor allem in den feuchteren Strichen des tiefer gelegenen Landes und längs der Wasserläufe. Er dachte wieder an Christminster; 2 oder 3 Meilen weit war er nun vom Haus seiner Tante fortgewandert – wie gern hätte er wenigstens einmal diese lockende Stadt zu Gesicht bekommen, von der er soviel gehört hatte! Selbst wenn er hier wartete, war kaum zu hoffen, daß es sich vor Einbruch der Nacht aufklären würde. Doch er mochte nicht von dem Fleck fortgehen, denn mit dem weiten Blick nach Norden war es vorbei, sobald er nur ein paar hundert Schritte dorfwärts getan hatte.

Er stieg die Leiter hinauf, um noch einen Blick in die Richtung zu tun, welche die Männer ihm bezeichnet hatten, und setzte sich auf die höchste Sprosse, die auf den Ziegeln des Dachs ruhte. Wer weiß, wie lange es dauern würde, bis er wieder einmal hier heraufkam! Vielleicht würde es ihm gewährt, Christminster zu sehen, wenn er darum betete? Es hieß, wenn man betete, bekäme man manchmal, was man sich wünschte – manchmal bekam man es freilich auch nicht! In einem Traktätchen hatte er einst von einem Mann gelesen, der eine Kirche zu bauen begonnen hatte; als ihm das Geld zur Vollendung des Baues ausging, war er niedergekniet und hatte gebetet, und mit der nächsten Post war ihm das Geld gebracht worden! Ein anderer Mann hatte denselben Versuch gemacht, und es war kein Geld gekommen; aber hinterher hatte sich herausgestellt, daß die Hose, in der er niedergekniet war, von einem bösen Juden genäht war.

Das war nicht weiter entmutigend, also drehte Juda sich

auf der Leiter herum, kniete auf der dritten Sprosse nieder und betete, an die höheren Sprossen gelehnt, daß der Nebel steigen möge.

Dann setzte er sich wieder hin und wartete. Während der nächsten zehn, fünfzehn Minuten löste sich der dünner werdende Nebel auch am nördlichen Horizont völlig auf, wie vorher schon an anderen Stellen, und etwa eine Viertelstunde vor Sonnenuntergang teilten sich die Wolken im Westen, die Stellung der Sonne wurde teilweise sichtbar, und zwischen zwei schieferfarbenen Wolkenbänken ergossen sich ihre Strahlen in deutlich abgezeichneten Linien. Sogleich blickte der Junge wieder nach der alten Richtung.

An einer Stelle der hingebreiteten Landschaft glitzerten leuchtende Punkte wie Topas. Minuten vergingen – immer durchsichtiger wurde die Luft, bis die topasfarbenen Pünktchen sich als Wetterfahnen, Fenster, nasse Dachschiefer oder andere leuchtende Stellen an Türmen und Kuppeln, an Mauerwerk und sonstigen undeutlich sichtbaren Gebäudeteilen enthüllten. Kein Zweifel, das war Christminster – entweder unmittelbar vor seinen Augen oder eine Luftspiegelung infolge der eigentümlichen Beleuchtung.

Der Junge schaute und schaute, bis die Fenster und Wetterfahnen ihren Glanz verloren und beinahe jählings verblaßten wie erloschene Kerzen. Die verschwimmende Stadt wurde vom Nebel verhüllt. Als er nach Westen blickte, sah er, daß die Sonne verschwunden war. Der Vordergrund der Landschaft war in düsteres Schwarz getaucht und nahe Gegenstände nahmen gespenstische Formen und Farben an.

Ängstlich kletterte er die Leiter hinab und rannte im Trab heimwärts; er mochte nicht an Riesen und Unholde denken, an den Wilden Jäger oder an Apollyon, wie er Christian auflauerte, oder an den Kapitän mit dem blutenden Loch in der Stirn und den Leichen rings um ihn her, die auf dem verhexten Schiff jede Nacht von neuem meuterten. Er war ja viel zu groß, um noch an solche Schauermärchen zu glauben, und doch atmete er auf, als er den Kirchturm erblickte und die Lichter in den Fenstern der Dorfhütten, obwohl hier nicht seine Heimat war und seine Großtante sich nicht viel aus ihm machte.

Vor und hinter dem Ladenfenster dieser alten Frau spielte sich eine lange, ereignislose Zeit hindurch Judas äußeres Leben ab. Von den 24 kleinen, bleigefaßten Scheiben dieses Fensters waren manche so blind vor Alter, daß man die dahinter ausgestellte ärmliche Groschenware kaum erkennen konnte, die zu einem Warenbestand gehörte, den ein einziger starker Mann hätte forttragen können; aber so klein und eng Judas Umgebung war, so riesenhaft waren seine Träume.

Durch den wuchtigen Wall kalter Kreidehänge im Norden erblickte er immerfort eine prächtige Stadt – jenen erträumten Ort, den er einst mit dem neuen Jerusalem verglichen hatte, wenn auch in seinen Träumen die Phantasie des Malers vielleicht eine größere und die des Edelsteinhändlers eine geringere Rolle spielte als beim Verfasser der Apokalypse. Aber greifbar gegenwärtig, lebensbestimmend wurde ihm die Stadt vor allem durch die eine feststehende Tatsache, daß der Mann, dessen Wissen und Ziele ihm so verehrungswürdig schienen, wirklich und wahrhaftig dort lebte; und nicht nur das – er bewegte sich unter den gedankenreichen, geistig bedeutenden Menschen, die dort ihren Wohnsitz hatten!

Wenn trübes, nasses Wetter war, konnte er kaum glauben – obwohl er wußte, es müsse auch in Christminster regnen –, daß dort der Regen so trübselig sei. Sobald er auf eine oder zwei Stunden dem Dorf entfliehen konnte, was nicht oft vorkam, stahl er sich fort zum «Braunen Haus» auf der Berghöhe und starrte sich die Augen aus; manchmal wurde er durch den Anblick eines Turms oder einer Kuppel belohnt, ein andermal durch ein wenig Rauch, der für sein Gefühl etwas Geheimnisvolles an sich hatte wie Weihrauch.

Dann kam der Tag, da ihm plötzlich einfiel, daß er die

abendlichen Lichter der Stadt erblicken würde, wenn er nach Dunkelwerden auf die Höhe stieg oder vielleicht noch eine oder zwei Meilen weiter wanderte. Freilich mußte er dann allein nach Hause gehen, doch selbst diese Überlegung schreckte ihn nicht, denn ein wenig Mannhaftigkeit konnte er doch gewiß aufbringen.

Das Vorhaben wurde planmäßig ausgeführt. Es war noch nicht spät, als er an seinem Ausguck ankam; die Dämmerung war kaum vergangen; doch ein schwarzer Nordosthimmel und Wind aus der gleichen Himmelsrichtung sorgten für hinreichendes Dunkel. Juda wurde belohnt. Zwar erblickte er nicht reihenweise Laternen, wie er halb und halb erwartet hatte; kein einzelnes Licht war sichtbar, aber am dunklen Himmel lag ein heller Schein oder Leuchtnebel, der den Ort überwölbte, so daß die Helligkeit und die Stadt kaum eine Meile entfernt schienen.

An welcher Stelle des hellen Scheins mochte wohl der Schulmeister sein – er, der jetzt mit niemand in Marygreen mehr Verbindung hatte? Für die Leute im Dorf war er so gut wie gestorben. In dem Lichtschein glaubte Juda seinen alten Lehrer behaglich dahinwandeln zu sehen, wie einen der Männer in Nebukadnezars feurigem Ofen.

Juda hatte gehört, daß die Windgeschwindigkeit etwa 10 Meilen in der Stunde betragen könne; das kam ihm jetzt in den Sinn. Er öffnete die Lippen, nach Nordosten gewandt, und sog die wehende Luft ein, als sei sie ein süßer Trank.

«Du», redete er zärtlich den Wind an, «du warst vor ein, zwei Stunden in Christminster, bist durch die Straßen geweht, hast die Turmhähne gedreht, hast Mr. Phillotsons Gesicht berührt, bist von ihm eingeatmet worden; und jetzt bist du hier und wirst von mir eingeatmet – du, derselbe, ganz derselbe Wind.»

Plötzlich kam mit dieser wehenden Luft etwas auf ihn zugeflogen – eine Botschaft aus jenem Ort –, von einer Seele, die dort ihre Heimstätte zu haben schien. Das war doch gewiß Glockenklang, die Stimme der Stadt, schwach und melodisch, die ihm zurief: «Wir sind glücklich hier!»

Er hatte während dieses Ausflugs ins Geistige völlig vergessen, wo sich sein Körper befand, und wurde nun rauh in die Wirklichkeit zurückgerufen. Wenige Schritte unter dem Bergkamm, auf dem er stand, tauchte ein Pferdegespann auf, das nach halbstündiger kurvenreicher Fahrt vom Fuß des gewaltigen Berghangs her die Höhe erreicht hatte. Es zog eine Fuhre Kohlen – ein Brennmaterial, das nur auf dieser besonderen Straße ins Hügelland befördert werden konnte. Die Pferde wurden von einem Kutscher, einem zweiten Mann und einem Jungen begleitet, der jetzt einen großen Stein unter eines der Räder schob, damit die erschöpften Tiere sich ordentlich ausruhen konnten, während die Männer eine Flasche vom Wagen nahmen und sich einen guten Schluck gönnten.

Es waren ältere Leute, und ihre Stimmen klangen freundlich. Juda redete sie an und fragte, ob sie aus Christminster kämen.

«Da sei Gott vor, mit so 'ner Fuhre!» riefen sie.

«Der Ort, den ich meine, liegt dort drüben.» Seine Vorliebe für Christminster hatte allmählich eine so romantische Färbung angenommen, daß er sich scheute, gleich einem jungen Liebenden, der auf seine Geliebte anspielt, den Namen der Stadt zu wiederholen. Er zeigte auf den für die älteren Augen der Männer kaum wahrnehmbaren Lichtschein am Himmel.

«Ja. Sieht wirklich so aus, als wäre da im Nordosten 'ne Stelle, die ein bißchen heller ist; von selber hätt ich's freilich nicht gemerkt; aber das könnte schon Christminster sein.»

In diesem Augenblick fiel ein kleines Geschichtenbuch auf die Straße, das Juda unterm Arm getragen und mitgebracht hatte, um auf dem Hinweg, ehe es dunkel wurde, darin zu lesen. Der Fuhrmann beobachtete ihn, als er das Buch aufhob und die Seiten glättete.

«Na, junger Mann», sagte er, «du müßtest dir erst mal 'nen andern Kopf anschaffen, eh du lesen könntest, was sie dort lesen.»

«Warum?» fragte der Junge.

«Ach, was jemand wie unsereins verstehen kann, das gucken sie dort überhaupt nicht an», fuhr der Mann fort, um die Zeit zu verkürzen. «Nur fremde Sprachen wie damals, wo sie den Turm zu Babel gebaut haben und nicht eine Familie wie die andere geredet hat. Und solches Zeug lesen sie so schnell runter, wie die Nachtschwalbe schwirrt. Alles ist dort Gelehrsamkeit – nichts wie Gelehrsamkeit, ausgenommen Religion. Und die ist auch was für die Gelehrten, denn ich hab sie nie verstehn können. Ja, ja, ist eine fromme Stadt. Trotzdem gibt's abends Mädchen genug auf den Straßen ... Du weißt doch, daß sie Pfaffen dort züchten wie Radieschen im Beet? Und wenn es auch lange dauert – wie lange, Bob? –, fünf Jahre! – bis sie 'nen leichtsinnigen, faulen Burschen in einen ernsten Mann verwandelt haben, der salbungsvoll daherpredigt und alle Laster abgetan hat, so bringen sie's doch fertig, wenn es nur irgend möglich ist, denn sie verstehn sich auf ihre Arbeit und schniegeln und bügeln an ihm herum, bis er fix und fertig dasteht mit langem Gesicht und langem schwarzem Rock und Weste und Pfaffenkragen und -hut, genau wie sie'n in der Heiligen Schrift tragen, so daß ihn manchmal die eigene Mutter nicht wiedererkennt ... Na, ist ja ihre Sache und nicht meine.»

«Aber woher wissen Sie denn ...»

«Nu unterbrich mich mal nicht, mein Junge. Ältere Leute darf man nicht unterbrechen. Zieh mal das Vorderpferd ein bißchen beiseite, Bobby; hier kommt was ... du darfst nicht vergessen, daß ich vom Leben in den Colleges rede. Die leben auf 'ner hohen Ebene, das läßt sich nicht bestreiten, wenn ich selber auch nicht soviel von ihnen halte. Wie wir in unserer Leiblichkeit hier auf dieser Höhe stehen, so die im Geistigen – gutgesinnte Männer, gewiß –, manche von ihnen verdienen Geld wie Heu damit, daß sie laut denken. Und manche von ihnen sind starke junge Kerle, die könnten beinah genausoviel an silbernen Pokalen verdienen. Und Musik – überall in Christminster gibt's schöne Musik. Ob einer nun fromm ist oder nicht, er muß eben mit den anderen mitsingen. Und eine Straße gibt's dort –

die Hauptstraße –, die hat auf der ganzen Welt nicht ihresgleichen. Ich weiß Bescheid über Christminster, das will ich meinen!»

Inzwischen waren die Pferde wieder zu Atem gekommen und zogen an. Juda warf einen letzten schwärmerischen Blick auf den fernen Lichtschein, machte kehrt und ging neben seinem erstaunlich gut unterrichteten Freund her, der nichts dagegen hatte, ihm im Gehen noch mehr von der Stadt zu erzählen – von ihren Türmen und Colleges und Kirchen. An einer Kreuzung bog der Wagen ab, Juda dankte dem Fuhrmann herzlich für seine Auskünfte und sagte, er wäre froh, wenn er nur halb so gut über Christminster reden könnte.

«Ach, das hab ich nur so nebenbei erfahren», meinte der Fuhrmann bescheiden. «Dort gewesen bin ich nie, sowenig wie du; aber ich hab mal hier, mal da was drüber gehört und dir gern davon berichtet. Wenn man soviel herumkommt und mit allen Ständen zu tun hat, erfährt man eben allerhand. Ich hab einen Freund, der hat in seinen besten Jahren im *Hotel zum Krummstab* in Christminster die Stiefel geputzt; als älteren Mann hab ich den so gut gekannt wie meinen eigenen Bruder.»

Das letzte Stück des Heimwegs legte Juda allein zurück, und so angestrengt dachte er nach, daß er ganz vergaß, sich zu fürchten. Mit einem Schlag wurde er älter. Es war die Sehnsucht seines Herzens gewesen, einen Ankergrund zu finden, einen Halt – eine Stätte in der Welt, die er bewundern konnte. Würde er das in dieser Stadt finden, wenn es ihm gelänge hinzukommen? War es ein Ort, wo er ohne Angst vor Bauern, vor Hindernissen oder Spott beobachten und abwarten konnte und sich ein großes Ziel setzen, gleich den Männern aus alten Zeiten, von denen er gehört hatte? Wie der Lichtschein, den er eben gesehen, vor seinen Augen gestanden, so stand jetzt diese Vorstellung vor seinem Geist, während er seinen dunklen Weg verfolgte.

«Es ist eine Stadt des Lichts», sagte er zu sich selbst.

«Der Baum der Erkenntnis wächst dort», fügte er nach ein paar Schritten hinzu.

«Es ist ein Ort, wo die Lehrer der Menschen herkommen und hingehen.

Wie eine Burg ist es, ausgerüstet mit Gelehrsamkeit und Gottesfurcht!»

Nachdem er diese Stilblüte von sich gegeben hatte, schwieg er lange, dann fügte er hinzu: «Gerade das Richtige für mich.»

4

DER JUNGE – IN MANCHEN SEINER ÜBERLEGUNGEN EIN alter Mann, in anderen jünger als seine Jahre – ging langsam weiter, tief in Sinnen verloren; da überholte ihn ein leichtfüßiger Wanderer, der, wie Juda trotz der Finsternis erkannte, einen Rock mit spitzen Schößen trug, dazu einen übermäßig hohen Hut und eine Uhrkette, die Lichtfunken sprühte und wie toll auf und ab hüpfte im Takt der schwingenden Schritte, mit denen ihr Eigentümer auf zwei dünnen Beinen und lautlosen Sohlen dahineilte. Juda, den die Einsamkeit allmählich bedrückte, suchte mit ihm Schritt zu halten.

«Na, junger Mann! Ich hab's eilig, da mußt du ziemlich rasch laufen, wenn du dich zu mir halten willst. Weißt du, wer ich bin?»

«Ja, ich glaube. Doktor Vilbert?»

«Aha – mich kennt man überall, wie ich sehe! Das kommt davon, wenn man ein öffentlicher Wohltäter ist.»

Vilbert war ein im Land herumziehender Quacksalber, wohlbekannt bei der ländlichen Bevölkerung und sonst völlig unbekannt – dafür sorgte er schon selbst, um unliebsamen Nachforschungen zu entgehen. Arme Leute waren seine einzigen Patienten, und nur ihnen dankte er seinen

Ruf in ganz Wessex. Seine Lebensstellung war bescheidener, und sein Tätigkeitsfeld mehr im dunkeln, als es bei den Quacksalbern der Fall war, die über Kapital und ein ausgebautes Reklamesystem verfügten. Er war tatsächlich ein Überbleibsel aus früheren Zeiten. Die Entfernungen, die er zu Fuß zurücklegte, waren gewaltig und erstreckten sich kreuz und quer durch ganz Wessex. Juda hatte eines Tages mitangesehen, wie er einer alten Frau ein Büchschen mit gefärbtem Fett als sicheres Heilmittel für ein schlimmes Bein verkaufte; die Frau hatte eingewilligt, eine Guinee, zahlbar in 21 Wochenraten von je einem Shilling, für die kostbare Salbe zu geben, die nach Aussage des Doktors nur von einem ganz bestimmten Tier zu gewinnen war, das auf dem Berg Sinai weidete und nur unter Lebensgefahr erlegt werden konnte. Juda hegte zwar bereits seine Zweifel an den Arzneimitteln dieses Herrn, doch er hielt ihn fraglos für eine weitgereiste Persönlichkeit, für eine vertrauenswürdige Nachrichtenquelle auch in Dingen, die nicht in seinem engeren Berufskreis lagen.

«Sie sind doch gewiß schon mal in Christminster gewesen, Herr Doktor?»

«Allerdings – oft schon», erwiderte der lange, hagere Mensch. «Christminster ist eines meiner Hauptquartiere.»

«Es ist doch eine wunderbare Stadt voll Gelehrsamkeit und Gottesfurcht?»

«Das kann man sagen, mein Junge, wenn man mal dort gewesen ist. Sogar die Söhne von den alten Weibern, die für die Colleges die Wäsche waschen, können dort lateinisch reden – kein gutes Latein, das muß ich als Kenner zugeben: Küchenlatein – Katzenlatein, wie wir in meiner Studienzeit zu sagen pflegten.»

«Und Griechisch?»

«Nun – das ist mehr für solche, die später mal Bischof werden wollen, damit sie das Neue Testament in der Ursprache lesen können.»

«Ich möchte auch Lateinisch und Griechisch lernen.»

«Ein stolzer Wunsch. Da mußt du dir Grammatikbücher dieser beiden Sprachen verschaffen.»

«Ich habe vor, später mal nach Christminster zu gehen.»

«Dann sage nur, daß Doktor Vilbert der einzige Hersteller jener berühmten Pillen ist, die unfehlbar jede Verdauungsstörung heilen, und Asthma und Atemnot dazu. Zweidreiviertel Shilling die Schachtel – staatlich konzessioniert und abgestempelt.»

«Könnten Sie mir die Grammatikbücher beschaffen, wenn ich Ihnen verspreche, es hier in der Gegend herumzusagen?»

«Ich will dir gern meine verkaufen – aus denen ich als Student gelernt habe.»

«Oh, danke vielmals, Sir!» sagte Juda hocherfreut und schnappte nach Luft, denn der Doktor ging so erstaunlich schnell, daß er im Hundetrab nebenherlaufen mußte und Seitenstechen bekam.

«Ich glaube, es wäre besser, du bleibst zurück, junger Mann. Hör zu, wie wir's machen wollen. Ich verschaffe dir die Lehrbücher und bringe dir die Anfangsgründe bei, und du versprichst mir, in jedem Haus im Dorf Doktor Vilberts goldene Salbe, Lebenstropfen und Frauenpillen zu empfehlen.»

«Und wo wollen Sie die Bücher hinbringen?»

«Heute in vierzehn Tagen, genau um dieselbe Zeit, 25 Minuten nach sieben, komme ich wieder hier vorbei. Auf mein Erscheinen und meine Zeiteinteilung kann man sich verlassen wie auf den Lauf der Planeten.»

«Hier an dieser Stelle erwarte ich Sie», sagte Juda.

«Mit Bestellungen auf meine Arzneien?»

«Ja, Herr Doktor.»

Juda blieb nun zurück, wartete ein paar Minuten, um wieder zu Atem zu kommen, und ging nach Hause in dem Bewußtsein, Christminster einen Schritt näher gekommen zu sein.

In den nächsten vierzehn Tagen lief er herum und lächelte seine Gedanken an, als wären sie Bekannte, die ihm begegneten und zunickten; und dabei strahlten seine Augen jenes einzig schöne Leuchten aus, das sich auf jungen Gesichtern beim Erfassen irgendeines wunderbaren Gedankens zeigt – als würde in ihrem durchsichtigen Innern ein übernatürliches Licht entzündet, so daß man meinen könnte, der Himmel sei um sie gebreitet.

Ehrlich erfüllte er das Versprechen, das er dem heilbeflissenen Mann gegeben hatte, an den er jetzt aufrichtig glaubte; als Agent des Quacksalbers wanderte er meilenweit in die umliegenden Dörfer. Am festgesetzten Abend stand er reglos wartend auf der Hochfläche, an derselben Stelle, wo er sich von Vilbert getrennt hatte. Der Landstraßendoktor war ziemlich pünktlich; doch als Juda sich seinem schnellen Schritt anpaßte, den der Wanderer auch nicht im geringsten verlangsamte, merkte er zu seiner Überraschung, daß der andere seinen jungen Begleiter kaum zu erkennen schien, obwohl doch während der inzwischen vergangenen vierzehn Tage die Abende hell geworden waren. Juda dachte, es läge vielleicht daran, daß er einen anderen Hut trug, und grüßte den Doktor höflich.

«Nun, mein Junge?» fragte der letztere geistesabwesend.

«Ich bin gekommen», sagte Juda.

«Du? Wer bist du denn? Ach ja – so, so. Hast du Bestellungen mitgebracht?»

«Ja.» Und Juda nannte ihm die Namen und Adressen der Leute, die gewillt waren, die Wunderkraft der weltberühmten Pillen und Salben zu erproben. Der Quacksalber notierte sämtliche Namen und Anschriften höchst sorgfältig in seinem Gedächtnis.

«Und die lateinische und die griechische Grammatik?» Judas Stimme zitterte vor ängstlicher Erwartung.

«Was soll's damit?»

«Sie wollten mir Ihre mitbringen, aus denen Sie als Student gelernt haben.»

«Ach ja, richtig! Hab ich glatt vergessen! Weißt du, mein Junge, von meiner Aufmerksamkeit hängt so häufig Tod und Leben ab, daß ich andere Dinge nicht recht im Kopf behalten kann, so gern ich auch möchte.»

Juda beherrschte sich genügend lange, um sich über den wahren Sachverhalt klarzuwerden; dann sagte er trocken, unglücklich: «Sie haben sie nicht mitgebracht!»

«Nein. Aber du mußt mir noch ein paar Bestellungen mehr verschaffen, dann bring ich dir die Bücher das nächste Mal mit.»

Juda verlangsamte seinen Schritt und blieb zurück. Er war kein spitzfindiger Junge, doch mit jener plötzlichen Einsicht, die Kindern zuweilen geschenkt wird, erkannte er auf einmal, was für ein schofler Geselle der Quacksalber war. Aus dieser Quelle konnte ihm keine geistige Erleuchtung kommen. Die Blätter fielen aus seinem erdichteten Lorbeerkranz; er trat an ein Gatter, lehnte sich daran und weinte bitterlich.

Auf diese Enttäuschung folgte eine Zeit der Leere. Er hätte sich die Grammatiken vielleicht aus Alfredston verschaffen können, aber dazu brauchte man Geld und mußte wissen, was für Bücher man bestellen sollte; und obwohl für sein leibliches Wohl gesorgt war, lebte er doch in so völliger Abhängigkeit von seiner Tante, daß er auch nicht über einen Penny verfügen konnte.

Um diese Zeit ließ Mr. Phillotson sein Klavier abholen, und das brachte Juda auf einen Gedanken. Könnte er nicht an den Schulmeister schreiben und ihn darum bitten, die Lehrbücher in Christminster zu besorgen? Er konnte ja einen Brief in die Klavierkiste stecken, der würde dann schon in die richtigen Hände gelangen. Und er wollte bitten, schon gebrauchte Bücher zu schicken, die bereits von Gelehrtenluft umwittert waren!

Der Tante von seinem Plan erzählen, hieß ihn zunichte machen. Er mußte auf eigene Faust handeln.

Und nach weiteren mehrtägigen Überlegungen handelte er tatsächlich; an dem Tag, als das Klavier abgesandt wurde – es war zufällig sein Geburtstag –, schmuggelte er den Brief an seinen vielbewunderten Freund in die Kiste, denn Tante Drusilla sollte es nicht merken, weil sie ihn sonst vielleicht ausgefragt und an seinem Vorhaben gehindert hätte.

Das Klavier wurde fortgeschickt, und Juda wartete tage- und wochenlang; jeden Morgen, ehe die Großtante ihm im Wege war, fragte er in der Poststelle nach. Endlich kam wahrhaftig ein Päckchen, dessen offentstehende Enden verrieten, daß es zwei dünne Bücher enthielt. Er nahm es mit an einen einsamen Fleck, setzte sich auf den Stamm einer umgeschlagenen Ulme und öffnete es.

In der ganzen Zeit seit seiner ersten Begeisterung für Christminster, und allem, was damit zusammenhing, hatte Juda oft begierig darüber nachgedacht, wie es wohl vor sich ginge, daß die Wörter und Ausdrücke der einen Sprache in die einer andern verwandelt würden. Er kam zu dem Schluß, daß eine Grammatik der zu erlernenden Sprache vor allem eine Regel, eine Vorschrift oder einen Schlüssel enthalten müsse, den man, war das Geheimnis erst einmal bekannt, nur wie eine Geheimchiffre anzuwenden brauchte, um ganz nach Belieben alle Wörter der eigenen Sprache in die der fremden verwandeln zu können. Seine kindliche Idee war nichts anderes als der unter dem Namen «Grimmsches Gesetz» bekannte Grundsatz, der hier bis auf die Spitze mathematischer Genauigkeit getrieben war – eine Weiterentwicklung grober Regeln bis zu idealer Vollkommenheit. Er nahm also an, daß die Wörter der zu erlernenden Sprache immer irgendwie in den Wörtern der gegebenen Sprache versteckt seien, und von denen, die sich auf die Kunst verstanden, herausgeholt werden könnten; und daß eben diese Kunst in besagten Büchern vermittelt werde.

Nachdem er festgestellt hatte, daß das Päckchen aus Christminster kam, schnitt er den Bindfaden durch und schlug die Bücher auf, doch traute er kaum seinen Augen, als er sich nun der lateinischen Grammatik zuwandte, die zufällig oben lag.

Es war ein altes Buch – wohl 30 Jahre alt, fleckig und abgegriffen, mutwillig und ohne jede Rücksicht auf den gedruckten Text mit einem fremden Namen bekritzelt und über und über mit Daten vollgeschrieben, die zwanzig Jahre zurücklagen. Aber das war es nicht, was Juda erstaunte. Er erfuhr zum erstenmal, daß es kein Gesetz der Verwandlung gab, wie er in seiner Unschuld gedacht hatte (es gab eines, bis zu einem gewissen Grad, aber der Grammatiker erkannte es nicht), sondern daß jedes Wort sowohl im Lateinischen als auch im Griechischen einzeln für sich in Jahren mühseliger Arbeit dem Gedächtnis eingeprägt werden mußte.

Juda schleuderte die Bücher auf die Erde, legte sich der Länge nach auf den dicken Ulmenstamm und war eine Viertelstunde lang todunglücklich. Wie schon oft, zog er sich den ungefütterten Strohhut übers Gesicht und beobachtete, wie die Sonne durch die Zwischenräume des Geflechts ihn heimtückisch anblinzelte. Also das war Lateinisch und Griechisch, diese gewaltige Enttäuschung! Das Zauberwerk, das er sich erwartet hatte, war in Wirklichkeit eine harte Arbeit wie die Fron der Kinder Israel in Ägypten.

Wie klug mußten sie dort in Christminster und in den großen Schulen sein, dachte er nach einer Weile, daß sie Zehntausende von Wörtern lernten, eines nach dem andern! Dazu war er bestimmt nicht gescheit genug; und als die winzigen Sonnenstrahlen immer weiter durch seinen Hut auf ihn eindrangen, wünschte er, daß er nie im Leben ein Buch gesehen hätte, daß er nie wieder eines zu Gesicht bekäme, daß er nie geboren wäre.

Es hätte ja sein können, daß jemand des Wegs gekommen wäre, der ihn nach seinem Kummer gefragt und ihm Mut zugesprochen hätte: seine Anschauungen wären fortschrittlicher als die seines Lehrbuchs. Aber niemand kam, weil eben niemand kommt, und in der niederschmetternden Erkenntnis seines gewaltigen Irrtums blieb Juda dabei, daß es besser wäre, gar nicht auf der Welt zu sein.

5

In den nächsten drei, vier Jahren war auf Heckenwegen und Nebenstraßen in der Umgebung von Marygreen ein seltsames, wunderliches Gefährt zu sehen, das auf seltsame und wunderliche Weise kutschiert wurde.

Im Laufe der Zeit – es mochten ein, zwei Monate nach dem Empfang der Bücher vergangen sein – war Juda gleichgültig geworden gegen den schäbigen Streich, den die toten Sprachen ihm gespielt hatten. Seine Enttäuschung war nach einiger Zeit sogar zum Anlaß geworden, die Gelehrsamkeit Christminsters noch mehr zu verherrlichen. Sich tote oder lebende Sprachen anzueignen trotz all der hartnäckigen Schwierigkeiten, die, wie er jetzt wußte, untrennbar damit verbunden waren – das war eine herkulische Leistung, die ihm allmählich verlockender erschien als das einst erträumte Patentverfahren. Die Bergeslast von Lernstoff, unter der die Gedanken in jenen staubigen Bänden der sogenannten Klassiker begraben lagen, spornte ihn zu dem kühnen Unternehmen an, diesen Berg beharrlich und fein säuberlich mit mausgleicher Emsigkeit Stück für Stück abzutragen.

Er war bemüht, der grämlichen, altjüngferlichen Tante seine Gegenwart dadurch erträglicher zu machen, daß er ihr nach bestem Vermögen beistand; infolgedessen hatte sich der Kundenkreis der kleinen Dorfbäckerei erweitert. Auf einer Auktion war für 8 Pfund ein betagtes Pferd mit hängendem Kopf erstanden worden, für einige weitere Pfund ein knarrender Karren mit einer weißlichgrauen Plane; und solchermaßen ausgerüstet, war es nun Judas Amt, dreimal in der Woche den Dorfbewohnern und den einsamen Häuslern in der näheren Umgebung von Marygreen frisches Brot zu liefern.

Das Eigentümliche an der Sache war jedoch weniger das Fahrzeug selbst als vielmehr die Art, wie Juda kutschierte. In diesem Gefährt eignete er sich den größten Teil seiner

Bildung durch «Selbststudium» an. Sobald das Pferd gelernt hatte, welchen Weg es fahren und vor welchem Haus es halten mußte, schlang sich der Junge auf seinem Sitz vorn im Karren die Zügel um den Arm, hielt durch eine sinnreiche Einrichtung – einen an der Plane befestigten Riemen – den Band offen, in dem er gerade las, legte sich das Wörterbuch auf die Knie und nahm so die leichteren Stellen bei Caesar, Vergil oder Horaz in Angriff, was eben gerade dran war – halbblind, unter Straucheln sich vorwärtstastend mit einem Aufwand an mühseliger Arbeit, der einem weichherzigen Pädagogen Tränen entlockt hätte; aber irgendwie drang er zum Sinn des Gelesenen durch, wenn er auch den Geist des Originals mehr erahnte, als daß er ihn mit dem Verstand erfaßte – freilich oft einen anderen Geist als den, welchen man ihn suchen lehrte.

Die einzigen Bücher, die er sich hatte verschaffen können, waren alte, kommentierte Ausgaben, die in Schulen nicht mehr benutzt wurden und daher billig zu haben waren. Aber mochten sie auch für faule Schuljungen schlecht sein, so waren sie doch für ihn recht geeignet. Auf seinen einsamen Fahrten deckte er gewissenhaft die erläuternden Randbemerkungen zu und benutzte sie nur, wenn es zu konstruieren galt – wie er etwa einen Kameraden zu Rate gezogen hätte oder einen zufällig vorbeikommenden Lehrer. Und wenn Juda mit Hilfe dieser groben Methode auch wenig Aussicht hatte, ein Gelehrter zu werden, so kam er doch allmählich in das von ihm ersehnte Fahrwasser.

Während er sich mit den alten Buchseiten abgab, auf denen Hände ihre Spuren zurückgelassen hatten, die vielleicht schon im Grab lagen, während er die Gedanken dieser Geister ausgrub, die so weltenfern und doch so nah waren, machte der alte Klepper seine Runde, und mitten aus Didos Kümmernissen konnte Juda plötzlich aufgeschreckt werden durch das Stehenbleiben seines Karrens und den Ruf eines alten Weibes: «Heute zwei, Bäcker, und das Altbackene hier geb ich zurück.»

Häufig kam es vor, daß er auf der Straße an Wanderern

und anderen Leuten vorbeifuhr, ohne sie auch nur zu bemerken, und allmählich redete man in der Gegend über dieses sonderbare Verfahren, Arbeit und Spiel (denn das war sein Lesen in den Augen der Leute) zu vereinen; für ihn selbst mochte es ja recht bequem sein, aber für die übrigen Mitbenutzer der Straße bedeutete es eine Gefährdung der Sicherheit. Das Gerede wurde zum Murren. Schließlich teilte ein Privatmann aus einem benachbarten Dorf dem Ortspolizisten mit, daß dem Bäckerjungen nicht gestattet werden dürfe, auf seinen Fahrten zu lesen; es sei die Pflicht des Schutzmanns, ihn auf frischer Tat zu erwischen, vor den Polizeirichter in Alfredston zu bringen und ihn wegen Gefährdung der Verkehrssicherheit auf öffentlichen Straßen bestrafen zu lassen. Daraufhin legte sich der Polizist auf die Lauer, und eines Tages sprach er Juda an und verwarnte ihn.

Da er frühmorgens um drei aufstehen mußte, um den Backofen zu heizen, den Teig zu mischen und das Brot, das er später am Tag herumfuhr, in den Ofen zu schieben, mußte er abends recht früh, gleich nachdem er das Hefestück angesetzt hatte, zu Bett gehen; wenn er also seine Klassiker nicht auf der Landstraße lesen konnte, fand er überhaupt keine Zeit zum Studieren. So blieb ihm weiter nichts übrig, als scharf aufzupassen und seine Bücher wegzustecken, sobald sich ein Mensch – namentlich ein Polizist – in der Ferne sehen ließ. Zur Ehre dieses Beamten sei es gesagt, daß er es nicht darauf anlegte, dem Brotwagen zu begegnen, denn seiner Meinung nach war in dieser einsamen Gegend vor allem Juda selbst der Gefährdete; oft wenn er die weiße Plane über die Hecke ragen sah, schlug er eine andere Richtung ein.

Eines Tages, als Juda Fawley schon ziemlich weit in seinen Studien vorgeschritten war – er zählte jetzt etwa sechzehn Jahre – und sich auf seinem Heimweg durch das *Carmen saeculare* durchgeackert hatte, wurde er auf einmal gewahr, daß er über die Hochfläche in der Nähe des «Braunen Hauses» dahinfuhr. Ein Wechsel in der Beleuchtung der Landschaft hatte ihn aufblicken lassen. Die Sonne war im Untergehen, und gleichzeitig stieg hinterm Wald in der entgegengesetzten Himmelsrichtung der Mond auf. So befangen war sein Geist von dem Gedicht, daß er sein Pferd anhielt; einer ähnlichen Eingebung folgend, wie sie ihn vor Jahren getrieben hatte, auf der Leiter niederzuknien, stieg er vom Wagen, und nachdem er sich vergewissert hatte, daß kein Mensch zu sehen war, kniete er an der Straßenböschung nieder, das offene Buch in der Hand. Er wandte sich erst der schimmernden Mondgöttin zu, die sein Tun so milde und bedenklich zu betrachten schien, dann dem scheidenden Sonnenball auf der anderen Seite, und begann:

«Phoebe silvarumque potens Diana!»

Das Pferd stand still, bis er die Hymne beendet hatte; ja er sprach sie ein zweites Mal im Bann einer polytheistischen Anwandlung, der er im hellen Tageslicht nie nachgegeben hätte.

Auf dem Heimweg machte er sich Gedanken über seinen seltsamen Aberglauben, der, ob nun angeboren oder angelernt, sich in diesem Tun offenbart hatte, und über die merkwürdige Versunkenheit, die ihn, dessen höchster Wunsch es war, ein Gelehrter oder ein christlicher Pfarrer zu werden, zu einer derartigen Abirrung vom gesunden Menschenverstand und von Brauch und Sitte verleitet hatte. Das kam davon, daß er ausschließlich die Werke heidnischer Schriftsteller las! Je länger er darüber nachdachte, um so deutlicher kam ihm dieser innere Widerspruch seines Wesens zum Bewußtsein. Er begann sich zu fragen, ob er wohl die für sein Lebensziel geeigneten Bücher läse. Jedenfalls schien die Übereinstimmung zwischen dieser heidnischen Literatur und den mittelalterlichen Colleges in Christminster, dieser steingewordenen Romantik, sehr gering.

Schließlich entschied er, daß er aus bloßer Leselust sich einer Gefühlswelt hingegeben hatte, die einem christlichen jungen Mann nicht wohl anstand. Er hatte in Clarkes Homer-Ausgabe herumgestümpert, aber sich nie ernstlich mit dem griechischen Neuen Testament beschäftigt, obwohl er ein Exemplar davon besaß, das er durch die Post von einem Antiquar erworben hatte. Er gab den ihm vertraut gewordenen ionischen Dialekt auf und beschränkte lange Zeit seine Lektüre fast ausschließlich auf die Evangelien und die Briefe in Griesbachs Ausgabe. Und als er eines Tags nach Alfredston kam, wurde er mit der patristischen Literatur bekannt, denn er fand bei einem Buchhändler mehrere Bände der Kirchenväter, die ein zahlungsunfähiger Geistlicher aus der Umgegend zurückgelassen hatte.

Aber noch ein anderes Ergebnis brachte dieses Einschwenken in eine andere Richtung mit sich: an den Sonntagen besuchte er alle Kirchen im Umkreis, die er zu Fuß erreichen konnte, und entzifferte die lateinischen Inschriften auf Gräbern und Gedächtnistafeln aus dem 15. Jahrhundert. Auf einer dieser Pilgerfahrten lernte er eine gescheite, bucklige alte Frau kennen, die alles las, was sie nur in die Finger kriegen konnte; sie erzählte ihm noch viel mehr von dem romantischen Reiz jener Stadt des Lichts und der Wissenschaft. Fester denn je stand sein Entschluß, dorthin zu gehen.

Doch wie sollte er in dieser Stadt sein Leben fristen? Augenblicklich verfügte er über keinerlei Einkommen. Es fehlte ihm an einem soliden Handwerk oder an einem sicheren Beruf, von dem er hätte leben können, während er ein Studium durchführte, das vielleicht viele Jahre in Anspruch nahm.

Was brauchten Stadtbewohner am nötigsten? Nahrung, Kleidung und Wohnung. Ein Einkommen aus irgendeiner Arbeit, welche die Herstellung von Nahrungsmitteln zum Ziel hatte, würde zu mager ausfallen; die Anfertigung von Kleidung war ihm zuwider, aber die Beschäftigung mit der dritten Lebensnotwendigkeit sagte ihm zu. In einer Stadt wurde gebaut; deshalb wollte er bauen lernen. Sein unbekannter Onkel fiel ihm ein, der Vater seiner Base Susanna, der Kirchengeräte aus Metall verfertigte; mittelalterliches Kunsthandwerk, gleich, in welchem Material – das war ein

Gewerbe, zu dem er Lust hatte! Wenn er in die Fußstapfen seines Onkels trat und sich fürs nächste mit den toten Gehäusen befaßte, welche die Seelen der Gelehrten umschlossen, so konnte er nicht sehr fehlgehen.

Vorläufig erwarb er einige kleine Sandsteinblöcke, da er sich kein Material beschaffen konnte; seine Studien gab er für eine Weile auf und beschäftigte sich in seinen freien halben Stunden damit, die Köpfe und Kapitelle der Dorfkirche zu kopieren.

In Alfredston gab es einen Steinmetz von bescheidenem Können, und sobald Juda für den kleinen Betrieb seiner Tante einen Ersatzmann gefunden hatte, bot er diesem Handwerker gegen geringfügigen Lohn seine Dienste an. Hier hatte er Gelegenheit, wenigstens die Anfangsgründe der Steinmetzkunst zu erlernen. Einige Zeit darauf ging er zu einem Kirchenbaumeister im gleichen Ort, und unter der Anleitung dieses Mannes erwarb er sich eine gewisse Geschicklichkeit beim Ausbessern des beschädigten Mauerwerks verschiedener Dorfkirchen in der Umgebung.

Zwar vergaß er nie, daß er dieses Handwerk nur als einen Gelderwerb betrieb, als eine Vorbereitung auf jene höheren Ziele, die ihm, wie er sich schmeichelte, besser anstanden; doch fesselte ihn die Arbeit auch um ihrer selbst willen. Er hatte sich in der kleinen Stadt ein Zimmer gemietet und ging jeden Sonnabend abend nach Marygreen hinüber. So erreichte und überschritt er sein neunzehntes Lebensjahr.

6

In dieser denkwürdigen Zeit seines Lebens wanderte er eines Sonnabends gegen drei Uhr von Alfredston nach Marygreen zurück. Es war schönes, warmes, mildes Sommerwetter, und er ging dahin, sein Werkzeug auf dem Rücken; leise klirrten die kleinen Meißel in seinem Korb gegen die größeren. Weil es Sonnabend war, hatte er früher mit der Arbeit aufgehört und dann einen Umweg eingeschlagen, den er für gewöhnlich nicht machte; aber er hatte seiner Tante versprochen, in einer Kornmühle bei Cresscombe eine Botschaft auszurichten.

Er war in freudigster Stimmung. Es sah so aus, als könne er in ein, zwei Jahren ohne Geldsorgen in Christminster leben und an das Tor eines jener Bollwerke der Gelehrsamkeit klopfen, von denen er soviel geträumt hatte. Natürlich hätte er in dieser oder jener Eigenschaft schon jetzt nach Christminster gehen können, aber er wollte lieber erst hinziehen, wenn sein Lebensunterhalt etwas gesicherter war als jetzt. Warme Selbstzufriedenheit durchströmte ihn, wenn er bedachte, was er bereits geleistet hatte.

Ab und zu wandte er im Dahinschreiten den Kopf nach den Ausblicken ins Land, die sich zu beiden Seiten der Straße auftaten. Doch er sah sie kaum – es war ein mechanisches Zurückfallen in eine Gewohnheit aus früherer Zeit, als ihm noch nicht soviel durch den Kopf gegangen war; im Grund beschäftigte ihn jetzt nur das eine: Was hatte er bisher erreicht?

‹Ich bin so weit›, sagte er sich, ‹daß ich mindestens so gut wie ein Durchschnittsstudent die üblichen alten Klassiker lesen kann, besonders in Latein.› Das war richtig: Juda beherrschte diese Sprache so weit, daß es ihm ein leichtes war, sich seine einsamen Wanderungen durch erdichtete lateinische Gespräche zu verkürzen.

‹Ich habe zwei Gesänge der *Ilias* gelesen, außerdem sind

mir noch andere Stellen ziemlich geläufig, wie die Rede des Phönix im neunten Gesang, der Kampf zwischen Hektor und Ajax im vierzehnten, das Auftreten des waffenlosen Achilles, die Beschreibung seiner himmlischen Rüstung im achtzehnten und die Wettspiele zu Ehren des toten Patroklos im dreiundzwanzigsten. Auch von Hesiod habe ich einiges gelesen, ein bißchen Thukydides und einen großen Teil des griechischen Testaments ... Immerhin, ich wünschte, es gäbe nur einen einzigen Dialekt.

Ich habe etwas Mathematik durchgenommen, darunter die ersten sechs und das elfte und zwölfte Buch von Euklid; und Algebra bis zu den einfachen Gleichungen.

Ich weiß etwas über die Kirchenväter und ein bißchen römische und englische Geschichte.

Das ist nur ein Anfang: aber hier werde ich nicht viel weiterkommen, weil es so schwer ist, sich Bücher zu beschaffen. Deshalb muß ich zunächst meine ganze Kraft darauf richten, nach Christminster zu gelangen. Bin ich erst mal dort, dann helfen sie mir da weiter, und ich mache so große Fortschritte, daß mein jetziges Wissen mir wie kindliche Unwissenheit vorkommen wird. Ich muß Geld zusammensparen, das werde ich auch tun; und eines dieser Colleges wird mir seinc Türen öffnen, wird mich, den es jetzt verächtlich zurückstoßen würde, freundlich willkommen heißen – und wenn ich zwanzig Jahre auf dieses Willkommen warten müßte.

Ich erlebe es schon noch, daß ich Doktor der Theologie werde!›

Und so träumte er weiter ... vielleicht könnte er sogar Bischof werden, wenn er sich eines reinen, tatkräftigen, weisen christlichen Lebenswandels befleißigte. Und dann wollte er ein großartiges Beispiel geben! Wenn sein Einkommen 5000 Pfund im Jahr betrug, so wollte er 4500 in dieser oder jener Form verschenken und von dem Rest ein (für seine Begriffe) üppiges Leben führen. Nun, wenn er es recht überlegte, war Bischof werden eigentlich unsinnig. Weiter als bis zum Archidiakon wollte er es gar nicht bringen. Vielleicht konnte man als Archidiakon ebenso gut und gelehrt und tüchtig sein wie als Bischof. Aber der Bischof ging ihm nicht aus dem Kopf.

‹Und bis es soweit ist, sobald ich mich in Christminster eingerichtet habe, lese ich alle die Bücher, die ich mir nicht beschaffen kann: Livius, Tacitus, Herodot, Aeschylos, Sophokles, Aristophanes . . .›

«Hahaha! Nein, so was!» erklangen helle Stimmen von der anderen Seite der Hecke her, doch er achtete nicht darauf. Seine Gedanken gingen weiter:

‹– Euripides, Platon, Aristoteles, Lukrez, Epiktet, Seneca, Mark Aurel. Dann muß ich mir noch anderes aneignen: die Kirchenväter gründlich; Beda und überhaupt Kirchengeschichte; eine Ahnung vom Hebräischen – bis jetzt kenne ich nur die Buchstaben –›

«Nein, so was!»

‹– aber ich kann tüchtig arbeiten. Ausdauer habe ich genug, Gott sei Dank, und darauf kommt es an . . . Ja, Christminster soll meine Alma mater werden; und ich will ihr lieber Sohn sein, an dem sie Wohlgefallen hat.›

In seinem tiefen Sinnen über diese zukünftigen Taten und Geschehnisse war Juda immer langsamer gegangen und schließlich stehengeblieben; er blickte zu Boden, als sähe er dort ein Bild der Zukunft wie von einer Laterna magica hingeworfen. Da plötzlich klatschte etwas scharf an sein Ohr – etwas Weiches, Kaltes war nach ihm geworfen worden und zu seinen Füßen niedergefallen.

Ein Blick belehrte ihn, was es war – ein Stück Fleisch, jener charakteristische Teil eines kastrierten Ebers, den die Landleute zum Einfetten ihrer Stiefel verwendeten, da er sonst zu nichts nutze war. Schweine gab es viel hier in der Gegend, denn in manchen Teilen von Nordwessex wurden sie in großen Mengen gezüchtet und gemästet.

Jenseits der Hecke lief ein Bach, und von dorther, wie ihm jetzt zum erstenmal klar wurde, war auch jenes leichte Durcheinander von Stimmen und Lachen gekommen, das sich in seine Träume gemischt hatte. Er stieg die Böschung hinauf und blickte über die Hecke. Am anderen Ufer des Bachs lag ein kleiner Bauernhof mit Garten und Schweineställen; und davor am Bachufer knieten drei junge Frauenzimmer, neben sich Eimer und Schüsseln voll Schweinegedärme, die sie im fließenden Wasser wuschen. Ein, zwei Augenpaare blickten verstohlen auf, doch als die Mädchen bemerkten, daß er endlich herübersah und sie beobachtete, setzten sie ehrbare Mienen auf, um vor seinen Augen zu bestehen, und widmeten sich wieder mit Eifer ihrem Spülgeschäft.

«Danke bestens!» sagte Juda streng.

«Ich hab's nicht geworfen, das schwör ich dir!» beteuerte eines der Mädchen ihrer Gefährtin, als wüßte sie gar nichts von der Anwesenheit des jungen Mannes.

«Ich auch nicht», antwortete die zweite.

«Aber Anny, wie kannst du nur!» meinte die dritte.

«*Wenn* ich was geworfen hätte, dann bestimmt nicht so was!»

«Bah! Ich mach mir gar nichts aus ihm!» Und sie lachten und fuhren, ohne aufzublicken, in ihrer Arbeit fort, wobei sie sich immer weiter gegenseitig beschuldigten.

Juda wischte sich das Gesicht ab; als er ihre Bemerkungen hörte, kam ihn die Spottlust an.

«*Du* bist es nicht gewesen – o nein!» sagte er zu der von den dreien, die am weitesten stromauf kniete.

Die Angeredete war ein hübsches dunkeläugiges Mädchen, nicht eigentlich schön, aber aus einer gewissen Entfernung gesehen mochte sie als schön hingehen, obwohl ihrer Haut und ihrem Körpergewebe etwas Grobes anhaftete. Sie hatte einen runden, vorgewölbten Busen, volle Lippen und tadellose Zähne; ihre Haut besaß die satte Tönung eines braunen Hühnereis. Sie war ein echtes, tierhaftes Weibsstück – nicht mehr und nicht weniger, und Juda bezweifelte kaum, daß sie es gewesen war, die seine Aufmerksamkeit von den Gedanken an humanistische Dinge abgezogen und auf das hingelenkt hatte, was die Gemüter um ihn her bewegte.

«Das wirst du nie rauskriegen», meinte sie pfiffig.

«Ganz gleich, wer es war, sie ist mit anderer Leute Eigentum achtlos umgegangen!»

«Ach, das hat nichts zu sagen. Es gehört meinem Vater.»

«Aber du willst doch mit mir sprechen?»

«Na ja, wenn's dir recht ist.»

«Soll ich hinüberklettern oder willst du zum Steg dort oben kommen?»

Vielleicht sah sie künftige Möglichkeiten voraus; denn irgendwie geschah es, daß die Augen des braunen Mädchens in den seinen ruhten, als er die Worte gesprochen hatte; und ein jäher Blitz des Erkennens, des stummen Kundwerdens einer möglichen Wahlverwandtschaft zuckte zwischen ihr und ihm auf – zumindest von seiner Seite ohne Überlegung und Vorbedacht. Sie sah, daß er von den dreien sie bevorzugt hatte, wie eine Frau in solchen Fällen eben bevorzugt wird, nicht in der wohlbedachten Absicht einer weiteren Annäherung, sondern einfach einem höheren Befehl gehorchend, wie er unseligen Männern zugeht, wenn sie nicht im entferntesten daran denken, sich mit dem weiblichen Geschlecht einzulassen.

Sie sprang auf und rief: «Bring mir wieder, was da liegt.»

Juda war sich jetzt klar darüber, daß ihr Annäherungsversuch nichts mit irgendeiner Angelegenheit des väterlichen Geschäfts zu tun hatte. Er setzte seinen Werkzeugkorb nieder, hob den Schlachtabfall auf und bahnte sich mit Hilfe seines Stocks einen Weg über die Hecke. In gleicher Richtung, jedes an seinem Ufer des Bachs, gingen sie auf den kleinen Steg zu. Als das Mädchen näher herankam, machte sie, unbemerkt von Juda, eine geschickte kleine Saugbewegung an der Innenseite erst der einen, dann der anderen Wange; durch dieses seltsame Verfahren erzeugte sie wie durch Zauberei ein vollendetes Grübchen auf der glatten Rundung ihrer Wange, das sie, solange sie lächelte, beibehalten konnte. Dieses willkürliche Hervorbringen von Grübchen war eine nicht unbekannte Kunst, in der viele sich versuchten, aber nur wenige Meister waren.

Sie begegneten einander in der Mitte des Stegs; Juda warf ihr mit leichtem Schwung ihr Wurfgeschoß wieder zu und schien eine Erklärung von ihr zu erwarten, warum sie ihn so keck mit dieser neuartigen Artillerie angehalten habe, statt ihn anzurufen.

Sie aber blickte verstohlen von ihm fort und schwang sich, die Hand am Brückengeländer, vor- und rückwärts, bis sie verliebt und neugierig den Blick wandte und ihn prüfend betrachtete.

«Du denkst doch nicht etwa, daß *ich* dir solche Sachen an den Kopf werfen würde?»

«O nein.»

«Wir arbeiten für meinen Vater, und der will natürlich nicht, daß irgendwas umkommt. Er macht Stiefelschmiere aus dem Zeugs da.» Sie nickte nach dem Fleischfetzen auf dem Gras hin.

«Möchte wissen, warum eine von den beiden anderen es nach mir geworfen hat – was meinst du?» fragte Juda; höflich nahm er ihre Behauptung als wahr hin, obwohl er sie stark bezweifelte.

«Aus Frechheit. Erzähl ja nicht bei den Leuten herum, daß ich es gewesen wäre, hörst du!»

«Kann ich ja gar nicht. Ich weiß ja nicht, wie du heißt.»

«Ach ja. Soll ich's dir sagen?»

«Ja, bitte!»

«Arabella Donn. Ich wohne hier.»

«Ich hätte es bestimmt gewußt, wenn ich öfters hier vorbeikäme. Aber meistens nehme ich den direkten Weg, die Landstraße.»

«Mein Vater ist Schweinezüchter, und die Mädchen da helfen mir die Gedärme waschen für Blutwurst und was sonst noch ist.»

Sie plauderten dies und plauderten das, als sie so auf das Brückengeländer gestützt beisammen standen und einander ansahen. Der stumme Ruf von Weib zu Mann, der sehr deutlich von Arabellas Persönlichkeit ausging, hielt Juda gegen seine Absicht an den Fleck gebannt – ja, fast gegen seinen Willen; es war ein ganz neues Erlebnis für ihn. Ohne Übertreibung konnte man sagen, daß Juda bis zu diesem Augenblick noch nie die Frau in einer Frau gesehen hatte, sondern in der unklaren Vorstellung befangen gewesen war, als läge das alles außerhalb seines Lebenskreises und seiner Ziele. Er blickte von ihren Augen zu ihrem Mund, von da auf ihren Busen, auf ihre vollen, runden, nackten Arme, die naß und gerötet vom kalten Wasser waren und fest wie Marmor.

«Du bist aber ein hübsches Mädchen!» murmelte er, obgleich die Worte nicht nötig gewesen wären, um auszudrücken, wie stark er sich von ihr angezogen fühlte.

«Da solltest du mich erst mal sonntags sehen!» meinte sie kokett.

«Wäre das nicht möglich?» antwortete er.

«Das mußt du selber entscheiden. Jetzt ist gerade keiner hinter mir her, aber in ein, zwei Wochen kann das schon anders sein.» Sie hatte gesprochen, ohne zu lächeln, und die Grübchen waren verschwunden.

Juda fühlte, wie er sich ins Unbekannte treiben ließ, doch er konnte dem nicht Einhalt tun. «Darf ich?»

«Hab nichts dagegen.»

Inzwischen war es ihr gelungen, eines der Grübchen wiederherzustellen: sie hatte sich einen Augenblick abgewandt und die sonderbare kleine Saugbewegung wiederholt; Juda hatte noch immer nicht mehr als einen allgemeinen Eindruck ihrer Erscheinung aufgenommen. «Nächsten Sonntag?» fragte er auf gut Glück. «Das wäre morgen.»

«Ja.».

«Soll ich dich abholen?»

«Ja.»

Ein leises, triumphierendes Leuchten ging von ihr aus, und ihr Blick überflog ihn fast zärtlich, als sie sich umwandte, um am grasigen Bachufer wieder zu ihren Gefährtinnen zurückzukehren.

Juda Fawley schulterte seinen Werkzeugkorb und ging seines einsamen Wegs weiter, erfüllt von einer inneren Glut, die ihn in Staunen setzte. Soeben hatte er einen einzigen Atemzug in einer neuen Lebensluft getan, die offenbar überall, wo er ging und stand, seit undenklichen Zeiten um ihn gewesen war, die aber auf irgendeine seltsame Weise von seinem eigentlichen Atembereich wie durch eine Glaswand getrennt war. Seine guten Vorsätze, zu lesen, zu arbeiten und zu lernen, erst wenige Minuten vorher so genau von ihm festgelegt, brachen in irgendeinem Winkel kläglich zusammen – wie es kam, wußte er nicht.

«Na, schließlich muß man ja ein bißchen Spaß haben», sagte er zu sich selbst; dunkel war ihm bewußt, daß im Wesen dieses Mädchens, das sich ihm ziemlich gewaltsam genähert hatte, irgend etwas nicht stimmen konnte, wenn er es nötig fand, sein Verlangen nach ihr mit dem bloßen Wunsch nach «Spaß» zu begründen – es fehlte ihr irgend etwas, und dann wieder war da zuviel; jedenfalls war sie weltenweit entfernt von dem Teil seines Wesens, der sich mit wissenschaftlichen Studien und dem wunderbaren Traum von Christminster abgegeben hatte. Es war keine Vestalin gewesen, die *dieses* Wurfgeschoß gewählt hatte, um ihren Angriff auf ihn zu eröffnen. Das sah er mit dem Auge des Verstands eine flüchtige Zeitspanne lang, wie man bei Licht einer umfallenden Lampe für einen Augenblick eine Inschrift an der Wand sehen kann, ehe alles in Dunkelheit versinkt. Dann kam ihm diese vorübergehende Scharfsichtigkeit wieder abhanden, und er hatte für nichts weiter mehr Sinn als für dieses neue und wilde Glück, das ihm jählings widerfahren war; er hatte eine Möglichkeit für bisher ungeahnte Gefühlserlebnisse entdeckt, die doch immer in seinem Bereich gewesen war. Morgen, am Sonntag, sollte er diese Entflammende des anderen Geschlechts wiedersehen!

Unterdessen war das Mädchen zu ihren Gefährtinnen zurückgekehrt und machte sich schweigend wieder daran, die Gedärme im klaren Bachwasser zu reinigen.

«Na, hast ihn eingefangen?» erkundigte sich kurz das Mädchen, das Anny hieß.

«Ich weiß nicht. Ich wünschte, ich hätte was anderes als gerade das nach ihm geworfen!» murmelte Arabella reuevoll.

«Großer Gott! Mit dem ist es doch nicht weit her, wenn

man's auch beinah denken könnte! Früher hat er den Brotwagen von der alten Drusilla Fawley drüben in Marygreen rumkutschiert; und dann ist er in Alfredston in der Lehre gewesen. Seitdem ist er schrecklich eingebildet und liest in einem fort. Die Leute erzählen sich, daß er ein Gelehrter werden möchte.»

«Ach, mir ist es ganz gleich, was er ist, ich will gar nichts über ihn wissen. Bild dir das nur ja nicht ein, mein Kind!»

«So, ist es dir gleich? Uns kannst du nichts vormachen! Warum hast du dann so lange mit ihm geredet, wenn du's nicht auf ihn abgesehen hast? Aber ob du nun hinter ihm her bist oder nicht – jedenfalls ist er einfältig wie ein Kind. Das hab ich gesehen, wie ihr auf der Brücke miteinander schön getan habt; da hat er dich angeguckt, als hätte er in seinem ganzen Leben noch kein Weibsbild gesehen. Na, den kann jede Frau angeln, wenn sie's nur richtig anfängt und ihn ein bißchen verliebt macht.»

7

Unschlüssig stand Juda Fawley am nächsten Tag in seiner Kammer mit den schiefen Wänden und betrachtete die Bücher auf dem Tisch und den schwarzen Fleck darüber, den der Rauch seiner Lampe in den vergangenen Monaten auf der weißen Tünche gemacht hatte.

Es war Sonntag nachmittag, 24 Stunden nach seiner Begegnung mit Arabella Donn. Die ganze letzte Woche über hatte es ihn beschäftigt, daß er an diesem Nachmittag etwas Besonderes vornehmen wollte – nämlich sein neues griechisches Testament noch einmal lesen, eine besser gedruckte Ausgabe als sein altes Exemplar, nach Griesbachs Text, doch von zahlreichen Korrektoren verbessert und mit den Lesarten verschiedener Kommentatoren am Rande. Er war stolz auf das Buch, denn – eine noch nie dagewesene Kühnheit! – er hatte es sich einfach vom Verlag in London kommen lassen.

Auf diesen Nachmittag hatte er sich sehr gefreut, auf die Lesestunden wie einst unter dem stillen Dach im Haus der Großtante, wo er jetzt nur noch zwei Nächte in der Woche schlief. Doch etwas Neues, eine gewaltige Stockung war gestern im still dahingleitenden Gleichmaß seines Lebens eingetreten; er kam sich vor wie eine Schlange, die ihre alte Haut abgestreift hat und den Glanz und die Empfindlichkeit der neuen noch nicht begreift.

Aber er wollte sich schließlich doch lieber nicht mit dem Mädchen treffen. Er setzte sich hin, schlug das Buch auf und begann den Anfang zu lesen, die Ellbogen fest auf den Tisch gestemmt, die Hände an den Schläfen:

«‘Η ΚΑΙΝΗ ΔΙΑΘΗΚΗ.»

Hatte er versprochen, sie abzuholen? Freilich! Da saß sie nun zu Hause und wartete auf ihn, das arme Ding, und verdarb sich seinetwegen den ganzen Sonntagnachmittag. Und dann hatte sie auch so ein Gewisses an sich, das sehr gewinnend war, ganz abgesehen davon, daß er versprochen hatte zu kommen. Er durfte ihr Vertrauen nicht enttäuschen. Auch wenn ihm nur die Sonntage und an Wochentagen die Abende zum Lesen blieben, so konnte er doch den einen Nachmittag drangeben, wo andere junge Männer so viele drangaben! Nach dem heutigen Tag würde er sie wahrscheinlich nie wiedersehen. Das würde ja auch gar nicht möglich sein, da er soviel anderes vorhatte.

Bald packte ihn gleichsam körperhaft ein zwingender Arm von gewaltiger Stärke, der nichts gemein hatte mit den geistigen Kräften und Einflüssen, die ihn bisher getrieben hatten. Um seinen Verstand und seinen Willen schien sich dieses Neue wenig zu kümmern, und gar nicht um seine sogenannten höheren Ziele; es stieß ihn vorwärts wie ein zorniger Schulmeister einen Schuljungen, den er am Kragen gepackt hat – stieß ihn in eine Richtung, die auf die Umarmung einer Frau abzielte, für die er keine Achtung aufbrachte und deren Leben mit dem seinen nichts gemeinsam hatte außer dem Wohnort.

«'Η ΚΑΙΝΗ ΔΙΑΘΗΚΗ» blieb unbeachtet liegen, und Juda, seinem Schicksal verfallen, sprang auf und ging zur Tür. In Voraussicht einer solchen Möglichkeit hatte er bereits seine besten Sachen angezogen. In drei Minuten war er aus dem Haus und lief den Pfad in die weite, mit Weizen bestandene Senke hinab, die zwischen dem Dorf und dem einsamen Haus Arabellas in einer Mulde jenseits der Höhe lag.

Im Gehen sah er nach der Uhr. Er konnte in zwei Stunden leicht zurück sein, und dann blieb ihm nach dem Tee noch eine schöne lange Zeit zum Lesen.

Er eilte vorbei an den wenigen kümmerlichen Fichten und an dem Häuschen, wo der Pfad in die Landstraße mündet, bog dann zur Linken ab und ging den steilen Abhang westlich vom «Braunen Haus» hinunter. Hier, am Fuß der Kreideformation, gelangte er an den Bach, der da hervorsickerte, und folgte dem Wasserlauf bis an Arabellas Haus. Von der Hofseite kam der Geruch nach Schweineställen und das Grunzen der Urheber dieses Geruchs. Er betrat den Garten und klopfte mit dem Knopf seines Stocks an die Tür.

Jemand mußte ihn durch das Fenster gesehen haben, denn drinnen im Haus rief eine männliche Stimme: «Arabella! Dein Freier ist gekommen! Los, Mädel, beeil dich ein bißchen!»

Juda zuckte bei diesen Worten zusammen. An «freien» in dem sachlich-geschäftsmäßigen Sinn, den der Sprecher mit dem Wort verband, dachte er nicht im entferntesten. Er wollte mit ihr spazierengehen, sie vielleicht küssen; aber «freien» in diesem kalten, absichtsvollen Sinn war für seine Begriffe etwas Abstoßendes. Die Tür ging auf, und er trat ins Haus, gerade als Arabella im schönsten Sonntagsstaat die Treppe herunterkam.

«Nehmen Sie Platz, Mr. ... wie war doch gleich Ihr Name?» sagte ihr Vater, ein kraftvoller, schwarzbärtiger

Mann, in demselben geschäftsmäßigen Ton, den Juda schon von draußen vernommen hatte.

«Ich möchte lieber gleich gehen, du nicht auch?» flüsterte sie Juda zu.

«Ja», sagte er. «Wir wollen zum ‹Braunen Haus› hinauf und wieder zurück. Das läßt sich in einer halben Stunde machen.»

Arabella sah inmitten ihrer unordentlichen Umgebung so reizend aus, daß er froh war, hergekommen zu sein, und alle Befürchtungen, die ihn bisher gequält hatten, schwanden dahin.

Zunächst kletterten sie auf den Kamm des Höhenzugs hinauf; beim Aufstieg mußte er ab und zu ihre Hand ergreifen, um ihr behilflich zu sein. Dann schlugen sie links den Kammweg ein bis zur Kreuzung mit der Landstraße am «Braunen Haus» – der Stätte seines brennenden Verlangens, Christminster zu erblicken. Doch das war jetzt vergessen. Sich mit Arabella über den gewöhnlichsten Dorfklatsch zu unterhalten, gewährte ihm größeren Genuß, als es eine Diskussion über sämtliche Philosophiesysteme mit sämtlichen Professoren der kürzlich noch so angeschwärmten Universität vermocht hätte; an der Stelle, wo er vor Phöbus und Diana gekniet hatte, ging er vorüber, ohne auch nur daran zu denken, daß es solche Herrschaften in der Mythologie gab, und die Sonne war nichts weiter als eine praktische Lampe zur Beleuchtung von Arabellas Antlitz. Mit unbegreiflicher Leichtfüßigkeit lief er dahin; und Juda, der angehende Gelehrte, der zukünftige Doktor der Theologie, Professor, Bischof, und wer weiß was alles, fühlte sich hochgeehrt, daß dieses hübsche Dorfmädchen sich gnädigst herbeigelassen hatte, in ihrem Sonntagsstaat mit ihm spazierenzugehen.

Sie gelangten zum «Braunen Haus», zu der Stelle, wo er hatte umkehren wollen. Als sie über die weite, nordwärts hingebreitete Landschaft blickten, fiel ihnen eine dichte Rauchwolke ins Auge, die sich in der Nähe der kleinen, etwa zwei Meilen entfernten Stadt zu ihren Füßen erhob.

«Da brennt es!» rief Arabella. «Laufen wir hin und sehen wir es uns an – ach, bitte! Es ist ja nicht weit!»

Das zärtliche Gefühl, das in Judas Herz aufgekeimt war, machte es ihm unmöglich, ihrem Wunsch zu widerstehen, der ihm vielmehr recht gelegen kam, da er einen Vorwand bot, länger mit ihr zusammen zu sein. Beinahe im Trab liefen sie den Berg hinab; als sie aber unten in die Ebene kamen und eine Meile gegangen waren, merkten sie, daß die Brandstätte viel weiter entfernt war, als es den Anschein gehabt hatte.

Doch nun waren sie einmal unterwegs und gingen weiter; als sie schließlich bei der Brandstätte ankamen, war es schon fünf geworden – im ganzen waren sie etwa sechs Meilen von Marygreen und drei von Arabellas Haus entfernt. Das Feuer war so gut wie gelöscht, als sie die Brandstätte erreichten, und nach kurzer Besichtigung der trübseligen Trümmer machten sie sich auf den Heimweg, der durch das Städtchen Alfredston führte.

Arabella sagte, sie würde gern eine Tasse Tee trinken; so gingen sie in ein Gasthaus niederen Ranges und machten ihre Bestellung. Da sie kein Bier verlangt hatten, mußten sie länger warten. Die Kellnerin erkannte Juda und flüsterte ihrer Arbeitgeberin im Hintergrund der Gaststube zu, es wundere sie, daß der Bücherwurm, der «soviel auf sich hält», plötzlich so tief gesunken sei, daß er mit Arabella herumzöge. Die letztere erriet, was da gewispert wurde, und lachte, als sie dem ernsten, zärtlichen Blick ihres Verehrers begegnete – lachte das niedrige, triumphierende Lachen einer oberflächlichen Frau, die merkt, daß sie ihr Spiel gewinnt.

Sie saßen da und sahen sich im Raum um, betrachteten das Bild von Samson und Delila, das an der Wand hing, die kreisrunden Bierflecke auf dem Tisch und die mit Sägemehl gefüllten Spucknäpfe. Die ganze Umgebung wirkte äußerst niederdrückend auf Juda, und in der Tat läßt sich ja kaum etwas Trübseligeres denken als eine Wirtsstube am Sonntagabend, wenn die untergehende Sonne schräge Strahlen ins Zimmer wirft, Schnaps nicht zu haben ist und der unselige Wanderer sich keine andere Zuflucht weiß.

Es fing an zu dunkeln. Sie konnten nun wirklich nicht länger auf den Tee warten, sagten sie. «Aber was sollen wir sonst machen?» fragte Juda. «Du hast ja noch 3 Meilen nach Hause.»

«Wahrscheinlich können wir Bier bekommen. Daran hab ich nicht gedacht. Es kommt einem so sonderbar vor, Sonntagabend ins Gasthaus zu gehen, um Bier zu trinken.»

«Haben wir ja auch nicht getan.»

«Nein, da hast du recht.» Juda wünschte sich fort aus dieser Umgebung, die ihm so wenig zusagte; doch er bestellte das Bier, das auch sofort gebracht wurde.

Arabella kostete es. «Hu!» machte sie.

Auch Juda kostete. «Was ist denn los damit?» fragte er. «Ich versteh freilich nicht viel von Bier. Ich trinke es ganz gern, aber hinterher läßt sich schlecht studieren, da ist Kaffee besser. Doch das hier scheint mir ganz gut.»

«Gepanscht – keinen Schluck kann ich trinken von dem Zeug!» Zu Judas Überraschung nannte sie drei oder vier Zutaten, die sie außer Hopfen und Malz aus dem Getränk herausgeschmeckt hatte.

«Was du nicht alles weißt!» meinte er gutgelaunt.

Trotz ihrer Einwände verschmähte sie das Bier nicht und trank ihren Anteil, und dann machten sie sich auf den Weg. Es war jetzt beinahe finster, und sobald sie die Lichter der Stadt hinter sich hatten, gingen sie dichter nebeneinander, bis sie einander berührten. Sie fragte sich, warum er wohl nicht den Arm um sie lege, aber das tat er nicht; er sagte nur, was ihm schon sehr kühn vorkam: «Nimm doch meinen Arm.»

Sie nahm ihn, ganz und gar, bis zur Schulter hinauf. Er spürte die Wärme ihres Körpers gegen den seinen; da steckte er seinen Stock unter den anderen Arm und hielt mit seiner rechten Hand ihre Rechte.

«Jetzt sind wir schön dicht beisammen, nicht?» bemerkte er.

«Ja», sagte sie; und im stillen fügte sie hinzu: ‹Für bescheidene Ansprüche genügt's.›

‹Was für 'n Draufgänger ich geworden bin!› dachte er.

So gingen sie weiter, bis sie den Fuß des Höhenzugs erreicht hatten; vor sich sahen sie die weiße Straße ins Dunkel hinaufklimmen. Von dieser Stelle aus konnte man zu Arabellas Haus gelangen, wenn man den Hang hinaufging, und dann wieder bergab nach rechts in ihr Tal hinein. Sie waren noch nicht weit gestiegen, als sie fast mit zwei Männern zusammenstießen, die ungesehen auf dem Gras herangekommen waren.

«Diese Liebespaare - zu allen Jahreszeiten und bei jedem Wetter treiben sie sich draußen rum –, Liebespaare und herrenlose Hunde», sagte einer der Männer, während sie bergabwärts verschwanden.

Arabella kicherte leise.

«Sind wir ein Liebespaar?» fragte Juda.

«Du mußt es ja wissen.»

Als Antwort neigte sie den Kopf auf seine Schulter. Juda befolgte den Wink, legte den Arm um sie, zog sie an sich und küßte sie.

Jetzt gingen sie nicht mehr Arm in Arm, sondern, wie sie es gewollt hatte, eng umschlungen. Was kam es schließlich darauf an, sagte sich Juda, es war ja finster. Als sie halbwegs den Berg hinauf waren, blieben sie wie auf Verabredung stehen, und Juda küßte sie abermals. Sie erreichten die Höhe, und er küßte sie noch einmal.

«Du kannst deinen Arm dort lassen, wenn du willst», sagte sie sanft.

Er tat es und dachte, wie vertrauensselig sie doch sei.

So gingen sie langsam auf Arabellas Vaterhaus zu. Er war um halb vier von daheim weggegangen mit der Absicht, sich um halb sechs wieder an sein Neues Testament zu setzen. Es war neun, als er vor ihres Vaters Tür stand und Arabella mit einer letzten Umarmung freigab.

Sie bat ihn, mit hineinzukommen, wenn auch nur auf einen Augenblick, es sähe sonst so sonderbar aus, als wäre sie allein im Dunkeln herumgelaufen. Er gab nach und folgte ihr ins Haus. Kaum hatte sich die Tür aufgetan, so bemerkte er, daß außer ihren Eltern noch mehrere Nachbarn anwesend waren. Alle redeten wie Gratulanten daher und sahen ihn im Ernst als Arabellas Zukünftigen an.

Sie gehörten nicht zu seinen Bekannten, und er fühlte sich verlegen und fehl am Platz. Das hatte er nicht gewollt; einen hübschen Nachmittagsspaziergang mit Arabella – weiter hatte er nichts im Sinn gehabt. Er blieb nur lange genug, um ein paar Worte mit ihrer Stiefmutter zu sprechen, einer schlichten, stillen Frau von unauffälligem Wesen; dann bot er allen gute Nacht und lief mit einem Gefühl der Erleichterung rasch den Bergpfad hinan.

Aber es war nur ein vorübergehendes Gefühl: bald behauptete Arabella aufs neue ihre Macht über sein Gemüt. Er ging dahin, als sei er ein anderer Mensch geworden – nicht mehr der Juda von gestern. Was bedeuteten ihm seine Bücher? Was bedeuteten ihm seine Pläne und Absichten, an denen er bisher so streng festgehalten, daß er Tag für Tag auch nicht eine einzige Minute vergeudet hatte? Vergeudet! Es kam darauf an, was man darunter verstand: er *lebte* zum erstenmal, vergeudete nicht das Leben. Es war besser, eine Frau zu lieben, als Student oder Pfarrer zu sein, ja, oder Papst!

Als er nach Hause kam, war seine Tante schon zu Bett gegangen, und alle Dinge, auf die sein Auge fiel, schienen ihn ob seiner Pflichtvergessenheit anzuklagen. Ohne Licht anzuzünden, ging er die Treppe hinauf, und das düstere Innere seiner Kammer begegnete ihm mit kummervoller Frage. Da lag das Buch aufgeschlagen auf dem Tisch, genauso, wie er es verlassen hatte, und die großen Buchstaben auf der Titelseite blickten ihn im grauen Sternenlicht starr und vorwurfsvoll an wie die offenen Augen eines Toten:

«'Η ΚΑΙΝΗ ΔΙΑΘΗΚΗ.»

Am nächsten Morgen mußte Juda zeitig aufbrechen, denn die Woche über wohnte er ja in seinem Zimmer in der Stadt; mit dem Gefühl, als sei es eigentlich zwecklos, warf er obenauf in seinen Korb auf die Werkzeuge und andere Kleinigkeiten schließlich auch das ungelesene Buch, das er aus der Stadt mitgebracht hatte. Er hielt sein Liebeserlebnis beinahe vor sich selbst geheim. Arabella hingegen sprach davon zu all ihren Freundinnen und Bekannten.

In der Morgendämmerung wanderte er dieselbe Straße dahin, auf der er wenige Stunden vorher im Schutz der Dunkelheit mit seiner Liebsten gegangen war. Als er den Fuß des Berges erreichte, verlangsamte er den Schritt und blieb stehen. Hier war die Stelle, wo er ihr den ersten Kuß gegeben hatte. Die Sonne war eben erst aufgegangen, und so schien es leicht möglich, daß seitdem niemand dort vorbeigekommen war. Juda blickte auf den Boden und seufzte. Er sah genauer hin und konnte im feuchten Staub gerade noch den Abdruck ihrer beider Füße erkennen, dort, wo sie eng umschlungen gestanden hatten. Jetzt war sie nicht hier, und «die Stickerei der Phantasie auf dem Stoff der Natur» zauberte ihm ihre gestrige Gegenwart so lebendig vor Augen, daß eine Leere in seinem Herzen war, die nichts zu füllen vermochte. Eine Kopfweide stand dicht neben der Stelle – diese Weide unterschied sich von allen anderen Weiden auf der Welt. Und hätte er nur noch eine einzige Woche zu leben gehabt, so wäre es doch sein heißester Wunsch gewesen, die sechs Tage, die bis zu dem verabredeten Wiedersehen mit ihr vergehen mußten, völlig ausgelöscht zu wissen.

Anderthalb Stunden später kam Arabella mit ihren zwei Gefährtinnen vom Sonnabend den gleichen Weg. Achtlos ging sie vorüber am Schauplatz des Küssens und an der Weide, die ihn bezeichnete, doch schwatzte sie mit den anderen beiden hemmungslos von ihrem Erlebnis.

«Und was hat er dann zu dir gesagt?»

«Dann hat er gesagt –» Und sie berichtete beinahe Wort für Wort einige seiner zärtlichsten Äußerungen. Hätte Juda hinter der Hecke gestanden, er wäre sehr erstaunt gewesen zu erfahren, wie wenig von dem, was er am Abend vorher gesagt und getan hatte, geheim geblieben war.

«Du hast's zuwege gebracht, daß er sich in dich verliebt

hat, Donnerwetter, ja!» murmelte Anny mit Kennermiene. «Du verstehst dich drauf!»

Nach einer Weile erwiderte Arabella in dem merkwürdig leisen, hungrigen Ton verhaltener Sinnlichkeit: «Ich hab ihn in mich verliebt gemacht, ja! Aber ich will mehr, als daß er in mich verliebt ist; er soll mich nehmen – mich heiraten! Ich muß ihn haben. Ich halt es einfach nicht aus ohne ihn. So einen wie ihn hab ich mir immer gewünscht. Ich werde verrückt, wenn ich mich ihm nicht ganz hingeben kann! Das hab ich gleich gewußt, wie ich ihn zum erstenmal gesehen hab!»

«Er ist 'n einfältiger, verträumter Junge, der's ehrlich meint; der ist zu haben, auch zum Heiraten, wenn du's richtig anfängst.»

Arabella überlegte eine Weile. «Wie fängt man's denn richtig an?» fragte sie.

«Ach, das weißt du nicht – sieh mal an!» rief Sarah, das dritte der Mädchen.

«Aber ich weiß es wirklich nicht! Wenigstens nichts weiter als eben küssen und so aufpassen, daß er nicht zu weit geht.»

Das dritte Mädchen warf dem zweiten einen Blick zu. «Sie weiß es wahrhaftig nicht!»

«Klar, die weiß es nicht», bestätigte Anny.

«Und dabei hat sie doch in der Stadt gewohnt, darf man behaupten. Na, da kannst du ja was von uns lernen, genau wie wir von dir.»

«Ja. Und wie meint ihr das – wie stellt man es denn an, daß man 'nen Mann ganz sicher einfängt? Meinetwegen haltet mich für einfältig; aber sagt es mir.»

«Zum Heiraten?»

«Zum Heiraten.»

«Einen vom Land, einen anständigen Menschen, der es ernst meint, so wie er einer ist? Gott behüte, nicht etwa 'nen Soldaten oder 'nen Seemann oder 'nen Geschäftsreisenden aus der Stadt oder irgendeinen von denen, die's leichtfertig treiben mit uns armen Weibern. Nie würde ich einer Freundin raten, es mit so einem zu versuchen.»

«Na freilich, so einen wie ihn!»

Arabellas Gefährtinnen blickten einander an, verdrehten die Augen und lächelten vielsagend. Dann trat eine von ihnen dicht an Arabella heran, und obgleich kein Mensch in der Nähe war, machte sie ihr mit leiser Stimme einige Mitteilungen, während die andere neugierig beobachtete, wie das wohl auf Arabella wirkte.

«Aha!» sagte diese langsam. «Ich gebe zu, daran hätte ich nie gedacht! . . . Aber wenn er nun *nicht* anständig ist? Ein Mädel sollte es lieber nicht drauf ankommen lassen!»

«Wer nicht wagt, der nicht gewinnt! Und natürlich muß man sicher sein, daß er anständig ist, ehe man damit anfängt. Mit deinem riskierst du nichts! Ich wünschte, mir liefe so einer in den Weg. Viele Mädels machen es so; sonst würden sie überhaupt nicht geheiratet, verlaß dich drauf!»

Schweigend ging Arabella weiter. «Ich versuch es!» flüsterte sie, doch so, daß die anderen es nicht hörten.

8

Eines Sonnabends wanderte Juda wie gewöhnlich von Alfredston zu seiner Tante nach Marygreen, eine Wanderung, die jetzt ganz andere Lockungen für ihn hatte als den Wunsch nach einem Wiedersehen mit seiner betagten, grämlichen Verwandten. Er bog rasch nach rechts ab, ehe der Weg bergan führte, in der Hoffnung auf ein flüchtiges Zusammentreffen mit Arabella, das außerhalb der regelmäßigen Verabredungen läge. Noch hatte er das Gehöft nicht ganz erreicht, als sein wacher Blick entdeckte, daß sich ihr Kopf über der Gartenhecke rasch bald hierhin, bald dorthin bewegte. Als er durch die Pforte trat, sah er, daß drei Ferkel aus ihrem Koben entwischt waren; offenbar waren sie einfach über das Gatter gesprungen, und Arabella versuchte ganz allein, sie durch die Tür, die sie geöffnet hatte, wieder hineinzutreiben. Die geschäftsmäßig-strenge Starrheit ihrer Züge schmolz in der weichen Gelöstheit der Liebe, als sie Juda bemerkte; schmachtend blickte sie ihn an. Die Tiere machten sich die Pause zunutze, schlugen einen Haken und schossen davon.

«Wir haben sie erst heute früh eingesperrt!» rief sie, bereit, die Jagd trotz der Gegenwart ihres Liebsten fortzusetzen. «Erst gestern sind sie vom Spaddleholthof rübergetrieben worden; dort hat Vater sie gekauft, und genug Geld haben sie auch gekostet! Sie wollen wieder nach Hause, die dummen Dinger! Mach doch mal das Gartentor zu, Juda, und hilf mir sie einfangen, ja? Von den Männern ist niemand zu Hause, nur Mutter, und wenn wir nicht aufpassen, sind wir sie los.»

Er kam ihr zu Hilfe und rannte kreuz und quer, bald hierhin, bald dorthin, über Kartoffelreihen und Kohlköpfe weg. Ab und zu liefen sie aufeinander zu, dann hielt er sie einen Augenblick fest und küßte sie.

Das erste Ferkel wurde bald eingefangen, das zweite mit einiger Schwierigkeit. Das dritte, ein langbeiniges Geschöpf, flinker und halsstarriger als die anderen, raste durch ein Loch in der Gartenhecke auf den Feldweg hinaus.

«Es entwischt mir, wenn ich nicht hinterherlaufe!» rief sie. «Komm mit!»

Sie rannte zum Garten hinaus und hinter dem Tier her; dem neben ihr laufenden Juda gelang es kaum, den Flüchtling im Auge zu behalten. Ab und zu riefen sie irgendeinem Jungen zu, er solle das Tier aufhalten, doch es wischte jedesmal vorbei und raste davon.

«Gib mir doch deine Hand, Liebling», sagte Juda. «Du kommst ja ganz außer Atem.» Sie reichte ihm ihre heiß gewordene Hand mit sichtlicher Bereitwilligkeit, und zusammen trabten sie weiter.

«Das kommt davon, daß sie rübergetrieben worden sind», bemerkte sie. «Wenn man das macht, wissen sie immer den Weg nach Hause. Sie hätten im Karren gebracht werden müssen.»

Inzwischen hatte das Ferkel ein unverschlossenes Gatter erreicht, das auf den offenen Berghang führte, und so schnell seine kleinen Beine es tragen konnten, schoß es hindurch. Als die Verfolger hinterhereilten und auf die Hochfläche gelangten, zeigte es sich, daß sie den ganzen Weg bis zu dem fremden Gehöft würden laufen müssen, wenn sie den Flüchtling einfangen wollten. Hier von der Höhe aus war er als winziger heller Fleck sichtbar, der geradewegs seinem alten Heim zustrebte.

«Nichts zu machen!» rief Arabella. «Das Biest ist dort, längst eh wir hinkommen. Na, ist nicht weiter schlimm, wir wissen jetzt ja, wo es ist und daß es niemand unterwegs gestohlen hat. Die werden schon sehen, daß es unseres ist, und es zurückschicken. Gott, ist mir heiß!»

Ohne Judas Hand loszulassen, warf sie sich plötzlich zur Seite und ließ sich unter einem verkümmerten Dornbusch ins Gras fallen; im Hinstürzen zog sie Juda mit, so daß er in die Knie sank. «Ach, entschuldige – beinah hätt ich dich hingeworfen, nicht? Aber ich bin so müde!»

Lang hingestreckt und pfeilgerade lag sie auf dem abschüssigen Rasen der Berghöhe und blickte in den weiten blauen Himmel hinauf; noch immer hielt sie Judas Hand in ihrem warmen Griff. Er lag neben ihr, den Oberkörper auf den Ellbogen gestützt.

«Wir haben uns ganz umsonst abgehetzt», fuhr sie fort; ihr Busen hob und senkte sich mit raschen, keuchenden Atemstößen, ihr Gesicht war gerötet, der volle rote Mund leicht geöffnet und winzige Schweißperlen standen auf ihrer Haut. «Warum sagst du gar nichts, Schatz?»

«Ich bin ja ganz außer Atem. Wir sind ja immerzu bergauf gerannt.»

Sie waren in völliger Einsamkeit – der eindeutigsten aller Einsamkeiten: in einer leeren Weite. Bis auf eine Meile konnte niemand ihnen nahe kommen, ohne daß sie ihn bemerkt hätten. Sie befanden sich in der Tat auf einem der höchsten Punkte der Grafschaft; sogar die ferne Umgegend von Christminster war von ihrem Liegeplatz aus sichtbar. Aber daran dachte Juda jetzt nicht.

«Ach, ich seh so was Hübsches da oben im Baum», sagte Arabella. «Ich glaub, es ist eine Raupe, so wunderschön grün und gelb, wie ich noch nie eine gesehen habe.»

«Wo?» fragte Juda und setzte sich auf.

«Von dort kannst du sie nicht sehen – du mußt hierher kommen», erwiderte sie.

Er beugte sich näher zu ihr und schob seinen Kopf vor den ihren. «Nein – ich kann sie nicht sehen», sagte er.

«Dort, auf dem Ast, wo er abzweigt – dicht neben dem Blatt, das sich bewegt – da!» Sanft zog sie ihn neben sich nieder.

«Ich seh es nicht», wiederholte er, den Hinterkopf an ihrer Wange. «Aber vielleicht, wenn ich aufstehe.» Also stand er auf und stellte sich genau in ihre Blicklinie.

«Wie dumm du bist!» sagte sie ärgerlich und drehte ihr Gesicht weg.

«Mir liegt gar nichts daran, es zu sehen, Schatz», entgegnete er und blickte auf sie nieder. «Steh auf, Abby.»

«Warum?»

«Du sollst dich mal küssen lassen. Ich warte schon ewig darauf.»

Sie drehte den Kopf herum und sah ihn von der Seite her an; dann verzog sie leicht die Lippen, sprang auf und rief unvermittelt: «Höchste Zeit, daß ich weiterkomme!» Damit ging sie rasch davon. Juda folgte ihr und holte sie ein.

«Nur einen!» flehte er.

«Jetzt gerade nicht!» erwiderte sie.

Er, überrascht: «Was hast du denn?»

Grollend preßte sie die Lippen aufeinander; Juda folgte ihr zahm wie ein Lamm, bis sie den Schritt verlangsamte und neben ihm herging; ruhig sprach sie von gleichgültigen Dingen, aber wenn er ihre Hand nehmen oder den Arm um sie legen wollte, wehrte sie ihn ab. So schritten sie bergab, bis sie an die Umzäumung ihres väterlichen Hofs kamen; Arabella ging hinein und nickte ihm mit hochnäsiger, beleidigter Miene Lebewohl zu.

‹Vielleicht hab ich mir irgendwie zuviel herausgenommen›, sagte sich Juda; mit einem Seufzer ging er davon und wanderte weiter nach Marygreen.

Am Sonntagmorgen war Arabellas Elternhaus wie gewöhnlich der Schauplatz für das gewaltige wöchentliche Kochfest, die Zubereitung des sonntäglichen Mittagsmahls. Der Vater rasierte sich vor einem kleinen Spiegel, der am Fensterpfosten hing, die Mutter und Arabella selbst hülsten dicht daneben Bohnen aus. Eine Nachbarin kam auf dem Heimweg vom Morgengottesdienst vorbei, und als sie Donn am Fenster mit dem Rasiermesser hantieren sah, nickte sie ihm zu und kam herein.

Sogleich redete sie neckend auf Arabella ein: «Ich hab dich mit ihm herumrennen sehen – hihi! Na, hoffentlich wird was draus?»

Arabella warf ihr nur einen betretenen Blick zu, ohne die Augen zu erheben.

«Er will nach Christminster, wie ich höre, sobald er's schaffen kann.»

«Hast du das erst kürzlich gehört – ganz kürzlich?» fragte Arabella mit einem mißtrauisch-wütenden Schnaufer.

«Aber nein! Das wissen wir doch längst, daß er das vorhat. Er wartet hier nur ab, bis sich eine Gelegenheit bietet. Na ja, er muß wohl mit jemandem gehen. Junge Männer nehmen's heutzutage leicht. Da wird mal hier geliebelt und mal da. Zu meiner Zeit war das anders.»

Als die Klatschbase abgezogen war, sagte Arabella plötzlich zu ihrer Mutter: «Ich möchte, daß du mit Vater heute abend nach dem Tee mal zu den Edlins rübergehst. Oder nein – in Fensworth ist heute Abendgottesdienst, da könntet ihr in die Kirche gehen.»

«So? Was ist denn heute abend los?»

«Nichts. Ich möchte nur das Haus für mich haben. Er ist schüchtern; ich kann ihn nicht dazu kriegen, mit hereinzukommen, wenn ihr da seid. Der geht mir noch durch die Lappen, wenn ich nicht aufpasse, und ich hab ihn doch so gern.»

«Bei schönem Wetter können wir ja gehen, wenn dir soviel daran liegt.»

Am Nachmittag traf sich Arabella mit Juda zu einem Spaziergang; wochenlang hatte er in kein griechisches und in kein lateinisches Buch hineingesehen – überhaupt in kein Buch. Sie gingen die Hänge hinauf, bis sie den grasigen Kammweg erreichten, den sie bis an den kreisrunden britischen Erdwall verfolgten, und Juda dachte daran, wie alt dieser Weg sei und wie die Viehtreiber ihre Herden darauf hingetrieben hatten, wahrscheinlich längst ehe die Römer ins Land kamen. Aus der Ebene zu ihren Füßen schwebte der Klang von Kirchenglocken herauf. Nach einer Weile war nur noch ein einziger Ton zu hören, bis auch der schließlich verklang.

«Jetzt wollen wir heimgehen», sagte Arabella, die auf das Läuten gelauscht hatte.

Juda war einverstanden. Solange er in ihrer Nähe sein konnte, war es ihm gleichgültig, wo er war. Als sie an Arabellas Haus kamen, meinte er zögernd: «Ich geh nicht mit hinein. Warum hast du es denn heute abend so eilig, ins Haus zu kommen? Es ist noch lange nicht dunkel.»

«Warte einen Augenblick.» Sie rüttelte am Türgriff und fand das Haus verschlossen.

«Aha – sie sind in die Kirche gagangen», fügte sie hinzu. Dann holte sie unter dem Schuhabtreter den Schlüssel hervor und schloß auf. «Willst du nicht einen Augenblick reinkommen?» fragte sie leichthin. «Wir sind ganz allein.»

«Gern», erwiderte er bereitwillig, denn nun lag die Sache ja plötzlich ganz anders.

Sie traten ins Haus. Wollte er eine Tasse Tee? Nein, es war zu spät. Er wollte lieber mit ihr plaudern. Sie nahm Hut und Jacke ab, und beide setzten sich nieder – natürlich recht dicht nebeneinander.

«Bitte, rühr mich nicht an», sagte sie leise. «Ich bin 'ne Eierschale, sozusagen. Vielleicht wäre es besser, ich täte es an einen sicheren Platz.» Sie begann den Kragen ihres Kleides aufzunesteln.

«Was ist denn?» fragte ihr Liebster.

«Ein Ei – ein Cochin-Ei. Eine sehr seltene Rasse – ich brüte es selber aus und trag es überall mit mir herum; es dauert keine drei Wochen mehr, bis es ausgebrütet ist.»

«Wo hast du es denn?»

«Hier.» Sie steckte die Hand in den Busen und zog das Ei heraus, das in Watte gewickelt war; außen herum war vorsorglich ein Stück Schweinsblase gebunden, falls etwa ein Unglück passierte. Nachdem sie es ihm gezeigt hatte, schob sie es wieder an seinen Platz. «Nun nimm dich in acht und komm mir nicht zu nahe. Es darf nicht zerbrechen, denn ich mag nicht noch mal von neuem anfangen.»

«Warum läßt du dich denn auf so 'ne merkwürdige Sache ein?»

«Das ist ein alter Brauch. Ich denk mir, es liegt nun mal einer Frau im Blut, daß sie was Lebendiges auf die Welt bringen möchte.»

«Gerade jetzt kommt mir das sehr ungelegen», meinte er lachend.

«Geschieht dir recht. Da – das ist alles, was du von mir haben kannst.»

Sie hatte ihren Stuhl umgedreht, bog sich über die Lehne und hielt ihm zimperlich die Wange hin.

«Das ist furchtbar schäbig von dir!»

«Du hättest mich eben vorhin erwischen sollen, als ich das Ei fortgenommen hatte! Da», rief sie herausfordernd, «jetzt hab ich's nicht mehr!» Rasch hatte sie das Ei ein zweites Mal entfernt; doch ehe er ganz bei ihr war, hatte sie es ebenso schnell wieder an seinen Platz geschoben; aufgeregt lachte sie im Eifer ihrer strategischen Maßnahmen. Dann gab es eine Balgerei, Juda griff nach dem Ei und erbeutete es triumphierend. Ihr Gesicht rötete sich, und als ihm plötzlich die Situation zum Bewußtsein kam, errötete auch er.

Sie sahen einander an, nach Atem ringend; dann stand er auf und sagte: «Einen einzigen Kuß, jetzt gefährde ich ja keine Kostbarkeit mehr; und dann geh ich!»

Aber sie war ebenfalls aufgesprungen. «Erst mußt du mich haben!» rief sie.

Ihr Liebster folgte ihr, als sie verschwand. Es war jetzt dunkel in der Stube, und da das Fenster sehr klein war, konnte er lange nicht entdecken, wo sie steckte, bis ein Lachen ihm verriet, daß sie die Treppe hinaufgelaufen war. Juda folgte ihr eilends.

9

Es war etwa zwei Monate später; die beiden hatten sich in der Zwischenzeit oft und oft getroffen. Arabella schien unbefriedigt, sie lebte dauernd in Erwartungen, Einbildungen und Zweifeln.

Eines Tages begegnete ihr der Wanderdoktor Vilbert. Wie allen Landleuten in der Gegend war auch ihr der Quacksalber wohlbekannt, und so begann sie denn, ihm von ihren Erfahrungen zu berichten. Arabella war niedergeschlagen und verdrießlich gewesen, doch noch ehe er sich von ihr verabschiedet hatte, war sie besserer Stimmung geworden. Am Abend traf sie sich mit Juda, der bedrückt schien.

«Ich gehe fort», erklärte er ihr. «Ich finde, ich darf nicht länger hierbleiben. Ich glaube, es wäre für uns beide das beste. Ich wünschte, gewisse Dinge wären nie geschehen! Ich habe mir da viel vorzuwerfen, ich weiß schon. Aber es ist ja nie zu spät, sich eines Besseren zu besinnen.»

Arabella fing an zu weinen.

«Wieso weißt du denn, daß es nicht zu spät ist?» klagte sie. «Du hast gut reden! Ich hab es dir noch nicht gesagt!» Und mit tränenfeuchten Augen sah sie ihm ins Gesicht.

«Was?» fragte er und wurde bleich. «Doch nicht . . .?»

«Ja! Was soll ich denn machen, wenn du mich verläßt?»

«Aber Arabella – wie kannst du nur so was sagen, Liebe! Du weißt doch, daß ich dich nicht verlassen würde!»

«Ja, dann –»

«Ich verdiene bis jetzt so gut wie nichts, das weißt du ja; vielleicht hätte ich eher an so was denken sollen . . . Aber natürlich, wenn es so steht, müssen wir heiraten! Was hast du denn gedacht, worauf ich sonst hätte kommen können?»

«Ich dachte – ich dachte, Schatz, vielleicht würdest du nun grade fortgehen und mich alles allein ausbaden lassen!»

«Da mußt du mich doch besser kennen! Natürlich hab ich vor 'nem halben Jahr, ja vor 'nem Vierteljahr nicht im Traum daran gedacht zu heiraten. Alle meine Pläne werden dadurch über den Haufen geworfen – ich meine, die Pläne, die ich hatte, ehe ich dich kannte, Liebling. Aber was bedeuten die schon! Träume von Büchern und Studium und unmöglichen Stipendien und lauter solchem Zeug. Gewiß werden wir heiraten: wir müssen ja!»

An diesem Abend ging er allein in die Dunkelheit hinaus und dachte nach über sich selbst. Insgeheim, im Innersten wußte er gut, allzugut, daß Arabella keine besonders wertvolle Vertreterin ihres Geschlechts war. Aber da es unter anständigen jungen Männern in diesen ländlichen Gegenden so Brauch war, wenn sie sich so weit mit einem Mädchen eingelassen hatten, wie er es leider getan, war er bereit, zu seinem Wort zu stehen und die Folgen auf sich zu nehmen. Um sich selbst zu beschwichtigen, hielt er an einem Bild von ihr fest, das er sich künstlich zurechtgemacht hatte. Was er von ihr dachte, war das Ausschlaggebende, nicht Arabella selbst, sagte er sich zuweilen kurz und bündig.

Das Aufgebot wurde bestellt und schon am nächsten Sonntag von der Kanzel verlesen. Die Leute im Kirchspiel sagten alle, der junge Fawley sei doch ein recht einfältiger, dummer Kerl. Seine ganze Lernerei hätte zu weiter nichts geführt, als daß er jetzt seine Bücher würde verkaufen müssen, um Kochtöpfe dafür einzuhandeln. Andere, die errieten, wie die Dinge wahrscheinlich standen, darunter Arabellas Eltern, erklärten, von einem so anständigen jungen Mann wie Juda hätten sie nichts anderes erwartet, als daß er das Unrecht, das er einem unschuldigen Mädchen angetan, auf diese Weise wiedergutmachte. Auch der Pfarrer, der sie vermählte, schien dies befriedigend zu finden.

So standen also die beiden vor besagtem Diener Gottes und schworen, daß sie zu allen Zeiten ihres Lebens, bis der Tod sie scheide, ganz gewiß genau dasselbe glauben, fühlen und wünschen würden, was sie während der letzten paar Wochen geglaubt, gefühlt und gewünscht hatten. Ebenso bemerkenswert wie das Unternehmen selbst war die Tatsache, daß kein Mensch über das, was sie schworen, erstaunt zu sein schien.

Da Judas Tante Bäckerin war, buk sie ihm einen Hochzeitskuchen und machte dazu die bittere Bemerkung, daß sie nun weiter nichts für den armen, dummen Kerl tun könne; es wäre besser gewesen, wenn er schon vor Jahren mitsamt seinem Vater und seiner Mutter abgekratzt wäre, statt am Leben zu bleiben und ihr Sorgen zu machen. Von diesem Kuchen schnitt Arabella ein paar Scheiben ab, wikkelte sie in weißes Briefpapier und schickte sie an ihre Gefährtinnen vom Schweineschlachten, Anny und Sarah; auf jedes Päckchen schrieb sie: «In dankbarer Erinnerung an einen guten Rat.»

Die Aussichten des neuvermählten Paares waren selbst für ein zuversichtliches Gemüt keineswegs sehr glänzend. Er, ein neunzehnjähriger Maurerlehrling, arbeitete für halben Lohn, bis er ausgelernt haben würde. Seine Frau war in einer Stadtwohnung, die er zunächst für nötig gehalten hatte, gänzlich unbrauchbar. Die dringende Notwendigkeit, sein Einkommen zu erhöhen, sei es auch nur um ein weniges, veranlaßte ihn, ein einsames Häuschen zwischen Marygreen und dem «Braunen Haus» zu mieten; da konnten sie wenigstens ihr eigenes Gemüse ziehen, und Arabella konnte sich ein Schwein halten, wobei ihr die Erfahrungen aus ihrem Elternhaus zustatten kommen würden. Aber er hatte sich ein ganz anderes Leben erhofft, und es war jeden Tag ein langer Weg nach Alfredston hin und zurück. Arabella hielt das alles für einen vorübergehenden Notbehelf; sie hatte einen Mann, das war ihr die Hauptsache – einen Mann, der das Zeug dazu hatte, gut zu verdienen, und der ihr dann Kleider und Hüte kaufen würde, wenn er erst mal ein bißchen Angst kriegte und bei seinem Gewerbe blieb, diese dummen Bücher beiseite warf und sich handfesteren Dingen zuwandte.

In dieses kleine Haus führte er sie also an ihrem Hochzeitsabend, denn sein altes Stübchen bei der Tante, die Stätte seiner harten Arbeit an Griechisch und Lateinisch, hatte er aufgegeben.

Eine kleine Ernüchterung erlebte er, als sie sich das erste Mal in seiner Gegenwart entkleidete. Ein langer Zopf, den Arabella in einem gewaltigen Knoten am Hinterkopf aufgesteckt trug, wurde sorgfältig abgenommen, geglättet und neben den Spiegel gehängt, den er für sie gekauft hatte.

«Was – es war nicht dein eigenes Haar?» fragte er; ein plötzlicher Widerwille gegen sie erfaßte ihn.

«O nein – in besseren Kreisen ist das heutzutage nicht mehr üblich.»

«Unsinn! Vielleicht nicht in der Stadt. Aber auf dem Land soll es doch anders sein. Außerdem hast du doch sicher genug eigenes Haar?»

«Ja, genug nach ländlichen Begriffen. Aber in der Stadt erwarten die Männer eben mehr, und als ich Kellnerin in Aldbrickham war –»

«Kellnerin in Aldbrickham?»

«Na, nicht gerade Kellnerin – ich habe in einem Wirtshaus dort die Theke bedient –, nur kurze Zeit, weiter nichts. Dort haben sie mir zugeredet, ich sollte mir doch so 'n Ding anschaffen, und da habe ich es eben gekauft, bloß zum Spaß. Je mehr, um so besser, heißt es in Aldbrickham, und das ist eine schönere Stadt als dein ewiges Christminster. Alle vornehmen Damen tragen falsche Haare – das hat mir der Friseurgehilfe gesagt.»

Ein Gefühl leichter Übelkeit überkam Juda. Das mochte

bis zu einem gewissen Grad richtig sein, aber soviel er wußte, gingen doch viele einfache Mädchen in die Stadt und blieben jahrelang dort, ohne daß ihnen die Schlichtheit in Lebensführung, Kleidung und Putz verlorenging. Anderen leider lag der Hang zum Verkünstelten geradezu im Blut, und sie waren dem Unechten auf den ersten Blick verfallen. Aber vielleicht war es weiter keine große Sünde, wenn eine Frau sich falsches Haar aufsteckte, und er beschloß, nicht mehr daran zu denken.

Einer neugebackenen Ehefrau gelingt es meist, sich ein paar Wochen lang interessant zu machen, selbst wenn die wirtschaftlichen Aussichten des jungen Haushalts keineswegs rosig sind. Ihre Lage hat etwas Pikantes, das sich in ihrem Verhalten gegen Freunde und Bekannte kundtut, betrübliche Tatsachen vergessen läßt und auch die in den bescheidensten Umständen lebende junge Ehefrau eine Weile über die Wirklichkeit hinaushebt. Dieses Hochgefühl verriet auch Mrs. Juda Fawley in ihrer ganzen Haltung, als sie an einem Markttag durch die Straßen von Alfredston ging und ihrer einstigen Freundin Anny begegnete, die sie seit der Hochzeit nicht mehr gesehen hatte.

Wie gewöhnlich mußten sie lachen, ehe sie miteinander redeten; die Welt kam ihnen komisch vor, ohne daß sie es aussprachen.

«Na, siehst du, es war doch ein guter Plan!» meinte die Unverheiratete zu der Verheirateten. «Das wußte ich doch bei so einem wie ihm. Er ist ein lieber, guter Kerl, und du solltest stolz auf ihn sein.»

«Bin ich auch», erwiderte Mrs. Fawley ruhig.

«Und wann erwartest du –?»

«Pst! Überhaupt nicht.»

«Was!»

«Ich habe mich geirrt.»

«O Arabella, Arabella, du bist eine ganz Gerissene! Geirrt! Weiß Gott, schlau – ein wahrer Geniestreich! Darauf bin ich nie gekommen, und ich hab doch schon allerhand hinter mir! Ich hab nicht weiter gedacht, als daß man's in Wirklichkeit dahin bringen müßte – aber nie, daß man das Ganze auch vorschwindeln könnte!»

«Sei nur nicht so schnell bei der Hand mit ‹schwindeln›! Es war kein Schwindel. Ich hab es nicht gewußt.»

«Na, der wird schön wütend werden! Das wirst du an Sonnabendabenden zu spüren kriegen! Wie's nun auch war, er wird behaupten, es wäre 'ne Schwindelei gewesen – noch dazu 'ne doppelte Schwindelei, bei Gott!»

«Die erste gebe ich zu, aber die zweite nicht . . . Bah, er wird sich nichts weiter draus machen! Froh sein wird er, daß es nicht so ist, wie ich dachte. Und er wird sich schon beruhigen, der gute Kerl – das tun Männer doch immer. Was bleibt ihnen denn auch anderes übrig? Verheiratet ist verheiratet.»

Nichtsdestoweniger sah Arabella mit einer gewissen Beklommenheit der Zeit entgegen, da es der Lauf der Dinge nötig machen würde, zu gestehen, daß sie blinden Alarm geschlagen hatte. Die Gelegenheit bot sich eines Abends beim Schlafengehen; die beiden waren in ihrer Kammer in dem einsamen kleinen Haus an der Straße, zu dem Juda jeden Tag nach der Arbeit heimwanderte. Er hatte volle zwölf Stunden lang hart gearbeitet und war vor seiner Frau zu Bett gegangen. Als sie ins Zimmer kam, lag er zwischen Schlaf und Wachen im Bett; kaum wurde er gewahr, daß sie sich vor dem kleinen Spiegel entkleidete.

Aber was sie dann tat, machte ihn plötzlich hellwach. Da ihr Spiegelbild ihm voll zugewandt war, konnte er sehen, daß sie sich damit belustigte, durch leichtes Ansaugen der Wangen jene bereits erwähnten Grübchen künstlich hervorzubringen – eine besondere Kunst, in der sie Meisterin war. Zum erstenmal kam ihm vor, als wären die Grübchen jetzt viel seltener in ihrem Gesicht zu sehen als in den ersten Wochen ihrer Bekanntschaft.

«Laß das, Arabella!» sagte er plötzlich. «Es ist ja harmlos, aber – ich seh es nicht gern.»

Sie drehte sich um und lachte. «Gott, ich dachte, du schläfst!» meinte sie. «Du bist ein richtiger Bauerntölpel. Da ist doch nichts dabei.»

«Wo hast du das gelernt?»

«Das kann ich dir wirklich nicht mehr sagen. Früher, als ich im Wirtshaus bedient hab, sind sie immer ganz von allein geblieben, aber jetzt tun sie's nicht mehr. Damals war ich voller im Gesicht.»

«Ich mach mir nichts aus Grübchen. Ich finde, eine Frau wird dadurch nicht hübscher – noch dazu eine verheiratete Frau, und eine so große, starke Person wie du.»

«Die meisten Männer denken anders darüber.»

«Es ist mir gleich, was die meisten Männer denken, auch wenn es so ist. Woher weißt du denn das?»

«Ich hab es oft zu hören gekriegt, als ich die Theke bedient hab.»

«Aha – aus der Zeit damals im Wirtshaus wußtest du wohl auch, daß das Bier verfälscht war, das wir mal sonntagabends getrunken haben! Als ich dich geheiratet hab, dachte ich, du hättest immer bei deinem Vater gelebt.»

«Das hättest du aber besser wissen können – hättest doch merken müssen, daß ich ein bißchen mehr Schliff habe als so ein Mädel, das immer nur zu Hause gesessen hat. Es war nicht viel zu tun daheim, und ich war nur ein unnötiger Esser; da habe ich eben für drei Monate so eine Stellung angenommmen.»

«Jetzt wirst du bald viel zu tun kriegen, Schatz, nicht wahr?»

«Wie meinst du denn das?»

«Nun, natürlich – Kindersachen nähen.»

«Ach so.»

«Wann ist es denn soweit? Kannst du mir das nicht genau sagen, statt so unbestimmt drum herum zu reden wie bisher?»

«Dir sagen?»

«Ja – den Zeitpunkt.»

«Da ist nichts zu sagen. Ich habe mich geirrt.»

«Was?»

«Es war ein Irrtum.»

Plötzlich setzte er sich kerzengerade im Bett auf und sah sie an. «Wie ist das möglich?»

«Frauen bilden sich manchmal was Falsches ein.»

«Aber –! Da hätte ich doch natürlich nicht alles so überstürzt, das kam mir doch ganz überraschend, ich hatte ja kein einziges Möbelstück, kaum ein paar Shilling ... ich hätte dich doch nicht in ein halbeingerichtetes Haus gebracht, ehe alles fertig war, wenn du mir das damals nicht gesagt hättest; aber da mußte ich dich doch retten, ob ich nun fertig war oder nicht ... Großer Gott!»

«Reg dich doch nicht so auf, Schatz. Was geschehen ist, läßt sich nun mal nicht ungeschehen machen.»

«Ich habe weiter nichts zu sagen!»

Das war seine schlichte Erwiderung; er legte sich zurück, und beide schwiegen.

Als Juda am nächsten Morgen erwachte, war ihm, als sähe er die Welt mit anderen Augen. Was den fraglichen Punkt anging, so mußte er ihr eben glauben; unter den gegebenen Umständen und bei den herrschenden Anschauungen hätte er nicht anders handeln können. Aber wie kam es, daß solche Anschauungen herrschten?

Unklar schwebte ihm vor, daß etwas falsch sein müsse an einer gesellschaftlichen Einrichtung, die einen Menschen dazu zwang, wohlüberlegte Pläne, die jahrelange geistige Arbeit erfordert hatten, fallenzulassen, und ihm die einzige Gelegenheit nahm, sich niedrigeren Lebewesen überlegen zu zeigen und sein Teil zum allgemeinen Fortschritt seiner Generation beizutragen – nur weil er der Überrumpelung durch einen neuen, vorübergehenden Trieb erlegen war, der nichts Lasterhaftes an sich hatte und höchstens Schwäche genannt werden konnte. Juda war geneigt zu fragen, was er denn getan oder auch was sie eigentlich verloren habe, daß er es verdiente, in einer Falle gefangen zu werden, in der er und vielleicht auch sie sich lebenslang abzappeln mußten? Möglicherweise war es ein Glück, daß der unmittelbare Grund zu seiner Heirat sich als nicht vorhanden erwiesen hatte, aber die Heirat selbst blieb bestehen.

10

Die Zeit kam heran, da das Schwein geschlachtet werden mußte, das Juda und seine Frau während der Herbstmonate in ihrem Stall gemästet hatten. Es sollte früh am Morgen geschehen, sobald es hell war, damit Juda noch zeitig genug nach Alfredston kam und höchstens einen Viertel Arbeitstag verlor.

Die Nacht war merkwürdig still gewesen. Lange, ehe es dämmerte, sah Juda zum Fenster hinaus und bemerkte, daß Schnee lag – ziemlich hoher Schnee für die Jahreszeit, wie es schien; vereinzelte Flocken fielen.

«Ich fürchte, der Fleischer wird heute nicht kommen können», sagte er zu Arabella.

«Ach, der wird schon kommen. Du mußt aufstehen und Wasser heiß machen, wenn du willst, daß Challow es abbrüht. Ich bin mehr für Absengen.»

«Ich steh schon auf», sagte Juda. «Ich bin nun mal für die Art, wie wir's bei uns zu Hause gemacht haben.»

Er ging hinunter, zündete das Feuer unter dem Kupferkessel an und nährte es mit trockenen Bohnenranken; eine Kerze hatte er gar nicht angezündet, denn die Flammen warfen einen fröhlichen Feuerschein in den Raum. Doch dieser Eindruck von Fröhlichkeit wurde für sein Gefühl stark beeinträchtigt, wenn er daran dachte, warum die Flammen loderten: um Wasser zu erhitzen, mit dem die Borsten vom Körper eines Tieres abgebrüht werden sollten, das jetzt noch lebte und dessen Stimme sich dauernd aus einer Ecke des Gartens vernehmen ließ. Um halb sieben, zu der mit dem Fleischer verabredeten Zeit, kochte das Wasser, und Judas Frau kam die Treppe herunter.

«Ist Challow gekommen?» fragte sie.

«Nein.»

Sie warteten, und es wurde heller; das trübselige Frühlicht eines schneereichen Tages dämmerte herauf. Arabella ging vors Haus, späht die Straße entlang und sagte, als sie wieder eintrat:

«Er kommt nicht. Wahrscheinlich hat er sich gestern abend besoffen. So hoch liegt der Schnee nicht, daß er deswegen nicht kommen könnte.»

«Dann müssen wir es aufschieben. Da haben wir das Wasser eben umsonst heiß gemacht. Vielleicht ist der Schnee im Tal sehr tief.»

«Wir können's nicht aufschieben, denn wir haben kein Schweinefutter mehr. Das letzte Gerstenmehl hat es gestern früh bekommen.»

«Gestern früh? Und was hat es seitdem gefressen?»

«Nichts.»

«Was – du hast es hungern lassen?»

«Ja. Das machen wir immer so kurz vor dem Schlachten, da hat man keine Schererei mit den Eingeweiden. Du weißt aber auch gar nichts.»

«Deshalb hat es so geschrien, das arme Vieh.»

«Na – da mußt *du's* eben abstechen –, das läßt sich nun mal nicht ändern. Ich zeig dir, wie's gemacht wird. Oder ich mach es selber – ich glaub, ich bring es fertig. Aber weil es so 'n schweres Tier ist, wär es mir lieber gewesen, Challow hätte es gemacht. Seinen Korb mit den Messern hat er schon hergeschickt, die können wir benutzen.»

«Natürlich laß ich es dich nicht machen», sagte Juda. «Ich mache es, da es nun mal sein muß.»

Er ging zum Stall hinaus, fegte den Schnee in der Breite von zwei, drei Schritten weg und stellte den Schemel zurecht; Messer und Stricke waren zur Hand. Vom nächsten Baum sah ein Rotkehlchen auf die Vorbereitungen herab; der unheimliche Anblick schien ihm nicht zu behagen, und so flog es trotz seines Hungers davon. Mittlerweile war Arabella zu ihrem Mann herausgekommen; Juda ging in den Stall und warf dem verängstigten Tier den Strick um den Hals; zunächst quiekte es überrascht auf, doch dann stieß es laute Wutschreie aus. Arabella öffnete die Stalltür, und zusammen hoben sie das Opfer auf den Schemel, die Beine nach oben; Juda hielt es und Arabella band es fest und schlang den Strick um die Beine, damit es nicht ausschlagen konnte.

Die Laute, die das Tier von sich gab, hatten einen anderen Klang bekommen. Das war jetzt nicht mehr Wut, sondern der Schrei der Verzweiflung – langgezogen, langsam und hoffnungslos.

«Bei Gott, lieber hätte ich überhaupt kein Schwein gemästet, als jetzt so was tun zu müssen!» sagte Juda. «Ein Tier, das ich mit eigener Hand gefüttert hab.»

«Sei doch kein so weichherziger Tropf; da ist das Messer zum Abstechen – das spitze dort. Nun nimm dich bloß in acht und stich nicht zu tief.»

«Ich stoße kräftig zu, damit es schnell vorbei ist. Das ist die Hauptsache.»

«Auf keinen Fall darfst du das!» schrie sie. «Das Fleisch muß gut ausbluten, und deshalb muß das Tier langsam sterben. Auf 20 Pfund büßen wir einen Shilling ein, wenn das Fleisch rot und blutig ist! Ritze die Ader bloß an, weiter nichts. Ich bin dabei großgeworden, und ich versteh mich drauf. Jeder gute Fleischer läßt sie langsam verbluten. Mindestens acht oder zehn Minuten lang muß es ausbluten.»

«Keine halbe Minute, soviel an mir liegt – mag das Fleisch aussehen, wie es will», sagte Juda fest. Er schabte die Borsten von der freiliegenden Kehle des Schweins ab, wie er es die Fleischer hatte tun sehen, und schlitzte das Fett; dann stieß er das Messer mit ganzer Kraft hinein.

«Verdammt noch mal!» schrie sie. «Hab ich's nicht gesagt! Nun hast du viel zu tief gestoßen! Und dabei sag ich dir die ganze Zeit . . .»

«Sei still, Arabella, hab doch ein bißchen Mitleid mit dem armen Tier!»

«Halte den Eimer unter und fang das Blut auf und schwatz nicht!»

So pfuscherhaft der Todesstreich auch gewesen sein mochte, er war barmherzig geführt worden. Das Blut kam in einem Strom geschossen, statt langsam herauszutröpfeln, wie Arabella es gewollt hatte. Der Schrei des sterbenden Tieres nahm seinen dritten, letzten Klang an: es wurde zum schrillen Kreischen der Todesnot; seine starr werdenden Augen hefteten sich auf Arabella mit dem stummberedten, bitteren Vorwurf eines Geschöpfs, das endlich den treulosen Verrat derjenigen erkennt, die einst seine einzigen Freunde schienen.

«Mach es doch endlich stumm!» sagte Arabella. «So ein Lärm, da kommen schließlich die Leute hergelaufen, und ich mag nicht, daß sie wissen, wir haben's selber gemacht.» Sie hob das Messer auf, das Juda zu Boden geschleudert hatte, fuhr damit in die Wunde und schlitzte die Luftröhre auf. Das Schwein war sofort still, sein letzter Atemzug kam durch das Loch.

«So ist's besser», meinte sie.

«Ein widerliches Geschäft!» sagte er.

«Schweine müssen geschlachtet werden.»

Das Tier zuckte im Todeskrampf und stieß trotz der Fesseln mit seiner letzten Kraft um sich. Das Tröpfeln des roten Blutes war seit ein paar Sekunden versiegt, aber dann kam noch ein taubeneigroßer schwarzer, geronnener Klumpen heraus.

«Jetzt ist es gleich zu Ende», sagte sie. «Heimtückische Biester – immer halten sie noch so 'n paar Tropfen zurück, solange sie nur können.»

Der letzte Erguß war so unerwartet gekommen, daß Juda zurücktaumelte, und als er sich aufrichtete, stieß er das Gefäß um, in dem sie das Blut aufgefangen hatten.

«Da!» rief sie in heller Wut. «Nun kann ich keine Blutwurst machen. So eine Verschwendung und alles deine Schuld!»

Juda stellte den Eimer auf, aber er enthielt nur noch etwa ein Drittel der ganzen dampfenden Flüssigkeit; der größte Teil hatte sich in den Schnee ergossen und bot einen trübseligen, häßlichen Anblick – wenigstens für jemanden, der darin etwas anderes sah als die übliche Art und Weise der Fleischbeschaffung. Lippen und Nasenlöcher des Tieres wurden blaß, dann weiß, und die Muskeln seiner Glieder erschlafften.

«Gott sei Dank!» sagte Juda. «Es ist tot.»

«Möchte wissen, was Gott mit so 'ner Dreckarbeit wie Schweineschlachten zu tun hat!» meinte sie höhnisch. «Arme Leute müssen leben.»

«Ich weiß, ich weiß», beschwichtigte er sie. «Ich mach dir doch keine Vorwürfe.»

Plötzlich vernahmen sie eine Stimme ganz aus der Nähe.

«Bravo, ihr jungen Eheleute! Das hätte ich selber auch nicht viel besser fertiggebracht, verflucht noch mal!» Die Stimme – sie war heiser – kam von der Gartenpforte. Aufblickend von der Stätte des Gemetzels, gewahrten sie Mr. Challows untersetzte Gestalt; er lehnte über dem Pförtchen und betrachtete ihr Werk mit kritischem Blick.

«Sie haben gut dastehen und glotzen!» rief Arabella. «Weil Sie zu spät gekommen sind, ist das Fleisch nicht ausgeblutet und halb verdorben! Nun kriegen wir je 20 Pfund 'nen Shilling weniger dafür!»

Challow tat seine Zerknirschung kund. «Sie hätten ein bißchen warten sollen», meinte er kopfschüttelnd, «und es nicht selber schlachten dürfen, noch dazu in Ihrem empfindlichen Zustand, junge Frau. Da können Sie sich ja schaden.»

«Deswegen brauchen Sie sich keine Sorgen zu machen!» rief Arabella lachend. Juda lachte ebenfalls, aber seine Heiterkeit hatte einen starken Beigeschmack von Bitternis.

Challow suchte seine Versäumnis beim Abstechen durch doppelten Eifer beim Brühen und Abschaben wiedergutzumachen. Juda fühlte sich als Mensch unzufrieden mit sich selbst und seiner Tat, doch verhehlte er sich weder seinen Mangel an gesundem Menschenverstand noch die Tatsache, daß es auf dasselbe hinausgelaufen wäre, wenn ein anderer es statt seiner getan hätte. Ihm als einem gerechtigkeitsliebenden Menschen, um wievielmehr noch als Christen, erschien der weiße Schnee, befleckt mit dem Blut seines Mitgeschöpfs, einfach vernunftwidrig, aber er sah keinen Weg, wie man das hätte ändern können. Ohne Zweifel war er ein weichherziger Tropf, wie seine Frau ihn genannt hatte.

Die Straße nach Alfredston war ihm jetzt verleidet – sie starrte ihm zynisch ins Gesicht. Die Dinge am Weg erinnerten ihn so stark an die erste verliebte Zeit mit seiner Frau, daß er, um dieses Erinnerungszeichen nicht sehen zu müssen, auf dem Weg von und zu seiner Arbeit las, wenn es nur irgend möglich war. Doch manchmal dachte er, seine Vorliebe für Bücher sei eigentlich gar nichts so Besonderes und vermittle ihm auch keine ungewöhnlichen Gedanken, da jetzt jeder Arbeiter Geschmack an diesen Dingen gefunden habe. Als er eines Tages dicht an der Stelle am Bachufer vorüberkam, wo er Arabellas Bekanntschaft gemacht hatte, hörte er Stimmen, genau wie jenes erste Mal. Eine der damaligen Gefährtinnen Arabellas unterhielt sich in einem Schuppen mit einer Freundin, und er selbst war der Gegenstand ihres Gesprächs, vielleicht weil sie ihn von fern gesehen hatten. Die Schuppenwände waren so dünn, daß er im Vorübergehen jedes Wort verstehen konnte – aber das ahnten die Mädchen nicht.

«Jedenfalls hab ich sie drauf gebracht! ‹Wer nicht wagt, der nicht gewinnt›, hab ich gesagt. Ohne mich wäre sie so wenig seine Frau geworden wie ich selber.»

«Ich glaub bestimmt, sie hat gewußt, daß gar nichts los war, als sie ihm gesagt hat, daß sie . . .»

Worauf hatte dieses Mädchen Arabella gebracht, so daß er sie zu seiner Frau gemacht hatte? Die Vorstellung war äußerst unerfreulich und vergiftete seine Gedanken dermaßen, daß er, statt sein Haus zu betreten, als er davor angelangt war, den Werkzeugkorb über die Gartenpforte warf und weiterwanderte in der Absicht, seine alte Tante zu besuchen und bei ihr Abendbrot zu essen.

So kam er ziemlich spät heim. Aber Arabella war noch eifrig damit beschäftigt, das Fett des toten Schweins auszulassen, denn sie hatte den ganzen Tag irgendwo außer Haus verbracht und ihre Arbeit vernachlässigt. Da er fürchtete, das Gehörte könne ihn dazu bringen, etwas zu sagen, was er später bereuen würde, sprach er wenig. Doch Arabella war sehr redselig und sagte unter anderem, daß sie etwas Geld brauche. Als ihr Blick auf das Buch fiel, das aus seiner Tasche ragte, fügte sie hinzu, er müsse eben mehr verdienen.

«Der Lohn, den ein Lehrling kriegt, ist in der Regel nicht so berechnet, daß er eine Frau davon ernähren kann.»

«Dann hättest du dir eben keine nehmen dürfen.»

«Aber Arabella! Das ist wirklich unerhört, wo du ganz genau weißt, wie es gekommen ist.»

«Ich schwöre, daß ich dachte, es wäre wahr, was ich dir gesagt habe. Doktor Vilbert hat es auch gedacht. Und es war ein Glück für dich, daß es nicht so war!»

«Das meine ich nicht», sagte er hastig. «Ich meine die Zeit vorher. Ich weiß, es war nicht deine Schuld, aber deine Freundinnen haben dir einen schlechten Rat gegeben. Wären sie nicht gewesen, oder hättest du nicht auf sie gehört, dann wären wir jetzt frei von einer Fessel, die uns, geradeheraus gesagt, alle beide höllisch irritiert. Das mag traurig sein, aber es ist wahr.»

«Wer hat dir was von meinen Freundinnen erzählt? Was für einen Rat? Das mußt du mir unbedingt sagen.»

«Nein – lieber nicht.»

«Aber du mußt. Es ist gemein von dir, wenn du es mir nicht sagst.»

«Na gut.» Und er deutete vorsichtig an, was ihm enthüllt worden war. «Aber ich will nichts mehr davon hören. Reden wir nicht mehr davon.»

Ihre Abwehr brach zusammen. «Das war doch weiter nichts», lachte sie. «Jede Frau hat das Recht, es so zu machen, das Risiko trägt sie ja selber.»

«Das leugne ich entschieden, Bella. Es ginge an, wenn nicht eine lebenslängliche Strafe für den Mann damit verbunden wäre, oder, wenn er sie sitzenläßt, für die Frau selbst; wenn eine augenblickliche Schwäche auch mit dem Augenblick zu Ende wäre oder meinetwegen mit dem Jahr. Aber wenn die Wirkungen so weitreichend sind, sollte die Frau nicht absichtlich etwas tun, was den Mann in einer Schlinge fängt, falls er anständig ist, oder sie selbst, falls er es nicht ist.»

«Was hätte ich denn tun sollen?»

«Mir Zeit lassen ... Warum quälst du dich denn noch heute abend mit dem Schweinefett herum? Bitte laß das sein!»

«Dann muß ich es morgen früh machen. Länger hält es sich nicht.»

«Schön – dann mach es morgen früh.»

11

AM NÄCHSTEN MORGEN – ES WAR EIN SONNTAG – NAHM sie gegen zehn Uhr ihre Tätigkeit wieder auf; dabei kam ihr das Gespräch in den Sinn, das die gleiche Arbeit am Abend vorher begleitet hatte, und versetzte sie wieder in dieselbe unleidliche Laune.

«Also das reden sie über mich in Marygreen – daß ich dich geangelt hätte? Ein großartiger Fang warst du, bei Gott!» Sie geriet immer mehr in Zorn; da bemerkte sie einige von Judas geliebten Klassikern auf einem Tisch, wo sie nicht hingehörten. «Ich leide es nicht, daß mir hier die Bücher im Weg liegen!» rief sie gereizt, ergriff eines nach dem andern und warf sie auf den Fußboden.

«Laß meine Bücher in Ruhe!» sagte er. «Du hättest sie weglegen können, wenn sie dir im Wege waren, aber sie derartig schmutzig zu machen, ist ekelhaft!» Beim Speckauslassen hatte Arabella fettige Hände bekommen und ihre Finger ließen sehr deutliche Spuren auf den Buchdeckeln zurück. Mit Bedacht schleuderte sie immer weiter die Bücher einzeln zu Boden, bis Juda, gereizt bis zum Äußersten, sie an beiden Armen packte und zum Aufhören zwang. Dabei hatte er ihre Frisur gelockert, so daß ihr das Haar um die Ohren fiel.

«Laß mich los!» rief sie.

«Versprich, daß du meine Bücher in Ruhe läßt.»

Sie zögerte. «Laß mich los!» wiederholte sie.

«Versprich es!»

Nach einer Pause: «Ich verspreche es.»

Juda gab sie frei; quer durch das Zimmer schritt sie zur Tür und ging mit verbissenem Gesicht hinaus auf die Landstraße. Hier schlenderte sie hin und her, brachte ihr Haar mit boshafter Absicht in noch schlimmere Unordnung und öffnete mehrere Knöpfe ihres Kleides. Es war ein schöner Sonntagmorgen, trockenes, klares Frostwetter; ein leichter Wind von Norden trug den Klang der Alfredstoner Kirchenglocken herüber. Leute in Sonntagskleidern kamen auf der Straße daher, die meisten von ihnen Liebesleute – Paare wie Juda und Arabella, als sie vor einigen Monaten auf derselben Straße spaziert waren. Diese Menschen drehten sich um und betrachteten das ungewöhnliche Schauspiel, das Arabella jetzt bot: ohne Hut, das aufgelöste Haar im Wind flatternd, das Kleid offen, die Ärmel noch von ihrer Arbeit her bis zu den Ellbogen aufgekrempelt, die Hände von ausgelassenem Fett umdunstet. Einer der Vorübergehenden sagte in gespieltem Entsetzen: «Der Herr bewahre uns!»

«Seht nur, wie er mich zugerichtet hat!» rief sie. «Zwingt mich, am Sonntagmorgen zu arbeiten, wenn ich zur Kirche gehen sollte, und reißt mir das Haar vom Kopf und die Kleider vom Leibe!»

Juda war aufs äußerste erbittert und ging hinaus, um sie mit Gewalt ins Haus zu schleppen. Da wich plötzlich der Zorn von ihm. Klar erkannte er, daß zwischen ihnen alles aus war, daß es nicht mehr darauf ankam, was sie oder er tat; still stand er da und betrachtete sie. Für beide war das Leben zerstört, dachte er, zerstört durch den Grundirrtum ihrer Heirat; eine dauernde Bindung hatten sie auf ein vorübergehendes Gefühl gegründet, das nicht notwendigerweise mit jener inneren Übereinstimmung Hand in Hand ging, die allein eine lebenslange Kameradschaft erträglich macht.

«Du mißhandelst mich wohl, weil das bei euch so Brauch ist, so wie dein Vater deine Mutter schlecht behandelt hat und deine Tante ihren Mann?» fragte sie. «Als Ehemänner und Ehefrauen seid ihr Fawleys ja alle miteinander 'ne sonderbare Gesellschaft.»

Überrascht starrte Juda sie an. Doch sie sagte nichts mehr und schlenderte weiter auf und ab, bis sie müde war. Er ging davon, und nachdem er eine Weile ziellos herumgelaufen war, schlug er den Weg nach Marygreen ein und besuchte seine Großtante, die mit jedem Tag gebrechlicher wurde.

«Sag mal – hat mein Vater meine Mutter schlecht behandelt und meine Tante ihren Mann?» fragte Juda unvermittelt und setzte sich ans Feuer.

Unter dem Rand der altmodischen Haube, die sie immer trug, schlug sie die alten Augen zu ihm auf. «Wer hat dir denn das erzählt?» fragte sie.

«Ich hab es sagen hören und möchte alles wissen.»

«Na, warum nicht; aber deine Frau – denn sie war's doch wahrscheinlich – muß saudumm gewesen sein, daß sie davon angefangen hat! Übrigens gibt's da gar nicht viel zu wissen. Dein Vater und deine Mutter konnten sich nicht vertragen, und da haben sie sich getrennt. Als sie eines Tages vom Markt in Alfredston heimkamen – du warst noch ganz klein –, da haben sie sich auf der Höhe beim ‹Braunen Haus› zum letztenmal gezankt und dann endgültig Abschied voneinander genommen. Deine Mutter ist bald darauf gestorben – sie ist ins Wasser gegangen, kurz gesagt, und dein Vater ist mit dir nach Südwessex gezogen und nie wieder hierhergekommen.»

Juda erinnerte sich sehr wohl, daß sein Vater nie von Nordwessex und von Judas Mutter gesprochen hatte, bis zu seinem Todestag nicht.

«Und genauso war es mit der Schwester deines Vaters. Ihr Mann hat sie beleidigt, und danach war es ihr so schrecklich, mit ihm zusammen zu leben, daß sie mit ihrem kleinen Mädchen nach London gegangen ist. Die Fawleys waren nicht für die Ehe geschaffen, die schien nie recht zu uns zu passen. Es ist was in unserem Blut, das wehrt sich gegen die Idee, gezwungenermaßen zu tun, was wir freiwillig mit Freuden tun. Deshalb hättest du auf mich hören und nicht heiraten sollen.»

«Wo haben Vater und Mutter voneinander Abschied genommen – hast du gesagt am ‹Braunen Haus›?»

«Ein Stück weiter – wo der Wegweiser steht und die Straße nach Fensworth abzweigt. Früher hat da ein Galgen gestanden, der auch in unsere Familiengeschichte hineinspielt. Aber lassen wir das.»

In der Dämmerung dieses Winterabends machte sich Juda auf den Weg, als wollte er nach Hause gehen. Doch sobald er die freie Höhe erreicht hatte, wanderte er weiter darauf hin, bis er an einen großen runden Teich kam. Der Frost hielt an, wenn es auch nicht bitterkalt war, und die größeren Sterne kamen langsam und funkelnd zum Vorschein. Juda schob einen Fuß auf den Rand der Eisfläche, dann den andern; sie krachte unter seinem Gewicht; aber das schreckte ihn nicht ab. Langsam arbeitete er sich bis zur Mitte des Teichs vor; das Eis unter seinen Füßen gab scharfe Laute von sich. Als er in der Mitte stand, sah er sich um und tat einen Sprung. Wieder krachte es, aber er brach nicht ein. Er sprang noch einmal – diesmal krachte es nicht mehr. Juda ging zum Ufer zurück und betrat wieder festen Boden.

‹Merkwürdig›, dachte er. Wofür wurde er aufgespart? Wahrscheinlich war er für einen Selbstmord nicht würdig genug. Der friedliche Tod verschmähte ihn und wollte nichts von ihm wissen.

Konnte er nicht etwas Gemeineres tun, als selbst Schluß zu machen? Gab es nichts, was weniger vornehm war und zu seinem gegenwärtigen heruntergekommenen Zustand besser paßte? Er konnte sich besaufen! Natürlich, das war das Rechte, daran hatte er gar nicht gedacht. Trinken – das war die übliche Zuflucht für den Armen, wenn er in Verzweiflung war. Jetzt begriff er, warum manche Männer in Wirtshäusern herumsaßen und sich besoffen! Er ging in nördlicher Richtung bergab und kam an eine armselige

Kneipe. Als er eingetreten war und sich niedergelassen hatte, brachte ihm das Bild von Samson und Delila zum Bewußtsein, daß es das gleiche Gasthaus war, in dem er mit Arabella am ersten Sonntag ihrer Bekanntschaft eingekehrt war. Er bestellte Schnaps und trank eine Stunde oder länger drauflos.

Als er spät in der Nacht heimwärts schwankte, war seine niedergeschlagene Stimmung verflogen und sein Kopf noch ziemlich klar; er lachte laut vor sich hin, als er sich fragte, wie ihn wohl Arabella in seiner neuen Verfassung empfangen würde. Das Haus lag im Dunkeln, als er eintrat; unsicher auf den Beinen, wie er war, dauerte es eine Weile, bis er Licht gemacht hatte. Obwohl die Spuren von Schweinefleischverwertung, von Fett und Grieben überall sichtbare waren, fand er die Materialien selbst nicht mehr vor. Eine kurze Nachricht, die seine Frau auf die Innenseite eines alten Briefumschlags geschrieben hatte, war am Blasebalg des Kamins befestigt: «Bin zu meinen Bekannten gegangen. Komme nicht wieder.»

Den ganzen nächsten Tag blieb er zu Hause; das geschlachtete Schwein schickte er nach Alfredston. Dann säuberte er das Haus, verschloß die Tür, legte den Schlüssel an eine Stelle, wo Arabella ihn finden würde, falls sie nach Hause käme, und ging an seine Maurerarbeit nach Alfredston.

Am Abend, als er müde heimkam, fand er, daß sie nicht im Haus gewesen war. Am nächsten und übernächsten Tag war es dasselbe. Dann kam ein Brief von ihr.

Daß sie seiner überdrüssig geworden war, gab sie offen zu. Er wäre so ein langweiliger alter Peter, und für die Art Leben, wie er es führte, hätte sie nichts übrig. Und es sähe nicht so aus, als ob er oder sie es mal besser haben würden. Dann schrieb sie weiter, daß ihre Eltern, wie er ja wüßte, schon seit längerem erwogen hätten, nach Australien auszuwandern, denn mit Schweinezüchten ließe sich heutzutage kein Geschäft machen. Sie hätten sich endlich zum Auswandern entschlossen, und sie wollte mit ihnen gehen, wenn er nichts dagegen einzuwenden hätte. Eine

Frau wie sie hätte dort drüben mehr Aussichten als in diesem dummen Land.

Juda erwiderte, daß er nicht das geringste dagegen hätte. Es schiene ihm ein guter Plan, da sie Lust dazu habe, und eine Lösung, die vielleicht ihnen beiden zum Vorteil ausschlagen könne. Dem Brief fügte er das Geld bei, das der Verkauf des Schweins ihm eingetragen hatte, und alles, was er außerdem an Geld besaß – viel war es nicht.

Von diesem Tag an hörte er nichts mehr von ihr, oder wenigstens nur durch andere, obgleich ihr Vater samt seiner Familie nicht sofort abreiste, sondern wartete, bis er sein Hab und Gut verkauft hatte. Als Juda erfuhr, daß im Haus der Donns eine Versteigerung stattfinden würde, packte er seinen eigenen Hausrat in einen Lastwagen und schickte ihn an Arabella auf den Hof ihres Vaters, damit sie ihn mit den übrigen Dingen verkaufen könnte, oder soviel davon, wie sie wollte.

Dann nahm er sich ein Zimmer in Alfredston. In einem Schaufenster sah er den kleinen Zettel, der die Versteigerung der Möbel seines Schwiegervaters anzeigte. Er merkte sich den Tag, der vorüberging, ohne daß Juda dem Hof zu nahe kam und ohne daß der Verkehr auf der nach Süden führenden Straße aus Alfredston infolge der Versteigerung wesentlich zugenommen hätte.

Ein paar Tage später betrat Juda einen schmutzigen Trödelladen auf der Hauptstraße und bemerkte hinten im Raum ein bunt zusammengewürfeltes Durcheinander: Kochtöpfe, einen Kleiderständer, ein Nudelholz, einen Messingleuchter, einen drehbaren Spiegel und anderes, darunter auch eine gerahmte Fotografie, die sich als sein eigenes Bild erwies.

Er hatte es eigens aufnehmen und durch einen örtlichen Handwerker in Vogelaugenahorn einrahmen lassen, als Geschenk für Arabella an ihrem Hochzeitstag. Auf der Rückseite war noch deutlich lesbar: «Von Juda für Arabella», dazu das Datum. Sie mußte es bei der Versteigerung zu ihren übrigen Habseligkeiten getan haben.

Der Trödler hatte nicht bemerkt, daß die Fotografie

Juda darstellte. «Ach», sagte er, als er sah, daß Juda das Bild und andere Sachen in dem Haufen betrachtete, «das ist ein kleiner Posten, den ich neulich bei einer Auktion auf einem Hof an der Straße nach Marygreen ersteigert habe. Der Rahmen ist noch gut zu gebrauchen, wenn Sie das Bild rausnehmen. Ich laß ihn Ihnen für einen Shilling.»

Das völlige Ersterben jedes innigen Gefühls im Herzen seiner Frau, wie dieser stumme, unbeabsichtigte Beweis – der Verkauf seines Bildes, seines Geschenks – es ihm vor Augen führte, war der endgültige letzte kleine Anstoß, der noch nötig war, um auch in ihm alles Gefühl zu ertöten. Er zahlte den Shilling, nahm die Fotografie mit und verbrannte sie samt dem Rahmen, als er in sein Zimmer kam.

Zwei oder drei Tage darauf hörte er, daß Arabella und ihre Eltern abgereist wären. Er hatte ihr durch einen Boten sagen lassen, daß er bereit sei, sie aufzusuchen und förmlich von ihr Abschied zu nehmen, aber sie hatte gemeint, es unterbleibe besser, da sie entschlossen sei zu fahren; und damit hatte sie vielleicht recht. Am Tag nach der Auswanderung der Donns, als sein Tagewerk getan war, ging Juda nach dem Abendbrot ins Freie und schlenderte bei Sternenlicht auf der wohlbekannten Straße dahin, hinauf zur Berghöhe, wo er die entscheidendsten Gefühlserlebnisse seines Daseins gehabt hatte. Es war, als sei die Straße nun wieder sein eigen.

Er konnte sich über sich selbst nicht klarwerden. Auf der alten Straße kam er sich noch wie ein Junge vor, kaum einen Tag älter als damals, da er träumend auf dieser Höhe gestanden und zum erstenmal brennende Sehnsucht nach Christminster empfunden hatte. «Und doch bin ich ein Mann», sagte er. «Ich habe eine Frau. Ich bin sogar schon ein gutes Stück weiter: ich habe mich mit ihr gezankt, kann sie nicht mehr leiden, habe mich mit ihr herumgebalgt und mich von ihr getrennt.»

Dann fiel ihm ein, daß er sich nicht weit von der Stelle befand, wo sein Vater und seine Mutter für immer auseinandergegangen waren.

Ein Stück weiter war der hochgelegene Punkt, von wo

aus Christminster – oder was er für diese Stadt gehalten hatte – sichtbar gewesen war. Ein Meilenstein stand jetzt wie immer an der Straße, die dort vorüberführte. Juda schritt darauf zu und ertastete die Meilenzahl zur Stadt mehr, als daß er sie las. Es fiel ihm ein, daß er eines Tages auf dem Heimweg mit seinem scharfen neuen Meißel auf die Rückseite des Meilensteins stolz eine Inschrift eingegraben hatte, die seinem Streben Ausdruck gab. Es war in der ersten Woche seiner Lehrlingszeit gewesen, ehe er sich durch eine Frau, die nicht die richtige für ihn war, von seinem Ziel hatte ablenken lassen. Ob wohl die Inschrift noch leserlich war? Er trat hinter den Meilenstein und bog die Nesseln beiseite. Beim Licht eines Streichholzes konnte er noch erkennen, was er vor langer Zeit so begeistert eingemeißelt hatte:

DORTHIN ☞
J.F.

Da stand es – unzerstört, verborgen hinter Gras und Nesseln; der Anblick entzündete in seiner Seele einen Funken des alten Feuers. Sollte er nicht doch daran festhalten, durch gute und schlechte Zeiten vorwärtszustreben – krankhaftes Leid zu meiden, selbst wenn er nicht blind war gegen die Widerwärtigkeiten der Welt? *Bene agere et laetari*, frohen Mutes das Rechte tun – wie er gehört hatte, die Lebensweisheit eines gewissen Spinoza –, das konnte er selbst jetzt noch zu seiner Losung machen!

Er konnte gegen sein schlimmes Schicksal ankämpfen und seine ursprüngliche Absicht verfolgen.

Dann ging er ein Stück weiter bis an eine Stelle, die nach Nordwesten zu den Horizont freigab. Tatsächlich zeigte sich dort der schwache Lichtschein, ein kleines, undeutliches Nebelgebilde, nur dem gläubigen Auge erkennbar. Für ihn war es genug. Er würde nach Christminster gehen, sobald er seine Lehrzeit beendet hatte.

In besserer Stimmung kehrte er in sein Zimmer zurück und sprach sein Nachtgebet.

Zweiter Teil

In Christminster

«Und seine Seele ist sein einz'ger Leitstern.» *Swinburne*

«Notitiam primosque gradus vicinia fecit; tempore crevit amor.» *Ovid*

1

Der nächste bemerkenswerte Fortschritt in Judas Leben war seine Wanderung durch eine dämmerige Landschaft. Dreimal hatte sich das Laub der Bäume erneuert, seit er um Arabella geworben und seit seine Ehe mit ihr ein so jähes Ende genommen hatte. Jetzt befand er sich auf dem Weg nach Christminster, etwa 2 Meilen südwestlich von der Stadt.

Endlich hatte er Marygreen und Alfredston hinter sich gebracht: seine Lehrzeit war zu Ende. Mit seinem Werkzeug auf dem Rücken war er im Begriff, ein neues Leben zu beginnen – jenes Leben, das er, abgesehen von der Unterbrechung durch sein Verhältnis und seine Ehe mit Arabella, seit etwa zehn Jahren ersehnt hatte.

Juda war jetzt ein junger Mann, dessen Gesicht nicht eigentlich schön war, aber kraftvoll, nachdenklich und ernst. Mit den dunklen Augen stimmte die dunkle Tönung der Haut überein; er trug einen kurzgeschnittenen schwarzen Bart von stärkerem Wuchs, als in seinen Jahren üblich ist; dieser Bart und die dichte Fülle schwarzen, lockigen Haars verursachten ihm viel Mühe, wenn er den Steinstaub herauskämmen und -waschen mußte, der sich bei der Arbeit darin festsetzte. In seinem Handwerk war er vielseitig ausgebildet, da er auf dem Land gelernt hatte; er verstand sich auf Grabmäler, auf gotische Sandsteinarbeiten für Kirchenrestaurierungen und auf Steinmetzarbeiten allgemeiner Art. In London hätte er sich wahrscheinlich spezialisiert und wäre «Profilsteinmetz», «Laubwerkbildner» oder vielleicht «Figurenbildhauer» geworden.

An diesem Nachmittag war er in einem Karren von Alfredston bis in das letzte Dorf vor der Stadt gefahren und ging nun die restlichen 4 Meilen zu Fuß, was eigentlich nicht nötig gewesen wäre; doch hatte er sich immer ausgemalt, daß er auf diese Art in Christminster einziehen werde.

Den letzten Anstoß zu seinem Kommen hatte ein seltsamer Anlaß gegeben, der mehr mit dem Gefühl als mit dem Verstand zu tun hatte, wie es bei jungen Menschen häufig ist. Eines Tages, als er noch in Alfredston wohnte, war er nach Marygreen gewandert, um seine alte Tante zu besuchen. Zwischen den Messingleuchtern auf ihrem Kaminsims hatte er die Fotografie eines hübschen Mädchens bemerkt: ein breitrandiger Hut, dessen Krempe mit gefaltetem Stoff abgefüttert war, umrahmte das Gesicht wie die Strahlen eines Heiligenscheins. Er hatte gefragt, wen das Bild darstelle. Mürrisch hatte seine Tante erwidert, es sei seine Kusine Sue Bridehead aus dem feindlichen Zweig der Familie; und auf weiteres Befragen hatte die Alte erzählt, das Mädchen lebe jetzt in Christminster; doch wüßte sie weder, in welcher Straße sie wohne, noch was sie dort machte.

Die Tante hatte ihm das Bild nicht geben wollen, doch es stand ihm oft vor Augen und beschleunigte schließlich seine geheime Absicht, seinem Freund, dem Schullehrer, dorthin zu folgen.

Jetzt blieb er auf der Höhe eines sanften Abhangs stehen; zum erstenmal sah er die Stadt aus der Nähe. Mit ihren grauen Mauern und dunklen Dächern lag sie in Rufweite der Grenze von Wessex, ja, sie berührte es fast mit einer kleinen Zehe, dort am nördlichsten Punkt der vielfach gekrümmten Linie, in der die gemächliche Themse die Wiesen jenes alten Königreichs bespült. Jetzt lagen die Gebäude still im Licht der untergehenden Sonne, und hier und da setzte eine der Wetterfahnen auf den vielen Türmen und Kuppeln dem Bild mit seinen düsteren, gedämpften Farben ein Glanzlicht auf.

Als er den Talgrund erreicht hatte, schritt er auf ebener Straße zwischen den Kopfweiden dahin, die im Dämmerlicht undeutlich aufragten, und gelangte bald an die ersten Laternen der Stadt – einige der Laternen, die jenen schimmernden Glanz in den Himmel emporgesandt hatten, der einst in den Tagen seiner Träume vor vielen, vielen Jahren seinen angestrengt suchenden Blick gefesselt hatte. Mit ihren gelben Augen zwinkerten sie ihm zweifelnd zu, als ob sie ihn jetzt nicht recht brauchen könnten, obwohl sie ihn all diese Jahre erwartet hatten, enttäuscht über sein Zögern.

Er war eine Art Dick Whittington, dem Edleres vorschwebte als bloßer materieller Gewinn. Mit dem behutsamen Schritt eines Kundschafters ging er durch die Straßen der Vorstädte, in denen nichts von der eigentlichen Stadt zu sehen war. Als nächstes brauchte er ein Dach über dem Kopf, und so musterte er prüfend alle Häuser, die zu billigem Preis eine bescheidene Unterkunft zu bieten hatten, wie er sie suchte. Nach einigem Herumfragen nahm er ein Zimmer in einer Vorstadt, die den Spitznamen «Beersheba» trug – doch das wußte er damals noch nicht. Hier richtete er sich ein, und nachdem er Tee getrunken und etwas gegessen hatte, ging er los.

Es war ein windiger, mondloser Abend voll flüsternder Laute. Um sich besser zurechtzufinden, entfaltete er unter einer Laterne einen Stadtplan, den er mitgebracht hatte; das Papier raschelte und flatterte im Wind, doch er konnte genug erkennen, um sich über die Richtung klarzuwerden, die ins Innere der Stadt führte.

Er mußte um viele Ecken biegen, bis er schließlich auf das erste mittelalterliche Gebäude stieß. Es war ein College, wie er am Torvorbau sehen konnte. Er ging hinein, wanderte herum und drang bis in dunkle Winkel vor, die das Laternenlicht nicht erreichte. Dicht neben diesem College lag ein zweites, ein Stück weiter ein drittes, und allmählich wurde er vom Lebenshauch und von der Gefühlswelt der ehrwürdigen Stadt gefangengenommen. Wenn er an Dingen vorüberkam, die sich der Harmonie des Ganzen nicht einfügten, so ließ er den Blick darüber hingleiten, als sähe er sie nicht.

Eine Glocke begann zu schlagen, und er lauschte, bis 101 Schläge erklungen waren. ‹Ich muß mich verzählt haben›, dachte er, ‹es sollten doch wohl hundert sein!›

Als die Tore geschlossen wurden und er nicht mehr in die Höfe der Colleges hineingehen konnte, schlenderte er an den Mauern und Torwegen entlang und befühlte die Umrisse ihrer Profile und Verzierungen. Die Zeit verging, immer weniger Menschen waren zu sehen, und immer noch wanderte er in der Finsternis umher – denn hatte er sich diese Örtlichkeiten nicht zehn Jahre hindurch vorzustellen versucht, und was kam es schon darauf an, wenn er einmal seine Nachtruhe darangab? Hoch gegen den schwarzen Himmel hoben sich im Laternenlicht Fialen, mit gotischem Blätterwerk verziert, und gezackte Zinnen. In dunkle Gäßchen, die offenbar von keines Menschen Fuß mehr betreten wurden, ja, deren Vorhandensein man offenbar vergessen hatte, ragten vorspringende Torbögen herein, Erker und Einfahrten im reichverzierten mittelalterlichen Stil, und die Brüchigkeit des Mauerwerks erhöhte noch den Eindruck öder Verlassenheit. Es schien unmöglich, daß modernes Denken in solch verfallenen und veralteten Gebäuden daheim sein könne.

Juda kannte hier keine Menschenseele; und allmählich kam ihm die Einsamkeit seines Ichs immer stärker zum Bewußtsein, beinahe als sei er sein eigenes Gespenst, das umherging, ohne sich bemerkbar machen zu können. Nachdenklich zog er die Luft ein; und die Vorstellung, sein eigener Geist zu sein, lenkte seine Gedanken zu den anderen geisterhaften Erscheinungen hin, die alle Winkel bevölkerten.

Seit der Zeit, da er sich auf dieses Unternehmen vorbereitet hatte und seine Frau und sein Hausrat endgültig in den leeren Raum verschwunden waren, hatte er fast alles gelesen und gelernt, was ein Mensch in seiner Lage von den bedeutenden Männern lesen und lernen konnte, die ihre Jugend in diesen ehrwürdigen Mauern verbracht und deren Seelen sie später heimgesucht hatten. Der Zufall, der seine Lektüre bestimmt hatte, ließ einige von ihnen sich verhältnismäßig groß aus der Schar der übrigen herausheben. Strich der Wind an Ecken und Pfeilern und Türgewänden hin, so war ihm, als huschten diese einzigen anderen Bewohner vorüber; wenn ein Efeublatt gegen ein anderes raschelte, so hörte er darin das Stammeln ihrer traurigen Seelen; zuckende Schatten wurden zu ihren wesenlosen Gestalten und schufen ihm Gefährten in seiner Einsamkeit. In der Finsternis war es, als renne er gegen sie an, ohne ihre Körperlichkeit zu fühlen.

Die Straßen waren jetzt verlassen, doch all dieses geisterhafte Treiben hielt ihn davon ab, nach Hause zu gehen. Dichter waren unterwegs, aus früheren und aus späteren Zeiten, von dem Freund und Lobpreiser Shakespeares bis herab zu ihm, der erst kürzlich in das große Schweigen einging, und zu dem musikalischen aus der Schar, der noch unter uns weilt. Grübelnde Philosophen kamen vorbei, nicht immer mit gefurchten Stirnen und grauem Haar wie auf gerahmten Bildern, sondern mit blühenden Gesichtern, schlank und tatenfroh wie in der Jugend; moderne Kirchenmänner in Talar und Chorhemd, unter denen für Juda Fawley die Begründer jener theologischen Richtung am lebendigsten waren, die man traktorianisch nennt: die wohlbekannten drei, der Enthusiast, der Dichter und der Formgeber – der Widerhall ihrer Lehren hatte ihn selbst in seiner abgelegenen Heimat beeinflußt. Seine Phantasie sträubte sich dagegen, sie wegzuschieben, als nun jene anderen Söhne der Stadt in Sicht kamen: die Erscheinung mit der dicht wallenden Lockenperücke, Staatsmann, Lebemann, Denker und Skeptiker; der glattrasierte Historiker mit seiner ironischen Höflichkeit gegen das Christentum und andere mit derselben ungläubigen Einstellung – sie kannten jeden Collegehof ebensogut wie die Kirchentreuen und nahmen sich genau wie diese die Freiheit, in ihren Kreuzgängen zu spuken.

Er sah sich die verschiedenen Typen der Staatsmänner an, Leute, die fester einherschritten und nicht so verträumt dreinschauten: den Gelehrten, den Büffler; den Mann, dessen Geist mit den Jahren sich weitete, und den Mann, dessen Geist mit den Jahren enger wurde.

Es folgten vor seinem geistigen Auge in seltsamem, unmöglichem Nebeneinander die Naturwissenschaftler und Philologen, Männer mit nachdenklichen Gesichtern und zergrübelten Stirnen, schwachsichtig wie Fledermäuse vom ständigen Forschen; dann Männer der Öffentlichkeit – Generalgouverneure und Statthalter, die er nur wenig beachtete; Oberrichter und Großkanzler, schweigsame, schmallippige Gestalten, die er kaum dem Namen nach kannte. Mehr hatte er auf Grund seiner eigenen früheren Hoffnungen für die Kirchenfürsten übrig. Von ihnen gab es eine gewaltige Schar – Männer von Gemüt die einen, andere wieder Verstandesmenschen; er, der eine lateinische Apologie der Kirche schrieb; der fromme Verfasser der *Abendhymne*; und neben ihnen der große Wanderprediger, Hymnendichter und Schwärmer, der wie Juda mit ehelichen Schwierigkeiten belastet war.

Juda ertappte sich dabei, daß er laut redete, gewissermaßen mit ihnen Gespräche führte wie ein Schauspieler in einem Melodram, der die Zuschauer jenseits der Rampe anredet; er verstummte, als ihm plötzlich sein närrisches Tun zum Bewußtsein kam. Vielleicht hatte ein Gelehrter oder ein Denker bei seiner Lampe hinter den Mauern jene zusammenhanglosen Worte des nächtlichen Wanderers gehört, hatte lauschend den Kopf gehoben und sich gefragt, was das wohl bedeute. Juda bemerkte jetzt, daß er als Wesen von Fleisch und Blut in der alten Stadt fast allein war, abgesehen von ein paar verspäteten Bürgern, und daß er sich wahrscheinlich eine Erkältung holen würde.

Da drang aus dem Dunkel eine Stimme zu ihm, eine wirkliche Menschenstimme in der Mundart der Gegend. «Sie sitzen schon recht lange auf dem Mauersockel dort, junger Mann. Was machen Sie denn da?» Es war ein Polizist, der Juda, von diesem ungesehen, beobachtet hatte.

Juda ging nach Hause und zu Bett, doch erst las er noch eine Weile über diese Männer und ihre verschiedenen Botschaften an die Welt in seinen Büchern über die Söhne der Universität. Im Einschlafen war ihm, als murmelten sie ihm, bald hörbar, bald unverständlich, verschiedene denkwürdige Wort zu, die er eben gelesen hatte. Eine der Spukgestalten (ein Mann, der Christminster als «Stätte vergeblicher Unternehmungen» betrauert hatte, was Juda aber nicht wußte) redete es jetzt folgendermaßen an: «Du herrliche Stadt! So ehrwürdig, so schön, so unberührt vom leidenschaftlichen intellektuellen Leben unseres Jahrhunderts, so gelassen und heiter! ... Dein unfaßbarer Zauber ruft uns immerdar zum wahren Ziel, das uns allen vorschwebt, zum Ideal, zur Vollkommenheit.»

Eine andere Stimme war die des Mannes, der sich zur Aufhebung der Getreidezölle bekehrt hatte und dessen Geist ihm eben im Collegehof mit der großen Glocke begegnet war. Juda war zumute, als forme seine Seele an den historischen Worten seiner Meisterrede: «Sir, ich mag mich irren, aber ich finde, meine Pflicht gegen ein von Hungersnot bedrohtes Land fordert, daß das, was unter ähnlichen Umständen immer das übliche Heilmittel war – nämlich freier Zugang zur Nahrung der Menschen, woher sie auch kommen möge –, auch jetzt angewendet werden müßte ... Nehmen Sie mir morgen mein Amt, nie aber können Sie mir das Bewußtsein nehmen, daß mich bei der Ausübung der mir anvertrauten Macht keinerlei unwürdige oder eigennützige Beweggründe geleitet haben, weder Ehrsucht noch persönliche Gewinn.»

Dann der verschlagene Verfasser des unsterblichen Kapitels über das Christentum:

«Wie sollen wir die sorglose Gleichgültigkeit der heidnischen und philosophischen Welt gegenüber jenen Zeugnissen des Allmächtigen entschuldigen? ... Die Weisen Griechenlands und Roms wandten sich ab von dem furchtbaren Schauspiel und schienen keinerlei Veränderung in der sittlichen oder irdischen Weltenherrschaft zu verspüren.»

Dann der Schatten des Dichters, des letzten der Optimisten:

Wie ist die Welt für jeden gemacht!
....
Und jeder einzelne trägt dazu bei,
Das Leben aller aufs neue zu schaffen.

Dann einer der drei Begeisterten, die er eben gesehen hatte, der Verfasser der *Apologia*: «Meine Beweisführung ging dahin ... daß absolute Gewißheit über die Wahrheiten der natürlichen Theologie sich aus dem Zusammentreffen übereinstimmender und konvergierender Wahrscheinlichkeiten ergab ... daß Wahrscheinlichkeiten, die keine logische Gewißheit erreichten, doch eine geistige Gewißheit schaffen könnten ...»

Der zweite dieser drei, kein Polemiker, sprach leise von stilleren Dingen:

Warum verzagt ein einsam Leben fürchten,
Da wir – so will es Gott – ganz einsam sterben?

Auch vernahm Juda einige Sätze von der Geistererscheinung mit dem kurzen Gesicht, dem heiteren Spectator: «Wenn ich auf die Gräber der Großen blicke, erstirbt in mir jede Regung des Neids; wenn ich die Grabsprüche der Schönen lese, erlischt jedes unmäßige Verlangen; wenn ich den Kummer von Eltern vor einem Grabstein erlebe, schmilzt mein Herz in Mitgefühl; wenn ich die Gräber der Eltern selbst erblicke, erkenne ich, wie unnütz es ist, um die zu trauern, denen wir rasch folgen müssen.»

Und schließlich sprach jener zartsinnige Kirchenmann, bei dessen milden, ihm seit frühester Kindheit vertrauten Zeilen Juda einschlief:

Lehre mich leben, daß vor dem Grab
So wenig Angst wie vorm Bett ich hab.
Lehre mich sterben ...

Er erwachte erst am Morgen. Die spukhafte Vergangenheit schien entschwunden, und alles sprach vom Heute. Er fuhr im Bett auf, denn er glaubte, er hätte verschlafen, und sagte dann: «Bei Gott – ich hatte ganz vergessen, daß meine Kusine mit dem süßen Gesicht hier wohnt . . . und mein alter Schulmeister dazu.» Die Worte über den Lehrer verrieten vielleicht nicht ganz soviel Schwung und Eifer wie die über seine Kusine.

2

DAS NOTWENDIGE NACHDENKEN ÜBER DIE WIRKLICHKEIT einschließlich der gemeinen Magenfrage verdrängte für eine Weile das Phantastische und zwang Juda, seine hochfliegenden Gedanken den unmittelbaren Bedürfnissen unterzuordnen.

Als er mit diesem Vorhaben auf die Straße hinausging, fand er, daß die Colleges ihr anziehendes Äußere heimtückisch verwandelt hatten: einige waren prunkhaft und wichtigtuerisch, andere hatten das Aussehen von Familiengrüften angenommen; etwas Barbarisches haftete allen an. Die Geister der großen Männer waren verschwunden.

Die Stadt lag vor ihm wie ein aufgeschlagenes Buch über Baukunst, dessen zahllose Seiten er natürlich weniger mit dem Auge des künstlerischen Beurteilers las als mit dem Auge des Handwerksmannes, als Kamerad der toten Handwerker, deren Muskelkraft diese Formen geschaffen hatte. Prüfend strich er über die Profile hin wie einer, der weiß, wie sie entstanden sind, sagte sich, sie seien schwer oder leicht auszuführen, hätten wenig oder viel Zeit gekostet, wären anstrengend für den Arm oder nicht schwierig für das Werkzeug.

Was bei Nacht vollkommen und mustergültig gewesen war, erwies sich bei Tage als eine mehr oder weniger fehlerhafte Wirklichkeit. Den alten Bauwerken, das sah er, hatte man Grausamkeiten und Beleidigungen angetan. Der Zustand einiger Gebäude bewegte ihn, wie ihn verstümmelte fühlende Wesen bewegt hätten. Sie waren verwundet und zerbrochen, und ihre äußere Form zerbröckelte und verging im tödlichen Kampf gegen die Jahre, das Wetter und den Menschen.

Der Verfall dieser historischen Zeugnisse erinnerte ihn daran, daß er sich nicht eigentlich beeilte, den Tag mit praktischen Dingen zu beginnen, wie es seine Absicht gewesen war. Er wollte hier Arbeit suchen und von seiner Arbeit leben, und nun war der Vormittag schon fast vorbei! Es war in gewissem Sinne ermutigend, zu denken, daß es in einer Stadt zerbröckelnder Steine für einen Mann seines Gewerbes bei Renovierungsarbeiten viel zu tun geben müsse.

Er erfragte sich den Weg zur Werkstatt jenes Steinmetzen, dessen Name ihm in Alfredston genannt worden war, und bald vernahm er den wohlbekannten Klang der Feilen und Meißel.

Der Werkhof war eine kleine Hochburg der Erneuerung. Hier standen mit scharfen Kanten und glatten Rundungen die genauen Nachbildungen jener Formen, die er halb zerstört und von der Zeit benagt an den Gebäuden gesehen hatte. Es waren dieselben Ideen in moderner Prosa, welche die flechtenbedeckten Colleges in jahrhundertealter Poesie darboten. Selbst einige dieser Altertümer hätte man Prosa nennen können, als sie noch neu waren. Sie hatten weiter nichts getan als gewartet und waren poetisch geworden. Wie leicht ist das für das kleinste Bauwerk, wie unmöglich für die meisten Menschen.

Er fragte nach dem Werkführer und betrachtete das neue Maßwerk, die Sprossen und Gewände, die Schäfte, Fialen und Zinnen, die da halbfertig auf den Böcken standen oder darauf warteten, fortgebracht zu werden. Sie zeichneten sich durch sorgfältige Arbeit, mathematische Geradheit,

Glätte und Genauigkeit aus: dort in dem alten Gemäuer fanden sich die gebrochenen Linien der ursprünglichen Idee, da gab es schartige Rundungen, Unregelmäßigkeiten aller Art und ängstliche Ordnung und Genauigkeit waren verpönt.

Einen Augenblick überkam Juda eine Erleuchtung: hier dieser Steinmetzhof war ein Brennpunkt eifrigen Strebens, nicht geringer an Wert als jenes Streben in den vornehmsten Colleges, das stolz den Namen «Gelehrsamkeit» trug. Doch unter dem Druck seiner früheren Vorstellungen ging ihm diese Erkenntnis bald wieder verloren. Er war bereit, jede Arbeit anzunehmen, die man ihm auf die Empfehlung seines früheren Arbeitgebers hin etwa anbieten würde – aber nur als einstweilige Beschäftigung. So äußerte sich bei ihm das moderne Laster der Unrast.

Überdies bemerkte er, daß hier bestenfalls nur kopiert, ausgeflickt und nachgeahmt wurde; seiner Meinung nach mochte das irgendeinen vorübergehenden oder örtlichen Grund haben. Er hatte noch nicht erkannt, daß der mittelalterliche Stil genauso tot war wie ein Farnblatt in einem Brocken Steinkohle, daß in der Welt rings um ihn her andere Entwicklungen vor sich gingen, in denen gotische Architektur und ihr Beiwerk keinen Platz hatten. Die tödliche Feindschaft des zeitgenössischen Denkens und Strebens gegen so vieles, was ihm Ehrfurcht erweckte, hatte sich ihm noch nicht enthüllt.

Da es hier zunächst keine Arbeit für ihn gab, ging er fort, und seine Kusine kam ihm wieder in den Sinn; es war, als spüre er ihre Gegenwart hier irgendwo in der Nähe in kleinen Wellen der Spannung oder gar der Erregung. Wie gern hätte er jene hübsche Fotografie von ihr behalten! Schließlich schrieb er an seine Tante und bat um das Bild. Sie schickte es, doch bat sie ihn, ja nicht etwa das Mädchen oder seine Angehörigen zu besuchen und dadurch Verwirrung in die Familie zu bringen. Juda, ein lächerlich liebebedürftiger Gesell, versprach nichts, stellte das Bild auf das Kaminsims, küßte es – warum, wußte er nicht – und fühlte sich heimischer. Sie schien auf ihn herabzublicken und bei ihm zu sein, wenn er hier seinen Tee trank. Es wurde ihm wohl dabei, und es war das einzige, was ihn mit den Gefühlen der lebenden Stadt verband.

Blieb noch der Schulmeister – jetzt wahrscheinlich ein ehrwürdiger Pfarrer. Aber unmöglich konnte er einen so angesehenen Mann schon jetzt aufsuchen, denn er war noch so unfertig und ungeschliffen, und seine Aussichten schienen so zweifelhaft. Also verharrte er in seiner Einsamkeit. Obwohl Menschen rings um ihn her ihr Wesen trieben, sah er sie eigentlich nicht. Da er an dem gegenwärtigen Leben der Stadt noch keinen Anteil hatte, war es zum großen Teil überhaupt nicht für ihn vorhanden. Aber die Heiligen und Propheten im Maßwerk der Fenster, die Gemälde in den Galerien, die Statuen, die Büsten, die Wasserspeier, die Kapitelle – die schienen seine Lebensluft zu atmen. Wie allen Neuankömmlingen in einem Ort, dem die Vergangenheit tief eingegraben ist, erging es auch ihm: diese Vergangenheit übertönte alles andere so stark, wie es die ständigen Einwohner nie geahnt, ja kaum geglaubt hätten.

Immer wieder trieb er sich in den Kreuzgängen und Höfen der Colleges herum, wenn er gerade vorüberging; dann überraschte ihn koboldhaft das Echo der eigenen Schritte, durchdringend wie Hammerschläge. Das «Christminster-Gefühl», wie es genannt worden ist, fraß sich tiefer und tiefer in ihn ein, bis er in baulicher, künstlerischer und geschichtlicher Hinsicht über diese Gebäude wahrscheinlich besser Bescheid wußte als irgendeiner ihrer Bewohner.

Erst jetzt, als er die Stadt seiner sehnsüchtigen Leidenschaft tatsächlich erreicht hatte, erkannte Juda, wie weit er vom Gegenstand dieser Sehnsucht noch entfernt war. Nur eine Mauer trennte ihn von diesen glücklichen Zeitgenossen, die das gleiche geistige Leben führten wie er – junge Leute, die vom Morgen bis zum Abend nichts weiter zu tun hatten als zu lesen, aufzumerken, zu lernen und das Aufgenommene innerlich zu verarbeiten. Nur eine Mauer – doch was für eine Mauer!

Jeden Tag, jede Stunde, wenn er auf der Suche nach Arbeit war, sah er sie kommen und gehen, streifte sie im Vorbeihasten, hörte ihre Stimmen, beobachtete ihre Bewegungen. Die Gespräche der Gedankenvolleren unter ihnen erschienen ihm, der sich so lange und so beharrlich auf diese Stadt vorbereitet hatte, oft seinen eigenen Gedanken merkwürdig verwandt; und doch war er ihnen so fern, als wäre er bei den Antipoden. Er war ein junger Arbeiter im weißen Kittel, und in den Falten seiner Kleidung saß Steinstaub; wenn sie an ihm vorübergingen, sahen und hörten sie ihn nicht einmal, vielmehr blickten sie wie durch eine Glasscheibe durch ihn hindurch nach ihren Freunden und Bekannten. Was sie auch für ihn bedeuten mochten – er war für sie überhaupt nicht vorhanden; und doch hatte er gedacht, er würde, wenn er hierherkäme, ihrem Leben nahe sein.

Aber schließlich lag die Zukunft vor ihm; und wenn es ihm nur glückte, eine gute Stellung zu finden, so wollte er sich in das Unvermeidliche fügen. Also dankte er Gott für seine Kraft und seine Gesundheit und faßte Mut. Im Augenblick waren ihm alle Tore verschlossen, auch die Tore der Colleges, er stand draußen: vielleicht würde er eines Tages hineingelangen. Diese Paläste leuchtenden Wissens und leuchtender Geister – vielleicht würde er eines Tages durch ihre Fenster herabblicken auf die Welt!

Endlich erhielt er eine Botschaft aus der Steinmetzwerkstatt: es gäbe Arbeit für ihn – der erste Glücksfall, der ihm begegnete.

Er war jung und kräftig, sonst hätte er nie mit solchem Eifer das Vorhaben ausführen können, das er nun in Angriff nahm, denn es bedeutete, daß er den größten Teil der Nacht über den Büchern saß, nachdem er den ganzen Tag gearbeitet hatte. Zunächst kaufte er für viereinhalb Shilling eine Lampe mit einem Schirn, um gutes Licht zu haben. Dann besorgte er sich Federn, Papier und die notwendigen Bücher, die er sonst nirgends hatte auftreiben können. Darauf räumte er zum Schrecken seiner Wirtin alle Möbel aus seinem Zimmer, in dem er wohnte und schlief, spannte mitten durch den Raum einen Vorhang an einem Strick, um aus dem einen zwei Zimmer zu machen, brachte einen dicken Fenstervorhang an, damit niemand sehen konnte, wie stark er die Stunden des Schlafs beschnitt, stellte seine Bücher auf und setzte sich an die Arbeit.

Die mit seiner Heirat verbundenen großen Ausgaben – die Miete für das Haus und der Ankauf der Möbel, die samt seiner Frau verschwunden waren – hatten ihm nicht erlaubt, seit jenen unheilvollen Erlebnissen irgendwelche Ersparnisse zu machen, und bis er endlich etwas verdiente, mußte er auf das allerbescheidenste leben. Als er nun gar ein paar Bücher gekauft hatte, konnte er sich nicht einmal ein Feuer leisten, und wenn die rauhe, kalte Luft von den Flußwiesen her die Nächte feucht und dunstig machte, saß er in Mantel, Hut und Wollhandschuhen bei seiner Lampe.

Von seinem Fenster aus konnte er den Turm des Doms sehen und die Spitzkuppel, welche die große Glocke der Stadt beherbergte. Den hohen Turm, die langgestreckten Turmfenster und die ragenden Fialen des Colleges an der Brücke konnte er von der Treppe aus erspähen. Bei diesen Tröstern holte er sich Kraft, wenn sein Glaube an die Zukunft erlahmte.

Wie blind Begeisterte meistens, erkundigte er sich nicht im einzelnen, wie er am richtigsten vorgehen müsse. Wenn er gelegentlich mit jemand zusammentraf, der ihm einige allgemeine Richtlinien gab, so hielt er sich nie daran. Fürs nächste, sagte er sich, war es das wichtigste, sich durch den Erwerb von Geld und Kenntnissen zu rüsten und abzuwarten, welche Möglichkeiten sich ihm boten, ein Sohn der Universität zu werden. «Denn wie Weisheit beschirmet, so beschirmet Geld auch; aber die Weisheit gibt das Leben dem, der sie hat.» Sein sehnliches Verlangen erfüllte ihn ganz und ließ ihm keinen Raum für Gedanken und Erwägungen über die praktische Seite der Sache.

Um diese Zeit erhielt er einen ängstlich-besorgten Brief seiner armen alten Tante über die Frage, die sie schon früher beunruhigt hatte – sie befürchtete, Juda würde nicht die Charakterstärke aufbringen, sich von seiner Kusine Sue Bridehead und deren Angehörigen fernzuhalten. Sues Vater sei, soviel sie wisse, wieder nach London gegangen, aber das Mädchen wohne noch in Christminster; und es sei um so mehr gegen sie einzuwenden, als sie eine Art Malerin oder Entwerferin in einer sogenannten «Devotionalienhandlung» sei – das sei bestimmt eine Brutstätte des Götzendienstes, und zweifellos befasse sie sich mit allerhand Hokuspokus, wenn sie nicht gar eine Paptistin sei. (Miss Drusilla Fawley war, wie es sich für ihre Generation gehörte, evangelisch.)

Da es Juda mehr um Geistesbildung als um Theologie zu tun war, wirkte diese Nachricht über Sues wahrscheinliche Anschauungen weder so noch so auf ihn, doch die aufschlußreiche Mitteilung über den mutmaßlichen Ort ihrer Tätigkeit war entschieden interessant. Mit einem seltsamen Glücksgefühl ging er, sobald es seine Zeit erlaubte, an den Geschäften vorüber, die der Beschreibung seiner Großtante entsprachen; in einem davon erblickte er hinter einem Pult ein junges Mädchen, das dem Original jenes Bildes verdächtig ähnlich sah. Unter dem Vorwand, irgendeine Kleinigkeit kaufen zu wollen, wagte er es, einzutreten; nachdem er seinen Einkauf gemacht hatte, verweilte er noch etwas im Laden. Das Geschäft schien ausschließlich von Frauen betrieben zu werden. Da gab es anglikanische Bücher, Papierwaren, Wandsprüche und Geschenkartikel: kleine Gipsengel auf Konsolen, Heiligenbilder in gotischen Rahmen, Ebenholzkreuze, die beinahe schon Kruzifixe, und Gebetbücher, die beinahe Meßbücher waren. Er wagte es kaum, zu dem Mädchen am Pult hinzublicken; sie war so hübsch, daß er es nicht für möglich hielt, sie könne zu ihm gehören. Dann sagte sie etwas zu einer der beiden älteren Frauen hinter dem Ladentisch, und er erkannte in ihrer Stimme eine gewisse Ähnlichkeit mit seiner eigenen – weicher und lieblicher war die ihre, doch der seinen ähnlich. Was machte sie da? Er warf einen verstohlenen Blick zu ihr hinüber. Vor ihr lag ein Stück

Zinkblech, zu einem drei oder vier Fuß langen Spruchband zurechtgeschnitten und auf einer Seite mit einer matten Farbschicht grundiert. Darauf zeichnete sie in altenglischen Buchstaben das eine Wort:

HALLELUJA

‹Eine liebliche, fromme, christliche Arbeit, die sie da macht!› dachte er.

Warum sie sich hier aufhielt, wußte er nun; ihre Geschicklichkeit in dieser Art Arbeit verdankte sie gewiß der Beschäftigung ihres Vaters mit kirchlichen Metallarbeiten. Die Beschriftung, die sie da vornahm, war offenbar dazu bestimmt, irgendwo an einem Altarplatz angebracht zu werden und die Andacht zu steigern.

Er trat ins Freie. Es wäre ein leichtes gewesen, gleich an Ort und Stelle mit ihr zu sprechen, doch es schien ihm ein Unrecht gegen seine Tante, ihrer Bitte so unverzüglich zuwiderzuhandeln. So derb sie auch mit ihm umgesprungen war – sie hatte ihn großgezogen; und gerade der Umstand, daß sie keinerlei Macht über sein Tun und Lassen hatte, verlieh ihrem Wunsch, der als bloße Mahnung unwirksam gewesen wäre, eine gewisse rührende Kraft.

Juda ließ sich also nichts anmerken, er wollte sich noch nicht gleich bei Sue melden. Auch andere Gründe sprachen dagegen. Sie erschien neben ihm in seiner derben Arbeitsjacke und der staubigen Hose so fein und zierlich, daß er fand, er sei noch nicht gerüstet, ihr zu begegnen, genau wie es ihm mit Mr. Phillotson ergangen war. Und wie leicht konnte sie die Abneigung ihrer Familie gegen die seine übernommen haben und ihn verächtlich abweisen, soweit einer Christin das möglich war, vor allem, wenn sie jenen unerfreulichen Teil seiner Lebensgeschichte erfuhr, der schließlich zu einer Bindung an eine ihrer Geschlechtsgenossinnen geführt hatte, für die sie gewiß keine Bewunderung hätte aufbringen können.

Also beobachtete er sie und freute sich, daß sie da war. Das Bewußtsein ihrer lebendigen Gegenwart machte ihn froh. Doch blieb sie mehr oder weniger eine Idealgestalt, die er mit seinen seltsamen, phantastischen Tagträumen zu umspinnen begann.

Es mochte zwei oder drei Wochen später sein, als Juda mit einigen anderen Männern vor dem Crozier College in der Old Time Street damit beschäftigt war, einen bereits bearbeiteten Sandsteinblock von einem Wagen über den Gehsteig zu befördern, ehe sie ihn auf das Geländer hoben, das sie ausbesserten. Als alles bereit war, rief der Vorarbeiter: «Sagt, wenn ihr anhebt! He – ho!» Und sie hoben an.

Plötzlich, als er sich aufrichtete, stand seine Kusine dicht an seinem Ellbogen; einen Augenblick verhielt sie den Schritt, bis das Hindernis entfernt war. Sie blickte ihm gerade ins Gesicht mit blanken, undeutbaren Augen, die lebhaften Scharfsinn mit weicher Empfindsamkeit und dunklem Geheimnis vereinten oder ihm zu vereinen schienen. Der lebensvolle Ausdruck ihrer Augen und Lippen rührte von irgendwelchen Worten, die sie eben zu ihrer Begleiterin gesprochen hatte, und blieb ganz unbewußt vor Judas Gesicht entfaltet. Sie bemerkte seine Anwesenheit so wenig wie das Vorhandensein der Staubteilchen, die infolge seiner Verrichtung in den Sonnenstrahlen tanzten.

Ihre plötzliche Nähe machte ihn so befangen, daß er zitterte und in jäher Scheu das Gesicht abwandte, damit sie ihn nicht erkenne, obwohl das ja ganz unmöglich war, da sie ihn noch nie gesehen und vielleicht noch nicht einmal seinen Namen gehört hatte. Die späteren Kinderjahre in London und dann die Jungmädchenzeit hier in Christminster hatten ihr, die im Grunde ein Mädchen vom Lande war, alles Bäuerlich-Grobe genommen, das sah er sehr wohl.

Als sie weitergegangen war, fuhr er in seiner Arbeit fort. Doch seine Gedanken waren bei ihr. Sie hatte so stark auf ihn gewirkt, daß er ihre äußere Erscheinung gar nicht recht aufgenommen hatte. Jetzt erinnerte er sich, daß sie nicht groß und stark war, sondern leicht und zierlich, der

Typus, den man «elegant» nennt. Das war ungefähr alles, was er bemerkt hatte. Sie hatte ganz und gar nichts Statuenhaftes an sich, sondern alles an ihr war nervöse Lebhaftigkeit. Beweglich war sie und lebendig, doch ein Maler hätte sie vielleicht nicht schön genannt. Aber so, wie sie war, überraschte sie ihn. Das Bäurische, das ihm noch anhaftete, hatte sie längst überwunden. Wie mochte es jemand aus seinem grobkörnigen, unseligen, beinahe verfluchten Geschlecht angestellt haben, diesen hohen Grad von Verfeinerung zu erreichen? ‹Wahrscheinlich hat London das bewirkt›, dachte er.

Von diesem Augenblick an begann die tiefe Erregung seines Herzens – eine Wirkung der Einsamkeit und der angeschwärmten Stadt, in der er lebte – sich unmerklich mit dieser halb noch erträumten Gestalt zu verknüpfen, und er spürte, daß er dem Verlangen, sich ihr zu erkennen zu geben, nicht mehr lange würde widerstehen können, trotz des damit im Widerstreit liegenden Wunschs, seiner Tante gehorsam zu sein.

Er redete sich ein, er sehe nur die Verwandte in ihr, denn es bestanden ja schwerwiegende Gründe, daß er nicht anders an sie denken durfte oder konnte.

Der erste Grund: Er selbst war verheiratet, und es wäre unrecht gewesen. Der zweite Grund: Sie waren Vetter und Kusine; es tat nicht gut, wenn Vetter und Kusine sich ineinander verliebten, selbst wenn die Begleitumstände die Leidenschaft zu begünstigen schienen. Der dritte Grund: Selbst wenn er frei wäre, würde in einer Familie wie der seinen, wo Heirat meist tragisches Leid bedeutete, die Ehe mit einer Blutsverwandten die widrigen Umstände verdoppeln, und das tragische Leid könnte sich leicht zu tragischem Unheil steigern.

Deswegen also durfte er an Sue nur mit der Teilnahme eines Verwandten denken; nüchtern betrachtet, mußte er einen Menschen in ihr sehen, auf den er stolz sein, mit dem er reden konnte; später würde sie ihn vielleicht zum Tee einladen, aber er mußte streng darauf achten, daß seine Gefühle die eines Verwandten und wohlwollenden

Freundes blieben. So würde sie ihm ein freundlicher Stern sein, eine veredelnde Kraft, eine Gefährtin seiner Frömmigkeit, eine liebevolle Freundin.

3

DOCH IN DER TIEFE SEINES HERZENS, TROTZ ALL DIESER hemmenden Einflüsse, drängte es Juda, sich ihr schüchtern zu nähern; am nächsten Sonntag ging er zum Morgengottesdienst in die Domkirche des Cardinal College, um sich wieder einmal an Sues Anblick zu erfreuen, denn er hatte herausgefunden, daß sie häufig dort zur Kirche ging.

Sie kam nicht, und so erwartete er sie am Nachmittag. Das Wetter hatte sich gebessert. Er wußte, daß sie, falls sie überhaupt kam, sich von der Ostseite des großen, rasenbedeckten Platzes her nähern würde, über den man zum Dom gelangte; während des Glockengeläuts stand er wartend an einer Ecke. Wenige Minuten vor Beginn des Gottesdienstes erschien sie an der College-Mauer unter den Kirchgängern; kaum hatte er sie erblickt, so setzte er sich auf der gegenüberliegenden Seite in Bewegung und folgte ihr in den Dom, froher denn je, daß er sich ihr noch nicht entdeckt hatte. Sie zu sehen und selbst ungesehen und unbekannt zu bleiben, war ihm fürs nächste genug.

Er blieb eine Weile in der Vorhalle stehen; der Gottesdienst hatte bereits begonnen, als ihm ein Platz angewiesen wurde. Es war ein dunkler, trüber, stiller Nachmittag, ein Tag, da Religion irgendwelcher Art auch dem gewöhnlichen werktätigen Menschen als Notwendigkeit erscheint, nicht nur als Luxus der Reichen, die nichts zu tun haben und sich Gefühle leisten können. Im matten Licht, das durch die buntfarbigen, hochgelegenen Fenster hereinfiel, konnte er die Andächtigen auf der anderen Seite des Kirchenschiffs nur undeutlich erkennen, doch er sah, daß Sue unter ihnen war. Kaum hatte er entdeckt, wo sie saß, als der Chor den zweiten Teil des 119. Psalms begann: *«In quo corriget»*; die Orgel ging zu einer wirkungsvollen Gregorianischen Melodie über, und die Sänger hoben an:

«Wie wird ein Jüngling seinen Weg unsträflich gehen?»

Es war dieselbe Frage, die Juda in diesem Augenblick so stark beschäftigte. Wie schlecht und nichtswürdig war es von ihm gewesen, seiner sinnlichen Leidenschaft für eine Frau derartig nachzugeben, wie er es getan hatte, und zuzulassen, daß diese Leidenschaft soviel Unheil nach sich zog! Dann hatte er seinem Leben ein Ende machen wollen, und dann hatte er sich hemmungslos betrunken! Die gewaltigen Wellen der Pedalmusik umbrandeten den Chor, und es war nicht verwunderlich, daß der im Übernatürlichen beheimatete Juda kaum glauben konnte, dieser Psalm sei nicht von einer sorglichen Vorsehung für seinen ersten Besuch des Doms eigens ausgewählt worden. Und doch war es der gewöhnliche Psalm für den 24. Abend des Monats!

Das Mädchen, für das er immer wärmere Gefühle empfand, wurde gleichzeitig mit ihm von denselben Harmonien umflutet, die auch in sein Ohr einströmten; der Gedanke war ihm eine innige Freude. Wahrscheinlich kam sie oft hierher, und zweifellos dachte und fühlte sie in vielem wie er – denn Beruf und Gewohnheit wirkten bei ihr doch sicher darauf hin, daß sie ganz und gar von kirchlicher Gesinnung erfüllt war. Für einen empfänglichen und einsamen jungen Mann war das Bewußtsein, endlich einen Ankergrund für sein Denken gefunden zu haben, der ihm menschliche wie auch geistige Entwicklungsmöglichkeiten versprach, wie der Tau vom Berge Hermon; und während des ganzen Gottesdienstes fühlte sich Juda von einem Sturm der Beseligung emporgetragen.

Er hätte den Gedanken weit von sich gewiesen, daß

dieser Sturm ebenso spürbar von Zypern wie von Galiläa her wehte – und doch verhielt es sich so.

Juda wartete, bis sie ihren Platz verlassen und an den Altarschranken vorbeigegangen war, ehe er sich selbst in Bewegung setzte. Sie blickte nicht zu ihm hin, und als er das Portal erreicht hatte, war sie den breiten Pfad schon halbwegs hinabgeschritten. Da er seinen Sonntagsanzug trug, hatte er nicht übel Lust, ihr zu folgen und sich mit ihr bekannt zu machen. Aber er war noch nicht ganz bereit; ach, und sollte er es überhaupt tun, nun dieses andere Gefühl allmählich in ihm erwachte?

Denn so überzeugend er sich während des Gottesdienstes eingeredet hatte, daß Frömmigkeit die Grundlage seines Gefühls sei, konnte er sich doch die wahre Art der starken Anziehungskraft nicht ganz verhehlen. Sue war ihm eine so völlig Fremde, daß die Verwandtschaft als bloße Ausrede erschien. ‹Es kann nicht sein!› sagte er sich. ‹Ich, ein verheirateter Mann, darf sie nicht kennenlernen!› Aber schließlich war Sue nun einmal seine Verwandte, und die Tatsache, daß er eine Frau hatte, selbst wenn sie auf der anderen Erdenhälfte lebte, machte vielleicht in gewissem Sinne alles leichter. So würde Sue gar nicht auf den Gedanken kommen, daß er wärmere Gefühle für sie empfand, und ihr Verkehr mit ihm würde sich frei und furchtlos gestalten. Nicht ganz ohne Schmerz erkannte er, wie wenig ihm an der Freiheit und Furchtlosigkeit gelegen war, die das Wissen um sein Verheiratetsein in Sue auslösen würde.

Einige Zeit vor dem Tag, da dieser Gottesdienst im Dom stattfand, hatte das hübsche, blankäugige, leichtfüßige junge Frauenwesen Sue Bridehead einen freien Nachmittag; sie verließ das fromme Unternehmen, in dem sie nicht nur arbeitete, sondern auch wohnte, und machte einen Spaziergang über Land, ein Buch in der Hand. Es war einer jener wolkenlosen Tage, die in Wessex und auch anderswo zuweilen zwischen kalten, nassen Tagen vorkommen, als hätte eine Laune des Wettergottes sie eingeschoben. Sue wanderte ein paar Meilen, bis sie in ein viel höher gelegenes Gelände kam als die Stadt, die sie hinter sich gelassen hatte. Die Straße lief zwischen grünen Wiesen dahin, und als sie an einen Zauntritt kam, blieb sie stehen, um die Seite zu beenden, die sie gerade las; dann blickte sie zurück auf die neuen und alten Türme und Kuppeln und Fialen.

Da sah sie jenseits des Zauntritts auf dem Fußpfad einen Ausländer mit schwarzem Haar und bleichem Gesicht im Gras sitzen, neben sich ein viereckiges Brett, auf dem dicht nebeneinander eine Anzahl Gipsfiguren standen, einige davon bronziert; er war dabei, sie anders anzuordnen, ehe er mit ihnen weiter seines Weges zog. In der Hauptsache waren es verkleinerte Kopien antiker Marmorstatuen – Gottheiten ganz anderer Art als die, welche das Mädchen zu sehen gewohnt war; eine Venus nach üblichem Muster war dabei, eine Diana und vom anderen Geschlecht Apollo, Bacchus und Mars. Die Figuren standen viele Schritte von ihr entfernt, doch die südwestliche Sonne hob sie so leuchtend aus dem Wiesengras heraus, daß Sue ihre Umrisse in strahlender Deutlichkeit wahrnahm, und da sie beinahe in einer Linie zwischen ihr und den Kirchtürmen der Stadt waren, riefen sie durch den Vergleich seltsam wunderliche und einander widersprechende Gedanken in ihr wach. Der Mann erhob sich; als er Sue erblickte, zog er höflich die Mütze und rief: «Figu-uri!» in einer Aussprache, die mit seinem Äußeren übereinstimmte. Schnell und geschickt hob er das große Brett samt den auf ihm versammelten göttlichen und menschlichen Berühmtheiten erst auf ein Knie und dann auf den Kopf, trat auf Sue zu und stützte das Brett auf den Zauntritt. Zunächst bot er ihr die kleineren Stücke an – die Büsten von Königen und Königinnen; dann einen Minnesänger, schließlich einen geflügelten Amor. Sie schüttelte den Kopf.

«Wieviel kosten diese beiden?» fragte sie und berührte mit dem Finger die Venus und den Apollo – die größten Figuren auf dem Brett.

Er sagte, sie könne sie für 10 Shilling haben.

«Soviel kann ich nicht ausgeben», erwiderte Sue. Sie bot beträchtlich weniger, und zu ihrer Überraschung löste der Händler die beiden Figuren aus ihren Drahtgestellen und reichte sie ihr über den Zauntritt. Sie umklammerte sie wie Kostbarkeiten.

Nachdem sie bezahlt hatte und der Mann gegangen war, beunruhigte es sie ein wenig, was sie mit ihnen anfangen sollte. Sie schienen so sehr groß, nun sie in ihrem Besitz waren, und gar so nackend! Da sie sich leicht erregte, machte ihr Wagnis sie zittern. Vom Hantieren mit den Figuren waren ihre Handschuhe und ihre Jacke ganz weiß geworden. Nachdem sie sie ein kleines Stück unverhüllt getragen hatte, kam ihr eine Idee: Sie pflückte ein paar große Klettenblätter, wilden Kümmel und andere hochgewachsene Pflanzen und hüllte ihre Last hinein, so gut es eben ging; was sie trug, schien ein gewaltiger Armvoll Grünzeug, den ein eifriger Naturliebhaber gesammelt hatte.

«Ach, mal was anderes, nur nicht dieser ewige Kirchenfirlefanz!» sagte sie. Aber sie zitterte noch immer und schien beinahe zu wünschen, sie hätte die Figuren nicht gekauft.

Ab und zu warf sie einen spähenden Blick in das Blattwerk, um zu sehen, ob der Arm der Venus auch nicht abgebrochen sei. Auf einer wenig belebten Straße, die parallel zur Hauptstraße lief, betrat sie mit ihrer heidnischen Last die christlichste Stadt des Landes und schlüpfte um eine Ecke zur Seitentür des Hauses, in dem sie beschäftigt war. Sie trug die neuerworbenen Schätze gleich in ihr Zimmer hinauf und wollte sie sofort in einen Koffer verschließen, der ihr persönliches Eigentum war; doch sie erwiesen sich als zu groß; so wickelte sie sie denn in große Bogen braunen Packpapiers und stellte sie in eine Ecke auf den Fußboden.

Die Herrin des Hauses, Miss Fontover, war eine bebrillte ältere Dame, fast wie eine Äbtissin gekleidet. Bewandert in allen Kirchenbräuchen, wie es ihrem Beruf zukam, besuchte sie regelmäßig den Gottesdienst in der hochkirchlichen St. Silas-Kirche in der bereits erwähnten Vorstadt Beersheba, wo auch Juda jetzt häufig seine Andacht verrichtete. Sie war die Tochter eines wenig begüterten Pfarrers, und bei seinem vor einigen Jahren erfolgten Tod hatte sie mutig die Armut umgangen, indem sie ein kleines Devotionaliengeschäft übernahm und es auf den jetzigen ansehnlichen Stand brachte. Sie trug als einzigen Schmuck ein Kreuz an einer rosenkranzähnlichen Kette um den Hals und wußte «Das Christliche Jahr» auswendig.

Jetzt kam sie herauf, um Sue zum Tee zu rufen, und da das junge Mädchen nicht gleich antwortete, trat sie ins Zimmer, gerade als Sue hastig ihre Pakete mit Bindfaden umschnürte.

«Sie haben sich da wohl etwas gekauft, Miss Bridehead?» fragte sie und betrachtete die eingepackten Gegenstände.

«Ja – bloß etwas zum Schmuck meines Zimmers», antwortete Sue.

«Nun, ich dächte, dafür hätte ich schon reichlich gesorgt», meinte Miss Fontover mit einem Blick auf die Heiligenbilder in gotischen Rahmen, die Spruchbretter und andere Dinge, die, weil unverkäuflich, zur Ausschmückung dieser kleinen Nebenstube verwendet worden waren. «Was ist es denn? Solche großen Dinger!» Sie riß ein daumennagelgroßes Loch in das braune Papier und versuchte hineinzuspähen. «Ach, Gipsfiguren, zwei Statuetten? Wo haben Sie denn die her?»

«Ach – von einem herumziehenden Händler, der Gipsabgüsse verkauft –»

«Zwei Heilige?»

«Ja.»

«Welche denn?»

«Sankt Peter und Sankta – Sankta Maria Magdalena.»

«Na, kommen Sie jetzt zum Tee herunter, und dann können Sie den Orgelspruch fertig machen, wenn es noch hell genug ist.»

Daß sich der Freude an ihrem Einkauf, der nur aus einer vorübergehenden Laune erfolgt war, nun kleine Hindernisse in den Weg stellten, erweckte in Sue ein heftiges Verlangen, ihre Schätze auszupacken und zu betrachten, und um die Schlafenszeit, als sie vor Störungen sicher war, befreite sie in Ruhe die Gottheiten von ihren Hüllen. Sie stellte die beiden Figuren auf die Kommode, rechts und links davon je eine Kerze, warf sich aufs Bett und begann in einem Buch zu lesen, das sie ihrem Koffer entnommen hatte und von dem Miss Fontover nichts ahnte. Es war ein Band Gibbon, und sie las das Kapitel, das von der Regierung des Julian Apostata handelte. Ab und zu blickte sie zu den Statuetten hinüber, die seltsam fehl am Ort schienen, denn zufällig hing ein Bild mit der Kreuzigung Christi dazwischen; und als hätte der Anblick ihr Tun angeregt, sprang sie schließlich auf und holte sich ein anderes Buch aus ihrem Koffer – einen Gedichtband –, schlug das ihr wohlbekannte Gedicht auf:

> Du hast gesiegt, o bleicher Galiläer:
> Grau ist die Welt von deinem Hauch geworden!

und las es bis zu Ende. Nach einer Weile blies sie die beiden Kerzen aus, entkleidete sich und löschte zuletzt auch ihr Leselicht.

Sie war in einem Alter, da man gewöhnlich tief und fest schläft. Doch in dieser Nacht wurde sie wiederholt wach, und jedesmal, wenn sie die Augen aufschlug, drang genug Helligkeit von der Straße herein, daß sie die weißen Gipsfiguren auf der Kommode in seltsamem Gegensatz zu ihrer Nachbarschaft von Märtyrern und Bibelsprüchen erkennen konnte und dazwischen das gotisch gerahmte Bild des Gekreuzigten, das jetzt nur als lateinisches Kreuz sichtbar war, denn die Gestalt Christi war im Dunkel verborgen.

Einmal, als sie aufwachte, hörte sie die Turmuhren eine der ersten Stunden nach Mitternacht schlagen. Der Klang drang einem anderen Wachenden ins Ohr, der nicht weit davon entfernt in der gleichen Stadt über seinen Büchern saß. Da es die Nacht zum Sonntag war, hatte Juda seinen

Wecker nicht gestellt, der ihn sonst zeitig weckte, sondern war, wie immer an Sonnabenden, zwei oder drei Stunden länger aufgeblieben, als er sich an anderen Wochentagen erlauben durfte. Er war gerade sehr eifrig mit seinem Griesbach-Text beschäftigt. Um dieselbe Zeit, da Sue sich in ihrem Bett herumwarf und ihre Figuren anstarrte, hätten der Polizist und verspätete Bürger, die unter Judas Fenster vorbeigingen, seltsam inbrünstig gemurmelte Silben vernehmen können, wenn sie stehengeblieben wären – Worte, die für Juda einen unbeschreiblichen Zauber hatten, unerklärliche Laute, etwa: *«All hemin heis Theos ho Pater, ex hou ta panta, kai hemeis eis auton.»*

Bis die Worte ehrfurchtsvoll und laut schallend hinaustönten, als man hörte, wie das Buch geschlossen wurde: *«Kai heis Kyrios Iesous Christos, di hou ta panta kai hemeis di autou!»*

4

JUDA VERSTAND SICH AUF SEIN HANDWERK, UND ER WAR vielseitig ausgebildet, wie Handwerker in Landstädten häufig. In London weigert sich der Mann, der die Krabben meißelt, den Teil des Rundstabs auszuführen, aus dem die Krabbe herauswächst, als wäre es eine Erniedrigung, die zweite Hälfte ein und derselben Arbeit zu tun. Wenn nicht viel gotisches Steinwerk auszuführen war oder nicht viel Maßwerk auf den Böcken stand, arbeitete er außerhalb des Werkhofs und beschriftete Denkmäler oder Grabsteine, und die Abwechslung in der Arbeit machte ihm Freude.

Das nächste Mal, als er seine Kusine sah, stand er auf einer Leiter in einer der Kirchen, mit der Ausführung eines solchen Auftrags beschäftigt. Es wurde ein kurzer Morgengottesdienst abgehalten; als der Geistliche erschien, stieg Juda von seiner Leiter herab und setzte sich zu den wenigen Kirchenbesuchern, um abzuwarten, bis die Andacht beendet wäre und er weiterhämmern könnte. Erst als der Gottesdienst halb vorüber war, bemerkte er unter den Anwesenden Sue – sie hatte notgedrungen die ältliche Miss Fontover hierher begleiten müssen.

Juda betrachtete ihre hübschen Schultern, die leichte, merkwürdig unbekümmerte Art, wie sie aufstand und niederkniete und sich wieder hinsetzte. Was für eine Hilfe wäre eine so treue Kirchgängerin unter glücklicheren Umständen für ihn gewesen, dachte er. Nicht weil er es mit seiner Arbeit so eilig hatte, stieg er wieder auf seine Leiter, sondern weil er es nicht wagte, an diesem heiligen Ort der Frau gegenüberzutreten, die allmählich so unfaßbaren Einfluß auf ihn gewann. Die drei gewichtigen Gründe, warum er eine nahe Bekanntschaft mit Suc Bridehead nicht anstreben durfte, nun sein Interesse für sie sich als unverkennbar erotisch erwiesen hatte, behaupteten sich so hartnäckig wie nur je. Doch ebenso lag es auf der Hand, daß der Mensch nicht allein von der Arbeit leben kann; daß jedenfalls der Einzelmensch Juda etwas zum Lieben haben mußte. Manche Männer wären ohne Hemmung auf sie losgestürzt, hätten das Glück einer bequemen Freundschaft, die sie kaum verweigern konnte, gierig ergriffen und alles übrige dem Zufall überlassen. Nicht so Juda – fürs erste.

Doch als die Tage und vor allem die einsamen Abende dahinschlichen, fand er zu seiner moralischen Bestürzung, daß er, statt weniger an sie zu denken, immer öfter an sie dachte und ein banges Glück dabei empfand, ziellose, verstiegene, unerwartete Dinge zu tun. Er lebte den ganzen Tag in ihrem Bannkreis, ging an den Orten vorüber, wo sie häufig hinkam, dachte beständig an sie und mußte sich selbst eingestehen, daß sein Gewissen in diesem Kampf schließlich unterliegen werde.

Gewiß, noch war sie für ihn nicht viel mehr als ein erträumtes Ideal. Vielleicht würde ihn die Bekanntschaft mit ihr von dieser unerwarteten und unerlaubten Leidenschaft heilen. Eine Stimme flüsterte, daß er sich wohl wünsche, sie kennenzulernen, nicht aber, geheilt zu werden.

Es bestand nicht der leiseste Zweifel, daß von seinem eigenen strenggläubigen Standpunkt aus die Lage unmoralisch wurde. Daß Sue von einem Mann geliebt wurde, dem durch die Gesetze seines Landes erlaubt worden war, Arabella und keine andere zu lieben bis an sein Lebensende – das war ein ziemlich übler zweiter Anfang, wenn der betreffende Mann eine solche Laufbahn erstrebte wie Juda. Diese Überzeugung wurde immer stärker, bis er eines Tages, als er, wie oft, in einer benachbarten Dorfkirche allein an der Arbeit war, im Gebet Hilfe gegen seine Schwäche suchte. Doch so sehr er auch wünschte, das Rechte zu tun, kam er doch nicht weiter. Er konnte einfach nicht um Befreiung von der Versuchung bitten, wenn sein Herz danach verlangte, siebenzig mal sieben Mal versucht zu werden. So erfand er Ausflüchte.

‹Schließlich handelt es sich jetzt nicht bloß um eine ‚erotische Entgleisung' wie jenes erste Mal. Ich sehe ja, daß dieses Mädchen ungewöhnlich gescheit ist, und bei mir ist es zum Teil ein Verlangen nach geistiger Gemeinschaft und eine Sehnsucht nach liebevoller Güte in meiner Einsamkeit.› So betete er sie weiter aus der Ferne an und suchte sich der Erkenntnis zu verschließen, daß sein Gefühl sündhaft war. Denn Sues Tugenden, Talente und Frömmigkeit waren keineswegs die Ursache seiner Liebe zu ihr, das stand fest.

Um diese Zeit betrat eines Nachmittags ein junges Mädchen mit leichtem Zögern den Werkplatz des Steinmetzen; sie raffte ihre Röcke, um sie nicht durch den weißen Staub schleifen zu lassen, und schritt über den Hof zum Büro.

«Das ist ein nettes Mädel», sagte einer der Arbeiter, der «Onkel Joe» genannt wurde.

«Wer ist sie denn?» fragte ein anderer.

«Weiß nicht – aber ich hab sie schon öfter gesehen, mal

hier, mal da. Ach ja, sie ist die Tochter von dem tüchtigen Kerl, dem Bridehead, der vor zehn Jahren die ganzen handgeschmiedeten Eisenarbeiten an St. Silas ausgeführt hat und dann nach London gegangen ist. Was er jetzt macht, weiß ich nicht – wahrscheinlich nicht viel Gescheites, sonst wäre sie nicht ohne ihn wiedergekommen.»

Unterdessen hatte das junge Mädchen an der Tür zum Büro geklopft und sich erkundigt, ob Mr. Juda Fawley auf dem Werkplatz beschäftigt sei. Zufällig war Juda an diesem Nachmittag irgendwohin gegangen; sie schien enttäuscht über diese Auskunft und ging sogleich wieder fort. Als Juda zurückkam, erzählten sie ihm, daß ein junges Mädchen nach ihm gefragt habe, und beschrieben sie, worauf er rief: «Ach, das ist bestimmt meine Kusine Sue gewesen!»

Er blickte suchend die Straße entlang, doch sie war nicht zu sehen. Nun dachte er keinen Augenblick mehr daran, ihr gewissenhaft aus dem Weg zu gehen, sondern beschloß, sie noch am gleichen Abend aufzusuchen. Und als er nach Hause kam, fand er einen Brief von ihr – einen ersten Brief –, eines jener Schriftstücke, die, an sich ganz einfach und alltäglich, im Zurückschauen als Keimträger leidenschaftlicher Erlebnisse erkannt werden. In solchen unschuldigen ersten Briefen von Frauen an Männer, von Männern an Frauen ist nichts von einem künftigen Drama zu spüren, und gerade deshalb erscheinen diese ersten Briefe, wenn ein Drama sich abgespielt hat und sie in seinem purpurflammenden oder geisterhaft-fahlen Licht aufs neue gelesen werden, um so eindrucksvoller, bedeutsamer und in manchen Fällen entsetzlicher.

Sues Schreiben war ganz kunstlos und natürlich. Sie redete ihn als «ihren lieben Vetter Juda» an, schrieb, sie habe eben erst durch einen bloßen Zufall erfahren, daß er in Christminster wohne, und machte ihm Vorwürfe, daß er ihr das nicht mitgeteilt habe. Sie hätten es so nett miteinander haben können, denn sie sei fast ganz auf sich selbst angewiesen und hätte so gut wie keine gleichgesinnten Freunde. Aber jetzt sähe es so aus, als würde sie bald von hier weggehen, und dann würde sich vielleicht nie wieder Gelegenheit bieten, einander kennenzulernen.

Kalter Schweiß brach Juda aus, als er las, daß sie im Begriff sei, von Christminster wegzugehen. An diese Möglichkeit hatte er überhaupt nicht gedacht – um so mehr eilte es ihm, ihr zu schreiben. Noch am gleichen Abend wollte er sich mit ihr treffen, antwortete er, eine Stunde nach der Zeit, da er jetzt schreibe, bei dem Kreuz im Straßenpflaster, das die Stelle bezeichnete, wo die Märtyrer verbrannt worden seien.

Kaum hatte er den Brief einem Jungen zur Beförderung übergeben, so bereute er, daß er in der Eile einen Treffpunkt im Freien vorgeschlagen hatte – er hätte doch schreiben können, daß er sie besuchen wolle! Auf dem Lande war es Sitte, sich so zu verabreden, und es war ihm gar nichts anderes eingefallen. Auf diese Art hatte er sich mit Arabella getroffen – zu seinem Unheil; aber ein Mädchen wie Sue würde es vielleicht nicht schicklich finden. Doch da ließ sich nun nichts mehr ändern, und wenige Minuten vor der verabredeten Zeit näherte er sich der Stelle im Schein der eben angezündeten Laternen.

Die breite Straße lag still und fast verlassen da, obwohl es noch nicht spät war. Er bemerkte auf der anderen Seite eine Gestalt, die sich als Sue erwies, und gleichzeitig strebten beide zu dem Kreuzzeichen hin. Doch ehe noch er oder sie es erreicht hatten, rief sie ihm zu: «Ich mag mich nicht zum erstenmal in meinem Leben gerade da mit dir treffen! Komm ein Stück weiter!»

Obwohl die Stimme silberhell und entschieden klang, hatte sie ein wenig gezittert. Sie gingen in gleicher Richtung; Juda beobachtete Sue geduldig, bis es ihr beliebte abzubiegen; er tat das gleiche, und zwar an der Stelle, wo am Tag die Karren der Dienstmänner standen.

«Es tut mir leid, daß ich dich gebeten habe, dich hier mit mir zu treffen, statt dich abzuholen», begann Juda mit der Schüchternheit eines Liebenden. «Aber ich dachte, wir hätten so mehr Zeit, wenn wir ein Stück spazierengehen wollen.»

«Ach, das ist mir ganz gleich», erwiderte sie mit der Freimütigkeit eines Freundes. «In meinem Zimmer kann ich sowieso niemanden empfangen. Ich fand nur die Stelle, die du ausgesucht hast, so gräßlich – aber ich sollte nicht ‹gräßlich› sagen –, ich meine traurig und von schlechter Vorbedeutung, wenn man bedenkt, was da geschehen ist ... Aber ist das nicht eine drollige Art, eine Bekanntschaft anzufangen?» Neugierig schaute sie ihn von oben bis unten an, obwohl Juda sie kaum ansah.

«Du scheinst mich besser zu kennen als ich dich», fügte sie hinzu.

«Ja – ich habe dich ab und zu gesehen.»

«Und du hast gewußt, wer ich bin, und hast mich nicht angeredet? Und nun gehe ich von hier weg!»

«Ja. Das trifft sich sehr unglücklich. Ich habe fast niemanden sonst. Allerdings wohnt ein sehr alter Freund von mir irgendwo hier in der Gegend, aber ich habe noch keine rechte Lust, ihn jetzt schon aufzusuchen. Vielleicht weißt du irgendwas über ihn – Mr. Phillotson? Ich glaube, er ist Pfarrer irgendwo in der Grafschaft hier.»

«Nein – ich weiß nur von einem einzigen Mr. Phillotson. Er wohnt nicht weit von hier auf dem Land, in Lumsdon. Er ist Dorfschullehrer.»

«Ach! Ob es wohl derselbe ist? Aber das ist doch unmöglich – noch immer weiter nichts als Lehrer! Weißt du, wie er mit Vornamen heißt – Richard etwa?»

«Ja, so heißt er; ich habe manchmal Bücher an ihn geschickt, aber gesehen hab ich ihn nie.»

«Da hat er es nicht zuwege gebracht!»

Juda machte ein trauriges Gesicht, denn wie konnte *er* ein Vorhaben erfolgreich durchführen, das dem großen Phillotson mißlungen war? Den ganzen Tag lang wäre er verzweifelt gewesen, hätte er die Nachricht nicht in Gegenwart seiner süßen Sue vernommen; doch selbst in diesem Augenblick sah er voraus, wie sehr ihn das Fehlschlagen von Phillotsons hochfliegenden Plänen bedrücken würde, sobald Sue nicht mehr bei ihm war.

«Wie wär's, da wir doch einen Spaziergang machen

wollen, wenn wir ihn besuchten?» fragte Juda unvermittelt. «Es ist ja noch nicht spät.»

Sue willigte ein; sie gingen eine Anhöhe hinauf und durch eine hübsche, bewaldete Gegend. Nach einer Weile kamen der zinnengekrönte Turm und ein kleineres viereckiges Türmchen der Kirche in Sicht und dann das Schulhaus. Sie fragten jemanden auf der Straße, ob anzunehmen sei, daß sie Mr. Phillotson zu Hause träfen, und erhielten zur Antwort, er sei immer zu Hause. Auf ihr Klopfen erschien er an der Tür des Schulhauses, eine Kerze in der Hand, mit fragendem Blick. Sein Gesicht war verhärmt und schmal geworden, seit Juda ihn zuletzt gesehen hatte.

Daß nach all diesen Jahren die Begegnung mit Mr. Phillotson derart schlicht und einfach vor sich ging, zerstörte mit einem Schlag den Heiligenschein, der die Gestalt des Lehrers in Judas Vorstellung verklärt hatte. Gleichzeitig empfand er Mitleid mit Phillotson als einem offenbar schwergeprüften und enttäuschten Mann. Juda nannte seinen Namen und sagte, er sei gekommen, um einen alten Freund zu besuchen, der ihm in seiner Kindheit viel Freundliches erwiesen habe.

«Ich kann mich gar nicht auf Sie besinnen», meinte der Schulmeister nachdenklich. «Sie waren mein Schüler, sagen Sie? Das wird schon stimmen; aber bei meinem Alter sind es ihrer nun viele Tausende, und sie haben sich natürlich so verändert, daß ich mich nur noch an ganz wenige erinnere, außer an die allerletzten.»

«Es war oben in Marygreen», sagte Juda und wünschte, er wäre nicht hergekommen.

«Ja, dort war ich einmal kurze Zeit. Und ist das auch eine alte Schülerin?»

«Nein – das ist meine Kusine ... Ich habe Ihnen damals geschrieben und Sie um eine lateinische und eine griechische Grammatik gebeten, wenn Sie sich erinnern, und Sie haben sie mir auch geschickt.»

«Ach – ja! Darauf kann ich mich dunkel besinnen.»

«Es war sehr freundlich von Ihnen. Und Sie sind es

gewesen, der mich auf das alles gebracht hat. An dem Morgen, als Sie von Marygreen weggingen und Ihre Sachen auf dem Karren verstaut waren, haben Sie von mir Abschied genommen und gesagt, Sie hätten vor, an der Universität zu studieren und Geistlicher zu werden – ein akademischer Grad wäre die Abstempelung, die man nötig hätte, wenn man als Theologe oder als Lehrer vorwärtskommen wolle.»

«Ich erinnere mich wohl, daß ich das alles im stillen gedacht habe, aber daß ich davon geredet habe, nimmt mich wunder. Den Plan habe ich schon seit Jahren aufgegeben.»

«Ich habe es nie vergessen. Deshalb bin ich ja auch in diese Stadt gekommen und habe mich heute abend aufgemacht, um Sie zu besuchen.»

«Kommen Sie herein», sagte Phillotson. «Und Ihre Kusine natürlich auch.»

Sie traten in das Sprechzimmer des Schulhauses; eine Lampe mit einem Leseschirm aus Papier warf ihr Licht auf drei oder vier aufgeschlagene Bücher. Phillotson nahm den Schirm ab, so daß sie einander besser sehen konnten; der Lampenschein fiel auf Sues nervöses kleines Gesicht, ihre lebhaften dunklen Augen und ihr Haar, auf die ernsten Züge ihres Vetters und auf des Schulmeisters gereiftere Erscheinung. Er war ein magerer, nachdenklicher Mann von 45 Jahren; sein dünnlippiger Mund verriet eine gewisse Verfeinerung, die hagere Gestalt war leicht gebeugt. Sein Gehrock war etwas abgetragen, so daß er an Schultern, Rücken und Ellbogen ein wenig glänzte.

Die alte Freundschaft wurde unmerklich erneuert; der Schulmeister berichtete von seinen Erlebnissen, die jungen Leute von den ihrigen. Er erzählte ihnen, daß er manchmal noch an eine Laufbahn als Geistlicher denke, und wenn er sie nicht auf die Art ergreifen könne, wie er es früher beabsichtigt hätte, so könne er es vielleicht auf dem Weg über das Lizentiat versuchen. Bis dahin, sagte er, fühle er sich wohl in seiner gegenwärtigen Stellung, obgleich er nötig einen Lehramtsaspiranten brauche.

Zum Abendessen blieben sie nicht, da Sue nicht allzu spät nach Hause kommen durfte; so gingen sie denn die Landstraße nach Christminster zurück. Obwohl sie nur von allgemeinen Gegenständen gesprochen hatten, war Juda überrascht, welche Offenbarung des Weibtums seine Kusine für ihn bedeutete. Wie eine schwingende Saite war sie, und alles, was sie tat, schien dem Gefühl zu entspringen. Wenn ein Gedanke sie erregte, lief sie rasch vorwärts, daß er kaum mit ihr Schritt halten konnte; und in manchen Punkten war sie so überempfindlich, daß man es leicht als Eitelkeit hätte mißdeuten können. Es war ihm schwer ums Herz bei der Erkenntnis, daß er sie nur noch mehr liebte, seit er sie kennengelernt hatte, während sie für ihn nur ein Gefühl freimütiger Freundschaft empfand. Und nicht das Dunkel ringsumher machte den Heimweg so trübselig, sondern der Gedanke, daß sie Christminster verlassen würde.

«Warum mußt du denn weg von Christminster?» fragte er mit Bedauern in der Stimme. «Wie kann man nur aus einer Stadt fortwollen, in deren Geschichte Namen wie Newman, Pusey, Ward und Keble so eine große Rolle spielen!»

«Ja – das tun sie. Aber welche Rolle spielen sie in der Weltgeschichte? . . . Was für ein drolliger Grund, gern hier zu bleiben! Daran hätte ich nie gedacht!» Sie lachte. «Nun, ich muß jetzt gehen. Miss Fontover, eine der Geschäftsinhaberinnen, für die ich arbeite, ist böse auf mich und ich auf sie; da ist es am besten, ich gehe heim.»

«Wie ist das denn gekommen?»

«Sie hat Figuren zerbrochen, die mein Eigentum waren.»

«Ach? Mit Absicht?»

«Ja. Sie hat sie in meinem Zimmer gefunden und auf den Boden geworfen, und obwohl sie mir gehört haben, hat sie darauf herumgetreten, weil sie nicht nach ihrem Geschmack waren, und die Arme und den Kopf der einen Figur hat sie mit dem Absatz zu Staub zermalmt – einfach abscheulich!»

«Wahrscheinlich waren sie ihr zu katholisch, nicht? Gewiß hat sie gesagt, es wären papistische Götzenbilder, und hat von Heiligenbeschwörung geredet.»

«Nein . . . nein, das nicht. Sie hat die Sache ganz anders angesehen.»

«Ach! Das wundert mich!»

«Ja. Aus ganz anderen Gründen haben ihr meine Schutzheiligen nicht gefallen. Da hab ich mich verleiten lassen, ihr scharf zu antworten, und das Ende vom Lied war, daß ich beschlossen habe, nicht länger zu bleiben und mir eine andere Arbeit zu suchen, bei der ich unabhängiger bin.»

«Warum willst du nicht wieder Lehrerin werden? Das warst du doch früher schon einmal, hast du mir erzählt.»

«Ich habe nie daran gedacht, wieder damit anzufangen, denn ich bin als Kunstgewerblerin recht gut vorwärtsgekommen.»

«Ach, bitte, laß mich doch Mr. Phillotson fragen, ob du versuchsweise als Lehrerin an seiner Schule anfangen kannst! Wenn es dir gefällt und du dann auf ein Seminar gehst und eine erstklassige, staatlich geprüfte Lehrerin wirst, hast du doppelt soviel Einkommen und doppelt soviel Freiheit wie als Zeichnerin oder Entwerferin von kirchlichem Kunstgewerbe.»

«Gut – frage ihn mal. Jetzt muß ich aber hineingehen. Leb wohl, lieber Juda! Ich bin so froh, daß wir einander endlich kennengelernt haben. Wir brauchen uns doch nicht zu verzanken, weil unsere Eltern es getan haben, nicht?»

Juda mochte sie nicht merken lassen, wie sehr er mit ihr übereinstimmte, und trat seinen Weg in die abgelegene Straße an, wo er wohnte.

Sue Bridehead in seiner Nähe zu behalten war jetzt ein Verlangen geworden, das sich ohne Rücksicht auf die Folgen auswirkte; schon am nächsten Abend machte er sich abermals nach Lumsdon auf, denn er fürchtete, ein Brief würde nicht genug Überzeugungskraft haben. Der Schulmeister war auf einen solchen Vorschlag nicht vorbereitet.

«Was ich eigentlich im Sinn hatte, war jemand, der sein praktisches Jahr machen will, wie es genannt wird», sagte er. «Als Mensch wäre Ihre Kusine mir natürlich willkommen, aber sie hat noch nie unterrichtet. Ach, sie hat schon unterrichtet, sagen Sie? Und denkt sie wirklich daran, wieder Lehrerin zu werden?»

Juda erwiderte, seiner Meinung nach sei es ihr ernst damit, und die klug vorgebrachten Argumente, daß sie ihrer ganzen Veranlagung nach als Hilfslehrerin für Mr. Phillotson äußerst geeignet sei, machten dem Schulmeister soviel Eindruck, daß er zusagte, sie anzustellen; als Freund machte er Juda darauf aufmerksam, daß das Gehalt kaum der Rede wert sei und daß seine Kusine ihre Zeit nutzlos verschwenden würde, falls sie nicht wirklich den Lehrberuf wiederaufnehmen wolle; dann allerdings sei diese Anstellung der erste Schritt zu einer Ausbildung, dem als zweiter Schritt der Besuch eines Seminars folgen müsse.

Am Tag nach diesem zweiten Besuch erhielt Phillotson einen Brief von Juda mit der Mitteilung, daß er noch einmal mit seiner Kusine gesprochen habe; sie erwärme sich mehr und mehr für den Gedanken, Lehrerin zu werden, und sei damit einverstanden, bei Mr. Phillotson zu arbeiten. Keinen Augenblick kam es dem weltfremden Schulmeister in den Sinn, daß Judas Eifer im Betreiben dieser Angelegenheit anderen Gefühlen für Sue entspringen könnte als dem verständlichen Wunsch, einer Verwandten beizustehen.

5

Der Schulmeister sass in seinem einfachen Häuschen neben der Schule – beides waren moderne Gebäude – und blickte über die Straße zu dem alten Haus hinüber, in dem seine Hilfslehrerin Sue ein Zimmerchen gemietet hatte. Die Sache war sehr schnell in Ordnung gekommen. Ein Lehramtskandidat, der für Mr. Phillotsons Schule vorgesehen war, hatte ihn sitzenlassen, und Sue wurde als Notbehelf eingestellt. Alle diese vorläufigen Abmachungen galten vorerst nur bis zum nächsten alljährlichen Besuch des Königlichen Schulinspektors, dessen Einverständnis nötig war, um sie in Dauermaßnahmen zu verwandeln.

Da Miss Bridehead etwa zwei Jahre lang in London unterrichtet hatte, wenn sie auch kürzlich aus dem Schuldienst ausgeschieden war, konnte man sie nicht eigentlich als unerfahren bezeichnen, und Phillotson sah keine Schwierigkeiten voraus, sich ihre Arbeitskraft zu erhalten; daran war ihm bereits viel gelegen, obwohl sie erst seit drei oder vier Wochen bei ihm arbeitete. Er fand sie ganz so fähig und gescheit, wie Juda sie geschildert hatte; und welcher Meister möchte nicht einen Lehrling behalten, der ihm die Hälfte seiner Arbeit abnimmt?

Es war ein wenig nach halb neun Uhr früh; er wartete darauf, daß sie die Straße überqueren und zur Schule herüberkommen würde – dann würde auch er ins Schulhaus gehen. Zwanzig Minuten vor neun erschien sie, einen leichten Hut nachlässig auf dem Kopf; er betrachtete sie wie eine Sehenswürdigkeit. Etwas Neues, was mit ihrer Tüchtigkeit als Lehrerin nichts zu tun hatte, schien an diesem Morgen von ihr auszustrahlen. Er begab sich gleichfalls in die Schule, und Sue betreute ihre Klasse am anderen Ende des Raums – den ganzen Tag unter seinen Augen. Ohne Zweifel war sie eine ausgezeichnete Lehrerin.

Es gehörte zu seinen Pflichten, ihr am Abend Privatunterricht zu erteilen, und ein Paragraph der Schulordnung schrieb vor, daß eine ehrbare ältere Frau dabei zugegen sein müsse, falls Lehrer und Schüler von verschiedenem Geschlecht waren. Richard Phillotson dachte, diese Vorschrift sei im vorliegenden Fall recht albern, denn er war alt genug, um der Vater des jungen Mädchens zu sein, aber er hielt die Regel getreulich ein und setzte sich mit ihr in ein Zimmer, wo Mrs. Hawes, die Witwe, bei der Sue wohnte, mit ihrer Näherei beschäftigt war. Der Vorschrift hätte sich übrigens nicht leicht zuwiderhandeln lassen, denn es gab im Haus kein anderes Wohlzimmer.

Manchmal, wenn sie über den Zahlen saß – er unterrichtete sie im Rechnen –, blickte sie unwillkürlich mit einem kleinen fragenden Lächeln zu ihm auf, als nähme sie an, er als Lehrer müsse alles, was ihr durch den Kopf ging, als richtig oder falsch zur Kenntnis nehmen. In Wahrheit dachte Phillotson überhaupt nicht an die Rechenaufgabe, sondern an Sue, und zwar in einer neuen Art, die ihm, da er doch ihr Lehrer war, irgendwie sonderbar vorkam. Vielleicht wußte sie, daß er auf diese Art an sie dachte.

Ein paar Wochen lang war ihre gemeinsame Arbeit in einer Gleichförmigkeit vor sich gegangen, die ihm an sich schon eine Freude war. Dann sollten eines Tages die Kinder nach Christminster geführt werden, in eine Wanderausstellung, die ein Modell der Stadt Jerusalem zeigte; zur Förderung der Bildung war der Eintrittspreis für Schulklassen auf einen Penny je Kind herabgesetzt. Paarweise marschierten sie auf der Landstraße dahin, Sue neben ihrer Klasse mit ihrem schlichten Kattunsonnenschirm, den kleinen Daumen gegen den Schirmstoß gepreßt; und hinterher Phillotson in seinem langen, schlenkernden Rock, elegant den Spazierstock schwingend, in jener versonnenen Stimmung, die ihn seit ihrer Ankunft überkommen hatte. Es war ein sonniger, staubiger Nachmittag, und als sie den Ausstellungsraum betraten, waren außer ihnen nur wenige Besucher da.

Das Modell stand in der Mitte des Zimmers; der Besitzer, dem fromme Menschenfreundlichkeit im Gesicht geschrieben stand, wanderte, einen langen Stock in der Hand, um das Modell herum und zeigte den Kindern die verschiedenen Stadtviertel und Orte, die ihnen dem Namen nach aus der Bibel bekannt waren: den Berg Moria, das Tal Josaphat, die Burg Zion, die Mauern und die Tore, vor deren einem ein großer Hügel lag, und auf dem Hügel stand ein kleines weißes Kreuz. Dies, so erklärte er, sei der Berg Golgatha.

«Ich finde», sagte Sue zu dem Schulmeister, mit dem sie etwas im Hintergrund stand, «dieses Modell ist trotz all der mühsamen Arbeit doch ein rechtes Phantasieprodukt. Wer kann denn wissen, ob Jerusalem zu Christi Zeiten so ausgesehen hat? Der Mann da bestimmt nicht.»

«Es ist nach begründeten Vermutungen und Plänen hergestellt, die auf tatsächlichen Besuchen der Stadt in ihrer jetzigen Gestalt beruhen.»

«Ich finde, wir haben reichlich genug von Jerusalem gehabt», sagte sie, «da wir ja nicht von den Juden abstammen. Schließlich war weder an der Stadt noch an dem Volk irgend etwas Hervorragendes, wie etwa an Athen oder Rom oder Alexandria oder anderen antiken Städten.»

«Aber, mein liebes Kind, bedenken Sie doch, was Jerusalem für uns bedeutet!»

Sie verstummte, denn sie war leicht zum Schweigen zu bringen; da bemerkten sie unter der Gruppe von Kindern, die sich um das Modell drängten, einen jungen Mann in weißer Flanelljacke, der sich bei seiner gespannten Betrachtung des Tales Josaphat so tief hinabbeugte, daß sein Gesicht durch den Ölberg fast ganz verdeckt wurde.

«Sehen Sie sich Ihren Vetter Juda an», fuhr der Schulmeister fort. «Der findet nicht, daß wir reichlich genug von Jerusalem gehabt haben.»

«Ach, ich hatte ihn gar nicht gesehen!» rief sie mit ihrer raschen, hellen Stimme. «Juda – du nimmst die Sache ja furchtbar ernst!»

Juda fuhr aus seiner Versunkenheit auf. «Oh, Sue!» sagte er mit einem freudigen Erröten der Überraschung. «Das sind natürlich deine Schulkinder! Ich habe gesehen, daß nachmittags für Schulklassen geöffnet ist, und ich dachte schon, du kämst vielleicht; aber es hat mich so interessiert, daß ich gar nicht mehr wußte, wo ich war. Wie es einen zurückversetzt, nicht? Stundenlang könnte ich es ansehen, aber leider hab ich nur ein paar Minuten Zeit, denn ich stecke da draußen mitten in einer Arbeit.»

«Ihre Kusine ist so entsetzlich gescheit, daß sie das Modell ganz unbarmherzig kritisierte», sagte Phillotson mit gutmütigem Spott. «Sie bezweifelt, daß die Nachbildung korrekt ist.»

«Nein, Mr. Phillotson, das tue ich nicht – nicht eigentlich! Ich mag kein sogenanntes gescheites Mädchen sein – von der Art laufen heutzutage viel zu viele herum!» erwiderte Sue empfindlich. «Ich habe nur gemeint – ich weiß nicht, was ich gemeint habe –, nur das weiß ich, daß es etwas war, was Sie nicht verstehen!»

«Ich weiß, was du meinst!» rief Juda eifrig (obwohl er es gar nicht wußte). «Und ich finde, du hast ganz recht.»

«Das ist lieb von dir, Juda – ich weiß, *du* glaubst an mich!» Impulsiv griff sie nach seiner Hand, und mit einem vorwurfsvollen Blick auf den Schulmeister wandte sie sich an Juda. Als sie sprach, hatte sie ein leichtes Zittern in ihrer Stimme nicht verbergen können, das auch ihr selbst angesichts eines so milden Spottes unangebracht und töricht erschien. Sie hatte nicht die leiseste Ahnung, wie die Herzen der beiden bei dieser flüchtigen Gefühlsoffenbarung ihr entgegenflogen und was für Verwicklungen sie dadurch in der Zukunft der beiden Männer anrichtete.

Das Modell zielte zu sehr auf Belehrung ab, und die Kinder fanden es daher bald langweilig; ein wenig später am Nachmittag wurden dann alle wieder nach Lumsdon geführt, und Juda kehrte zu seiner Arbeit zurück. Er sah den Kindern nach, wie sie in ihren sauberen Kleidern und Schürzen auf der Straße dahinzogen, hinaus aufs Land, Phillotson und Sue neben ihnen, und ein trauriges, unbefriedigtes Gefühl, daß er aus dem Leben dieser beiden ausgeschlossen sei, überkam ihn. Phillotson hatte Juda eingeladen, ihn und Sue am Freitagabend zu besuchen, denn an dem Tag hatte er Sue keinen Unterricht zu geben; und Juda hatte eifrig zugesagt.

Unterdessen wanderten Schüler und Lehrer heimwärts. Als Phillotson am nächsten Tag einen Blick auf die Wandtafel in Sues Klasse warf, fand er zu seiner Überraschung eine geschickt mit Kreide gezeichnete perspektivische Ansicht von Jerusalem darauf; jedes Gebäude war richtig an seinem Platz eingefügt. «Ich dachte, das Modell hätte Sie nicht interessiert und Sie hätten es kaum angeguckt?» sagte er.

«Hab ich auch kaum getan», entgegnete sie, «aber soviel hab ich doch davon behalten.»

«Es ist mehr, als ich selbst behalten habe.»

Um diese Zeit stattete der Schulinspektor den Schulen in der Gegend unangemeldet Besuche ab, um die Lehrer und ihre Tätigkeit unvermutet zu prüfen. Zwei Tage darauf, mitten im Vormittagsunterricht, wurde die Klinke leise niedergedrückt, und herein spazierte besagter Herr, der Schrecken aller Schrecken – für Lehramtsaspiranten.

Mr. Phillotson war nicht sonderlich überrascht. Man hatte ihm diesen Streich schon zu oft gespielt, als daß er unvorbereitet gewesen wäre. Aber Sues Klasse befand sich am anderen Ende des Raums, und sie stand mit dem Rücken zur Eingangstür; deshalb konnte der Inspektor hinter sie treten und sie etwa eine halbe Minute beim Unterricht beobachten, ehe sie seine Anwesenheit bemerkte. Sie drehte sich um und erkannte, daß ein lange gefürchteter Augenblick gekommen war. So erschrocken und verzagt war sie, daß sie einen leisen Angstschrei ausstieß. Ein seltsamer Fürsorgetrieb, der sich seiner Kontrolle völlig entzog, zwang Phillotson, neben sie zu treten – gerade noch rechtzeitig, um zu verhindern, daß sie ohnmächtig niedersank. Bald hatte sie sich wieder gefaßt und lachte. Doch als der Inspektor gegangen war, kam die Reaktion – sie war so weiß, daß Phillotson sie in sein Zimmer brachte und ihr etwas Kognak einflößte, damit sie wieder zu sich käme. Da entdeckte sie, daß er ihre Hand hielt.

«Sie hätten mir sagen sollen», würgte sie ärgerlich hervor, «daß mit einem dieser unangemeldeten Inspektorbesuche zu rechnen war! Was soll ich nur machen! Bestimmt schreibt er jetzt dem Kuratorium, daß ich nicht zu brauchen bin, und die Schande bleibt mein Leben lang auf mir sitzen!»

«Das tut er ganz gewiß nicht, mein liebes kleines Mädchen. Sie sind die beste Lehrkraft, die ich je gehabt habe!»

Er sah sie so innig an, daß sie ganz bewegt war und

bedauerte, ihm Vorwürfe gemacht zu haben. Als ihr wieder besser war, ging sie nach Hause.

Inzwischen hatte Juda ungeduldig den Freitag herbeigesehnt. Am Mittwoch und auch am Donnerstag war das Verlangen, sie zu sehen, so stark, daß er bei Dunkelwerden ein Stück die Landstraße entlangging, die zu ihrem Dorf führte; als er dann wieder in sein Zimmer zu seinen Büchern zurückkehrte, fand er, daß es ihm ganz unmöglich war, sich auf den Lesestoff zu konzentrieren. Am Freitag zog er sich so an, wie er glaubte, daß Sue ihn gern sähe, und nachdem er eilig seinen Tee genommen hatte, ging er los, obgleich es stark regnete. Die Baumkronen über ihm machten den dunklen Tag noch düsterer und ließen den Regen trübselig auf ihn herabtropfen; das erfüllte ihn mit unklaren Ahnungen; aller Vernunft zum Trotz wußte er wohl, daß er sie liebte, doch ebenso wußte er auch, daß er ihr nie mehr bedeuten würde als jetzt.

Das erste, was seine Augen erblickten, als er in das Dorf einbog, waren zwei Gestalten unter einem Regenschirm, die aus der Gartentür des Pfarrhauses traten. Er war zwar noch zu weit entfernt, als daß sie ihn bemerkt hätten, aber er wußte sofort: das waren Phillotson und Sue. Phillotson hielt den Schirm über ihren Kopf; offenbar hatten die beiden dem Pfarrer einen Besuch gemacht – wahrscheinlich in irgendeiner Schulangelegenheit. Als sie auf dem nassen, menschenleeren Heckenweg dahingingen, sah Juda, wie Phillotson den Arm um das Mädchen legte, worauf sie sich sanft von ihm frei machte; aber er tat es wieder, und diesmal ließ sie es geschehen, doch nicht, ohne sich rasch und ängstlich umzublicken. Sie hatte sich jedoch nicht völlig umgedreht und daher Juda nicht gesehen, der wie von einem tödlichen Streich getroffen in die Hecke zurückwich. Dort hielt er sich versteckt, bis die beiden Sues Haus erreicht hatten und sie hineingegangen war; Phillotson ging weiter in die nahe gelegene Schule.

‹Ach, er ist zu alt für sie – zu alt!› schrie es in Judas Herzen aus dem Elend und Unglück hoffnungsloser, machtloser Liebe heraus.

Er konnte nicht dazwischentreten. War er nicht Arabellas Mann? Außerstande weiterzugehen, machte er sich auf den Heimweg nach Christminster. Jeder Schritt, den seine Füße taten, schien zu sagen, daß er keinesfalls dem Schulmeister bei Sue im Wege stehen dürfe. Phillotson war vielleicht zwanzig Jahre älter als sie, aber gar manche glückliche Ehe war trotz solchen Altersunterschieds geschlossen worden. Einen Stich ins Ironische bekam sein Kummer durch den Gedanken, daß er allein es gewesen war, der diese innige Beziehung zwischen Sue und dem Schulmeister herbeigeführt hatte.

Judas alte, verbitterte Tante lag krank in Marygreen, und am nächsten Sonntag besuchte er sie. Dieser Entschluß war das Ergebnis eines siegreichen Kampfs gegen das Verlangen, nach Lumsdon zu wandern und ein trauriges Wiedersehen mit seiner Kusine herbeizuführen, bei dem das Wort, das ihm am Herzen lag, nicht ausgesprochen werden konnte und der Anblick, der ihn gequält hatte, nicht erwähnt werden durfte.

Die Tante konnte jetzt das Bett nicht mehr verlassen, und einen großen Teil des kurzen Tages brachte Juda damit zu, ihre Angelegenheiten zu ordnen und für ihre Bequemlichkeit zu sorgen. Das kleine Bäckereigeschäft war an einen Nachbarn verkauft worden; der Ertrag daraus und ihre Ersparnisse reichten hin, ihr alles Nötige und noch mehr zu beschaffen; eine Witwe aus dem Dorf wohnte bei ihr und pflegte sie. Erst als es bald so weit war, daß er Abschied nehmen mußte, kam es zu einer ruhigen Unterhaltung mit ihr. Unmerklich lenkte er das Gespräch auf seine Kusine.

«Ist Sue hier geboren?»

«Ja – in diesem Zimmer. Damals haben ihre Eltern hier gelebt. Wie kommst du darauf?»

«Ach – ich wollte es bloß wissen.»

«Da hast du sie also aufgesucht!» rief die mürrische alte Frau. «Und was hab ich dir gesagt?»

«Nun – daß ich sie nicht aufsuchen sollte.»

«Hast du mit ihr geschwatzt?»

«Ja.»

«Dann laß es künftig sein. Ihr Vater hat ihr beigebracht, die Familie ihrer Mutter zu hassen, und über einen Arbeiter wie dich wird sie die Nase rümpfen, denn inzwischen ist sie ja 'ne feine Stadtdame geworden. Ich hab sie nie besonders leiden können. Ein freches kleines Ding war sie, mit ihren überspannten Nerven. Oft und oft hat sie von mir was abgekriegt, wenn sie so naseweis war. Ich weiß noch, einmal hatte sie sich Schuh und Strümpfe ausgezogen und ist in den Teich hineingewatet, die Röcke hoch bis über die Knie, und eh ich noch rufen konnte, sie solle sich schämen, sagte sie: ‹Geh rasch vorbei, Tantchen! Das ist kein Anblick für sittsame Augen!›»

«Da war sie doch noch ein kleines Kind!»

«Zwölf war sie bestimmt, wenn nicht älter.»

«Na ja. Aber jetzt ist sie erwachsen und ein kluges, zartbesaitetes, liebevolles Geschöpf, und feinfühlig wie . . .»

«Juda!» rief seine Tante und richtete sich jäh im Bett auf. «Vernarr du dich nur nicht in sie!»

«Nein, nein, natürlich nicht.»

«Daß du diese Person, die Arabella, geheiratet hast, war schlimm genug – auf was Dümmeres hättest du kaum verfallen können, und wenn du dir noch soviel Mühe gegeben hättest. Aber sie ist jetzt auf der anderen Seite der Welt, und vielleicht bist du sie los. Und noch schlimmer wird's dir ergehen, wenn du, ein verheirateter Mann, dich in Sue verlieben würdest. Ist deine Kusine höflich gegen dich – gut, so laß es dabei bewenden. Aber mehr für sie übrig zu haben als die guten Wünsche eines Verwandten, das wäre heller Wahnsinn! Wenn sie städtisch und leichtsinnig ist, könnte das ein Unheil für dich werden.»

«Sage nichts gegen sie, Tante! Bitte nicht!»

Zu seiner Erleichterung kam in diesem Augenblick die Wohngenossin und Pflegerin seiner Tante herein, die dem Gespräch gelauscht haben mußte, denn sie begann sogleich von alten Zeiten zu reden und ließ Sue Bridehead anschaulich in ihren Erinnerungen auftreten. Sie schilderte, was für ein sonderbares kleines Ding Sue gewesen sei, als sie in die Dorfschule drüben auf der anderen Seite des Angers gegangen sei, ehe ihr Vater nach London zog; wie sie bei den Lese- und Vortragsabenden, die der Pfarrer veranstaltete, auf dem Podium erschienen sei, die Kleinste von allen, «in ihrem weißen Kleidchen, mit weißen Schuhen und 'ner rosa Schärpe»; wie sie *Excelsior* aufgesagt hätte, «Nacht war's, und rauschend tönt' das Festgelag'» und *Der Rabe*; wie sie beim Vortragen die kleinen Augenbrauen zusammengezogen und tragisch um sich geblickt und zu der leeren Luft gesprochen hätte, als ob da ein lebendiger Vogel gewesen wäre:

Grauenvoller alter Rabe, der du schweifest durch die
  Nacht,
Sag mir, wie dein stolzer Name lautet in des Hades Nacht!

«Sie hat den ekelhaften Aasvogel einem so deutlich machen können», bestätigte die Kranke widerstrebend, «wie sie dastand in ihrem Kleidchen mit der kleinen Schärpe, daß man ihn fast mit eigenen Augen vor sich gesehen hat. Du hast das als Kind auch an dir gehabt, Juda, daß du so in die Luft gestarrt hast, als ob es da was zu sehen gäbe.»

Die Nachbarin berichtete auch von Sues Fertigkeiten auf anderen Gebieten: «Weißt du, so 'n richtiger Wildfang war sie eigentlich nicht, aber manchmal machte sie Sachen, die sonst nur Jungens machen. Ich hab gesehen, wie sie mit wehenden Locken auf der langen Schlitterbahn auf dem Teich drüben hingesaust ist, zwanzig Kinder, eins hinter dem andern – als wären sie auf Glas gemalt, so sind sie gegen den Himmel dahingeglitten, und gleich wieder zurück auf der anderen Schlitterbahn, lauter Jungens außer ihr; und dann haben sie sie hochleben lassen, und sie hat gesagt: ‹Seid nicht frech, Jungens›, und ist ins Haus gelaufen. Die anderen wollten sie wieder rauslocken, aber sie ist nicht gekommen.»

Diese heraufbeschworenen Bilder aus Sues Kinderzeit machten Juda das Herz nur noch schwerer, weil er ja nicht um sie werben konnte, und traurig und niedergeschlagen verließ er an diesem Tag das Haus seiner Tante. Gern hätte er einen Blick in die Schule geworfen, um den Raum zu sehen, wo die kleine Sue sich soviel Ruhm erworben hatte; doch er widerstand der Versuchung und ging weiter.

Es war Sonntag abend; in ihrem besten Staat standen ein paar Dorfleute beisammen, die ihn gekannt hatten, als er noch hier wohnte. Juda stutzte, als einer ihn anrief: «Du bist also wirklich hingelangt?»

Juda gab durch Zeichen zu verstehen, daß er nicht wisse, was gemeint sei.

«Na, zum Ort der Gelehrsamkeit – in die ‹Stadt des Lichts›, von der du uns als kleiner Junge erzählt hast! Ist es denn wirklich so großartig dort, wie du es dir vorgestellt hast?»

«Noch großartiger!» rief Juda.

«Ich bin auch mal 'ne Stunde lang dort gewesen, aber ich hab nichts weiter dran finden können; alte, verfallene Gebäude, halb Kirchen, halb Armenhäuser, und los war auch nicht viel.»

«Da irrst du dich, John; dort ist mehr los, als einer sieht, der nur so durch die Straßen läuft. Soviel Gelehrsamkeit und Religion in einer einzigen Stadt gibt's nicht ein zweites Mal – es ist die geistige Kornkammer unseres Landes. Die Stille dort und das Fehlen allen Betriebs ist die Ruhe unendlicher Bewegung – der Schlaf des wirbelnden Kreisels, um das Gleichnis eines bekannten Schriftstellers zu gebrauchen.»

«Na ja, vielleicht ist es das alles, vielleicht auch nicht. Wie gesagt, in der einen Stunde, die ich dort war – 's können auch zwei gewesen sein –, hab ich nichts davon gemerkt. Da bin ich eben in die Kneipe gegangen und hab ein Glas Bier getrunken und für 'n Groschen Brot und für 'nen halben Groschen Käse dazu gegessen und hab gewartet, bis es Zeit war, mich wieder nach Hause zu trollen. Du bist mittlerweile wahrscheinlich in so 'nem College gelandet?»

«Ach nein!» erwiderte Juda. «Davon bin ich fast noch ebenso weit entfernt wie früher.»

«Wieso denn?»

Juda klopfte auf seine Tasche.

«Genau wie wir's uns gedacht haben! Solche Orte sind nicht für so einen wie dich – nur für Leute mit viel Geld.»

«Da irrst du dich», entgegnete Juda mit einiger Bitterkeit. «Sie sind für solche wie mich!»

Doch die Bemerkung genügte, um Judas Aufmerksamkeit von der Phantasiewelt abzulenken, in der er bis vor kurzem gelebt hatte – einer Welt, in der eine erträumte Gestalt, mehr oder weniger er selbst, die erhabenen Gefilde von Philosophie und Wissenschaft erforschte und sich die Berufung auf einen Sitz im Paradies der Gelehrten sicherte. Er machte sich daran, seine Aussichten in einem kalten Nordlicht zu betrachten. Kürzlich hatte er bemerkt, daß es mit seinem Griechisch etwas haperte – mit dem Griechisch der Dramatiker vor allem. Manchmal war er nach seiner Tagesarbeit so todmüde, daß er die gespannte Aufmerksamkeit, die zu völliger Hingabe an das Studium nötig war, nicht mehr aufbrachte. Er fühlte, daß er jemanden brauchte, der ihm beim Lernen half – einen Freund, der ihm im Nu hätte sagen können, was er sich manchmal einen mühseligen Monat lang aus stumpfsinnigen, schwerfälligen Büchern herausarbeiten mußte.

Es war entschieden notwendig, die harte Wirklichkeit stärker in Betracht zu ziehen, als er es in letzter Zeit getan hatte. Was nützte es schließlich, seine freie Zeit mit einer ziellosen Schufterei, genannt «Selbststudium», hinzubringen, ohne die praktische Seite der Sache ins Auge zu fassen?

‹Daran hätte ich eher denken sollen›, sagte er sich auf der Heimfahrt. ‹Besser wäre es gewesen, überhaupt nicht mit der ganzen Sache anzufangen, statt ohne klares Ziel einfach drauflos zu lernen. Schluß mit diesem Herumlungern vor den Colleges, als ob ich darauf wartete, daß sich eines Tages von drinnen ein Arm herausstreckt und mich hineinholt. Ich muß mir genaue Auskünfte verschaffen.›

Darum bemühte er sich denn auch in der folgenden Woche. Eines Tages schien sich eine günstige Gelegenheit zu bieten, als er einen älteren Herrn erblickte, den man ihm als Rektor eines bestimmten Colleges genannt hatte; er wandelte auf dem öffentlichen Weg einer parkähnlichen Anlage dahin, dicht vorbei an der Stelle, wo Juda zufällig saß. Der Herr kam näher; gespannt musterte Juda sein Gesicht – es schien wohlwollend, besonnen, doch ein wenig kühl und zurückhaltend. Bei näherer Überlegung fand Juda, daß er nicht einfach aufstehen und ihn anreden könne; doch der kleine Vorfall brachte ihn darauf, daß es wohl das klügste wäre, seine Schwierigkeiten den besten und einsichtsvollsten dieser alten Lehrer brieflich darzulegen und sie um ihren Rat zu bitten.

In den nächsten Wochen suchte er also die Stellen der Stadt auf, wo er die angesehensten Rektoren und andere College-Leiter flüchtig zu sehen bekam; von diesen wählte er schließlich fünf, aus deren Gesichtern er zu lesen glaubte, daß sie verständnisvolle, weitsichtige Männer seien. An diese fünf richtete er Briefe mit einer kurzen Darlegung seiner Schwierigkeiten und der Bitte um Rat, was er in seiner schlimmen Lage tun solle.

Kaum hatte Juda die Briefe in den Kasten geworfen, begann er sie im Geiste zu kritisieren und wünschte, er hätte sie nicht abgesandt. ‹Das Ganze ist weiter nichts als eine dieser zudringlichen, unfeinen Anzapfungen, wie sie heutzutage so häufig sind›, dachte er. ‹Wahrhaftig, ich hätte gescheiter sein sollen, als völlig Unbekannte auf diese Art zu belästigen! Ich kann ja ein Betrüger sein, ein fauler Schwindler, ein Mensch mit schlechtem Charakter – woher sollen sie es denn anders wissen? . . . Vielleicht bin ich das auch!›

Nichtsdestoweniger klammerte er sich an die Hoffnung auf Antwort irgendwelcher Art wie an eine Rettungsmöglichkeit. Tag für Tag wartete er, sagte sich, es sei ganz töricht zu hoffen, und hoffte doch. Während dieser Wartezeit hörte er plötzlich aufregende Nachrichten über Phillotson. Phillotson gab die Schule in der Nähe von Christminster auf und übernahm eine größere weiter südlich, in Mittelwessex. Was das hieß, was es für seine Kusine bedeutete, ob es – was nicht unmöglich schien – eine Maßnahme des Schulmeisters war, um ein höheres Einkommen zu erlangen, falls er etwa für zwei statt nur für sich allein zu sorgen haben würde – das alles wagte Juda nicht zu entscheiden. Und die zarten Beziehungen zwischen Phillotson und dem Mädchen, in das Juda leidenschaftlich verliebt war, machten es seinem Feingefühl ganz unmöglich, Phillotson wegen der eigenen Pläne um Rat zu fragen.

Bisher hatte sich keiner der akademischen Würdenträger, an die Juda geschrieben hatte, zu einer Antwort herabgelassen, und der junge Mann war, wie früher, ganz auf sich selbst angewiesen; dazu kam nun noch die Trauer über eine fast erloschene Hoffnung. Durch indirekte Erkundigungen erfuhr er bald klar und deutlich, was er längst mit Unbehagen geahnt hatte: der einzige Weg, auf Grund hervorragender Leistungen in ein College zu gelangen, war, sich für gewisse offene Stipendien und Stiftungen zu qualifizieren. Aber dazu war eine Menge Lernerei unter fachlicher Anleitung nötig, überdies eine große, natürliche Begabung. Für jemanden, der sich nach eigenem Gutdünken vorbereitet hatte, wenn auch noch so gründlich und umfassend, und mochte er zehn Jahre darauf verwendet haben, war es so gut wie aussichtslos, es mit den jungen Leuten aufzunehmen, die ihr Leben lang geschulte Lehrer gehabt und nach den vorgeschriebenen Richtlinien gearbeitet hatten.

Der andere Weg, sich sozusagen einzukaufen, schien der einzige, der Menschen wie ihm offenstand; da war die Schwierigkeit nur materieller Art. Mit Hilfe der erlangten Auskünfte begann er zu berechnen, wie groß dieses materielle Hindernis war, und stellte zu seinem Schrecken fest: selbst unter den günstigsten Umständen konnte er nur so viel ersparen, daß fünfzehn Jahre vergehen würden, ehe er imstande wäre, dem Rektor eines Colleges die nötigen Zeugnisse vorzulegen und sich zur Immatrikulationsprüfung zu melden. Das Unterfangen war hoffnungslos.

Er sah, welch seltsamen, listigen Zauber die Nähe dieser Stadt auf ihn ausgeübt hatte. Dort hinzugelangen, dort zu leben, zwischen den Kirchen und Colleges umherzugehen und sich mit dem Genius loci vollzusaugen – das war seiner verträumten Jugend als das einzig Wahre und Ideale erschienen, wenn die Stadt ihm ihre Reize in dem leuchtenden Nebelfleck am Horizont vorgegaukelt hatte. «Laß mich nur erst dort sein», hatte er gesagt, eigensinnig wie Crusoe mit seinem großen Boot, «dann ist alles übrige nur eine Frage der Zeit und des Willens.» Es wäre in jeder Hinsicht weit besser für ihn gewesen, wenn er nie in Seh- und Hörweite des verlockenden Orts gelangt, sondern in eine emsige Handelsstadt gegangen wäre mit dem einen Ziel, durch Klugheit und Verstand zu Geld zu kommen und dann seinen Plan vom richtigen Blickpunkt her kritisch zu betrachten. Was ihm jetzt klargeworden war, lief darauf hinaus, daß das ganze Vorhaben bei gründlicher Prüfung wie eine schillernde Seifenblase zerplatzt war.

Glücklicherweise war er davor bewahrt geblieben, das Leben seiner lieben Sue durch seine Enttäuschung zu belasten und sie in diesen Zusammenbruch hineinzuziehen. Auch jetzt sollten ihr die schmerzlichen Einzelheiten seiner späten Einsicht in die eigene Unzulänglichkeit soweit wie möglich erspart bleiben. Schließlich wußte sie nur um einen kleinen Teil des kläglichen Kampfs, auf den er sich so schlecht gerüstet, so arm und ahnungslos eingelassen hatte.

Nie vergaß er den Nachmittag, an dem er aus seinem Traum erwachte. Er hatte nicht recht gewußt, was er mit sich anfangen sollte, und war in den achteckigen Raum in der Laterne eines eigenartigen Theaters hinaufgestiegen, das sich mitten in dieser merkwürdigen, altertümlichen Stadt erhob. Der Raum war rings mit Fenstern versehen, die ein Rundbild der ganzen Stadt und ihrer Baulichkeiten freigaben. Eine dieser Ansichten nach der andern überflog Judas Blick, nachdenklich, kummervoll, beharrlich. Diese Gebäude mit ihren Vorrechten und allem, was dazu gehörte, waren nicht für ihn bestimmt. Von dem hohen Dach der großen Bibliothek, die zu betreten er kaum je Zeit fand, schweifte sein Auge zu den vielen Türmen,

Colleges, Giebeln, Straßen, Kapellen, Gärten, Höfen, die das Gesamtbild dieses unvergleichlichen Rundblicks ausmachten. Das Schicksal hatte ihm nicht bestimmt, dort zu hausen, sondern unter den Werktätigen in der armseligen Gegend, wo er wohnte, die von den Besuchern und Lobrednern der berühmten Stadt gar nicht als zu ihr gehörig anerkannt wurde – und doch hätten ohne diese Mitbürger die eifrig Lernenden nicht lernen und hehren Denker nicht leben können.

Er blickte über die Stadt weg hinaus ins Land, zu den Bäumen, hinter denen sie wohnte, sie, deren Gegenwart zuerst der Halt seines Herzens gewesen und deren Verlust jetzt eine maßlose Marter war. Hätte dieses Leid ihn nicht betroffen, so hätte er vielleicht sein Los auf sich genommen. Mit Sue als Gefährtin hätte er es vermocht, lächelnd auf seine ehrgeizigen Pläne zu verzichten. Ohne sie mußte die Reaktion auf die lange Überanstrengung, die hinter ihm lag, vernichtend sein. Phillotson hatte gewiß auch die gleiche geistige Enttäuschung erlebt wie er. Aber der Schulmeister war inzwischen durch den Trost der süßen Sue beglückt worden, während es für ihn keinen Tröster gab.

Er stieg wieder in die Straßen hinab und wanderte verdrossen umher, bis er an ein Wirtshaus kam; er ging hinein und trank rasch hintereinander mehrere Glas Bier; als er wieder ins Freie trat, war es Nacht, und beim Licht der flackernden Straßenlaternen schlenderte er nach Hause zum Abendbrot. Er hatte noch nicht lange am Tisch gesessen, als ihm seine Wirtin einen Brief heraufbrachte, der eben für ihn gekommen war. Ehrfürchtig legte sie ihn hin, als enthalte er möglicherweise etwas Wichtiges, und als Juda näher hinsah, bemerkte er, daß auf dem Umschlag das Wappen eines der Colleges eingeprägt war, an deren Rektoren er geschrieben hatte.

«*Einer* – endlich!» rief Juda.

Die Mitteilung war kurz und nicht ganz das, was er erwartet hatte, doch kam sie tatsächlich vom Rektor in eigener Person. Sie lautete folgendermaßen:

An Herrn J. Fawley, Steinmetz Biblioll College

Sehr geehrter Herr,
ich habe Ihren Brief mit Interesse gelesen. Da Sie mir schreiben, daß Sie dem Arbeiterstand angehören, möchte ich glauben, daß sich Ihnen bessere Aussichten auf Erfolg im Leben bieten, wenn Sie in Ihrem eigenen Kreis und bei Ihrem Handwerk bleiben, als wenn Sie eine andere Laufbahn einschlagen. Das rat ich Ihnen daher zu tun.

Hochachtungsvoll
T. Tetuphenay

Dieser schrecklich vernünftige Ratschlag erbitterte Juda aufs äußerste. Das hatte er alles schon gewußt. Er wußte, daß es richtig war. Und doch war es ein harter Schlag nach zehn Jahren angestrengter Arbeit, dessen unmittelbare Wirkung sich darin kundtat, daß er gleichmütig vom Tisch aufstand und, statt sich wie gewöhnlich an seine Bücher zu setzen, die Treppe hinab und hinaus auf die Straße lief. Er stand an einer Theke und goß zwei oder drei Glas hinunter, dann schlenderte er achtlos weiter, bis er an einen mitten in der Stadt gelegenen Punkt kam, der «die Kreuzung» hieß; geistesabwesend wie ein Schlafwandler starrte er die Menschen an, bis er zu sich kam und einen Polizisten ansprach, der dort Dienst tat.

Der Schutzmann gähnte, streckte die Arme, hob sich auf die Zehenspitzen, lächelte, sah Juda belustigt an und meinte: «Sie haben eins über den Durst getrunken, junger Mann.»

«Nein, ich habe gerade erst angefangen», erwiderte Juda zynisch.

Doch ob er nun zuviel getrunken hatte oder nicht, seine Gedanken waren trocken genug. Er hörte die weiteren Äußerungen des Polizisten nur mit halbem Ohr, denn er hatte sich in Gedanken an die vielen Menschen verloren, die, kämpfend und ringend wie er, an dieser Kreuzung gestanden hatten, Menschen, an die heute niemand mehr dachte. Diese Stelle war reicher an Geschichte als das älteste College der Stadt. Hier wimmelte es von Schattengestalten, eine Schicht unter der andern, die sich an dieser Stelle zusammengefunden hatten zu Tragödien, Komödien, Possen. Auftritte des wirklichen Lebens, Auftritte von stärkster Intensität hatten sich hier abgespielt. An der Kreuzung hatten die Menschen gestanden und von Napoleon geredet, vom Verlust Amerikas, von der Hinrichtung König Karls, von der Verbrennung der Märtyrer, von den Kreuzzügen, von der normannischen Eroberung, vielleicht gar von der Landung Caesars. Hier hatten sich die beiden Geschlechter getroffen, um zu lieben, zu hassen, sich zu paaren, sich zu trennen; hier hatten sie aufeinander gewartet, umeinander gelitten; hatten eins über das andere triumphiert; hatten einander voll Eifersucht verflucht und einander verzeihend beglückt.

Langsam begriff er, daß das Leben des gewöhnlichen Volkes dieser Stadt ein Menschheitsbuch bildete, unendlich viel inhaltsreicher und abwechslungsvoller, viel stärker, viel mehr vom pulsenden Leben erfüllt als das Leben der gelehrten Welt. Diese kämpfenden, ringenden Männer und Frauen da vor ihm waren die Wirklichkeit von Christminster, obwohl sie wenig von Christus oder Münster wußten. Das entbehrte nicht des Humors. Die vorübergehend hier ansässigen Studenten und Professoren, die in einer Art über beides Bescheid wußten, waren im örtlichen Sinne überhaupt nicht Christminster.

Er sah nach seiner Uhr, und im Banne dieser Vorstellung ging er weiter, bis er an einen öffentlichen Saal kam, wo ein Promenadenkonzert abgehalten wurde. Juda trat ein und fand den Raum überfüllt von Ladenjünglingen und Mädchen, Soldaten, Lehrlingen, elfjährigen Jungen, die Zigaretten rauchte, und leichten Dämchen der anständigen Art, die ihr Geschäft mehr aus Liebhaberei betrieben. Hier war er auf das eigentliche Leben von Christminster gestoßen! Eine Kapelle spielte, die Menge promenierte im Saal und stieß und drängte sich, ab und zu stieg jemand aufs Podium und sang ein komisches Lied.

Es war, als umschwebe ihn Sues Geist und hielte ihn davon ab, mit den ausgelassenen Mädchen zu liebeln und zu trinken, obwohl sie ihm sehr entgegenkamen, voller Sehnsucht nach einem bißchen Freude. Um zehn ging er nach Hause, und zwar auf einem Umweg, denn er wollte an dem College vorbeikommen, dessen Rektor ihm soeben einen Brief gesandt hatte.

Die Tore waren geschlossen. Einem plötzlichen Einfall nachgebend, zog er ein Stück Kreide aus der Tasche, das er als Arbeitsmann gewöhnlich bei sich trug, und schrieb auf die Mauer:

Ich habe sowohl ein Herz als ihr, und bin nicht geringer denn ihr; und wer ist, der solches nicht wisse?
Hiob XII, 3.

6

DIESE STOLZ-VERÄCHTLICHE TAT ERLEICHTERTE SEIN Gemüt, und am nächsten Morgen lachte er über seinen Eigendünkel. Aber es war kein gesundes Lachen. Er las die Zeilen des Rektors noch einmal, und die Weisheit in ihren Worten, die ihn zunächst erbittert hatte, entmutigte und bedrückte ihn jetzt. Jawohl, ein ausgemachter Narr war er gewesen!

Da ihm nun das Ziel seines geistigen Strebens und der Gegenstand seiner Liebe genommen waren, brachte er es nicht über sich, zu seiner Arbeit zu gehen. Hatte er sich mit seinem Schicksal als ein gescheiterter Jünger der Wissenschaft ausgesöhnt, so wurde seine Ruhe durch den Gedanken an seine hoffnungslosen Beziehungen zu Sue aufs neue gestört. Daß die einzige verwandte Menschenseele, die je seinen Weg gekreuzt hatte, ihm infolge seiner Heirat verloren war, kam ihm mit grausamer Hartnäckigkeit immer wieder in den Sinn, bis er, unfähig, es länger zu ertragen, sich abermals in die Zerstreuungen des wirklichen Lebens von Christminster stürzte. Jetzt suchte er es in einer abseits gelegenen, obskuren, muffigen Kneipe auf, die gewissen Ehrenmännern der Stadt wohlbekannt war und ihn in fröhlicheren Zeiten schon wegen ihrer Absonderlichkeit interessiert hätte. Hier saß er beinahe den ganzen Tag, fest davon überzeugt, daß er im Grunde ein lasterhafter Mensch sei, von dem man überhaupt nichts erwarten durfte.

Am Abend stellten sich einer nach dem anderen die Stammgäste ein. Juda saß noch immer auf seinem Platz in der Ecke, obwohl er all sein Geld ausgegeben und den ganzen Tag weiter nichts als einen Zwieback gegessen hatte. Er betrachtete seine neuankommenden Trinkgefährten mit dem ganzen Gleichmut und der philosophischen Ruhe eines Mannes, der selbst lange und bedächtig getrunken hat, und schloß mit mehreren von ihnen Freundschaft; zum Beispiel mit «Tinker Taylor», einem heruntergekommenen Eisenhändler, der einst mit kirchlichen Waren gehandelt hatte und in früheren Zeiten eine Neigung zur Frömmigkeit gehabt haben mochte, jetzt aber recht gotteslästerliche Reden führte; ferner mit einem rotnasigen Auktionator und zwei Steinmetzen, die sich wie er auf gotische Arbeit verstanden, Onkel Jim und Onkel Joe genannt. Dann waren noch ein paar Angestellte da und der Gehilfe eines Talar- und Chorhemdenmachers, zwei Damen, die je nach der übrigen Gesellschaft moralische Charaktere verschiedener Färbung zur Schau trugen und die Spitznamen «Wonnekloß» und «Sommersprößchen» führten; ein paar Pferdesachverständige, die mit Rennwetten «Bescheid wußten»; ein Wanderschauspieler vom Theater und zwei verwegene junge Kerle, die sich als Studenten in Zivil herausstellten; sie hatten sich heimlich hergeschlichen, um sich mit einem Mann zu treffen, der junge Bulldoggen zu verkaufen hatte; nun waren sie dageblieben, tranken mit den obenerwähnten Rennsachverständigen, rauchten kurze Pfeifen und sahen ab und zu nach der Uhr.

Bald kam eine allgemeine Unterhaltung in Gang. Die Gesellschaft von Christminster wurde durchgehechelt; Professoren, Beamte und andere hochgestellte Persönlichkeiten wurden wegen ihrer Unzulänglichkeiten aufrichtig bemitleidet, und großzügig und unparteiisch tauschte man Meinungen aus, wie sie sich selbst und ihre Geschäfte führen müßten, um sich gehörig in Achtung zu setzen.

Mit der Unverfrorenheit, dem Dünkel und der Überheblichkeit eines Neunmalgescheiten, der zuviel getrunken hat, warf Juda Fawley seine überlegenen Bemerkungen ins Gespräch; und da er sich jahrelang mit Lernen befaßt hatte, wurde alles, was die anderen sagten, in seinem Mund wie durch eine Mechanik auf Studium und Gelehrsamkeit bezogen; dabei betonte er den Umfang seines eigenen Wissens mit einer Beharrlichkeit, die ihm in nüchternen Stunden bemitleidenswert erschienen wäre.

«Sie können mir gestohlen bleiben, alle diese Rektoren, Kustoden, Vorsteher, Lehrer – all diese verwünschten Klugscheißer an der Universität. Mit denen nehm ich's zehnmal auf, sogar in ihrem eigenen Fach, und ich könnte ihnen manches Licht aufstecken, wenn sie mir nur 'ne Chance geben würden!»

«Hört! Hört!» riefen die Studenten aus der Ecke, wo sie wegen der jungen Hunde verhandelten.

«Du bist immer für die Bücher gewesen, hab ich gehört», meinte Tinker Taylor, «und es wird schon stimmen, was du da sagst. Aber bei mir war's anders. Ich hab bald gemerkt, daß es mehr zu lernen gibt, was nicht in Büchern steht, als was man aus Büchern mitkriegt; und daran hab ich mich gehalten, sonst wär ich nie im Leben der Mann geworden, der ich bin.»

«Du hast es darauf abgesehen, Pfarrer zu werden, nicht?» fragte Onkel Joe. «Wenn du so 'n gelehrtes Haus bist und so hoch hinaus willst, so gib uns doch mal 'ne Probe deiner Gelehrsamkeit! Kannst du das Glaubensbekenntnis auf lateinisch hersagen, Mensch? Damit haben sie in meiner Heimat einen mal arg in die Enge getrieben.»

«Selbstverständlich!» erwiderte Juda hochmütig.

«Ist ja nicht wahr! Das sieht ihm ähnlich, dem eingebildeten Kerl!» kreischte eine der Damen.

«Halt den Mund, Wonnekloß!» rief einer der Studenten. «Silentium!» Er trank sein Glas aus, klopfte damit auf den Tisch und verkündete: «Der Herr in der Ecke dort wird zur Erbauung der Anwesenden die Glaubensartikel in lateinischer Sprache vortragen.»

«Tu ich nicht!» sagte Juda.

«Versuch's doch mal!» bat der Chorhemdenmacher.

«Du kannst es eben nicht!» meinte Onkel Joe.

«O ja, er kann's!» behauptete Tinker Taylor.

«Bei Gott, ich kann es!» rief Juda. «Also los, spendiert mir 'nen kleinen Schottischen, dann sag ich's sofort her.»

«Das ist ein faires Angebot», meinte der Student und warf das Geld für den Whisky auf den Tisch.

Die Kellnerin mischte das Getränk mit der Miene eines Menschen, der leider dazu gezwungen ist, unter Geschöpfen einer niedrigeren Gattung zu leben; das Glas wurde Juda hinübergereicht, und nachdem er es ausgetrunken hatte, erhob er sich und begann schwungvoll und ohne Stocken:

«Credo in unum Deum, Patrem omnipotentem, Factorem coeli et terrae, visibilium omnium et invisibilium.»

«Gut! Ausgezeichnetes Latein!» rief einer der Studenten, obwohl er von keinem einzigen Wort auch nur die leiseste Ahnung hatte.

Alle anderen waren verstummt, die Kellnerin verhielt sich still, und Judas Stimme hallte dröhnend bis in die innere Gaststube, wo der Wirt ein Schläfchen gehalten hatte; jetzt kam er herein, um zu sehen, was los sei. Juda hatte ruhig weiterdeklamiert und fuhr nun fort:

«Crucifixus etiam pro nobis; sub Pontio Pilato passus, et sepultus est. Et resurrexit tertia die, secundum Scripturas.»

«Das ist das Nizäische», meinte verächtlich der zweite Student. «Wir wollten das Apostolische hören!»

«Das hättet ihr sagen müssen! Und jeder Dummkopf weiß, bloß du nicht, daß das Nizäische das geschichtlich bestbegründete Glaubensbekenntnis ist!»

«Laßt ihn weitermachen, laßt ihn doch weitermachen!» rief der Auktionator.

Aber Judas Geist schien sich zu verwirren, und er wußte nicht weiter. Er hob die Hand an die Stirn und sein Gesicht nahm einen schmerzlichen Ausdruck an.

«Gebt ihm noch ein Glas – dann kommt er wieder in Schwung und sagt es zu Ende», riet Tinker Taylor.

Jemand warf das Geld hin, das Glas wurde gebracht, Juda griff danach, ohne hinzusehen, und nachdem er es auf einen Zug geleert hatte, fuhr er mit neubelebter Stimme fort, die er gegen das Ende hin erhob wie der Pfarrer in der Kirche:

«Et in Spiritum Sanctum, Dominum et vivificantem, qui ex Patre Filioque procedit. Qui cum Patre et Filio simul adoratur et conglorificatur. Qui locutus est per prophetas.

Et unam Catholicam et Apostolicam Ecclesiam. Confiteor unum Baptisma in remissionem peccatorum. Et expecto Resurrectionem mortuorum. Et vitam venturi saeculi. Amen.»

«Bravo!» riefen mehrere, voll Freude über das letzte Wort, denn es war das erste und einzige, das sie wiedererkannt hatten.

Juda starrte sie der Reihe nach an; plötzlich schien er den Dunst abzuschütteln, der sein Hirn umnebelte.

«Ihr Schafsköpfe alle miteinander!» schrie er. «Wer von euch weiß denn, ob ich's richtig gesagt habe oder nicht? Von euch aus hätte es irgendein verrücktes Kauderwelsch sein können, besoffen wie ihr seid! Soweit ist es mit mir gekommen, in so 'ne Gesellschaft bin ich geraten!»

Der Wirt, der wegen Beherbergung fragwürdiger Elemente mit seiner Schankkonzession schon einmal Anstände gehabt hatte, fürchtete eine Schlägerei und kam hinter der Theke hervor; aber Juda in seiner plötzlichen Ernüchterung hatte sich bereits umgedreht und angeekelt das Lokal verlassen; hinter sich warf er die Tür mit dumpfem Knall ins Schloß.

Er eilte durch die kleine Gasse hinaus auf die gerade, breite Straße, die er entlangging, bis er auf die Landstraße kam und jeder Laut seiner ehemaligen Zechbrüder längst hinter ihm verklungen war. Immer weiter wanderte er in einer kindlichen Sehnsucht nach dem einen Wesen auf der Welt, bei dem er Zuflucht erhoffte – ein unüberlegter Wunsch, dessen Torheit ihm jetzt freilich nicht klar war. Nach einer Stunde – es mochte zwischen zehn und elf sein – kam er nach Lumsdon; als er das Haus erreicht hatte, sah er Licht brennen in einem ebenerdigen Zimmer, von dem er annahm – zufälligerweise mit Recht –, daß es das ihre sei.

Juda trat dicht an die Mauer, klopfte leise an die Fensterscheibe und sagte ungeduldig: «Sue, Sue!»

Sie mußte seine Stimme erkannt haben, denn das Licht verschwand aus dem Raum; nach ein paar Sekunden drehte sich der Schlüssel im Schloß, die Tür ging auf und Sue erschien, eine Kerze in der Hand.

«Bist du's, Juda? Ja, wirklich! Mein lieber, lieber Vetter, was ist denn geschehen?»

«Ach, ich bin – ich *mußte* kommen, Sue!» sagte er und sank auf die Schwelle nieder. «Ich bin ja so schlecht, Sue – das Herz ist mir fast gebrochen, und ich hab mein Leben einfach nicht mehr ertragen! Und da hab ich getrunken und Gott gelästert, oder wenigstens beinahe, und hab heilige Dinge an einem unheiligen Ort gesagt – hab in eitler Prahlerei Worte wiederholt, die nur ehrfürchtig geäußert werden dürfen! Ach, tu mit mir, was du willst, Sue – töte mich –, es ist mir gleich! Nur hassen und verachten darfst du mich nicht, wie sonst alle Menschen auf der Welt!»

«Du bist krank, mein armer, lieber Junge! Nein, ich verachte dich nicht, natürlich nicht! Komm herein und ruh dich aus, dann sehen wir weiter. Halt dich an mir fest und mach dir nichts draus.» In der einen Hand trug sie die Kerze, mit der andern stützte sie ihn; so führte sie ihn hinein und setzte ihn in den einzigen Lehnstuhl, dessen sich das kärglich eingerichtete Haus rühmen konnte; auf einen anderen Stuhl bettete sie seine Füße, dann zog sie ihm die Stiefel aus. Juda, der allmählich nüchtern wurde, brachte nichts weiter heraus als: «Liebe, liebe Sue!» Seine Stimme war ganz gebrochen vor Kummer und Zerknirschung.

Sie fragte ihn, ob er etwas essen wolle, doch er schüttelte den Kopf. Er solle nun einschlafen, sagte sie, sie würde früh herunterkommen und ihm Frühstück zurechtmachen; dann bot sie ihm gute Nacht und ging hinauf.

Fast unmittelbar fiel er in einen schweren Schlaf, aus dem er erst bei Morgengrauen erwachte. Zunächst wußte er nicht, wo er war, doch allmählich wurde ihm seine Lage in ihrer ganzen Abscheulichkeit klar. Sue wußte das Schlimmste von ihm – das Allerschlimmste. Wie konnte er ihr unter die Augen treten? Bald würde sie herunterkommen und das Frühstück herrichten wollen, wie sie gesagt hatte, und dann würde er ihr in seiner ganzen Schande gegenüberstehen! Der Gedanke war unerträglich; leise zog er seine Stiefel an, nahm den Hut vom Nagel, an den sie ihn gehängt hatte, und schlüpfte geräuschlos aus dem Haus.

Nur einen Gedanken hatte er im Kopf; sich an irgendeinem abgelegenen Ort zu verkriechen – vielleicht konnte er dann beten; und der einzige Ort, der ihm einfiel, war Marygreen. Er sprach bei seiner Wirtin in Christminster vor, wo ihn ein Brief seines Arbeitgebers erwartete, der ihm die Stellung kündigte; nachdem er seine Sachen gepackt hatte, kehrte er der Stadt, die ihm so ein Dorn im Fleische gewesen war, den Rücken und wandte sich südwärts nach Wessex. Er hatte kein Geld mehr in der Tasche, denn seine kleinen Ersparnisse lagen glücklicherweise noch unberührt in einer der Banken von Christminster. Um nach Marygreen zu gelangen, blieb ihm also nichts weiter übrig, als zu Fuß zu gehen; und da die Entfernung fast 20 Meilen betrug, hatte er reichlich Zeit, den Prozeß der Ernüchterung, der sich angebahnt hatte, unterwegs zu vollenden.

Gegen Abend erreicht er Alfredston. Hier versetzte er seine Weste; als er die Stadt ein oder zwei Meilen hinter sich hatte, schlief er die Nacht in einem Heuschober. Bei Morgengrauen stand er auf, schüttelte Halme und Heusamen von den Kleidern und wanderte die lange weiße Straße bergauf, die schon lange sichtbar gewesen war; auf der Kammhöhe kam er an dem Meilenstein vorüber, in den er vor Jahren seine Hoffnungen eingemeißelt hatte.

Er erreichte das alte Dorf, als die Leute beim Frühstück saßen. Müde und schmutzbespritzt, doch wieder völlig klar im Kopf, ließ er sich am Brunnen nieder; dabei ging ihm durch den Sinn, was für einen armseligen Christus er doch darstellte! In einem nahen Wassertrog wusch er sich das Gesicht, und dann ging er zum Häuschen seiner Tante; er fand sie im Bett frühstückend, in der Obhut der Frau, die bei ihr wohnte.

«Was – arbeitslos?» fragte die Alte und sah ihn unter schweren Lidern hervor aus tief eingesunkenen Augen an; eine andere Ursache für seine verlotterte Erscheinung kam ihr, deren ganzes Leben ein Kampf mit materiellen Sorgen gewesen war, gar nicht in den Sinn.

«Ja», erwiderte Juda bedrückt. «Ich glaube, ich muß mich eine Weile hinlegen.»

Durch ein kleines Frühstück gestärkt, ging er in seine alte Kammer hinauf und legte sich in Hemdsärmeln ins Bett, wie es bei Handwerkern Brauch ist. Er schlief ein; doch als er nach einer kleinen Weile erwachte, war ihm zumute, als sei er in der Hölle erwacht. Es *war* die Hölle – «die Hölle des bewußten Mißerfolgs» seiner ehrgeizigen Pläne und seiner Liebe. Er dachte an jenen ersten Abgrund, in den er gestürzt war, ehe er diese Gegend verlassen hatte; damals war er ihm wie die tiefste Tiefe erschienen – aber so tief wie dieser neue Abgrund war er nicht gewesen. Jenes erste Mal waren die äußeren Bollwerke seiner Hoffnung vernichtet worden; jetzt war seine innere Verteidigungslinie niedergebrochen.

Eine Frau in seiner Lage hätte laut aufgeschrien in dieser unerträglichen Nervenspannung, doch da er ein Mann war, blieb ihm diese Erleichterung versagt; in seinem Elend biß er die Zähne aufeinander, so daß wie bei Laokoon tiefe Linien sich um seinen Mund gruben und seine Stirn sich furchte.

Klagend blies der Wind durch die Bäume und heulte im Kamin wie die Pedalnoten einer Orgel. Jedes Efeublatt an der Mauer des kirchenlosen, jetzt nicht mehr benutzten Friedhofs nebenan hackte mit scharfem Ton auf sein Nebenblatt los und die Wetterfahne auf der neuen, moderngotischen Kirche an dem neuen Platz fing schon an zu knarren. Doch offenbar kam das tiefe Gemurmel nicht nur vom Wind draußen, sondern von einer Stimme. Nach einer Weile erriet er, was es war: im Nebenzimmer betete der Hilfspfarrer mit seiner Tante. Er erinnerte sich, daß sie von ihm gesprochen hatte. Bald darauf verstummten die Laute, und ein Schritt schien über den Gang zu kommen. Juda setzte sich auf und rief: «Holla!»

Der Schritt näherte sich seiner Tür, und ein Mann guckte ins Zimmer. Es war ein junger Geistlicher.

«Ich glaube, Sie sind Mr. Highbridge!» sagte Juda. «Meine Tante hat mir schon öfter von Ihnen erzählt. Na, da wäre ich also wieder daheim – ein verlorener Sohn, obwohl ich einmal die allerbesten Vorsätze hatte. Jetzt laß ich den Kopf hängen und blase Trübsal, denn ich hab mich besoffen, und auch sonst ist noch allerlei vorgefallen.»

Langsam berichtete Juda dem Geistlichen von seinen ehemaligen Plänen und Studien; unwillkürlich betonte er weniger die intellektuelle und weltliche Seite seines Traums und dafür die theologische um so mehr, obwohl sie bisher nur einen Teil seines allgemeinen Bildungsplans ausgemacht hatte.

«Jetzt weiß ich, daß ich ein Narr gewesen bin», schloß Juda. «Daß es mit dem Universitätsstudium nichts geworden ist, bedauere ich kein bißchen – ich würde nicht wieder anfangen, auch wenn mir ein guter Ausgang sicher wäre. Weltlicher Erfolg ist mir gleichgültig geworden. Wohl aber habe ich das Bedürfnis, etwas Gutes zu leisten, und es tut mir bitter leid um die Kirche und daß ich die Möglichkeit verspielt habe, ihr als beamteter Geistlicher zu dienen.»

Der Hilfspfarrer, der noch nicht lange in der Gegend war, hatte allmählich tiefes Interesse für Juda gefaßt, und schließlich sagte er: «Wenn Sie sich wirklich zum Amt eines Geistlichen berufen fühlen, und nach dem, was Sie mir erzählt haben, möchte ich das annehmen, denn Sie haben wie ein nachdenklicher, gebildeter Mensch gesprochen, so könnten Sie vielleicht als Lizentiat in den Dienst der Kirche treten, also ohne den üblichen Studiengang. Nur müßten Sie sich entschließen, den Alkohol zu meiden.»

«Das würde mir nicht schwerfallen, wenn ich mich nur auf irgendeine Hoffnung stützen könnte!»

Dritter Teil

In Melchester

«Denn kein anderes Mädchen,
o Bräutigam, kam ihr gleich!»
Sappho

1

Es war ein neuer Gedanke – das Leben als Geistlicher im Dienste der Nächstenliebe im Gegensatz zum Dasein eines Gelehrten mit ehrgeizigen Bestrebungen. Man konnte predigen und seinen Mitmenschen Gutes tun, ohne die Prüfungen an den Schulen von Christminster mit Auszeichnung bestanden zu haben oder über außergewöhnliches Wissen zu verfügen. Der alte Traum, gekrönt von der Vision der Bischofswürde, war überhaupt nicht der Begeisterung für ethische und theologische Ziele entsprungen, sondern dem weltlichen Ehrgeiz im Maskenkleid der geistlichen Tracht. Er fürchtete, sein ganzes Vorhaben sei in eine soziale Unrast ausgeartet, die mit den edleren Trieben nichts zu tun hatte und nur ein künstliches Produkt der Zivilisation war, mochte auch der ursprüngliche Anlaß zu seinen Plänen anderer Art gewesen sein. Es gab gegenwärtig Tausende von jungen Männern, die, auf das eigene Ich bedacht, den gleichen Weg verfolgten. Der schlichte Bauernknecht, der mit beiden Füßen fest auf der Erde stand, der aß und trank und mit seinem Weib gedankenlos durch seine nichtigen Tage dahinlebte, war ihm vorzuziehen.

Aber auf so ungelehrte Weise in den Dienst der Kirche zu treten, daß er es aller Wahrscheinlichkeit nach in seiner ganzen Laufbahn nicht weiter bringen würde als bis zum bescheidenen Hilfspfarrer, der sich in einem abgelegenen Dorf oder im Elendsviertel einer Großstadt abschuftete –

das hätte vielleicht etwas von Güte und Größe an sich; das war vielleicht wahre Frömmigkeit, ein Sühneweg, den einzuschlagen eines reumütigen Mannes würdig war!

Das günstige Licht, in dem sich dieser neue Gedanke im Gegensatz zu seinen aufgegebenen Plänen darbot, tröstete Juda in seinem Elend und seiner Einsamkeit, und während der nächsten Tage erhielt sozusagen seine Gelehrtenlaufbahn den Gnadenstoß – eine Laufbahn, die er nun an die zwölf Jahre verfolgt hatte. Doch tat er zunächst lange Zeit nicht das geringste, um seinem neuen Ziel näher zu kommen; er beschäftigte sich damit, kleine Gelegenheitsarbeiten auszuführen, setzte und beschriftete Grabsteine in benachbarten Dörfern und fand sich darein, daß er den wenigen Bauern und Landleuten, die sich herbeiließen, ihm zuzunicken, als Versager galt, als eine nicht zusagende Ware, die man zurückgeschickt hatte.

Das menschliche Interesse an dem neuen Plan – und ein menschliches Interesse ist auch für den Geistigen und Opferfreudigsten unerläßlich – wurde durch einen Brief von Sue geweckt, der einen neuen Poststempel trug. Offensichtlich schrieb sie aus einer sehr gedrückten Stimmung heraus; von ihrem Tun und Treiben berichtete sie nicht viel mehr, als daß sie irgendeine Prüfung zur Erlangung eines Stipendiums bestanden habe und im Begriff sei, in ein Seminar in Melchester einzutreten, um ihre Ausbildung für den Beruf zu vollenden, den sie, zum Teil durch ihn beeinflußt, gewählt habe. Es gäbe in Melchester auch eine theologische Lehranstalt. Melchester sei eine stille, ruhige Stadt, fast ganz auf das kirchliche Leben abgestimmt; ein Ort, wo weltliche Gelehrsamkeit und ein zugespitzter Verstand keine Stätte hätten; wo das warme Gefühl für seine Mitmenschen, das ihn erfülle, vielleicht höher bewertet würde als glänzende Geistesgaben, die ihm abgingen.

Da er noch eine Zeitlang sein Handwerk würde betreiben müssen, während er sich mit Theologie befaßte, die er in Christminster zugunsten der üblichen klassischen Studien vernachlässigt hatte, konnte er doch eigentlich nichts

Besseres tun, als sich in besagter Stadt Arbeit zu suchen und gleichzeitig seinen Studienplan durchzuführen! Daß sein übermäßiges menschliches Interesse an dem neuen Ort ganz und gar auf Sue beruhte und daß Sue weniger denn je als die geeignete Person betrachtet werden durfte, ein solche Interesse zu erregen, das war ein ethischer Widerspruch, gegen den er nicht blind war. Aber dieses Zugeständnis machte er der menschlichen Schwäche, und er gab sich der Hoffnung hin, Sue nur als Freund und Verwandter lieben zu lernen.

Er konnte die Arbeit der kommenden Jahre so einteilen, überlegte er, daß er sein geistliches Amt mit 30 Jahren antreten würde – was ihm besonders zusagte, weil sein hohes Vorbild im gleichen Alter in Galiläa zu lehren begonnen hatte. Das gab ihm reichlich Zeit zu gründlichem Studium und zum Erwerb einer gewissen Geldsumme durch sein Handwerk, die es ihm ermöglichen würde, die vorgeschriebene Studienzeit an einer theologischen Lehranstalt durchzumachen.

Weihnachten war gekommen und vorübergegangen, und Sue hatte das Seminar in Melchester bezogen. Es war für Juda die ungeeignetste Zeit des Jahres, sich einen neuen Arbeitsplatz zu suchen, und so hatte er ihr geschrieben, er würde lieber seine Ankunft um etwa einen Monat verschieben, bis die Tage länger geworden wären. Sie hatte so bereitwillig zugestimmt, daß er wünschte, er hätte es gar nicht vorgeschlagen – offenbar machte sie sich nicht viel aus ihm. Allerdings hatte sie ihm sein sonderbares Betragen in jener Nacht, als er zu ihr gekommen und dann stillschweigend verschwunden war, niemals vorgeworfen. Ebensowenig hatte sie je ein Wort über ihre Beziehungen zu Mr. Phillotson geäußert.

Plötzlich jedoch erhielt er einen leidenschaftlichen Brief von Sue. Sie sei einsam und unglücklich, schrieb sie; die Anstalt sei ihr verhaßt, es sei schlimmer als in der Werkstatt für Kirchenkunst, schlimmer als überhaupt irgendwo auf der Welt; könne er sofort kommen? – Freilich, wenn er käme, könne sie nur zu bestimmten, kurz bemessenen Zeiten mit ihm zusammen sein, denn die Regeln ihrer Anstalt seien äußerst streng. Mr. Phillotson hätte ihr zu diesem Seminar geraten, und sie wünschte, sie hätte nie auf ihn gehört.

Um Phillotsons Werbung schien es offenbar nicht zum besten zu stehen; und Juda war darüber unendlich froh. Er packte seine Siebensachen und fuhr nach Melchester – leichteren Herzens, als er seit Monaten gewesen war.

Da er ja ein neues Leben anfangen wollte, suchte er nach einem Abstinenzlergasthof und fand ein kleines Hotel dieser Art auf der Straße, die vom Bahnhof zum Ort führte. Nachdem er etwas gegessen hatte, ging er hinaus in das trübe Winterlicht, erst über die Stadtbrücke und dann in der Richtung auf den Domplatz zu. Es war neblig. Da stand er nun dicht vor dem Gemäuer des anmutsvollsten Bauwerks in ganz England. Er blickte auf. Das himmelanstrebende Gebäude war bis zum Dachrand sichtbar; darüber stieg der sich verjüngende Turm höher und höher empor, bis seine Spitze sich völlig im Nebel verlor.

Nun wurden nach und nach die Straßenlaternen angezündet; er ging weiter bis zur Westfront und nahm es als ein gutes Omen, daß hier zahllose Steinblöcke herumlagen – ein Zeichen, daß am Dom weitgehende Restaurierungs- und Ausbesserungsarbeiten im Gange waren. In seinem abergläubischen Gemüt schien ihm dies die wohlbedachte Fürsorge einer waltenden Macht: er sollte volle Beschäftigung in seinem Handwerk finden, während er auf den Ruf zu höheren Aufgaben wartete.

Dann überflutete es ihn warm bei dem Gedanken, wie nahe er jetzt dem kläräugigen, lebhaften Mädchen mit der breiten Stirn und dem dunklen Haar darüber war; dem Mädchen mit dem zündenden Blick, der manchmal von einer so unverhohlenen Süße sein konnte wie der Blick der Mädchen, die er auf den Stichen der Bilder der spanischen Schule gesehen hatte. Sie war hier – wirklich und wahrhaftig hier an diesem Domplatz – in einem der Häuser, die dieser Westfront gegenüberlagen!

Er ging den breiten Kiesweg auf das Haus zu. Es war ein altes Gebäude aus dem fünfzehnten Jahrhundert, einst ein Palast, jetzt ein Lehrerinnenseminar, mit quer- und längsgeteilten Fenstern und einem Hofplatz davor, der von der Straße durch eine Mauer getrennt war. Juda öffnete das Tor und ging zur Haustür, durch die er umständlich eingelassen wurde, als er nach seiner Kusine fragte; man führte ihn in ein Wartezimmer, und nach ein paar Minuten erschien sie.

Obwohl sie erst so kurze Zeit hier lebte, war sie anders, als er sie zuletzt gesehen hatte. Ihr springlebendiges Wesen war verschwunden; die raschen, abgerundeten Bewegungen waren gemessen und verhalten geworden. Gewisse verfeinerte konventionelle Formen hatte sie ebenfalls abgetan. Doch war sie auch nicht ganz das Mädchen, das jenen Brief geschrieben hatte, in dem sie ihn zu sich rief. Den hatte sie offenbar in einer plötzlichen Aufwallung rasch hingeworfen und bei ruhigerem Nachdenken bereut – Nachdenken, das möglicherweise sein schändliches Betragen neulich zum Inhalt gehabt hatte. Juda war vor Erregung ganz benommen.

«Du – du denkst doch nicht, daß ich ein unerzogener, elender Kerl bin – weil ich damals in einem solchen Zustand zu dir gekommen bin – und mich so schmählich wieder davongemacht habe, Sue?»

«Ach, ich hab mir Mühe gegeben, es nicht zu denken! Du hattest mir so viel gesagt, daß ich mir zusammenreimen konnte, wie es gekommen ist. Hoffentlich werde ich nie daran zweifeln, daß du ein wertvoller Mensch bist, mein armer Juda! Und ich freue mich, daß du gekommen bist!»

Sie trug ein dunkelrotes Kleid mit einem kleinen Spitzenkragen. Es war ganz schlicht gearbeitet und hing in schmiegsam-anmutigen Falten um ihre zierliche Gestalt. Ihr Haar, das sie früher getragen hatte, wie die Mode es verlangte, war jetzt straff zusammengedreht und hochgesteckt; überhaupt sah sie aus wie ein Mädchen, das von einer strengen Disziplin in die Zange genommen worden ist; doch aus Tiefen, welche diese Disziplin bisher nicht hatte erreichen können, schimmerte die alte Lebhaftigkeit durch.

Sie war erfreut auf ihn zugetreten, aber Juda spürte, daß sie kaum erwartet hatte, er werde sie mit anderen als verwandtschaftlichen Gefühlen küssen – was doch sein sehnlichster Wunsch war. Er konnte nicht das leiseste Anzeichen entdecken, daß Sue einen Liebhaber in ihm sah oder es jemals tun würde, nun sie ihn von seiner schlimmsten Seite kannte – selbst wenn er das Recht gehabt hätte, als Liebhaber aufzutreten; das bestärkte ihn in seinem Entschluß, ihr von seiner ehelichen Verwicklung zu erzählen, was er immer wieder aufgeschoben hatte aus purer Angst, er werde dann auf das beglückende Zusammensein mit ihr verzichten müssen.

Sue begleitete ihn in die Stadt, und sie sprachen nur von gleichgültigen Dingen, wie der Augenblick es ergab. Juda sagte, er wolle ihr gern irgendein kleines Geschenk kaufen, und da gestand sie einigermaßen beschämt, daß sie schrecklichen Hunger habe. Sie wurden im Seminar sehr kurz gehalten, und Mittagessen, Tee und Abendbrot, zu einer Mahlzeit vereint, war das Geschenk, das sie sich am sehnlichsten wünschte. Also führte Juda sie in eine Gaststätte und bestellte, was das Haus zu bieten hatte – viel war es nicht. Doch gewährte es ihnen die schönste Gelegenheit zu einem ungestörten Beisammensein, denn sie waren die einzigen Gäste und konnten ohne Zwang miteinander reden.

Sie erzählte ihm von der Schule und den Zuständen dort, von der spartanischen Lebensweise und der bunt gemischten Schar ihrer Mitschülerinnen, die aus allen Teilen des Bistums zusammengekommen waren, und daß sie frühzeitig aufstehen und bei Gaslicht arbeiten mußte; dies alles berichtete sie mit der ganzen Bitterkeit eines jungen Menschenkindes, dem Zwang etwas Neues war. Er hörte es sich an, aber nicht das wollte er vor allem wissen, sondern: wie stand sie zu Phillotson? Das gerade sagte sie ihm nicht. Als sie mit dem Essen fertig waren, legte er impulsiv seine Hand auf die ihre; sie blickte auf, lächelte und nahm seine Hand ganz unbefangen in ihre eigene kleine, weiche, ergriff einen Finger nach dem andern und betrachtete sie kühl prüfend, als wären es die Finger eines Handschuhs, den sie zu kaufen gedächte.

«Deine Hände sind ziemlich rauh, Juda, nicht?» sagte sie.

«Ja. Deine wären genauso, wenn sie den ganzen Tag über Hammer und Meißel halten müßten.»

«Es mißfällt mir nicht. Ich finde es großartig, wenn man den Händen eines Mannes ansieht, womit er arbeitet ... Weißt du, ich bin doch ganz froh, daß ich in dieses Seminar gegangen bin. Denk nur, wie unabhängig ich nach der zweijährigen Schulzeit sein werde! Wahrscheinlich mache ich eine ziemlich gute Abschlußprüfung, und Mr. Phillotson wird seinen Einfluß spielen lassen, daß ich an eine große Schule komme.»

Da hatte sie endlich das Thema berührt! «Ich hab manchmal gedacht – gefürchtet, daß er – recht warme Gefühle für dich hat und dich vielleicht gern heiraten möchte», sagte Juda.

«Bilde dir doch nicht so dummes Zeug ein!»

«Er wird schon so was Ähnliches gesagt haben!»

«Und wenn schon – was käme es denn darauf an? Ein alter Mann wie er!»

«Na hör mal, Sue, so sehr alt ist er nicht. Und ich hab doch selber gesehen, daß er ...»

«Bestimmt nicht, daß er mich geküßt hat!»

«Nein. Aber daß er den Arm um dich gelegt hat.»

«Ach ja, ich erinnere mich. Aber ich war gar nicht darauf gefaßt.»

«Du willst dich aus der Sache herausschlängeln, Sue, das ist nicht recht von dir!»

Ihr sensitiver Mund begann zu zittern und ihr Auge zu blinzeln, denn dieser Vorwurf bestimmte sie, etwas zu sagen, was ihr schwerfiel.

«Du wirst gewiß böse werden, wenn ich dir alles erzähle, und deshalb mag ich es dir nicht sagen!»

«Also dann nicht, Liebe», beschwichtigte er sie. «Ich hab

ja kein wirkliches Recht, dich danach zu fragen, und ich will es gar nicht wissen.»

«Aber ich sage es dir!» rief sie mit der Launenhaftigkeit, die zu ihrem Wesen gehörte. «Folgendes hab ich getan: Ich habe versprochen – ich habe versprochen –, daß ich ihn heirate, wenn ich in zwei Jahren aus dem Seminar komme und mein Abschlußzeugnis habe; dann will er, daß wir eine große Doppelschule in einer größeren Stadt übernehmen – er die Jungen und ich die Mädchen –, wie verheiratete Lehrerpaare häufig; dann würden wir gemeinsam recht schön verdienen.»

«Ach, Sue! ... Aber natürlich ist es das Richtige – du hättest gar nichts Besseres tun können!»

Er sah sie an, und ihre Blicke begegneten sich; der Vorwurf in seinen Augen strafte seine Worte Lügen. Dann entzog er ihr seine Hand und wandte das Gesicht von ihr weg zum Fenster – sie war ihm entfremdet. Sue betrachtete ihn still und ohne sich zu rühren.

«Ich hab ja gewußt, daß du böse sein würdest!» sagte sie mit einer Miene, die nicht die leiseste Erregung verriet. «Nun gut – wahrscheinlich bin ich im Unrecht! Ich hätte dich nicht zu mir kommen lassen sollen! Es ist wohl besser, wenn wir einander nicht wiedersehen und wenn wir uns nur selten schreiben, und nur über Berufliches!»

Gerade dieses eine hätte er nicht ertragen können, wie sie vermutlich wußte; sofort war er umgestimmt. «O ja, wir werden einander wiedersehen», sagte er rasch. «Daß du verlobt bist, kann mir gar nichts ausmachen. Es ist mein gutes Recht, dich zu sehen, wann ich will; und das laß ich mir nicht nehmen!»

«Dann wollen wir nicht mehr davon reden. Es verdirbt uns unseren ganzen Abend. Was man in zwei Jahren tun wird, spielt doch gar keine Rolle!»

Sie war ihm ein Rätsel, und er ließ das Thema fallen. «Wollen wir uns eine Weile in den Dom setzen?» fragte er, als sie ihr Mahl beendet hatten.

«In den Dom? Meinetwegen. Aber eigentlich würde ich lieber auf dem Bahnhof sitzen», antwortete sie; ein Anflug von Ärger klang noch in ihrer Stimme nach. «Das ist heutzutage der Mittelpunkt des städtischen Lebens. Der Dom hat seine Zeit gehabt!»

«Wie modern du bist!»

«Würdest du auch sein, wenn du in den letzten paar Jahren soviel im Mittelalter gelebt hättest wie ich. Der Dom war vor vier oder fünf Jahrhunderten ein sehr guter Ort; aber jetzt hat er ausgespielt . . . Und ich bin auch nicht modern. Ich gehöre in eine Zeit, die viel weiter zurückliegt als das Mittelalter.» Juda sah niedergeschlagen aus.

«Da haben wir's – ich sag kein Wort mehr davon!» rief sie. «Nur weißt du nicht, wie schlecht ich bin, von deinem Standpunkt aus, sonst würdest du nicht so große Stücke auf mich halten, und es wäre dir gleichgültig, ob ich verlobt bin oder nicht. Jetzt haben wir gerade noch Zeit, um den Domplatz zu gehen, denn ich muß ins Seminar, sonst schließen sie mich die ganze Nacht über aus.»

Er begleitete sie bis zum Tor, und sie trennten sich. Juda war insgeheim überzeugt, daß sein unseliger Besuch bei ihr in jener traurigen Nacht ihre Verlobung beschleunigt habe, und das machte ihn alles andere als glücklich. Diese Form also hatten ihre Vorwürfe angenommen, nicht die Form von Worten! Nichtsdestoweniger machte er sich am nächsten Tag auf die Suche nach Arbeit, die nicht so leicht zu finden war wie in Christminster, denn in dieser stillen Stadt gab es in der Regel für Steinmetzen nicht viel zu tun, und die meisten Arbeiter waren in fester Stellung. Doch allmählich setzte er sich durch. Sein erster Auftrag war eine Bildhauerarbeit für den Friedhof auf dem Berg; und schließlich fand er dort Beschäftigung, wo es ihn am stärksten hinzog: bei den Ausbesserungsarbeiten im Dom, die sehr umfangreich waren, denn alle Steinmetz- und Bildhauerarbeiten im Innern waren entfernt worden und sollten weitgehend durch neue ersetzt werden.

Es konnte jahrelang dauern, bis alles vollendet war, und er vertraute der eigenen Geschicklichkeit mit Hammer und Meißel genug, daß er wußte, es würde von ihm selbst abhängen, wie lange er dabeibliebe.

Das Zimmer am Domplatz, das er bezog – Wohn- und Schlafzimmer in einem –, hätte einem Geistlichen keine Schande gemacht; die Miete betrug einen höheren Prozentsatz seines Lohns, als Handarbeiter für gewöhnlich zu bezahlen gewillt sind. Der Raum war mit gerahmten Fotografien der verschiedenen Pfarrhäuser ausgestattet, in denen seine Wirtin einst als treue Dienerin gewaltet hatte, und unten im Wohnzimmer stand auf dem Kaminsims eine Stutzuhr mit einer Inschrift, welche besagte, daß diese Uhr selbiger ernstgesinnten Person anläßlich ihrer Eheschließung von ihren Mitbediensteten verehrt worden sei. Juda ergänzte die Einrichtung seines Zimmers durch Fotografien der Grabdenkmäler und kirchlichen Steinmetzarbeiten, die er mit eigener Hand ausgeführt hatte, und seine Wirtin hielt den neuen Mieter ihres möblierten Zimmers für eine hochbefriedigende Errungenschaft.

In den Buchhandlungen der Stadt fand er eine reichliche Auswahl theologischer Bücher; mit ihrer Hilfe begann er sein Studium von neuem in einem anderen Geist und in anderer Richtung als bisher. Zur Erholung von den Kirchenvätern und grundlegenden Werken wie Paley und Butler las er Newman, Pusey und viele andere moderne Leuchten. Er mietete sich ein Harmonium und übte sich darauf in Kirchenmusik.

2

MORGEN IST UNSER GROSSER TAG; WO WOLLEN WIR HIN?»

«Ich hab von drei bis neun frei. Irgendwohin – wenn wir nur in dieser Zeit hin- und zurückkommen. Keine Ruinen, Juda – die mag ich nicht.»

«Also – Schloß Wardour. Und dann können wir noch

nach Fonthill, wenn wir Lust haben – alles an einem Nachmittag.»

«Wardour ist eine gotische Ruine. Ich hasse Gotik.»

«Nein, ganz im Gegenteil: es ist ein klassisches Bauwerk. Korinthisch, glaube ich; und eine Menge Bilder gibt es dort.»

«So, also gut. Korinthisch – das klingt schön. Da wollen wir hin.»

Dieses Gespräch hatten sie ein paar Wochen später geführt, und am nächsten Tag rüsteten sie sich zum Aufbruch. Jede Einzelheit des Ausflugs war für Juda wie die funkelnde Facette eines Kristalls; er wagte nicht nachzudenken über seine Lebensführung, der es an Folgerichtigkeit gebrach. Das Verhalten seiner Sue war ihm ein einziges liebliches Rätsel; mehr konnte er dazu nicht sagen.

Zur gegebenen Zeit folgten die glückhaften Ereignisse aufeinander: das Abholen an der Seminartür; ihr Erscheinen in nonnenhaft schlichter Kleidung, die mehr erzwungen als frei gewählt war; das gemächliche Schlendern zum Bahnhof; das «Sie gestatten . . .!» der Gepäckträger, das schrille Pfeifen der Lokomotiven – alles schloß sich zusammen zu einem schönen Kristallgebilde. Kein Mensch starrte Sue an, denn sie war ja so einfach gekleidet; Juda tröstete sich in dem Gedanken, daß er allein um die Schönheit wußte, die durch diese Gewandung gedämpft wurde. Eine Summe von 10 Pfund, in einem Modegeschäft ausgegeben, das mit Sues wirklichem Leben, ihrem wahren Ich nichts zu tun hatte – und ganz Melchester hätte die Augen aufgerissen!

Der Zugschaffner hielt sie für ein Liebespaar und gab ihnen ein Abteil für sie allein.

«Eine gute Absicht, aber verlorene Liebesmüh!» meinte Sue.

Juda gab keine Antwort. Er fand die Bemerkung unnötig grausam und zum Teil unwahr.

Sie erreichten den Park und das Schloß und wanderten durch die Gemäldegalerien; Juda verweilte mit Vorliebe bei religiösen Bildern von Del Sarto, Guido Reni, Spagnoletto, Sassoferrato, Carlo Dolci und anderen. Sue blieb geduldig neben ihm stehen und sah ihn verstohlen prüfend an, wenn sein Gesicht beim Betrachten der Heiligen Familien, Madonnen und Heiligen gesammelte Andacht verriet. Hatte sie ihn gründlich genug beobachtet, so ging sie weiter und wartete vor einem Lely oder Reynolds auf ihn. Offensichtlich interessierte ihr Vetter sie in hohem Maße, wie einen etwa ein Mensch interessieren würde, der sich mühsam in einem Labyrinth zurechtzufinden sucht, dem man selbst entronnen ist.

Als sie ins Freie traten, blieb ihnen noch viel Zeit. Juda schlug vor, erst etwas zu essen und dann über die Hochfläche nordwärts zu wandern bis zu einer etwa 7 Meilen entfernten Bahnstation, von wo sie den Zug einer anderen Bahnlinie nach Melchester nehmen konnten. Sue war für jedes Abenteuer zu haben, welches ihr noch stärker zum Bewußtsein brachte, daß sie dem Seminar für einen Tag entronnen war; bereitwillig stimmte sie zu, und so zogen sie los, den benachbarten Bahnhof hinter sich lassend.

Es war eine richtige Hochfläche, offen und weit. Sie plauderten und schritten tüchtig aus. In einem kleinen Dickicht schnitt Juda einen Wanderstab für Sue, so lang wie sie selbst und oben gekrümmt, so daß sie aussah wie eine Schäferin. Etwa in der Mitte des Wegs kreuzten sie eine breite Landstraße, die westöstlich verlief – die alte Straße von London nach Land's End. Sie blieben stehen, warfen einen kurzen Blick in beide Richtungen und sprachen davon, wie verlassen diese einst vielbenutzte Verkehrsader jetzt dalag; nur der Wind fegte über den Boden und wirbelte Stroh- und Heuhalme auf.

Sie überschritten die Straße und gingen weiter; aber im Laufe der nächsten halben Meile schien Sue müde zu werden, und Juda begann sich um sie zu sorgen. Sie hatten schon eine weite Strecke zurückgelegt, und wenn sie die andere Bahnstation nicht erreichen konnten, so waren sie in einer mißlichen Lage. In der weiten Hügellandschaft mit ihren Rübenfeldern war lange Zeit kein einziges Haus zu sehen; doch nach einer Weile gelangten sie zu einer

Schafhürde und gleich darauf zu dem Schäfer, der Weidenzäune aufstellte. Er sagte ihnen, das einzige Haus in der Nähe sei das seiner Mutter, und zeigte auf eine kleine Talsenke, aus der ein leichter blauer Rauch aufstieg; sie sollten weitergehen und dort rasten, meinte er.

Das taten sie denn auch und betraten das Haus. Eine alte Frau, die keinen einzigen Zahn mehr im Mund hatte, ließ sie ein; sie waren so höflich zu ihr, wie Fremde eben sind, wenn ihre einzige Aussicht auf Rast und Obdach von der Freundlichkeit der Bewohnerin abhängt.

«Ein nettes kleines Haus», meinte Juda.

«Ach, ich weiß nicht recht von wegen Nettigkeit! Bald muß das Strohdach neu gemacht werden, und wo ich das Material dazu hernehmen soll, weiß ich nicht, denn Stroh ist so teuer geworden, daß es billiger sein wird, sich sein Haus mit Porzellanplatten decken zu lassen statt mit Stroh.»

Sie saßen da und ruhten sich aus, als der Schäfer hereinkam.

«Laßt euch nicht stören», sagte er mit einer abwehrenden Handbewegung, «meinetwegen könnt ihr hierbleiben, so lange ihr mögt. Ihr wollt doch nicht etwa mit dem Zug nach Melchester? Das schafft ihr ganz bestimmt nicht, wenn ihr Weg und Steg hierherum nicht kennt. Ich geh ja ganz gern ein Stück mit, aber selbst dann ist der Zug wahrscheinlich schon weg.»

Sie sprangen auf.

«Ihr könnt ruhig hierbleiben über Nacht – nicht wahr, Mutter? Ihr seid willkommen. Man liegt ein bißchen hart, aber man kann's auch schlimmer treffen.» Zu Juda gewandt, fragte er, daß die anderen es nicht hören konnten: «Seid ihr ein Ehepaar?»

«Pst – nein!» erwiderte Juda.

«Ach, ich hab nichts Unanständiges im Sinn gehabt – gewiß nicht! Da kann sie ja bei meiner Mutter schlafen, und Sie und ich, wir legen uns in der äußeren Stube nieder, wenn die beiden durchgegangen sind. Ich kann Sie rechtzeitig wecken, damit Sie den ersten Zug erreichen. Den heute abend kriegen Sie jetzt doch nicht mehr.»

Nach einigem Überlegen beschlossen sie, das Angebot anzunehmen; sie setzten sich an den Tisch und teilten mit dem Schäfer und seiner Mutter das Abendessen – gekochten Speck und Gemüse.

«Eigentlich gefällt mir das», sagte Sue, während ihre Gastgeber den Tisch abräumten. «Frei von allen Gesetzen, Schwerkraft und Keimkraft ausgenommen.»

«Das bildest du dir nur ein; es gefällt dir nicht; du bist ein Produkt der Zivilisation», entgegnete Juda; ihre Verlobung war ihm eingefallen und begann ihn wieder ein wenig zu schmerzen.

«Ganz bestimmt nicht, Juda. Ich bin für Lesen und all so was, aber ich sehne mich nach dem Leben meiner Kindheit und nach seiner Freiheit zurück.»

«Besinnst du dich so gut darauf? Mir scheinst du gar nichts Unkonventionelles an dir zu haben.»

«Ach, meinst du? Du weißt nicht, was in mir steckt.»

«Was denn?»

«Eine Nomadin.»

«Ein Stadtfräulein bist du.»

Ihr ganzes Gesicht war entschiedener Widerspruch, und sie wandte sich ab.

Der Schäfer weckte die beiden am nächsten Morgen, wie er versprochen hatte. Es war ein heller, klarer Tag, und die 4 Meilen bis zum Zug wurden munter zurückgelegt. Als sie in Melchester angekommen und zum Domplatz gelangt waren und vor Sues Augen die Giebel des alten Gebäudes aufstiegen, in das sie wieder eingesperrt werden sollte, schien sie ein wenig beklommen. «Ich werde wohl tüchtig was zu hören kriegen!» murmelte sie.

Sie läuteten die große Glocke und warteten.

«Ach, ich hab dir ja was mitgebracht, das hätte ich beinahe vergessen», sagte sie rasch und suchte in ihrer Tasche. «Ein neues Bildchen von mir. Möchtest du es haben?»

«Das fragst du noch!» Erfreut nahm er es an sich; da kam der Pförtner. Sein Gesicht, als er das Tor öffnete, schien unheilkündend. Sie trat ein, drehte sich nach Juda um und winkte ihm.

3

Die siebzig jungen Mädchen zwischen neunzehn und einundzwanzig Jahren – auch einige ältere mochten darunter sein –, die damals jene Art Nonnenkloster bevölkerten, das als Seminar von Melchester bekannt war, bildeten eine bunt zusammengewürfelte Schar; da gab es Töchter von Handwerkern, Hilfsgeistlichen, Ärzten, Geschäftsleuten, Pächtern, Milchhändlern, Soldaten, Seeleuten und Bauern. An dem Abend, von dem wir eben erzählt haben, saßen sie in dem großen Schulzimmer der Anstalt beisammen und tuschelten, daß Sue Bridehead bei Torschluß noch nicht dagewesen sei.

«Sie ist mit ihrem Freund ausgegangen», sagte eine Schülerin des zweiten Jahrgangs, die über «Freunde» Bescheid wußte. «Miss Traceley hat sie mit ihm am Bahnhof gesehen.»

«Sie hat gesagt, es wäre ihr Vetter», bemerkte eine noch sehr junge Neue.

«*Die* Ausrede haben wir in unserer Schule ein bißchen zu oft vorgesetzt gekriegt, als daß damit viel zu machen wäre», meinte die diesjährige «Erste» trocken.

Tatsächlich war vor kaum zwölf Monaten eine höchst beklagenswerte Verführungsgeschichte vorgefallen; die betreffende Schülerin hatte dieselbe Behauptung vorgebracht, um sich Zusammenkünfte mit ihrem Liebhaber zu erschwindeln. Die Sache hatte sich zu einem Skandal entwickelt, und infolgedessen war die Schulleitung seither äußerst streng gegen Vettern.

Um neun Uhr wurden alle Namen aufgerufen; dreimal erscholl Sues Name in Miss Traceleys lauttönender Stimme, ohne daß eine Antwort darauf erfolgt wäre.

Ein Viertel nach neun erhoben sich die siebzig, um die «Abendhymne» zu singen, dann knieten sie nieder und beteten. Nach dem Gebet ging es zum Abendessen; jedes der Mädchen fragte sich: ‹Wo mag wohl Sue Bridehead sein?› Einige, die Juda vom Fenster aus gesehen hatten, dachten bei sich, daß sie ganz gern Sues Strafe auf sich nehmen würden für das Vergnügen, von einem jungen Mann mit einem so lieben Gesicht geküßt zu werden. Kaum eine einzige glaubte an die Vetternschaft.

Eine halbe Stunde später lagen sie alle in ihren Schlafnischen, die zarten Mädchengesichter zu den grellen Gasflammen emporgewandt, die in regelmäßigen Zwischenräumen die langen Schlafsäle erhellten; jedes Gesicht trug den Stempel «das schwächere Geschlecht», diesen Fluch des Weibtums, und keine noch so große Anstrengung ihrer willigen Herzen und Hirne konnte es stark machen, solange die unerbittlichen Naturgesetze bleiben, wie sie sind. Sie boten einen hübschen, rührenden Anblick, der nachdenklich stimmen mochte. Doch von dieser rührenden Schönheit wußten sie selbst nichts – die würden sie erst entdecken, wenn mitten in den Stürmen und Spannungen späterer Jahre, die ihnen Ungerechtigkeit und Einsamkeit bringen würden, das Gebären von Kindern und den Tod geliebter Menschen, ihnen all das wieder ins Gedächtnis kommen würde als eine Zeit, die man allzu gedankenlos hatte vorübergleiten lassen.

Eine der Lehrerinnen kam herein, um das Licht auszudrehen; doch zuvor warf sie einen letzten Blick auf Sues Bett, das leer geblieben war, und auf ihren kleinen Toilettentisch am Fußende, der wie die übrigen mit allerlei Jungmädchenkram, vor allem mit gerahmten Fotografien, geschmückt war.

Sues Tisch bot einen bescheidenen Anblick: zwei Männer in ihren Filigran- und Samtrahmen standen zusammen neben Sues Spiegel.

«Wer sind diese beiden – hat sie das gesagt?» fragte die Lehrerin. «Ihr wißt ja, eigentlich dürfen auf diesen Tischen nur die Bilder von Verwandten stehen.»

«Einer davon – der ältere Mann», sagte eine Schülerin im nächsten Bett, «ist ihr Lehrer, Mr. Phillotson.»

«Und der andere – dieser Student in Mütze und Talar –, wer ist das?»

«Das ist ein Freund oder war ein Freund von ihr. Wie er heißt, hat sie nie gesagt.»

«War es einer von den beiden, der sie abgeholt hat?»

«Nein.»

«Ist es auch bestimmt nicht der Student gewesen?»

«Ganz bestimmt nicht. Es war ein junger Mann mit schwarzem Bart.»

Das Licht wurde rasch gelöscht, und vor dem Einschlafen ergingen sich die Mädchen in Vermutungen über Sue und die Abenteuer, die sie in London und Christminster gehabt haben mochte, ehe sie hierherkam. Einige von ihnen, ruheloser als die anderen, standen auf und schauten durch die altertümlichen Fenster zu der gewaltigen Westfront des Doms hinüber und zu dem Turm, der dahinter emporstieg.

Als sie am nächsten Morgen erwachten, warfen sie flüchtige Blicke in Sues Schlafnische, die noch immer leer war. Als sie nach der frühen Arbeitsstunde im Morgenrock bei Gaslicht wieder heraufgekommen waren, um sich zum Frühstück anzukleiden, ertönte laut die Glocke am Eingangstor. Die Lehrerin, die im Schlafsaal Aufsicht hatte, verschwand und kam nach einer Weile zurück mit der Meldung, die Direktorin habe angeordnet, daß niemand ohne besondere Erlaubnis mit Sue Bridehead sprechen dürfe.

Als daher Sue erhitzt und müde den Schlafsaal betrat, um sich eilig ein wenig zurechtzumachen, kam keine ihrer Gefährtinnen mit einem Gruß oder einer Frage auf sie zu. Unten beim Frühstück im Speisesaal merkten sie, daß Sue ihnen nicht nachgekommen war; dann erfuhren sie, Sue sei streng getadelt und für eine Woche in ein Einzelzimmer verbannt worden, wo sie ihre Mahlzeiten einzunehmen und ihre Arbeiten zu machen habe.

Darüber gab es ein Raunen und Murren unter den siebzig, denn diese Strafe erschien ihnen zu hart. Eine gemeinsame Eingabe wurde verfaßt und der Direktorin übergeben, in der eine Milderung der Strafe verlangt wurde. Nichts erfolgte darauf. Gegen Abend, als die Geographielehrerin im Klassenzimmer ihre Aufgaben zu diktieren begann, saßen die Mädchen mit verschränkten Armen da.

«Soll das heißen, daß ihr nicht arbeiten wollt?» fragte schließlich die Lehrerin. «Ich kann es euch ja sagen: es ist festgestellt worden, daß der junge Mann, mit dem Bridehead die Nacht weggeblieben ist, nicht ihr Vetter war, aus dem einfachen Grund, weil sie überhaupt keinen solchen Verwandten hat. Wir haben nach Christminster geschrieben, um sicherzugehen.»

«Wir sehen keine Veranlassung, an Sues Worten zu zweifeln», sagte die «Erste».

«Der junge Mann ist in Christminster wegen Trunksucht und Gotteslästerung in Wirtshäusern von seinem Arbeitsplatz entlassen worden und nur deshalb hierhergekommen, um in ihrer Nähe zu sein.»

Jedoch die Mädchen blieben verstockt und rührten sich nicht, so daß die Lehrerin das Zimmer verließ, um ihre Vorgesetzten zu fragen, was zu geschehen habe.

Nach einer Weile – es dämmerte schon – hörten die Schülerinnen laute Rufe aus dem Klassenzimmer des ersten Jahrgangs; eines der Mädchen kam hereingestürzt und berichtete, Sue sei durch das rückwärtige Fenster ihres Arrestzimmers geklettert, im Dunkeln über den Rasen entwischt und verschwunden. Wie sie es fertiggebracht hatte, aus dem Garten zu kommen, vermochte niemand zu sagen, denn das Grundstück wurde unten vom Fluß begrenzt und die Pforte war verschlossen.

Man schaute sich das leere Zimmer an: der Fensterflügel zwischen den mittleren Pfosten stand offen. Noch einmal wurde der Rasen mit einer Laterne abgeleuchtet, jeder Busch, jeder Strauch untersucht – nirgends war sie versteckt. Dann wurde der Pförtner vom Haupttor befragt; nach einigem Nachdenken erinnerte er sich, etwas wie Plätschern hinten vom Fluß her gehört zu haben, doch hätte er nicht darauf geachtet und gemeint, es wären wohl ein paar Enten eingefallen.

«Sie muß durch den Fluß gewatet sein!» rief eine Lehrerin.

«Oder sich ertränkt haben!» meinte der Pförtner.

Die Vorsteherin war entsetzt – nicht so sehr bei dem Gedanken an den etwaigen Tod Sues, als vielmehr beim Gedanken an die etwaige halbe Zeitungsspalte, in der das Ereignis mit allen Einzelheiten in sämtlichen Blättern berichtet werden würde; das, hinzugenommen zu dem vorjährigen Skandal, würde das Seminar in höchst unerwünschter Weise auf viele Monate ins Licht der Öffentlichkeit rücken.

Mehr Laternen wurden beschafft; der Fluß wurde abgesucht, und schließlich entdeckte man im Schlamm des jenseitigen Ufers, das in offenes Wiesengelände überging, einige Spuren von kleinen Stiefeln. Kein Zweifel: das allzu leicht erregbare Mädchen war durch eine Wassertiefe gewatet, die fast ihre Schultern erreicht haben mußte – denn es handelte sich um den größten Fluß der Grafschaft, der in allen Geographiebüchern achtungsvoll erwähnt war. Da Sue sich also nicht ertränkt und somit keine Schande über die Anstalt gebracht hatte, begann die Vorsteherin wegwerfend über sie zu reden und Freude zu bekunden, daß man sie los sei.

Am gleichen Abend saß Juda in seinem Zimmer am Domplatztor. Oft um diese Stunde, wenn es dunkel geworden war, ging er auf den stillen Platz hinaus und blieb gegenüber dem Haus stehen, das Sue umschloß; dann beobachtete er die Schatten der Mädchenköpfe, die hinter den Vorhängen hin und her huschten, und wünschte, auch er hätte nichts weiter zu tun, als den ganzen Tag über dazusitzen und zu lesen und zu lernen, was viele der gedankenlosen Bewohnerinnen verachteten. Aber heute abend, nachdem er seinen Tee getrunken und sich ein wenig zurechtgemacht hatte, war er tief versunken in die Lektüre des neunundzwanzigsten Bandes von Puseys *Bibliothek der Kirchenväter*; er hatte die Bände bei einem Antiquar zu einem Preis erworben, der ihm für dieses unschätzbare Werk unbegreiflich billig vorkam. Da war ihm, als hätte es leicht gegen die Fensterscheibe geklirrt; noch einmal hörte er es. Gewiß hatte jemand Kies dagegengeworfen! Er stand auf und schob leise das Fenster hoch.

«Juda!» kam es von unten.

«Sue!»

«Ja – ich bin's! Kann ich hinaufkommen, ohne daß mich jemand sieht?»

«Ja, ja!»

«Dann komm nicht herunter. Mach das Fenster zu.»

Juda wartete; er wußte, daß sie ganz leicht ins Haus gelangen konnte, denn die Tür war nur durch einen Griff verschlossen, den jedermann aufdrehen konnte, wie in den meisten alten Landstädten. Er erbebte bei dem Gedanken, daß sie in ihrer Not zu ihm geflohen war, wie er in seiner Not zu ihr. Wie sie doch einander glichen! Er klinkte seine Stubentür auf und hörte ein verstohlenes Rascheln auf der dunklen Treppe; im nächsten Augenblick erschien sie im Lichtkreis seiner Lampe. Er trat auf sie zu und ergriff ihre Hand. Das ganze Mädchen war feucht und kalt wie eine Meeresgöttin, und die Kleider klebten ihr am Leib wie die Gewänder der Figuren im Parthenon-Fries.

«Ich friere so!» sagte sie mit klappernden Zähnen. «Kann ich mich an dein Feuer setzen, Juda?»

Sie trat an seinen kleinen Kamin, in dem ein winziges Feuer brannte, doch da bei jedem Schritt, den sie tat, Wasser von ihr tropfte, war es ein hoffnungsloser Gedanke, sich am Feuer zu trocknen.

«Was in aller Welt hast du denn angestellt, Liebling?» fragte er voller Angst; die zärtliche Anrede war ihm unversehens entschlüpft.

«Durch den größten Fluß der Grafschaft bin ich gewatet – das habe ich angestellt! Sie haben mich eingesperrt, weil ich mit dir fort war; und das erschien mir so ungerecht, daß ich es nicht ertragen konnte; da bin ich durchs Fenster geklettert und über den Fluß entwischt!» Sie hatte ihre Erläuterungen in ihrem gewöhnlichen, etwas selbstsicheren Ton begonnen, doch ehe sie noch zu Ende war, zitterten die schmalen roten Lippen und sie konnte die Tränen kaum zurückhalten.

«Liebe Sue!» sagte er. «Du mußt alle deine Sachen ausziehen! Und warte – du mußt dir was von meiner Wirtin borgen. Ich geh gleich und bitte sie darum.»

«Nein, nein! Sag ihr um Gottes willen nicht, daß ich hier bin! Wir sind so nahe beim Seminar, daß sie nach mir suchen werden!»

«Dann mußt du meine Sachen anziehen. Es macht dir doch nichts?»

«Aber nein.»

«Meinen Sonntagsanzug, weißt du. Ich hab ihn gleich hier.» In der Tat war alles gleich zur Hand in Judas winziger Stube, denn sie war so klein, daß es gar nicht anders hätte sein können. Er zog eine Schublade auf, holte seinen guten dunklen Anzug hervor, schüttelte die Sachen aus und fragte:

«Wie lange brauchst du?»

«Zehn Minuten.»

Juda verließ das Zimmer, trat ins Freie und schlenderte auf der Straße hin und her. Eine Uhr schlug halb acht, und er ging wieder hinauf. In seinem einzigen Lehnstuhl sah er ein schmächtiges, zerbrechliches Wesen sitzen, verkleidet als Juda Fawley in seinem Sonntagsstaat; so rührend war sie in ihrer Hilflosigkeit, daß ihm das Herz weit wurde. Auf zwei anderen Stühlen vor dem Feuer hatte sie ihre nassen Sachen ausgebreitet. Sie errötete, als er sich neben sie setzte, doch nur flüchtig.

«Wahrscheinlich ist es sonderbar, Juda, daß du mich so siehst, und all meine Sachen hängen da herum. Aber das ist doch Unsinn! Es sind ja nur die Kleidungsstücke einer Frau – geschlechtslose Wolle und Leinwand . . . Wenn ich mich nur nicht so krank und elend fühlte! Willst du meine Sachen jetzt trocknen? Bitte, Juda, und dann suche ich mir ein Unterkommen. Es ist ja noch nicht spät.»

«Nein, das laß ich nicht zu, wenn du krank bist. Du mußt hierbleiben. Liebe, liebe Sue, was kann ich dir holen?»

«Ich weiß nicht. Es schüttelt mich immer vor Kälte. Wenn ich mich nur erwärmen könnte.» Juda legte ihr noch seinen dicken Mantel um; dann lief er in die nächste

Kneipe und kam mit einer kleinen Flasche zurück. «Hier hab ich für einen halben Shilling besten Branntwein. Das mußt du trinken, Sue, das Ganze.»

«Aus der Flasche doch nicht?»

Juda holte das Glas vom Waschtisch und verdünnte den Schnaps mit etwas Wasser. Sie schnappte ein bißchen nach Luft, doch sie schluckte das Zeug hinunter und legte sich in den Lehnstuhl zurück.

Dann begann sie umständlich zu erzählen, was sie erlebt hatte, seit sie auseinandergegangen waren; doch mitten in ihrer Geschichte stockte ihr die Stimme, der Kopf sank herab, und sie verstummte. Juda hatte eine Todesangst, sie könne sich eine Erkältung geholt haben, die zu einem dauernden Leiden werden könne. Er war glücklich, als er ihre regelmäßigen Atemzüge vernahm. Leise trat er näher zu ihr hin; da sah er, daß ein warmer, rosiger Schein ihre vorher bläulichen Wangen überhauchte, und fühlte, daß ihre herabhängende Hand nicht mehr kalt war. Mit dem Rücken zum Feuer stand er da und betrachtete sie – beinahe wie eine Gottheit erschien sie ihm.

4

JUDAS TRÄUMEREI WURDE DURCH KNARRENDE SCHRITTE unterbrochen, welche die Treppe heraufkamen.

Schnell raffte er Sues Sachen von den Stühlen, auf denen sie trockneten, stopfte sie unter das Bett und setzte sich an sein Buch. Jemand klopfte und öffnete gleich darauf die Tür. Es war seine Wirtin.

«Ach, ich wußte nicht, ob Sie zu Hause waren, Mr. Fawley. Ich wollte nur wissen, ob Sie Abendbrot haben wollen. Ich sehe, Sie haben einen jungen Herrn . . .»

«Ja. Aber ich möchte heute lieber nicht herunterkommen. Bringen Sie mir doch bitte das Abendessen herauf; ich hätte gern auch eine Tasse Tee.»

Für gewöhnlich ging Juda in die Küche hinunter und nahm seine Mahlzeiten gemeinsam mit der Familie ein – das war einfacher. An diesem Tag jedoch brachte ihm seine Wirtin das Abendessen auf einem Brett herauf, das er ihr an der Tür abnahm.

Als sie gegangen war, setzte er die Teekanne dicht ans Feuer und holte Sues Sachen wieder hervor; aber sie waren noch keineswegs trocken. Ein dickes, wollenes Kleidungsstück war noch ganz naß, fand er. Er breitete alles wieder aus, schürte das Feuer und überließ sich von neuem seinen Gedanken, während der Dampf von den Kleidern in den Kamin stieg.

Plötzlich sagte sie: «Juda!»

«Ja. Wie fühlst du dich jetzt?»

«Besser. Ganz gut. Ich bin eingeschlafen, nicht wahr? Welche Zeit ist es denn? Doch noch nicht spät?»

«Nach zehn.»

«Wirklich? Was *soll* ich nur tun!» sagte sie erschrocken.

«Hierbleiben!»

«Ja, das möchte ich am liebsten. Aber was würden die Leute dazu sagen! Und was machst denn du?»

«Ich setze mich die Nacht über hier ans Feuer und lese. Morgen ist Sonntag, da muß ich nirgends hin. Vielleicht ersparst du dir eine schwere Krankheit, wenn du hierbleibst. Mach dir keine Sorgen. Ich habe es ganz bequem. Sieh, was ich für dich habe: Abendbrot.»

Als sie sich aufgesetzt hatte, atmete sie mühsam und sagte kläglich: «Ich fühle mich doch noch ziemlich schwach. Ich dachte, ich wäre wieder ganz wohl; und eigentlich sollte ich gar nicht hier sein, nicht?» Aber das Abendessen stärkte sie einigermaßen, und nachdem sie etwas Tee getrunken und sich wieder zurückgelegt hatte, war sie fröhlich und heiter.

Es mußte grüner Tee gewesen sein, oder vielleicht hatte er zu lange gezogen, jedenfalls war sie unnatürlich lebhaft hinterher, während Juda, der keinen Tee getrunken hatte, sich müde zu fühlen begann, bis ihre Worte seine Aufmerksamkeit fesselten.

«Du hast mich ein Geschöpf der Zivilisation genannt, oder so ähnlich, weißt du noch?» sagte sie nach einer Zeit des Schweigens. «Merkwürdig, daß du gerade darauf verfallen bist.»

«Warum?»

«Weil es so aufreizend falsch ist. Ich bin eine Art Negation der Zivilisation.»

«Du bist ja sehr philosophisch. Eine ‹Negation› – das ist ein grundgelehrter Ausdruck.»

«Wirklich? Mach ich dir den Eindruck, als wäre ich gelehrt?» fragte sie mit einem Anflug von gutmütigem Spott.

«Nein – nicht gelehrt. Nur redest du nicht ganz wie ein Mädchen, das – nun, wie ein Mädchen, das keine Bildungsmöglichkeiten gehabt hat.»

«Ich habe Bildungsmöglichkeiten gehabt. Latein und Griechisch kann ich nicht, aber in der Grammatik der beiden Sprachen weiß ich Bescheid. Und ich kenne die meisten griechischen und lateinischen Klassiker durch Übersetzungen und auch andere Bücher. Ich habe Lemprière gelesen, Catull, Martial, Juvenal, Lukian, Beaumont und Fletcher, Boccaccio, Scarron, Brantôme, Sterne, Defoe, Smollett, Fielding, Shakespeare, die Bibel und anderes mehr; und ich habe gefunden, daß es mit dem Interesse an dem ungesunden Teil dieser Bücher vorbei war, sobald nichts Geheimnisvolles mehr daran blieb.»

«Da hast du mehr gelesen als ich», erwiderte er mit einem Seufzer. «Wie bist du nur auf einige dieser ausgefallenen Sachen gekommen?»

«Ach», erwiderte sie nachdenklich, «eigentlich ganz durch Zufall. Mein Leben ist ganz und gar durch einen Zug meines Wesens bestimmt worden, den die Leute meine Verschrobenheit nennen. Ich habe an sich keine Angst vor Männern und auch nicht vor ihren Büchern. Ich bin mit ihnen umgegangen – vor allem mit einem oder zweien –, fast als wäre ich vom gleichen Geschlecht. Ich meine, ich habe Männern gegenüber nicht so empfunden, wie man den meisten Mädchen beibringt, daß sie empfinden sollen – nämlich ständig auf der Hut zu sein gegen Angriffe auf ihre Tugend. Kein Durchschnittsmann – er müßte denn schon beinahe ein Wilder an Sinnlichkeit sein – wird eine Frau zu jeder Zeit und an jedem Ort belästigen, wenn sie ihn nicht dazu auffordert. Solange sie nicht durch einen Blick sagt: ‹Los, komm!›, wagt er es nicht, und wenn man es nie sagt, weder durch Wort noch Blick, so kommt er auch nicht. Aber was ich sagen wollte: mit achtzehn Jahren habe ich eine nahe Freundschaft mit einem Studenten in Christminster geschlossen; er hat mir vieles beigebracht und mir Bücher geborgt, an die ich sonst nie herangekommen wäre.»

«Ist diese Freundschaft aus?»

«Ach ja. Er ist gestorben, der arme Mensch, zwei oder drei Jahre, nachdem er seinen Doktor gemacht hatte und von Christminster weggegangen war.»

«Du bist wahrscheinlich viel mit ihm zusammen gewesen?»

«Ja. Wir sind immer zusammen herumgezogen – auf Wanderungen oder Studienreisen und ähnlichen Unternehmungen –, beinahe wie zwei Männer. Dann hat er mich gebeten, mit ihm zusammenzuziehen, und ich hab eingewilligt – brieflich. Aber als ich zu ihm nach London kam, hab ich bemerkt, daß er was anderes gemeint hatte als ich. Er wollte nämlich, ich sollte seine Geliebte werden, aber ich war nicht in ihn verliebt – und als ich ihm sagte, ich würde wieder fortgehen, wenn er sich nicht *meinem* Plan fügte, hat er nachgegeben. Fünfviertel Jahr lang haben wir ein gemeinsames Wohnzimmer gehabt; damals schrieb er Leitartikel für eine der großen Londoner Tageszeitungen, bis er krank geworden ist und fort mußte – ins Ausland. Er hat gesagt, ich bräche ihm das Herz, weil ich mich so lange gegen ihn behauptet habe, noch dazu, wo wir so dicht beieinander lebten; er hätte das nicht für möglich gehalten bei einer Frau. Ich könnte dieses

Spiel einmal zu oft spielen, hat er gesagt. Er ist nur nach Hause gekommen, um zu sterben. Sein Tod ist mir sehr nahegegangen, und ich habe mir schreckliche Gewissensbisse gemacht wegen meiner Grausamkeit – aber ich hoffe, er ist an Schwindsucht gestorben und nicht an mir. Ich bin zu seiner Beerdigung nach Sandbourne gefahren und war die einzige Leidtragende. Er hatte mir ein bißchen Geld vermacht – weil ich ihm das Herz gebrochen hatte wahrscheinlich. So sind die Männer – viel, viel besser als die Frauen!»

«Großer Gott! – Und was hast du dann getan?»

«Ach – nun bist du böse auf mich!» sagte sie, und ihre Silberstimme bekam plötzlich einen tiefen, tragischen Ton. «Ich hätte es dir gar nicht erzählt, hätte ich das gewußt!»

«Nein, ich bin nicht böse. Erzähle mir alles.»

«Nun, ich habe sein Geld – der arme Mensch! – in einem Schwindelunternehmen angelegt und alles verloren. Eine Zeitlang habe ich allein in London gelebt, und dann bin ich wieder nach Christminster gegangen, denn mein Vater wollte mich nicht wieder zu sich nehmen – er war auch in London und hatte sich in der Nähe von Long Acre als Metallkunsthandwerker niedergelassen; dann habe ich die Stellung in dem Kunstladen bekommen, wo du mich kennengelernt hast ... Ich hab dir ja gesagt, du wüßtest gar nicht, wie schlecht ich wäre!»

Juda drehte sich zu dem Lehnstuhl und seiner Insassin um, als wolle er das Geschöpf, dem er Obdach gegeben hatte, genauer betrachten. Seine Stimme zitterte, als er sagte: «Wie du auch gelebt haben magst, Sue, ich glaube, du bist ebenso unschuldig wie unkonventionell.»

«Ich bin nicht besonders unschuldig, das siehst du ja, nachdem ich

> ... die Hülle riß von jener Gliederpuppe,
> Die deine Phantasie so reich geschmückt»,

sagte sie scheinbar spottend, doch er hörte deutlich, daß sie den Tränen nahe war. «Aber ich hab mich nie einem

Liebhaber hingegeben, wenn du das meinst! Ich bin geblieben, wie ich von Anfang an war.»

«Das glaube ich dir. Aber manche Frauen wären nicht geblieben, wie sie von Anfang an waren.»

«Vielleicht nicht. Bessere Frauen nicht. Die Leute sagen, ich wäre kalt – geschlechtslos –, weil ich mich so verhalten habe. Aber das stimmt nicht! Manche von den Dichtern, die die leidenschaftlichsten Liebesgedichte geschrieben haben, sind in ihrem Alltagsleben äußerst maßvoll gewesen.»

«Hast du Mr. Phillotson von diesem Studentenfreund erzählt?»

«Ja – schon längst. Ich habe nie gegen irgendwen ein Geheimnis daraus gemacht.»

«Was hat er dazu gesagt?»

«Er hat sich nicht dazu geäußert – nur gesagt, ich wäre sein ein und alles und solche Sachen mehr.»

Juda fühlte sich sehr bedrückt; sie schien ihm mehr und mehr zu entgleiten mit ihrem sonderbaren Verhalten und dieser seltsamen Ungeschlechtlichkeit.

«Bist du mir wirklich nicht böse, lieber Juda?» fragte sie plötzlich mit einer Stimme so voll Innigkeit, daß sie kaum von demselben Mädchen zu kommen schien, das eben seine Geschichte so leichthin erzählt hatte. «Ich glaube, keinem Menschen würde ich so ungern weh tun wie dir!»

«Ich weiß nicht, ob ich böse bin oder nicht. Ich weiß, daß ich dich sehr lieb habe.»

«Ich habe dich so lieb, wie ich überhaupt je einen Menschen liebgehabt habe.»

«Du hast mich nicht *lieber*! Ach, so was sollte ich nicht sagen. Geh nicht darauf ein!»

Wieder blieb es lange still. Er hatte das Gefühl, daß sie grausam gegen ihn sei, ohne recht sagen zu können, wieso. Gerade ihre Hilflosigkeit schien sie soviel stärker zu machen als ihn.

«Ich bin schrecklich unwissend in allgemeinen Dingen, obgleich ich so hart gearbeitet habe», sagte er, um von etwas anderem zu reden. «Vor allem befasse ich mich mit

Theologie, das weißt du ja. Und was, glaubst du wohl, würde ich um diese Zeit tun, wenn du nicht hier wärst? Ich würde mein Abendgebet sprechen. Du würdest wohl nicht mit mir . . .»

«O nein, nein», antwortete sie, «lieber nicht, wenn es dir nichts ausmacht. Ich würde mir wie eine – eine Heuchlerin vorkommen.»

«Ich dachte schon, daß du nicht mitmachen würdest, darum hab ich es gar nicht vorgeschlagen. Du darfst nicht vergessen, daß ich hoffe, eines Tages ein brauchbarer Geistlicher zu sein.»

«Pfarrer willst du werden, hast du, glaub ich, mal erzählt?»

«Ja.»

«Da hast du also den Gedanken noch nicht aufgegeben? – Ich dachte, du wärst jetzt vielleicht soweit.»

«Natürlich nicht. Zuerst hab ich mir eingebildet, du dächtest wie ich über diese Dinge, weil du soviel mit dem Christminsterschen Anglikanismus zu tun hattest. Und Mr. Phillotson . . .»

«Vor Christminster hab ich nicht den geringsten Respekt, außer, in beschränktem Maß, vor seiner wissenschaftlichen Seite», sagte Sue Bridehead voll Überzeugung. «Mein Freund, von dem ich eben sprach, hat mir das ausgetrieben. Er war der irreligiöseste Mensch, den ich je gekannt habe, und der sittlichste. Und Wissenschaft und Christminster ist neuer Wein in alten Schläuchen. Die Mittelalterlichkeit von Christminster muß ein Ende haben, muß abgetan werden, sonst wird es eines Tages mit dem ganzen Christminster aus sein. Gewiß, manchmal hab ich selber eine stille Neigung für die Überlieferungen des alten Glaubens gehabt, wie sie von einem Teil der dortigen Denker in schlichter, ergreifender Aufrichtigkeit bewahrt werden; aber wenn ich in meiner traurigsten Stimmung war, hab ich immer empfunden:

O grausiger Ruhm der Heil'gen,
tote Glieder gehenkter Götter . . .»

«Sue, du bist nicht meine gute Freundin, wenn du solche Dinge sagst!»

«Dann tu ich's nicht mehr, lieber Juda!» Der tragisch-tiefe Klang ihrer Stimme war wieder da, und sie wandte den Kopf ab.

«Ich finde auch jetzt noch, daß Christminster viel Großes und Herrliches bietet, wenn ich auch verärgert war, weil sie mich nicht rangelassen haben.»

Er sprach ruhig und widerstand dem Trieb, sie weiter bis zu Tränen zu reizen.

«Es ist eine unwissende Stadt, abgesehen von den einfachen Leuten dort, den Handwerkern, Trunkenbolden und armen Teufeln», sagte sie, noch immer ärgerlich, weil er anderer Meinung war als sie. «*Die* sehen natürlich das Leben, wie es ist; aber von den Leuten in den Colleges tun das nur wenige. Du selbst bist ein lebendiger Beweis dafür. Gerade du bist einer von denen, für die Christminster bestimmt war, als die Colleges gegründet wurden; ein Mann mit leidenschaftlichem Lerneifer, aber ohne Geld, ohne Bildungsmöglichkeiten, ohne Freunde. Du bist von den Millionärssöhnchen beiseite geboxt worden.»

«Nun, ich kann ohne Christminster auskommen. Mir ist es um etwas Höheres zu tun.»

«Und mir um etwas Größeres, Wahreres», beharrte sie. «Heutzutage stößt die Wissenschaft in Christminster nach der einen Richtung vor und die Religion nach der anderen; und so stehen sie unbeweglich da, wie zwei Schafböcke, die einander die Köpfe einrennen.»

«Was würde Mr. Phillotson . . .»

«Es ist eine Stadt von Götzenanbetern und Geistersehern!»

Er bemerkte, daß sie jedesmal, wenn er von dem Schulmeister zu reden anfing, irgendwelche Verallgemeinerungen über die ihr mißfällige Universität vorbrachte. Juda war fast krankhaft begierig danach, etwas über ihr Leben als Phillotsons Schützling und Verlobte zu hören; doch darüber blieb sie ihm jede Auskunft schuldig.

«Nun, das ist genau das, was ich auch bin», erwiderte er.

«Ich habe Angst vor dem Leben und sehe dauernd Gespenster.»

«Aber du bist gut und lieb!» murmelte sie.

Sein Herz klopfte wild und er entgegnete nichts.

«Du bist jetzt im Traktätchenstadium, nicht wahr?» fügte sie hinzu und gab sich leichtfertig, um ihr wahres Gefühl zu verbergen – ein beliebter Trick bei ihr. «Warte einmal – wann war ich drin? – Im Jahre achtzehnhundertund ...»

«Es gibt eine Art Spöttelei, die mir ziemlich unangenehm ist, Sue. Willst du mir jetzt einen Gefallen tun? Um diese Zeit lese ich immer ein Kapitel aus der Bibel, und dann bete ich, wie ich dir schon gesagt habe. Bitte richte nun deine Aufmerksamkeit auf irgendein Buch und kehre mir den Rücken zu und laß mich tun, was meine Gewohnheit ist. Bist du sicher, daß du nicht mit beten willst?»

«Ich will dich ansehen.»

«Nein. Keine Neckereien, Sue!»

«Also gut – ich tue alles, was du mir sagst, und ich will dich nicht böse machen, Juda», erwiderte sie im Ton eines Kindes, das von nun an immer artig sein will; und so drehte sie ihm den Rücken zu. Eine kleine Bibel – eine andere als die, die er selbst benutzte – lag neben ihr; während er seine Andacht hielt, nahm sie sie zur Hand und blätterte darin.

«Juda», rief sie lebhaft, als er fertig war und wieder zu ihr trat, «darf ich dir ein *neues* Neues Testament machen, so wie ich es mir in Christminster für mich selber gemacht habe?»

«Ach ja, bitte! Wie hast du denn das gemacht?»

«Ich habe mein altes Neues Testament in die einzelnen Briefe und Evangelien zerlegt und sie dann in chronologischer Reihenfolge, wie sie geschrieben worden sind, wieder zusammengestellt, zuerst die Thessalonicher und dann die anderen Briefe und erst viel weiter hinten die Evangelien. Dann hab ich das Buch neu einbinden lassen. Mein Studentenfreund, Herr – aber lassen wir seinen Namen, der arme Junge –, hat gesagt, das wäre ein ausgezeichneter Gedanke. Ich weiß, als ich es dann las, war es noch einmal so interessant als vorher und noch einmal so leicht zu verstehen.»

«Hm!» machte Juda, in dem Gefühl, daß da ein Frevel geschehen sei.

«Und was für eine literarische Ungeheuerlichkeit ist das hier», fuhr sie fort, nachdem sie einen Blick in die Seiten des Hohenliedes geworfen hatte. «Ich meine die Inhaltsangaben am Anfang jedes Kapitels, die den wirklichen Charakter dieses Liebesliedes wegerklären. Du brauchst keine Angst zu haben, diese Inhaltsangaben wären von Gott eingegeben! Sogar viele Theologen haben nur Verachtung dafür übrig. Furchtbar komisch, sich die vierundzwanzig Ältesten oder Bischöfe vorzustellen, oder wie viele es gewesen sein mögen, wie sie mit langen Gesichtern dagesessen sind und solchen Unsinn niedergeschrieben haben.»

Juda schien peinlich berührt. «Du bist die reine Voltaireanerin!»

«So? Dann sag ich lieber nichts mehr, nur daß die Leute kein Recht haben, die Bibel zu verfälschen! Ich *hasse* solche Schwindeleien, die mit theologischen Abstraktionen eine so überschwengliche, natürliche menschliche Liebe überkleistern wollen, wie sie in dieser großartigen, leidenschaftlichen Dichtung lebendig wird!» Sie hatte sich in Feuer, beinahe in Zorn geredet, weil er sie getadelt hatte, und ihre Augen waren feucht geworden. «Ich wünschte, ich hätte einen Freund hier, der mir beistünde; aber nie ist jemand auf meiner Seite!»

«Aber meine liebe Sue, meine sehr liebe Sue, ich bin doch nicht gegen dich!» sagte er und ergriff ihre Hand, ganz überrascht, daß sie persönliche Gefühle in eine sachliche Auseinandersetzung hereinzog.

«O ja, du bist gegen mich!» rief sie und wandte sich ab, damit er die Tränen in ihren Augen nicht sehen sollte. «Du stehst auf derselben Seite wie die Leute im Seminar – wenigstens sieht es fast so aus! Aber ich bleibe dabei, einen Vers wie: ‹Wo ist denn dein Freund hingegangen, o du Schönste unter den Weibern?› durch die Worte zu erklären: ‹Die Kirche wird auf ihr Bekenntnis von Christo gelobet und besucht›, ist der Gipfel des Lächerlichen!»

«Gut, meinetwegen! Du machst alles zu einer persönlichen Angelegenheit. Ich bin gerade jetzt – nur allzusehr geneigt, die Worte im unheiligen Sinn anzuwenden. Denn weißt du, für mich bist *du* die Schönste unter den Weibern!»

«Aber du sollst es jetzt nicht sagen!» erwiderte Sue mit ganz veränderter Stimme, im Ton sanftester Strenge. Dann trafen sich ihre Blicke, und sie reichten einander die Hände wie alte Zechkumpane in der Schenke; Juda sah ein, wie albern es war, sich um so eine unbewiesene Sache zu streiten, und sie sah ein, wie töricht es war, sich über Dinge zu erregen, die in einem uralten Buch wie der Bibel standen.

«Ich will dich nicht in deinen Überzeugungen schwankend machen – wirklich nicht!» fuhr sie beschwichtigend fort, denn jetzt war er eigentlich mehr aus der Fassung geraten als sie. «Aber ich habe mich immer danach gesehnt, einen Mann für hohe Ziele zu begeistern; und als ich dich kennenlernte und spürte, daß du mein Kamerad sein wolltest, da dachte ich – soll ich's gestehen? –, vielleicht wärst du dieser Mann. Aber du nimmst so viel Überliefertes auf Treu und Glauben hin, daß ich gar nicht weiß, was ich sagen soll.»

«Ach, liebe Sue, wahrscheinlich muß man manche Dinge auf Treu und Glauben hinnehmen. Das Leben reicht nicht aus, um alles auf mathematische Formeln zu bringen, ehe man es glaubt. Ich nehme das Christentum hin.»

«Nun, vielleicht könntest du etwas Schlechteres hinnehmen.»

«Allerdings. Vielleicht hab ich es schon getan!» Er dachte an Arabella.

«Ich will nicht fragen, was es ist, denn wir wollen *sehr* lieb gegeneinander sein und uns nie, nie wieder gegenseitig ärgern, nicht wahr?» Sie blickte voll Vertrauen zu ihm auf, und ihre Stimme schien sich in seine Brust hineinschmiegen zu wollen.

«Ich werde dich immer liebhaben!» sagte Juda.

«Und ich dich. Weil du ein redlicher Mensch bist und nachsichtig gegen deine unvollkommene, lästige kleine Sue!»

Er blickte von ihr weg, denn diese geschlechtslose Zärtlichkeit war zu quälend! War es das gewesen, was dem armen Artikelschreiber das Herz gebrochen hatte, und würde jetzt er an die Reihe kommen? ... Aber Sue war so lieb! ... Wenn er nur darüber hinwegkäme, daß sie eine Frau war, wie sie so leicht darüber hinwegzukommen schien, daß er ein Mann war – welch gute Kameradin würde sie dann abgeben! Denn ihre Meinungsverschiedenheiten in theoretischen Dingen brachten sie in alltäglichen, menschlichen Erlebnissen nur um so enger zusammen. Sie stand ihm näher als irgendeine Frau, der er je begegnet war, und er konnte sich kaum vorstellen, daß Zeit, Überzeugungen oder Trennung sie ihm je würden entfremden können.

Aber der Kummer über ihre Ungläubigkeit ließ ihn nicht los. Sie saßen beisammen, bis sie von neuem einschlief, und auch er nickte auf seinem Stuhl ein. Jedesmal, wenn er halb aufwachte, drehte er ihre Sachen um und schürte das Feuer. Gegen sechs wurde er hellwach; er zündete eine Kerze an und fand, daß ihre Kleider trocken waren. Da ihr Stuhl wesentlich bequemer war als der seine, schlief sie in seinem dicken Mantel ruhig weiter, warm wie eine frischgebackene Semmel und knabenhaft wie ein Ganymed. Er legte ihre Kleider neben sie, berührte leise ihre Schulter und ging hinunter, um sich im Hof bei Sternenschein zu waschen.

5

Als er wieder heraufkam, war sie gekleidet wie gewöhnlich.

«Könnte ich jetzt hinausgelangen, ohne daß mich jemand sieht?» fragte sie. «In der Stadt regt sich noch nichts.»

«Aber du hast noch nicht gefrühstückt.»

«Ach, das macht nichts! Ich fürchte, ich hätte nicht aus dem Seminar weglaufen dürfen! Im kalten Morgenlicht sieht alles so anders aus, nicht? Was wird nur Mr. Phillotson dazu sagen? Denn auf seinen ausdrücklichen Wunsch bin ich ja hingegangen. Er ist der einzige Mensch auf der Welt, vor dem ich so etwas wie Respekt oder Angst habe. Hoffentlich verzeiht er mir; aber wahrscheinlich wird er mich schrecklich auszanken!»

«Ich werde zu ihm gehen und ihm erklären . . .» begann Juda.

«O nein, das wirst du bleiben lassen. Ich mache mir gar nichts aus ihm. Er kann denken, was er will – ich tu, was mir beliebt!»

«Aber eben erst hast du gesagt –»

«Na, und wennschon – ich tu, was mir paßt, ihm zum Trotz! Ich hab mir überlegt, was ich machen will – ich gehe zu der Schwester einer meiner Mitschülerinnen im Seminar; die hat mich eingeladen, sie zu besuchen. Sie hat eine Schule in der Nähe von Shaston, etwa 18 Meilen von hier – bei der bleibe ich, bis sich das Unwetter hier verzogen hat, und dann geh ich wieder ins Seminar.»

Im letzten Augenblick setzte er es durch, daß er ihr eine Tasse Kaffee machen durfte; er hatte einen Spirituskocher in seinem Zimmer, den er benutzte, wenn er zeitig am Morgen zur Arbeit ging, ehe der Haushalt erwacht und im Gange war.

«Nun mußt du einen Bissen dazu essen», sagte er, «und dann gehen wir los. Richtig frühstücken kannst du ja, wenn du an Ort und Stelle bist.»

Still verließen sie das Haus. Juda begleitete sie zum Bahnhof. Als sie die Straße hinuntergingen, beugte sich aus einem der oberen Fenster seines Hauses ein Kopf, der rasch wieder verschwand. Noch immer schien Sue ihr übereiltes Handeln zu bereuen und zu wünschen, sie hätte nicht rebelliert; beim Abschied versprach sie, ihn gleich zu benachrichtigen, sobald sie wieder ins Seminar aufgenommen sei. Recht jämmerlich standen sie nebeneinander auf dem Bahnsteig, und es war deutlich zu spüren, daß er noch etwas auf dem Herzen hatte.

«Ich möchte dir etwas sagen – zweierlei –» begann er hastig, als der Zug einfuhr. «Das eine ist etwas Warmes, das andere etwas Kaltes!»

«Juda», erwiderte sie, «was das eine ist, weiß ich. Und das sollst du nicht!»

«Was?»

«Du sollst mich nicht lieben. Du sollst mich gern haben – weiter nichts!»

Auf Judas Gesicht malte sich eine so vielfältige Betrübnis, daß sie vor Mitleid ganz aufgeregt war, als sie ihm durch das Abteilfenster Lebewohl sagte. Und dann setzte sich der Zug in Bewegung, und winkend entschwand sie ihm.

Für den zurückbleibenden Juda war Melchester an jenem Sonntag ein trübseliger Ort, und der Domplatz war ihm so verleidet, daß er zu keinem der Gottesdienste im Dom ging. Am nächsten Morgen kam ein Brief von ihr, den sie, wie es ihre Art war, gleich nach der Ankunft bei ihrer Freundin geschrieben hatte. Sie berichtete ihm, daß sie gut gereist und behaglich untergebracht sei, und fügte hinzu:

> Der eigentliche Grund meines Schreibens, lieber Juda, ist etwas, was ich beim Abschied zu Dir gesagt habe. Du bist so sehr gut und lieb zu mir gewesen, daß ich mir schrecklich grausam und undankbar vorgekommen bin, sobald ich von Dir fort war, weil ich

so etwas habe sagen können, und es ist mir seitdem ein steter Vorwurf gewesen. *Wenn Du mich lieben möchtest, Juda, darfst Du es:* ich habe gar nichts dagegen, und nie wieder werde ich sagen, daß Du es nicht dürftest!

Nun will ich nichts mehr darüber schreiben. Du verzeihst doch Deiner gedankenlosen Freundin ihre Grausamkeit und wirst sie nicht unglücklich machen durch die Nachricht, daß Du ihr nicht verzeihst?

Immer
Deine Sue

Überflüssig zu sagen, was er ihr antwortete und wie er ständig daran dachte, was er getan hätte, wäre er frei gewesen – dann hätte Sue nicht auf lange Zeit zu einer Freundin zu fahren brauchen! Er spürte, daß ihm der Sieg so gut wie sicher gewesen wäre, falls sich Sues wegen ein Konflikt zwischen ihm und Phillotson ergeben hätte.

Doch bestand Gefahr, daß Juda Sues impulsiven Zeilen größere Bedeutung beimaß, als die Schreiberin beabsichtigt hatte.

Nachdem ein paar Tage vergangen waren, merkte er, daß er auf einen zweiten Brief von ihr wartete. Doch er erhielt keine weitere Mitteilung, und im verzehrenden Gefühl seiner Einsamkeit schrieb er ihr ein zweites Mal und schlug vor, sie an einem der nächsten Sonntage zu besuchen, da die Entfernung noch keine achtzehn Meilen betrage.

Er erwartete eine Antwort am übernächsten Morgen, doch es erfolgte nichts. Der dritte Tag kam heran, der Briefträger erschien nicht. Das war am Sonnabend; aus einem fieberhaften Zustand der Besorgnis heraus sandte er ihr drei kurze Zeilen mit der Nachricht, daß er am nächsten Tag zu ihr kommen würde, denn er habe das sichere Gefühl, daß irgend etwas geschehen sei.

Sein erster Gedanke war natürlich, daß sie erkrankt sei, weil sie so durch und durch naß geworden war; aber bald sagte er sich, daß in diesem Fall jemand an ihrer Stelle geschrieben haben würde. Alle Vermutungen fanden ein Ende, als er an dem schönen Sonntagmorgen zwischen elf und zwölf in dem Dorfschulhaus in der Nähe von Shaston anlangte; der Ort war wie ausgestorben, denn fast alle Einwohner waren in der Kirche, von wo der Klang ihrer singenden Stimmen dann und wann herüberschallte.

Ein kleines Mädchen öffnete ihm die Tür. «Miss Bridehead ist oben», sagte sie. «Wollen Sie bitte zu ihr hinaufgehen?»

«Ist sie krank?» fragte Juda hastig.

«Nur ein bißchen – nicht sehr.»

Juda trat ins Haus und ging hinauf. Als er den oberen Flur erreichte, wies eine Stimme ihm den Weg – Sues Stimme, die seinen Namen rief.

Er trat durch die Tür; sie lag in einem kleinen Bett in einem Zimmer, das 12 Fuß im Quadrat maß.

«Ach, Sue!» rief er, setzte sich neben sie und nahm ihre Hand. «Was ist denn? Du hast nicht schreiben können?»

«Nein – so war es nicht!» antwortete sie. «Ich hatte eine schlimme Erkältung – aber schreiben hätte ich können. Ich wollte nicht!»

«Warum nicht? – Mich so zu erschrecken!»

«Ja – das habe ich befürchtet. Aber ich war entschlossen, dir überhaupt nicht mehr zu schreiben. Sie lassen mich nicht wieder ins Seminar zurück – deswegen konnte ich nicht schreiben. Nicht die Tatsache hat mich am Schreiben gehindert, sondern der Grund, weshalb sie mich nicht wieder haben wollen.»

«Nun?»

«Nicht nur darf ich nicht wieder ins Seminar, sondern sie haben mir zum Abschied auch noch einen guten Rat gegeben . . .»

«Welchen Rat?»

Sue antwortete nicht gleich. «Ich habe geschworen, daß ich es dir nie sagen würde, Juda – es ist so gemein, so niederdrückend!»

«Hat es was mit uns zu tun?»

«Ja.»

«Aber so sag es mir doch!»

«Also – irgend jemand hat ihnen allerlei Unbegründetes über uns hinterbracht, und nun sagen sie, du und ich, wir sollten so schnell wie möglich heiraten, wenn mir mein guter Ruf lieb wäre! ... So, jetzt hab ich es dir gesagt, und ich wünschte, ich hätte es nicht getan.»

«Ach, arme Sue!»

«In dieser Art denke ich nicht an dich! Es ist mir wohl mal in den Sinn gekommen, daß ich dich so sehen könnte, wie sie denken, daß ich's tue, aber es ist noch nicht soweit. Ich habe freilich eingesehen, daß die Verwandtschaft nur vorgeschoben war, denn wir haben einander ja als völlig Fremde kennengelernt. Aber dich heiraten, lieber Juda – natürlich wäre ich nicht so oft zu dir gekommen, wenn ich damit gerechnet hätte, dich zu heiraten. Und ich habe nie geglaubt, daß du an eine Heirat mit mir denken könntest, bis neulich abend; da bin ich zum erstenmal drauf gekommen, daß du mich ein wenig liebst. Vielleicht hätte ich nicht so vertraut mit dir sein dürfen. Ich bin an allem schuld. Immer bin ich an allem schuld!»

Ihre Worte machten einen unnatürlichen, etwas gezwungenen Eindruck. Die beiden sahen einander bekümmert an.

«Zuerst war ich ja so blind!» fuhr sie fort. «Ich hab überhaupt nicht bemerkt, was in dir vorgegangen ist. Daß du dich in mich verliebt hast, ohne mir ein Wort davon zu sagen, und es mir überlassen hast, es herauszufinden, das war nicht recht von dir – wirklich nicht! Die Leute sind dahintergekommen, wie du für mich empfindest, und natürlich denken sie, wir hätten etwas Schlechtes getan! Ich kann dir nie wieder vertrauen!»

«Ja, Sue», sagte er schlicht, «du hast allen Grund, mir Vorwürfe zu machen – sogar mehr, als du denkst. Ich war mir ganz klar darüber, daß du bis zu unserem letzten oder vorletzten Zusammensein nicht geahnt hast, was ich für dich fühle. Ich gebe zu, daß Verwandtschaftsgefühle gar nicht aufgekommen sind, denn wir haben einander als Fremde kennengelernt – ich hab sie nur als eine Art Vorwand benutzt. Aber findest du nicht, daß ich auch wieder ein bißchen Anerkennung verdiene, weil ich meine unrechten, sehr unrechten Gefühle verborgen habe, da ich nun einmal nicht anders konnte als so für dich empfinden?»

Zweifelnd ließ sie die Augen auf ihm ruhen, und dann blickte sie weg, als fürchte sie, ihm zu verzeihen.

Nach allen Gesetzen der Natur und der Geschlechter wäre ein Kuß die einzige dem Augenblick der Stimmung angemessene Erwiderung gewesen, deren Überzeugungskraft möglicherweise den Wärmegrad von Sues ruhigen Freundschaftsgefühlen wesentlich gesteigert hätte. Manche Männer hätten es gewagt und sich über alle Bedenken hinweggesetzt – über Sues Erklärung ihrer neutralen Gefühle und auch über die beiden Unterschriften in der Truhe der Sakristei in Arabellas Kirche. Nicht so Juda. Es war ja gerade einer der Gründe seines Besuchs gewesen, daß er ihr seine eigene peinliche Geschichte erzählen wollte. Sie lag ihm auf den Lippen, doch in dieser kummervollen Stunde konnte er nicht davon sprechen. Lieber wollte er von den anerkannten Schranken reden, die zwischen ihnen standen.

«Natürlich – ich weiß, daß du mir nicht – auf irgendwie besondere Weise gut bist», meinte er traurig. «Das dürftest du ja gar nicht, und du hast ganz recht. Du gehörst – Mr. Phillotson. Wahrscheinlich hat er dich besucht?»

«Ja», antwortete sie kurz, wobei ihr Gesicht sich ein wenig veränderte. «Aber ich habe ihn nicht gebeten zu kommen. Du bist natürlich froh, daß er dagewesen ist. Aber meinetwegen brauchte er überhaupt nicht zu kommen!»

Es war äußerst verwirrend für den Mann, der sie liebte, daß Sue über diese ehrliche Anerkennung der Rechte seines Nebenbuhlers erbost schien, da sie doch von Judas Liebesgefühlen nichts wissen wollte.

Er wechselte das Thema.

«Die Aufregung wird sich legen, liebe Sue», sagte er. «Die Schulleitung ist nicht die ganze Welt. Bestimmt kannst du in ein anderes Seminar eintreten.»

«Ich werde Mr. Phillotson fragen», entschied sie.

Sues freundliche Gastgeberin kam jetzt aus der Kirche nach Hause, und mit vertraulichen Gesprächen war es vorbei. Am Nachmittag fuhr Juda wieder weg, hoffnungslos unglücklich. Aber er hatte sie gesehen und bei ihr gesessen. Mit einem solchen Austausch würde er sich für den Rest seines Lebens begnügen müssen. Verzichten lernen – so gehörte es sich für einen künftigen Pfarrer.

Doch als er am nächsten Morgen erwachte, zürnte er ihr ein wenig. Eigentlich war sie doch recht unvernünftig, um nicht zu sagen launenhaft! Bald darauf kam ein Briefchen, gewissermaßen eine Illustrierung dessen, was er als eine ihrer versöhnenden Eigenschaften ansah; sie mußte es fast unmittelbar nach seinem Weggang geschrieben haben:

> Verzeih mir, daß ich gestern so mißgestimmt war! Ich weiß, ich war gräßlich gegen Dich, und ich bin ganz unglücklich darüber. Es war so lieb von Dir, daß Du nicht böse geworden bist! Juda, bitte, laß mich auch weiter Deine Freundin und Kameradin bleiben, trotz all meiner Fehler. Ich will versuchen, nie wieder so zu sein.
>
> Am Sonnabend komme ich nach Melchester, um meine Sachen aus dem Seminar zu holen usw. Ich könnte eine halbe Stunde mit Dir spazierengehen, wenn es Dir recht ist.
>
> Deine reumütige Sue

Juda verzieh ihr auf der Stelle und bat sie, ihn an seinem Arbeitsplatz am Domplatz abzuholen, wenn sie käme.

6

Unterdessen umspann ein Mann in mittleren Jahren die Schreiberin des obenstehenden Briefs mit einem Traum von großer Schönheit. Es war Richard Phillotson, der kürzlich die Dorfschule für Knaben und Mädchen in Lumsdon bei Christminster verlassen hatte, um eine große Knabenschule in Shaston zu übernehmen, seiner Vaterstadt, die 60 Meilen entfernt hoch auf einem Berg gelegen war.

Ein Blick auf seine jetzige Umgebung genügte beinahe, um zu erkennen, daß die langgehegten Pläne und Träume des Schulmeisters einem neuen Traum hatten weichen müssen, der weder mit der Kirche noch mit der Literatur viel zu tun hatte. Obwohl seinem ganzen Wesen nach ein dem praktischen Leben abgewandter Mann, war er jetzt darauf aus, Geld für einen praktischen Zweck zu verdienen und zu sparen – nämlich für den Unterhalt einer Gattin, die, falls sie Lust dazu hatte, eine der Mädchenschulen neben der seinigen übernehmen konnte; deshalb hatte er ihr geraten, ein Seminar zu besuchen, da sie ihn nicht sofort heiraten wollte.

Um dieselbe Zeit, da Juda von Marygreen nach Melchester zog und sich dort auf Abenteuer mit Sue einließ, war der Schulmeister damit beschäftigt, sich in dem neuen Schulhaus in Shaston einzurichten. Nachdem alle Möbel ihren Platz gefunden, die Bücher in ihre Regale gestellt und die Nägel eingeschlagen waren, saß er nun an den dunklen Winterabenden in seiner Wohnstube und versuchte, einige seiner alten Beschäftigungen wieder aufzunehmen. Eine davon war das Studium römisch-britannischer Altertümer gewesen – eine Tätigkeit, die zwar einem staatlich angestellten Lehrer nichts einbrachte, aber ein Gegenstand, der ihm nach dem Verzicht auf seine Universitätspläne als ein verhältnismäßig noch sehr wenig beackertes Feld erschien, besonders geeignet für Leute wie ihn, die an abgelegenen Orten lebten, wo solche Überreste in großer Menge zu finden waren und Schlußfolgerungen nahelegten, die in auffallendem Widerspruch zu den gängigen Ansichten über die Kultur jener Zeit standen.

Die Wiederaufnahme dieser Forschungen war jetzt nach außen hin Phillotsons besondere Liebhaberei; damit begründete er, daß er einsame Wanderungen in Gegenden unternahm, wo alte Straßen, Dämme und Grabhügel zu finden waren, oder daß er zu Hause über Urnen, Ziegeln und Mosaiken saß, statt Besuche bei seinen neuen Nachbarn zu machen, die durchaus bereit waren, ihm freundlich entgegenzukommen. Doch es war nicht der wirkliche, nicht der alleinige Grund. Auch in dieser besonderen späten Abendstunde – tatsächlich ging es auf Mitternacht – war er nicht eigentlich mit Forschungen beschäftigt, obwohl das Licht seiner Lampe, das durch sein Fenster von der hochgelegenen Stadt meilenweit nach Westen ins Tal hinausschimmerte, fast wie mit Worten kundtat, daß hier ein Mensch über den Büchern saß.

Das Innere des Zimmers – die Möbel, die Bücher, der bequeme Rock des Schulmeisters, seine Haltung am Tisch, ja sogar das Flackern des Feuers – verkündeten dieselbe ehrenvolle Geschichte von gesammeltem Forscherfleiß, der einem Mann, der sich ganz aus eigener Kraft gebildet hatte, um so höher anzurechnen war. Und doch war diese Geschichte, die bis vor kurzem noch wahr gewesen, jetzt nicht mehr wahr. Was er so eingehend betrachtete war nicht Wissenschaft – es waren wissenschaftliche Notizen, die er vor mehreren Monaten diktiert hatte, in einer kühn geschwungenen Frauenschrift; und die Handschrift war es, die ihn fesselte.

Nach einer Weile entnahm er einer Schublade ein sorgfältig verschnürtes Bündel Briefe – wenige, sehr wenige waren es im Vergleich zu den ausgebreiteten Korrespondenzen, wie sie heutzutage üblich sind. Jeder Brief steckte in seinem Umschlag, wie er angekommen war, und zeigte die gleiche weibliche Handschrift wie die wissenschaftlichen Notizen. Einen nach dem andern entfaltete er und las sie nachdenklich. Auf den ersten Blick schienen diese kleinen Schriftstücke ganz und gar keinen Stoff zum Nachdenken zu enthalten. Es waren freimütige Briefe, gezeichnet «Sue B – », Briefe, wie man sie bei kurzer Abwesenheit schreibt in der Annahme, daß sie gleich nach Empfang zerrissen werden; sie befaßten sich in der Hauptsache mit dem Lehrstoff eines Seminars und dergleichen mehr und waren von der Schreiberin zweifellos schon bald nach der Niederschrift vergessen worden. In einem dieser Briefe – er war erst kürzlich eingetroffen – schrieb die junge Person, sie habe seinen rücksichtsvollen Brief erhalten; es sei ehrenhaft und großzügig von ihm, daß er sie nicht öfter besuchen wolle, als sie es selbst wünsche; das Seminar sei ein so ungemütlicher Aufenthalt für Besucher, und es läge ihr so viel daran, daß ihre Verlobung mit ihm nicht bekannt würde, was nicht zu vermeiden sei, falls er öfter käme. Über diesen Sätzen brütete der Schulmeister lange Zeit. Welches Maß an Befriedigung ließ sich der Tatsache entnehmen, daß ein Mädchen dem Mann, der sie liebte, dankbar war, weil er sie nicht oft besucht hatte? Die Frage beschäftigte und verwirrte ihn.

Er öffnete eine andere Schublade und fand darin einen Briefumschlag, dem er eine Fotografie von Sue als Kind entnahm, aus einer Zeit, lange bevor er sie gekannt hatte; Sue stand vor einem Spalier und hielt ein Körbchen in der Hand. Auch noch eine zweite Fotografie von ihr als junges Mädchen war da, die dunklen Augen und das dunkle Haar ergaben ein sehr lebendiges und anziehendes Bild, das auch ein wenig von der Nachdenklichkeit ahnen ließ, die hinter ihren fröhlichen Stimmungen verborgen lag. Es war dieselbe Fotografie, die sie Juda geschenkt hatte und jedem Mann gegeben hätte. Phillotson machte eine Bewegung, das Bild an seine Lippen zu ziehen, tat es aber doch nicht, in zweifelnden Gedanken an die merkwürdigen Wendungen ihres Briefs; schließlich küßte er die tote Pappe mit der ganzen Leidenschaftlichkeit eines Achtzehnjährigen und mit einer hingebenden Liebe, deren kein Achtzehnjähriger fähig gewesen wäre.

Das Gesicht des Schulmeisters machte einen ungesunden Eindruck; es war ein altmodisches Gesicht und wirkte noch altmodischer durch die Barttracht. In seinen Zügen sprach sich eine gewisse angeborene Vornehmheit aus, fast als habe er den Wunsch, allen Menschen recht zu tun. Er sprach ein wenig langsam, aber der Klang seiner Stimme war so aufrichtig, daß sein Zögern nicht unangenehm auffiel. Sein ergrauendes, lockiges Haar wuchs von einem Wirbel in der Mitte des Schädels nach allen Seiten. Vier scharfe Linien furchten seine Stirn; eine Brille trug er nur abends beim Lesen. Was ihn bisher an einer Eheschließung gehindert hatte, war so gut wie sicher ein Verzicht, zu dem sein akademischer Lebensplan ihn gezwungen hatte, nicht eine Abneigung gegen Frauen.

Solch stille Beschäftigungen wie an diesem Abend wiederholten sich oft und oft, wenn er nicht unter den Augen seiner Schüler war; die rasche, durchdringende Musterung der Kinder wurde ihm häufig fast unerträglich, so ängstlich befangen war er in seiner Liebe zu Sue, und in den grauen Morgenstunden fürchtete er sich oft förmlich, den bohrenden Blicken aufs neue zu begegnen, aus Angst, daß sie entdecken könnten, welcher Traum in ihm lebte.

Großmütig hatte er Sues ausgesprochenen Wunsch erfüllt, nicht häufig zu ihr zu kommen; doch als er schließlich seine Geduld auf eine allzu harte Probe gestellt sah, machte er sich eines Sonnabendnachmittags auf, um sie unangemeldet im Seminar zu besuchen. Dort an der Tür, als er in wenigen Minuten ihr Gesicht zu sehen hoffte, traf ihn wie der Blitz und ohne jede Vorbereitung oder Beschönigung die Nachricht von ihrem Abgang – oder eigentlich von ihrer Ausweisung; als er sich zum Gehen wandte, konnte er kaum die Straße vor sich erkennen.

Sue hatte in der Tat ihrem Verlobten kein Wort über die Angelegenheit geschrieben, obwohl sie nun vierzehn Tage zurücklag. Eine kurze Überlegung sagte ihm, daß damit nichts bewiesen sei; natürliches Zartgefühl war ein ebenso hinreichender Grund zum Schweigen wie jeder beliebige Grad von Schuldbewußtsein.

Man hatte ihm im Seminar ihren jetzigen Aufenthaltsort mitgeteilt, und da er um ihr Wohlergehen nicht unmittelbar in Sorge zu sein brauchte, richteten sich seine Gedanken in flammender Entrüstung gegen die Direktion des Seminars. In seiner Bestürzung ging er in den benachbarten Dom, wo infolge der Ausbesserungsarbeiten ein schauderhaftes Durcheinander herrschte. Phillotson ließ sich auf einem Sandsteinblock nieder, ohne darauf zu achten, daß seine Hose staubig wurde; nach einer Weile, als er mit gleichgültigen Blicken dem Hin und Her der Arbeiter folgte, wurde er gewahr, daß der vermeintliche Verbrecher, Sues Liebhaber Juda, sich unter ihnen befand.

Seit der Begegnung an dem Modell von Jerusalem hatte Juda nicht mehr mit seinem einstigen Helden gesprochen. Da er damals auf dem Heckenweg unfreiwillig Zeuge geworden war, wie Phillotson sich um Sues Gunst bemühte, hatte sich bei dem jüngeren Mann eine seltsame Abneigung entwickelt, an den älteren zu denken, ihm zu begegnen oder in irgendwelche Verbindung mit ihm zu treten; und seit er wußte, daß Phillotson insoweit erfolgreich gewesen war, daß Sue zumindest versprochen hatte, ihn zu heiraten, war sich Juda ganz klar darüber geworden, daß er von seinem älteren Freund nichts mehr zu hören und zu sehen wünschte; weder sollte er wissen, was er trieb, noch mochte er sich vorstellen, was für ausgezeichnete Charaktereigenschaften ihm vielleicht eigneten. Heute, am Tag, da der Schulmeister nach Melchester gekommen war, erwartete Juda Sue, wie sie ihm geschrieben hatte; als er daher den Schulmeister im Kirchenschiff bemerkte und obendrein sah, daß dieser offenbar mit ihm reden wollte, empfand er eine nicht geringe Verlegenheit, die Phillotson nur deshalb nicht bemerkte, weil er selbst äußerst verlegen war.

Juda trat auf ihn zu, und sie gingen, abseits von den anderen Arbeitern, bis zu der Stelle, wo Phillotson vorher gesessen hatte. Juda bot ihm ein Stück Sackleinen als Kissen an und sagte ihm, es sei gefährlich, auf dem nackten Stein zu sitzen.

«Ja, ja», erwiderte Phillotson geistesabwesend und setzte sich wieder hin; sein Blick haftete am Boden, als suche er sich zu erinnern, wo er sei. «Ich möchte Sie nicht lange aufhalten. Es ist nur – ich habe ghört, Sie hätten meine kleine Freundin Sue kürzlich gesehen. Da fiel mir ein, daß ich ja mal mit Ihnen darüber reden könnte. Ich wollte Sie nur fragen – nach ihr.»

«Ich glaube, ich weiß, was Sie fragen wollen!» sagte Juda rasch. «Wieso sie aus dem Seminar geflohen und zu mir gekommen ist?»

«Ja.»

«Also . . .» Einen Augenblick empfand Juda den ruchlosen, teuflischen Wunsch, seinen Nebenbuhler um jeden Preis zu vernichten. Falls er jenen Verrat übte, zu dem sich sonst durchaus ehrenhafte Männer berechtigt glauben, wenn Liebe zu derselben Frau im Spiel ist, so konnte er Phillotson tödlich verwunden durch die Behauptung, daß der Skandal auf Wahrheit beruhe und Sue sich in nicht wiedergutzumachender Weise mit ihm kompromittiert habe. Aber sein Verhalten entsprach keinen Augenblick diesem elementaren Trieb, und was er sagte, war folgendes: «Ich freue mich, daß Sie so gut sind, offen mit mir darüber zu reden. Sie wissen, was die Leute sagen? Daß ich Sue heiraten müßte.»

«Was!»

«Und ich wünschte von ganzem Herzen, ich könnte es!»

Phillotson zitterte; die Linien seines von Natur blassen Gesichts nahmen eine leichenhafte Schärfe an. «Ich hatte keine Ahnung, daß es sich um etwas Derartiges handelt! Da sei Gott vor!»

«Nein, nein!» rief Juda bestürzt. «Ich dachte, Sie hätten mich verstanden? Ich meine, falls ich in der Lage wäre, sie oder sonst ein Mädchen zu heiraten und mich häuslich niederzulassen, statt mal hier, mal da in möblierten Zimmern zu hausen, so würde ich es mit Freuden tun!»

Das sollte ganz einfach weiter nichts heißen, als daß er sie liebte.

«Aber – da wir nun einmal von der peinlichen Geschichte

angefangen haben –, was ist denn in Wirklichkeit geschehen?» fragte Phillotson mit der festen Entschlossenheit eines Mannes, der lieber im Augenblick einen scharfen Schmerz auf sich nimmt als späterhin endlose Qualen der Ungewißheit. «Es gibt Fälle, und dies ist so einer, wo selbst zudringliche Fragen gestellt werden müssen, um falsche Annahmen unmöglich und den Skandal mundtot zu machen.»

Bereitwillig erzählte Juda ein Abenteuer nach dem andern: wie sie die Nacht bei dem Schäfer verbracht hatten, wie Sue durchnäßt in sein Zimmer gekommen war, wie sie sich nach dem kalten Bad im Fluß krank gefühlt hatte; wie sie die Nacht hindurch miteinander geredet hatten und wie er am nächsten Morgen mit ihr zur Bahn gegangen war.

«Nun», sagte Phillotson, als Juda schwieg, «ich nehme Ihre Versicherung hin, und ich weiß, ich kann Ihnen Glauben schenken – daß der Verdacht, der zu Sues Ausweisung geführt hat, ganz und gar unbegründet ist.»

«Jawohl», sagte Juda feierlich. «Ganz und gar. So wahr mir Gott helfe.»

Der Schulmeister erhob sich. Beide fühlten, daß ihr Gespräch sich nicht ohne weiteres in eine freundschaftliche Unterhaltung über kürzlich Erlebtes überleiten lasse; und nachdem Juda ihn herumgeführt und ihm einiges von den Erneuerungsarbeiten an dem alten Dom gezeigt hatte, verabschiedete sich Phillotson von dem jungen Mann und ging fort.

Dieser Besuch fand gegen elf Uhr vormittags statt; aber keine Sue erschien. Als Juda um eins zum Mittagessen ging, erblickte er sein geliebtes Mädchen auf der Straße, die vom Nordportal wegführte; sie ging vor ihm her in der gleichen Richtung wie er, schien aber gar nicht nach ihm auszuschauen. Rasch überholte er sie; er habe sie doch gebeten, ihn im Dom abzuholen, sagte er, und sie habe das auch versprochen.

«Ich bin im Seminar gewesen und habe meine Sachen geholt», erwiderte sie – eine Bemerkung, die er offenbar als Antwort hinnehmen sollte, obwohl es keine war. Da er sie in dieser ausweichenden Stimmung antraf, fühlte er sich geneigt, ihr das so lange Verschwiegene endlich zu sagen.

«Hast du Mr. Phillotson heute gesehen?» wagte er sich zu erkundigen.

«Nein. Und ich lasse mich auch nicht ins Kreuzverhör nehmen; wenn du mich noch weiter nach ihm ausfragst, gebe ich keine Antwort mehr!»

«Es ist sonderbar -» Er hielt inne und sah sie an.

«Was?»

«Daß du in der Wirklichkeit oft nicht so nett bist wie in deinen Briefen!»

«Findest du?» fragte sie mit einem raschen, neugierigen Lächeln. «Das ist merkwürdig, aber mit dir geht es mir ebenso, Juda. Wenn du fort bist, komme ich mir so kaltherzig vor . . .»

Da sie wußte, was er für sie empfand, erkannte Juda, daß sie sich einem gefährlichen Gebiet näherten. Jetzt, dachte er, war der Zeitpunkt gekommen, da er als ehrlicher Mensch sprechen mußte.

Aber er sprach nicht, und sie fuhr fort: «Deswegen habe ich dir geschrieben – daß ich nichts dagegen hätte, wenn du mich liebtest – falls dir soviel daran liegt!»

Was diese Worte besagten oder zu besagen schienen, hätte jubelndes Glück in ihm auslösen müssen, wäre nicht sein Vorsatz gewesen, der das unmöglich machte; so blieb er stumm, und schließlich begann er: «Ich habe dir nie gesagt . . .»

«Doch, du hast es mir gesagt», murmelte sie.

«Ich meine, ich habe dir nie meine ganze Lebensgeschichte erzählt.»

«Aber ich kann sie mir zusammenreimen. Ich weiß so gut wie alles.»

Juda blickte auf. War es möglich, daß sie um jene Zeremonie mit Arabella wußte, die nach wenigen Monaten aufgehört hatte, eine Ehe zu sein – endgültiger aufgehört hatte als durch den Tod? Er sah, daß sie nichts davon wußte.

«Ich kann es dir nicht hier auf der Straße erzählen», fuhr er trübselig fort. «Und es ist besser, wenn du nicht in mein Zimmer kommst. Gehen wir hier hinein.»

Das Gebäude, vor dem sie standen, war die Markthalle, der einzige Ort, der ihnen zur Verfügung stand. Sie traten ein. Die Verkaufszeit war vorüber, Stände und Plätze waren leer. Er hätte sich eine passendere Umgebung gewünscht, aber statt auf einer verträumten Wiese oder in einem feierlichen Kirchenschiff berichtete er nun seine Geschichte, während sie auf einem mit verfaulten Kohlblättern übersäten Boden hin und her gingen, zwischen dem üblichen Markthallenschmutz von welken Gemüseresten und unverkäuflichem Abfall. Er begann und endete seine kurze Erzählung, die auf weiter nichts als auf die Mitteilung hinauslief, daß er vor einigen Jahren geheiratet habe und daß seine Frau noch am Leben sei. Kaum hatte ihr Gesicht Zeit gehabt, sich zu verändern, so stieß sie die Worte hervor:

«Warum hast du mir das nicht eher gesagt?»

«Ich konnte nicht. Es kam mir so grausam vor, es dir zu sagen.»

«Grausam gegen dich selbst, Juda. Und da warst du lieber grausam gegen mich!»

«Nein, liebstes Herz, nein!» rief Juda leidenschaftlich. Er wollte ihre Hand ergreifen, doch sie entzog sie ihm. Das frühere gegenseitige Vertrauen schien plötzlich ausgelöscht, und dem Antagonismus der Geschlechter hielt keinerlei freundliche Zuneigung mehr das Gegengewicht. Sue war nicht mehr seine Kameradin, seine Freundin, seine unbewußte Liebste, und auch ihre Augen ruhten auf ihm in Fremdheit und Schweigen.

«Ich habe mich dieser Episode geschämt, die zu meiner Heirat geführt hat», fuhr er fort. «Ich kann das jetzt nicht genau erklären. Ich hätte es gekonnt, wenn du es anders aufgenommen hättest!»

«Aber wie soll ich es denn anders aufnehmen?» brach es aus ihr hervor. «Da hab ich dir gesagt oder geschrieben, daß – daß du mich lieben dürftest oder etwas Ähnliches! –

bloß aus Mitleid –, und die ganze Zeit über – ach, es ist einfach schändlich, das alles!» In zitternder Erregung stampfte sie mit dem Fuß auf.

«Du beurteilst mich falsch, Sue! Ich habe keinen Augenblick gedacht, daß du dir überhaupt etwas aus mir machst, bis vor ganz kurzem, und so hatte ich das Gefühl, es käme gar nicht darauf an! Machst du dir etwas aus mir, Sue? – Du weißt, wie ich es meine! Dein ‹aus Mitleid› gefällt mir gar nicht!»

Es war eine Frage, die Sue unter den gegenwärtigen Umständen nicht zu beantworten geruhte.

«Wahrscheinlich ist sie – deine Frau – sehr hübsch, auch wenn sie leichtsinnig ist?» fragte sie schnell.

«Sie ist ganz hübsch, nach allgemeinen Begriffen.»

«Hübscher als ich gewiß!»

«Ihr seid grundverschieden. Und ich habe sie jahrelang nicht gesehen ... Aber sicherlich taucht sie eines Tages wieder auf ... Das ist immer so!»

«Wie sonderbar, daß du dich so von ihr fern hältst!» sagte Sue; ihr zitternder Mund und die heisere Stimme straften die Ironie ihrer Worte Lügen. «Du, ein so frommer Mann! Wie sollen sich denn da die Halbgötter in deinem Pantheon – ich meine jene sagenhaften Leute, die ihr Heilige nennt – nach einem solchen Verhalten für dich verwenden können? Wenn *ich* so was getan hätte, so wäre das etwas anderes und gar nicht weiter bemerkenswert, denn ich betrachte ja die Ehe keineswegs als Sakrament. Deine Theorien sind nicht so fortschrittlich wie deine Praxis.»

«Sue, du kannst furchtbar bissig sein, wenn du willst – der reine Voltaire! Aber behandle mich nur, wie du es für richtig hältst!»

Als sie sah, wie unglücklich er war, wurde sie sanfter; sie suchte die Tränen des Mitgefühls durch Blinzeln zu verbergen und sagte in dem gewinnenden, vorwurfsvollen Ton einer Frau, der Unrecht geschehen ist: «Ach – du hättest es mir sagen sollen, ehe du mich auf den Gedanken gebracht hast, es läge dir was daran, daß du mich lieben dürftest! Bis zu dem Augenblick damals am Bahnhof habe ich gar nichts empfunden, außer ...» Diesmal war Sue ebenso unglücklich wie er in dem wenig erfolgreichen Versuch, sich keine Erregung anmerken zu lassen.

«Weine nicht, Liebe!» flehte er sie an.

«Ich – weine nicht – weil ich dich – lieben wollte; sondern weil du – kein Vertrauen zu mir gehabt hast.»

Vom Marktplatz draußen konnten sie nicht gesehen werden: er *mußte* sie an sich ziehen – doch als er den Arm nach ihr ausstreckte, wurde ihre Spottsucht wach. «Nein, nein», rief sie, wandte sich heftig von ihm ab und trocknete ihre Tränen. «Natürlich nicht! Es war Heuchelei zu behaupten, du tätest es nur als Verwandter, und auf andere Art darf es nicht sein.»

Sie gingen zehn, zwölf Schritte weiter, offenbar hatte sie sich gefaßt. Das verwirrte Juda, und das Herz hätte ihm nicht so weh getan, wenn sie sich anders verhalten hätte, als sie sich verhielt, nun sie ruhiger geworden war: nämlich großzügig und weitherzig, obwohl sie zunächst jenen kleinlichen weiblichen Regungen nachgegeben hatte, die sie ihrem Geschlecht schuldig war.

«Ich mache dir keine Vorwürfe, denn du hast nun einmal nicht anders gekonnt», sagte sie lächelnd. «So töricht bin ich doch nicht! Ein wenig mache ich es dir zum Vorwurf, daß du es mir nicht eher gesagt hast. Aber schließlich kommt es nicht weiter darauf an. Siehst du, wir hätten doch nicht zusammenkommen können, auch wenn das nicht in deinem Leben wäre.»

«Nein, Sue, dann läge alles anders. Es ist das einzige Hindernis!»

«Du vergißt, daß ich dich hätte lieben müssen und deine Frau werden wollen, selbst wenn uns kein Hindernis im Weg gewesen wäre», erwiderte Sue mit einem sanften Ernst, der nichts von ihren Gefühlen verriet. «Und dann sind wir Vetter und Kusine, und es tut nicht gut, wenn die einander heiraten. Und – ich bin mit einem anderen verlobt. Unseren bisherigen freundschaftlichen Verkehr hätten uns die Menschen doch unmöglich gemacht; ihre Ansichten über die Beziehungen zwischen Mann und Frau sind beschränkt – der Beweis dafür ist, daß sie mich vom Seminar gejagt haben. Die Weltanschauung solcher Leute erkennt nur Beziehungen an, die sinnliches Begehren zur Grundlage haben. Das weite Gebiet starker, inniger Verbundenheit, bei der Begehren zum mindesten nur eine untergeordnete Rolle spielt, ist ihnen völlig unbekannt – die Rolle der – wie heißt sie doch – Venus Urania.»

Ihr gelehrtes Daherreden bewies, daß sie ihre Selbstbeherrschung wiedergefunden hatte, und beim Abschied war sie fast wieder ganz die alte mit ihrem lebhaften Blick, ihrem raschen Eingehen auf den anderen, ihrer heiteren Art und ihrer nachträglichen großzügig-kritischen Haltung gegen ihre Alters- und Geschlechtsgenossinnen.

Er konnte jetzt freier reden. «Manches sprach dagegen, dir gleich alles zu erzählen. Einen der Gründe habe ich dir schon gesagt; ein anderer war, daß man mir immer eingeschärft hatte, ich dürfe nicht heiraten – ich gehöre zu einer sonderbaren, wunderlichen Familie, die nicht zum Heiraten tauge.»

«Aha – und wer hat dir das gesagt?»

«Meine Großtante. Sie meinte, mit uns Fawleys nähme es immer ein schlimmes Ende.»

«Seltsam – dasselbe hat mein Vater zu mir gesagt!»

Da standen sie, besessen von dem gleichen Gedanken, der selbst als bloße Annahme widerwärtig genug war: daß eine Verbindung zwischen ihnen, wäre sie möglich gewesen, diese Untauglichkeit zur Ehe in furchtbar gesteigertem Maße an den Tag gebracht hätte – zwei bittere Würzen in *einem* Gericht.

«Ach, es ist gewiß nichts Wahres daran!» meinte sie mit nervöser Leichtherzigkeit. «Unsere Familie ist in letzter Zeit unglücklich in der Gattenwahl gewesen – das ist die ganze Geschichte.»

Und dann taten sie, als seien sie fest überzeugt, daß alles, was geschehen war, gar nichts weiter bedeute und daß sie auch weiterhin als Verwandte und Freunde einander herzliche Briefe schreiben und frohe, glückliche Zeiten miteinander verbringen könnten, selbst wenn das nicht so häufig geschah wie bisher. Sie schieden in Freundschaft; und doch war Judas letzter Blick in ihre Augen eine leise Frage, denn er hatte das Gefühl, daß er selber jetzt nicht wußte, wie es in ihrem Herzen aussah.

7

Die Nachricht von Sue, die ihn wenige Tage darauf erreichte, ging über ihn hin wie ein vernichtender Sturm.

Noch ehe er den Brief las, ließ ihn bereits der Anblick der Unterschrift vermuten, daß sein Inhalt ernsterer Art sei, denn sie hatte mit ihrem vollen Namen unterzeichnet, was seit ihrem ersten Brief an ihn nie mehr geschehen war:

> Mein lieber Juda – ich habe Dir etwas mitzuteilen, was Dich vielleicht nicht überraschen wird, wenn es Dir gewiß auch etwas beschleunigt erscheint (wie die Eisenbahngesellschaften von ihren Zügen sagen). Mr. Phillotson und ich werden sehr bald heiraten – in drei oder vier Wochen. Wie Du weißt, hatten wir die Absicht, zu warten, bis ich meine Ausbildung beendet und meine Abschlußprüfung gemacht hätte, damit ich ihm, falls nötig, beim Unterrichten helfen könnte. Aber er sagt großzügigerweise, daß er keinen Anlaß zum Warten sähe, weil ich ja nicht mehr auf dem Seminar sei. Es ist sehr gut von ihm, denn ich bin ja selber schuld an meiner unangenehmen Lage und der Ausweisung aus dem Seminar.
>
> Wünsche mir Glück. Vergiß nicht, daß ich Dich darum bitte und daß Du es nicht abschlagen darfst!
>
> Deine Dir herzlich zugetane Kusine
> Susanna Florence Mary Bridehead

Die Nachricht war ein schwerer Schlag für Juda; er konnte beim Frühstück keinen Bissen hinunterbringen und trank immer mehr Tee, weil sein Mund so trocken war. Nach einer Weile ging er an seine Arbeit und lachte das übliche bittere Lachen eines Mannes, dem so etwas widerfährt. Alles schien sich in Spott und Hohn zu verwandeln. Aber was konnte das arme Mädchen denn tun? fragte er sich; und es war ihm schlimmer zumute als nach Weinen.

«O Susanna Florence Mary!» sagte er bei seiner Arbeit vor sich hin. «Du weißt nicht, was Heiraten bedeutet!»

War es möglich, daß die Mitteilung von seiner eigenen Heirat sie dazu angestachelt hatte, wie damals sein Besuch bei ihr, als er betrunken war, sie zu ihrer Verlobung angestachelt haben mochte? Gewiß, es schienen andere ausreichende Gründe praktischer und gesellschaftlicher Art für ihre Entscheidung vorzuliegen: aber Sue war weder ein sehr praktischer noch ein berechnender Mensch, und er kam nicht los von dem Gedanken, daß ein gewisser Groll über die plötzliche Enthüllung seines Geheimnisses der Anlaß zu ihrem Entschluß gewesen war. Phillotson hatte ihr wahrscheinlich klargemacht, daß eine sofortige Heirat, sozusagen die Erfüllung eines ungewöhnlichen Verlöbnisses, der beste Beweis dafür wäre, wie unbegründet die Verdächtigungen der Schulbehörde seien, und sie hatte seinen Vorstellungen nachgegeben. Sue war in der Tat in eine peinliche Lage geraten. Arme Sue!

Er beschloß, sich spartanisch zu verhalten, gute Miene zum bösen Spiel zu machen und ihr beizustehen; aber den erbetenen Glückwunsch konnte er doch nicht gleich absenden. Inzwischen kam ein zweiter Brief von seinem ungeduldigen kleinen Liebling:

> Juda, würdest Du die Rolle des Brautvaters übernehmen? Ich habe außer Dir niemanden, der es tun könnte, denn Du bist ja mein einziger verheirateter Verwandter hier in der Nähe, selbst wenn mein Vater bereit wäre zu kommen, was er nicht ist. Hoffentlich empfindest Du es nicht als Belästigung? Ich habe mir

den Hochzeitsgottesdienst im Gebetbuch angesehen, und ich finde es sehr demütigend, daß überhaupt ein Brautvater nötig ist. Nach der Gottesdienstordnung, wie sie im Gebetbuch steht, wählt mich mein Bräutigam aus eigenem freiem Willen: aber ich wähle ihn nicht. Jemand *gibt* mich ihm, wie eine Eselin oder eine Ziege oder irgendein anderes Haustier. Erhabene Vorstellungen habt Ihr von der Frau, o Ihr Gottesmänner! Aber ich vergaß: ich habe ja nicht mehr das Recht, Dich zu necken.

Immer Deine
Susanna Florence Mary Bridehead

Juda stimmte sich mit einiger Mühe auf die heroische Tonart ab und erwiderte:

Meine liebe Sue – natürlich wünsche ich Dir Glück! Und natürlich will ich auch die Brautvaterrolle übernehmen. Ich möchte noch vorschlagen, da Du ja kein Elternhaus hast, daß Du nicht von der Wohnung Deiner Schulfreundin aus heiratest, sondern von meiner Wohnung aus. Es wäre schicklicher, finde ich, da ich ja, wie Du schreibst, in dieser Gegend hier Dein nächster Verwandter bin.

Ich verstehe nicht ganz, warum Du Deinen Brief in so einer neuen, schrecklich formellen Art unterzeichnest. Gewiß hast Du doch noch ein bißchen für mich übrig!

Immer Dein Dir herzlich zugetaner
Juda

Noch mehr als die Unterschrift hatte ihn ein kleiner Seitenhieb gekränkt, über den er sich nicht geäußert hatte: die Wendung «verheirateter Verwandter» – wie idiotisch mußte er als Liebhaber im Licht dieses Wortes erscheinen! Wenn Sue das in spöttischer Absicht geschrieben hatte, so fand er es kaum verzeihlich; hatte sie es aus

Kummer geschrieben – ach, dann wäre es etwas anderes!

Daß er Sue seine Wohnung angeboten hatte, mußte wenigstens auf Phillotson einen guten Eindruck gemacht haben, denn der Schulmeister schrieb ihm einen warmen Dankesbrief und nahm das Anerbieten an. Auch Sue dankte ihm. Juda mietete sofort eine andere, größere Wohnung, nicht nur des Platzes wegen, sondern um der Spitzelei seiner argwöhnischen Wirtin zu entgehen, die eine der Ursachen für Sues unerfreuliche Erfahrungen war.

Dann schrieb ihm Sue, welcher Tag für die Hochzeit in Aussicht genommen sei. Nach allerlei Erkundigungen entschied er, daß sie am nächsten Sonnabend kommen solle; dann würde sie vor ihrer Eheschließung noch zehn Tage in der Stadt wohnen, und damit wäre der Vorschrift Genüge getan, die eigentlich einen fünfzehntägigen Aufenthalt verlangte.

Sue kam am besagten Tag mit dem Zehn-Uhr-Zug. Auf ihren besonderen Wunsch holte Juda sie nicht am Bahnhof ab – er solle nicht die Arbeit und den Lohn eines halben Tages verlieren, schrieb sie (falls das ihr wirklicher Grund war). Aber er kannte Sue jetzt gut genug, um sich zu sagen, daß sie es vielleicht absichtlich so eingerichtet habe, weil sie wußte, wie empfindlich und erregbar sie beide in Augenblicken der Gefühlsspannung waren. Als er nach Hause kam, hatte sie sich in ihrem Zimmer eingerichtet.

Sie wohnte im gleichen Haus wie er, doch in einem anderen Stockwerk, und sie sahen einander nicht häufig; das Abendessen war die einzige Mahlzeit, die sie gelegentlich zusammen einnahmen; dann war Sue wie ein verängstigtes Kind. Was sie empfand, wußte Juda nicht, denn sie sprachen nur von nebensächlichen Dingen miteinander; blaß oder krank sah Sue aber nicht aus. Phillotson kam häufig, doch meist in Judas Abwesenheit. Am Hochzeitsmorgen – Juda hatte sich den Tag freigenommen – frühstückte Sue zum ersten- und letztenmal während dieser sonderbaren Zwischenzeit gemeinsam mit ihrem Vetter, und zwar in seinem Zimmer – dem Wohnzimmer –, das er für die Zeit von Sues Aufenthalt gemietet hatte. Als sie mit dem Blick der Frau seine hilflosen Versuche bemerkte, eine gewisse Behaglichkeit zu verbreiten, machte sie sich eifrig zu schaffen.

«Was hast du denn, Juda?» fragte sie plötzlich.

Er hatte die Ellbogen auf den Tisch und das Kinn in die Hand gestützt und blickte in eine Zukunft, die auf dem Tischtuch vorgezeichnet schien.

«Ach – nichts!»

«Du bist ein ‹Vater›, weißt du – der Brautvater, der die Braut ‹weggibt›.»

Juda hätte sagen können: ‹Phillotsons Alter berechtigt ihn eher zu diesem Titel!› Aber er mochte sie nicht durch eine so billige Erwiderung aufbringen.

Sie sprach in einem fort, als fürchte sie, er könne sich in seine Gedanken verlieren; noch ehe die Mahlzeit zu Ende war, wünschten beide, sie hätten sich nicht so unbedingt darauf verlassen, daß alles jetzt anders aussähe, und hätten jeder für sich gefrühstückt. Vor allem ein Gedanke bedrückte Juda: er hatte selbst einen Fehler in dieser Richtung gemacht; und nun war er der Frau, die er liebte, dabei behilflich, den gleichen Fehler zu begehen, statt sie davor zu warnen und ihr davon abzuraten. Es lag ihm auf der Zunge, zu sagen: ‹Bist du auch wirklich fest entschlossen?›

Nach dem Frühstück gingen sie zusammen aus, um noch etwas zu besorgen, getrieben von dem gleichen Gedanken, daß es die letzte Gelegenheit zu einem ungezwungenen kameradschaftlichen Zusammensein sei. War es Ironie des Schicksals, war es eine seltsame Sucht in Sues Charakter, die Vorsehung in kritischen Augenblicken herauszufordern – sie nahm auf dem Gang durch die schmutzigen Straßen seinen Arm, was sie noch nie in ihrem Leben getan hatte; als sie um eine Ecke bogen, standen sie vor einer grauen Kirche im Tudorstil mit tief herabgezogenem Dach – der Thomaskirche.

«Das ist die Kirche», sagte Juda.

«In der ich getraut werde?»

«Ja.»

«Wirklich!» rief sie voll Neugier. «Ich würde furchtbar gern hineingehen und mir die Stelle ansehen, wo ich nachher hinknien und mein Wort geben muß.»

Wieder sagte er sich: ‹Sie weiß nicht, was Heiraten bedeutet!›

Schweigend gab er ihrem Wunsch nach, und sie traten durch das Westportal ein. Kein Mensch war in dem düsteren Gebäude außer einer Scheuerfrau, die mit Reinemachen beschäftigt war. Sue ging mit Juda noch immer Arm in Arm, fast als liebe sie ihn. Überhaupt war sie den ganzen Morgen grausam liebevoll gegen ihn gewesen; doch in seine Gedanken an die Buße, die ihr bevorstand, mischte sich Schmerz:

. . . Ich wüßte nicht,
Träf ein Unglück dich, wie es Männer trifft,
Ob dein Frauenherz es ertragen könnt!

Ruhig schlenderten sie durch das Kirchenschiff bis an das Altargitter, lehnten sich schweigend daran, wandten sich um und gingen wieder durch das Schiff zurück, ihre Hand noch auf seinem Arm, genau wie ein neuvermähltes Paar. Der Auftritt, von ihr allein in Szene gesetzt, rief nur allzu naheliegende Gedankenverbindungen wach und ging beinahe über Judas Kraft.

«So etwas tue ich gern», sagte sie mit der zarten Stimme einer Genießerin, die sich darauf versteht, Gemütserregungen auszukosten. Kein Zweifel – sie sprach die Wahrheit!

«Das weiß ich», erwiderte Juda.

«Es ist so spannend, weil es wahrscheinlich noch nie vorher getan worden ist. In etwa zwei Stunden werde ich mit meinem angetrauten Mann so durch die Kirche gehen, nicht wahr?»

«Gewiß.»

«War es bei dir auch so, als du geheiratet hast?»

«Gott im Himmel, Sue – sei doch nicht so furchtbar grausam! . . . Verzeih mir, Liebe, ich hab das nicht so gemeint.»

«Ach – nun bist du böse!» sagte sie zerknirscht und blinzelte, denn es war ihr feucht in die Augen gestiegen, und das wollte sie verbergen. «Und ich habe doch versprochen, dich nie mehr zu ärgern! ... Wahrscheinlich hätte ich dich gar nicht bitten dürfen, mich hier hereinzuführen! Natürlich nicht! Das seh ich jetzt ein. Diese Sucht, immer etwas noch nie Dagewesenes zu erleben, bringt mich in solche schwierigen Lagen. Verzeih mir! ... Du verzeihst mir doch gewiß, Juda?»

So reuevoll flehte sie ihn an, daß Judas Augen noch nässer waren als ihre; beruhigend drückte er ihre Hand.

«Jetzt wollen wir schnell fortgehen, und ich tue es bestimmt nicht wieder!» fuhr sie demütig fort. Sie verließen die Kirche, denn Sue wollte zum Bahnhof, um Phillotson abzuholen. Aber der erste Mensch, dem sie begegneten, als sie in die Hauptstraße einbogen, war der Schulmeister in eigener Person: sein Zug war eher angekommen, als Sue erwartet hatte. Es war im Grunde nichts dabei, daß sie sich auf Judas Arm stützte, doch sie zog ihre Hand zurück, und Juda glaubte zu bemerken, daß Phillotson überrascht aussah.

«Wir haben so etwas Drolliges getan!» sagte sie mit einem offenen Lächeln. «Wir sind in der Kirche gewesen und haben gewissermaßen eine Probe abgehalten. Nicht wahr, Juda?»

«Wie denn?» fragte Phillotson neugierig.

Juda bedauerte im stillen Sues – wie ihm schien: unnötige – Aufrichtigkeit; aber sie hatte schon so viel gesagt, daß sie nun alles erklären mußte; das tat sie auch und beschrieb, wie sie bis zum Altar gegangen waren.

Da er sah, wie verwirrt Phillotson war, sagte Juda möglichst unbefangen: «Ich möchte Sue noch ein kleines Geschenk kaufen. Wollt ihr beide mit mir in den Laden kommen?»

«Nein», erwiderte Sue, «ich gehe inzwischen mit ihm nach Hause!» Sie schärfte Juda ein, sich zu beeilen, und ging mit dem Schulmeister davon.

Juda traf in seiner Wohnung bald wieder mit ihnen

zusammen, und gleich darauf rüsteten sie sich zu der Feier. Phillotsons Haar war peinlich glatt gebürstet und sein Hemdkragen so steif gestärkt, wie er ihn seit zwanzig Jahren nicht getragen hatte. Sonst sah er würdig und nachdenklich aus, jedenfalls wie ein Mann, von dem sich mit einiger Sicherheit voraussagen ließ, daß er einen gütigen, rücksichtsvollen Ehemann abgeben würde. Daß er Sue anbetete, war deutlich zu spüren; und ihr war es beinahe anzusehen, daß sie sich einer solchen Anbetung nicht für würdig hielt.

Obwohl die Entfernung so gering war, hatte Juda vom *Roten Löwen* einen Wagen kommen lassen; als sie aus der Haustür traten, hatten sich etwa ein halbes Dutzend Frauen und Kinder versammelt. Der Schulmeister und Sue waren fremd in der Stadt, Juda aber allmählich als Mitbürger anerkannt worden; man hielt das Brautpaar für entfernte Verwandte von ihm, und kein Mensch vermutete, daß Sue noch kürzlich Schülerin des Seminars gewesen war.

Im Wagen zog Juda sein kleines Hochzeitsgeschenk aus der Tasche; es erwies sich als ein zwei oder drei Ellen langes Stück weißer Tüll, den er ihr über den Kopf warf, als Brautschleier.

«Über dem Hut sieht es so sonderbar aus», meinte sie. «Ich werde den Hut abnehmen.»

«Ach nein – behalte ihn lieber auf», entgegnete Phillotson. Und sie gehorchte.

Als sie durch die Kirche gegangen waren und an ihren Plätzen standen, fand Juda, der vorhergehende Besuch habe jedenfalls dem eigentlichen Auftritt den schärfsten Schmerz genommen; aber als die heilige Handlung bis zur Mitte gediehen war, wünschte er von ganzem Herzen, er hätte die Rolle des Brautvaters nicht übernommen. Wie hatte Sue nur so unbesonnen sein können, ihn darum zu bitten – möglicherweise nicht nur ihm, sondern auch sich selbst zur Qual? Frauen empfinden da anders als Männer. Stand es etwa so, daß sie nicht zartfühlender als diese waren, wie es hieß, sondern gefühlloser und unromantischer? Oder waren sie heroischer? Oder war Sue einfach so pervers, daß sie ihm und sich freiwillig Schmerz zufügte um des seltsamen, traurigen Vergnügens willen, sich selbst als Dulderin zu fühlen und inniges Mitleid mit ihm zu empfinden, den sie zum Dulder gemacht hatte? Er bemerkte in ihrem Gesicht die nervöse Spannung, und als sie an die kritische Stelle kamen, wo Juda sie an Phillotson «weggeben» mußte, vermochte sie sich kaum zu beherrschen, doch offenbar weniger um ihrer selbst willen als wegen der Empfindungen ihres Vetters, dessen Anwesenheit ja eigentlich gar nicht nötig gewesen wäre. Vielleicht würde sie wieder und wieder in ihrem Leben jemandem solche Schmerzen zufügen und wieder und wieder den armen Dulder bemitleiden, da sie nun einmal so voll unbegreiflicher Widersprüche war.

Phillotson schien nichts zu bemerken; er war wie von einem Nebel umfangen, der ihn hinderte, die Gefühle anderer wahrzunehmen. Sobald sie ihre Unterschriften gegeben und die Kirche verlassen hatten, war die Spannung vorüber, und Juda fühlte sich erleichtert.

Die Mahlzeit in seiner Wohnung war eine einfache Angelegenheit, und um zwei Uhr brachen die Neuvermählten auf. Als Sue über den Gehsteg zum Wagen schritt, blickte sie zurück; Angst leuchtete ihr aus den Augen. War es möglich, daß sie die unsagbare Torheit begangen hatte, sich in ein unbekanntes Abenteuer zu stürzen, nur um ihre Unabhängigkeit von ihm darzutun, um ihm seine Verschwiegenheit heimzuzahlen? Vielleicht sprang Sue so waghalsig mit Männern um, weil sie von der Seite der männlichen Natur, die Frauenherzen und Frauenleben zugrunde richtet, so wenig wußte wie ein Kind.

Schon stand ihr Fuß auf dem Wagentritt, da drehte sie sich um und sagte, sie habe etwas vergessen. Juda und die Wirtin erboten sich, es zu holen.

«Nein», sagte sie und lief zurück. «Es ist mein Taschentuch; ich weiß, wo es liegt.»

Juda folgte ihr ins Haus. Das gefundene Taschentuch in der Hand, kam sie ihm entgegen. Mit tränennassen Augen blickte sie ihn an, und plötzlich öffneten sich ihre Lippen, als wolle sie etwas bekennen. Doch sie ging weiter; und was sie auch hatte sagen wollen – es blieb ungesprochen.

8

JUDA HÄTTE BRENNEND GERN GEWUSST, OB SIE WIRKLICH ihr Taschentuch vergessen hatte – oder hatte ein klägliches Verlangen sie getrieben, ihm zu sagen, daß sie ihn liebe – und hatte sie es im letzten Augenblick doch nicht über sich gebracht?

Nachdem die beiden gegangen waren, hielt er es nicht mehr in seinem stillen Zimmer aus; und da er die Versuchung fürchtete, sein Unglück im Alkohol zu ertränken, vertauschte er den dunklen Anzug mit seiner hellen Berufskleidung, die leichten Stiefel mit seinen schweren und ging für den Nachmittag an seine gewöhnliche Arbeit.

Doch im Dom war ihm, als höre er eine Stimme hinter sich; wie besessen war er von dem Gedanken, Sue werde wiederkommen. Unmöglich konnte sie doch mit Phillotson nach Hause gehen! Dieses Gefühl wurde immer stärker und lebhafter. Kaum hatte die Uhr seine letzte Arbeitsstunde geschlagen, so warf er sein Werkzeug hin und eilte nach Hause. «Hat jemand nach mir gefragt?» erkundigte er sich.

Niemand war dagewesen.

Da er bis Mitternacht auf das Wohnzimmer unten Anspruch hatte, verbrachte er den ganzen Abend dort; auch als es schon elf geschlagen hatte, konnte er das Gefühl nicht abschütteln, daß Sue zurückkehren und in dem kleinen Zimmer schlafen würde, das dem seinen so nahe war und wo sie an so vielen vorhergehenden Tagen geschlafen hatte. Nie ließ sich voraussagen, was sie tun würde – warum sollte sie da nicht kommen? Mit Freuden hätte er auf sie als Geliebte und Gattin verzichtet, wenn sie als Zimmernachbarin und Freundin hier gewohnt hätte, selbst unter der Bedingung strengster Zurückhaltung. Sein Abendessen stand noch auf dem Tisch; er ging zur Haustür, öffnete sie leise, kehrte ins Zimmer zurück und saß da wie ein Liebender, der in der Johannisnacht darauf wartet, daß ihm das Traumbild der Geliebten erscheine. Doch sie kam nicht.

Die wilde Hoffnung war vergeblich, und schließlich ging er hinauf in sein Schlafzimmer und blickte zum Fenster hinaus; er stellte sich Sue auf der abendlichen Reise nach London vor, wo sie und Phillotson ihren Urlaub verbringen wollten; jetzt ratterten sie vielleicht durch die feuchte Nacht zu ihrem Hotel unter dem gleichen Himmel, den auch er über sich sah; durch Wolkenstreifen ließ sich wohl die Stellung des Mondes, doch kaum seine Gestalt erkennen, und einige der größeren Sterne machten sich nur als blasse Nebelflecke bemerkbar. Ein neuer Abschnitt in Sues Leben hatte begonnen. Juda ließ seine Gedanken in die Zukunft wandern und sah Sue umgeben von Kindern, die ihr mehr oder weniger ähnlich waren. Aber wie allen solchen Träumen war ihm der Trost versagt, in ihnen eine Fortsetzung des Ichs der Geliebten zu sehen, denn die Natur läßt es in ihrem Eigensinn nun einmal nicht zu, daß Kinder nur einem Elternteil entspringen. Jede ersehnte Erneuerung eines Menschen wird entwertet dadurch, daß sie eine Mischung sein muß. ‹Hätte meine Liebste sich mir entfremdet oder wäre sie gestorben, und ich könnte mich aufmachen und ihr Kind sehen, das nur ihres wäre – das brächte mir Trost›, sagte sich Juda. Und dann erkannte er wieder einmal voll Unbehagen, was er in letzter Zeit oft und oft erkannt hatte: die Natur spottete der edleren Gefühle des Menschen und sein höheres Streben war ihr gleichgültig.

Wie sehr er Sue liebte und wie schwer diese Liebe auf ihm lastete, zeigte sich am nächsten und an den folgenden

Tagen nur noch deutlicher. Er ertrug das Licht der Laternen von Melchester nicht mehr; der Sonnenschein schien ihm ein mißfarbener Anstrich und der blaue Himmel kam ihm wie Zinkblech vor. Da erhielt er die Nachricht, seine alte Tante in Marygreen sei schwer erkrankt, und fast gleichzeitig einen Brief von seinem früheren Arbeitgeber in Christminster, der ihm eine Dauerstellung zu guten Arbeitsbedingungen anbot, falls er zu ihm zurückkäme. Die Briefe waren ihm fast eine Erleichterung. Er machte sich auf die Reise zu Tante Drusilla und beschloß, nach Christminster weiterzufahren und zu sehen, was es mit dem Angebot des Baumeisters auf sich hatte.

Juda fand seine Tante noch kränker, als die Mitteilung der Witwe Edlin hatte erwarten lassen. Immerhin war es möglich, wenn auch wenig wahrscheinlich, daß sie noch ein paar Wochen oder Monate leben würde. Er schrieb an Sue über den Zustand der Kranken – vielleicht hätte sie ihre betagte Verwandte gern noch einmal gesehen? Wenn ja, würde er sie am nächsten Montagabend auf seinem Rückweg von Christminster an der Alfredstoner Straße treffen, falls sie mit dem Londoner Zug kommen könnte, der sich mit seinem Zug kreuzte. Am nächsten Morgen fuhr er also nach Christminster; er wollte früh genug nach Alfredston zurückkehren, um die Verabredung mit Sue einhalten zu können.

Die Stadt der Gelehrsamkeit trug ein fremdes Gesicht und bedeutete ihm nichts mehr. Doch als die Sonne die altertümliche Architektur der Fassaden durch lebhafte Licht- und Schattenwirkungen hervorhob und die gezackten Zinnen der Gebäude als zierliche Muster auf den jungen Rasen der College-Höfe warf, da glaubte Juda die Stadt nie schöner gesehen zu haben. Er kam zu der Straße, wo er Sue zum erstenmal gesehen hatte. Dort hatte sie gesessen, über ihr frommes Zeichenwerk gebeugt, einen Borstenpinsel in der Hand, als ihre mädchenhafte Gestalt seinen suchenden Blick gefesselt hatte. Ihr Stuhl stand noch genau an der gleichen Stelle – leer. Es war, als sei sie gestorben und als habe sich keine Nachfolgerin für ihre künstlerische Arbeit gefunden. Ihr Bild beherrschte jetzt die Stadt, denn neben ihr konnten sich die Traumgestalten jener Geistes- und Kirchenleuchten, die ihn einst so stark bewegt hatten, nicht mehr behaupten.

Aber nun war er einmal da; seinem Vorsatz getreu, suchte er seine frühere Wohnung in Beersheba auf, in der Nähe der hochkirchlichen St. Silas-Kirche. Seine alte Wirtin öffnete ihm die Tür und schien erfreut, ihn wiederzusehen; sie brachte ihm etwas zu essen und sagte ihm, daß der Baumeister, sein früherer Arbeitgeber, sich bei ihr nach seiner Adresse erkundigt habe.

Juda ging nun auf den Bahnhof, wo er gearbeitet hatte. Aber die alten Schuppen und Böcke waren ihm verleidet; es schien ihm unmöglich, wieder in dieser Stadt seiner entschwundenen Träume zu wohnen. Er sehnte die Abfahrtszeit des Zugs nach Alfredston herbei, wo er vielleicht Sue treffen würde.

Dann durchlebte er im Banne dieser Erinnerungen eine entsetzliche halbe Stunde tiefster Niedergeschlagenheit; jenes Gefühl überkam ihn, das ihm schon mehr als einmal zum Unglück geworden war: es lohne ja doch nicht die Anstrengung, daß irgendwelche Mühe an ihn verschwendet werde, weder von ihm selbst noch von anderen; und in dieser halben Stunde begegnete er an der Kreuzung Tinker Taylor, dem bankrotten Eisenwarenhändler, der ihm vorschlug, gemeinsam eins zu trinken. Sie gingen die Straße hinab bis zu einem der pulsenden Mittelpunkte des städtischen Lebens von Christminster, dem Wirtshaus, wo Juda sich hatte herausfordern lassen, das Glaubensbekenntnis auf lateinisch zu sagen: jetzt war die kleine Kneipe zu einem beliebten Wirtshaus geworden; eine geräumige, einladende Eingangshalle führte zu einer Gaststube, die seit Judas hiesigem Aufenthalt völlig renoviert und modern ausgestattet worden war.

Tinker Taylor trank sein Glas aus und machte sich wieder davon; es sei ihm hier zu vornehm geworden, sagte er, als daß er sich heimisch fühlen könnte – dazu müßte er betrunkener sein, als seine Geldmittel ihm gerade erlaubten. Juda ließ sich länger Zeit und stand schweigend und geistesabwesend in dem augenblicklich fast leeren Raum. Die Gaststube war völlig neu eingerichtet; das gestrichene Holzwerk hatte einer Mahagoniausstattung weichen müssen und an den Wänden standen gepolsterte Sofabänke; der Raum war wie üblich in Nischen aufgeteilt, die durch Mattglaswände in Mahagonifassung voneinander getrennt waren, damit die Zecher in der einen Nische sich nicht vor ihren Nachbarn in der nächsten zu schämen brauchten. Hinter der Theke beugten sich zwei Kellnerinnen über die Bierpumpen mit ihren weißen Griffen und über die Reihen der kleinen silbernen Hähne, die in einen zinnernen Trog abtropften.

Da er müde war und bis zur Abfahrt des Zugs nichts mehr zu tun hatte, setzte sich Juda auf eines der Sofas. Im Rücken der Kellnerinnen erhoben sich geschliffene Spiegel mit Glasplatten, auf denen in Flaschen, leuchtend wie Topas, Saphir, Rubin und Amethyst, kostbare Flüssigkeiten standen, deren Namen Juda unbekannt waren. Einige Bewegung kam zustande, als neue Kunden in die benachbarte Nische traten und das Läuten der Registrierkasse bei jedem Münzeneinwurf ein Klingling hören ließ.

Die Kellnerin, die in dieser Nische bediente, war für Juda nicht direkt sichtbar, aber dann und wann erblickte er in dem Spiegel hinter ihr ihren Rücken. Er hatte das nur gleichgültig bemerkt, doch dann wandte sie einen Augenblick ihr Gesicht dem Spiegel zu, um ihr Haar zu ordnen. Da entdeckte er mit Staunen, daß es Arabella war.

Wäre sie bis zu seiner Nische gekommen, so hätte sie ihn sehen müssen. Aber das geschah nicht, denn sein Platz wurde von dem Mädchen auf der anderen Seite bedient. Arabella trug ein schwarzes Kleid mit weißen Leinenmanschetten und einem breiten weißen Kragen; ihre Figur, stärker entwickelt als früher, wurde noch hervorgehoben durch ein Narzissensträußchen, das sie auf der linken Brust trug. In der Nische, wo sie bediente, stand auf einem mit blauer Flamme brennenden Spiritusapparat ein vernickelter Heißwasserbehälter, dem Dampf entströmte; dies alles war für Juda nur im Spiegel sichtbar, ebenso die Gesichter der Männer, die sie bediente; einer davon war ein hübscher, verlebter junger Mensch, möglicherweise ein Student, der ihr offenbar irgendein belustigendes Erlebnis berichtet hatte.

«Aber Mr. Cockman! Wie können Sie mir unschuldigem Mädchen so eine Geschichte erzählen!» rief sie lustig. «Mr. Cockman, was für 'n Mittel wenden Sie nur an, daß Ihr Schnurrbart sich so wunderbar kräuselt?» Da der junge Mann glatt rasiert war, rief die Bemerkung lautes Gelächter auf seine Kosten hervor.

«Schon gut!» sagte er. «Bringen Sie mir einen Curaçao; und Feuer bitte.»

Sie schenkte den Likör aus einer der prachtvollen Flaschen aus, strich ein Zündholz an und hielt es mit koketter Dienstfertigkeit an seine Zigarette, während er die Flamme ansog.

«Nun, haben Sie in letzter Zeit was von Ihrem Mann gehört, mein liebes Kind?» fragte er.

«Keinen Ton», erwiderte sie.

«Wo ist er jetzt?»

«Ich hab ihn in Australien gelassen, und da ist er wahrscheinlich auch jetzt noch.»

Judas Augen wurden immer größer.

«Warum sind Sie eigentlich von ihm fort?»

«Stellen Sie keine Fragen, dann kriegen Sie keine Lügen zu hören.»

«Na, geben Sie mir mein Geld raus, das Sie mir schon eine Viertelstunde lang vorenthalten, dann werde ich auf der Straße dieser malerischen Stadt romantisch entschwinden.»

Sie reichte ihm das Wechselgeld über die Theke; dabei ergriff er ihre Finger und hielt sie fest. Es gab Gekicher und ein leichtes Herumbalgen, dann sagte er ihr Lebewohl und ging.

Juda hatte verblüfft, doch völlig gelassen zugesehen. Es war nicht zu sagen, wie fern Arabella seinem Leben jetzt zu sein schien. Er konnte seine formale Verbundenheit mit ihr kaum begreifen, und deshalb war es ihm in seiner gegenwärtigen Gemütsverfassung auch ganz gleichgültig, daß Arabella wirklich seine Frau war.

Die Nische, in der sie bediente, leerte sich allmählich von Gästen; nach kurzer Überlegung ging er hinein und trat an die Theke. Im ersten Augenblick erkannte Arabella ihn nicht. Dann trafen sich ihre Blicke. Sie fuhr zusammen, aber dann blitzte es lustig und frech in ihren Augen auf, und sie sagte:

«Nein, so was! Ich dachte, du wärst seit Jahren unter der Erde!»

«Ach!»

«Ich hab nie was von dir gehört, sonst wäre ich wahrscheinlich gar nicht hierhergekommen. Aber das macht ja nichts! Was kann ich dir heute nachmittag vorsetzen? Auf meine Kosten! Einen Whisky und Soda? Brauchst es nur zu sagen – was das Haus bietet, steht dir zur Verfügung, aus alter Freundschaft!»

«Danke, Arabella», erwiderte Juda, ohne zu lächeln. «Aber ich möchte nicht noch mehr trinken.» Ihr unerwartetes Auftauchen hatte ihm nämlich mit einem Schlag den Appetit auf starke Getränke so gründlich verdorben, als wäre er plötzlich in seine Säuglingszeit zurückversetzt worden.

«Schade, wo du's jetzt umsonst haben könntest.»

«Wie lange bist du schon hier?»

«Etwa sechs Wochen. Vor drei Monaten bin ich aus Sydney zurückgekommen. Du weißt ja, daß ich immer eine Vorliebe für diese Tätigkeit gehabt habe.»

«Ich bin erstaunt, daß du gerade hierher gekommen bist!»

«Ich hab dir ja gesagt, daß ich dachte, du wärst in die ewige Seligkeit eingegangen; in London hab ich die Stellung hier in einer Zeitung angezeigt gesehen. Es war nicht anzunehmen, daß mich hier jemand kennen würde, selbst wenn es mir was ausgemacht hätte, denn ich bin in meiner Jugend nie in Christminster gewesen.»

«Warum bist du aus Australien zurückgekommen?»

«Ach, ich hatte meine Gründe ... Da bist du also noch kein Professor?»

«Nein.»

«Und auch nicht so was Ähnliches wie 'n Pfarrer?»

«Ich bin dasselbe, was ich war.»

«Ja – so siehst du auch aus.» Müßig ließ sie ihre Finger auf dem Griff des Bierhebers ruhen, während sie ihn prüfend betrachtete. Er sah, daß ihre Hände schmaler und weißer waren als zu der Zeit, da er mit ihr gelebt hatte, und daß sie an der Hand, die auf dem Griff lag, einen Ring aus blauen Steinen trug, die echte Saphire zu sein schienen – und es tatsächlich auch waren, weshalb dieser Ring von den jungen Männern, die häufig herkamen, immer sehr bewundert wurde.

«Also du giltst hier für eine Frau, deren Mann noch lebt?» fuhr er fort.

«Ja. Ich dachte, es könnte vielleicht zu Ungelegenheiten führen, wenn ich mich als Witwe ausgäbe, was ich lieber getan hätte.»

«Ganz recht. Ich bin hier ja einigermaßen bekannt.»

«Ach, nicht deswegen – denn, wie gesagt, ich hab nicht mit dir gerechnet. Aus anderen Gründen.»

«Und die wären?»

«Das mag ich nicht lang und breit erzählen», erwiderte sie ausweichend. «Ich verdiene hier sehr gut, und eigentlich liegt mir nicht viel an deiner Gesellschaft.»

In diesem Augenblick erschien ein kleiner Kerl ohne Kinn, mit einem Schnurrbart wie die Augenbrauen einer Dame, und verlangte ein sonderbar gemischtes Getränk. Arabella mußte gehen und ihn bedienen. «Hier können wir nicht reden», sagte sie, als sie einen Moment zurückkam. «Kannst du nicht warten bis neun? Sag ja und mach keine Geschichten. Ich kriege zwei Stunden eher frei, wenn ich darum bitte. Augenblicklich wohne ich nicht hier im Haus.»

Er überlegte eine Weile und sagte mißmutig: «Gut, ich komme wieder. Es ist wohl besser, wir treffen irgendeine Abmachung.»

«Dummes Zeug, Abmachung! Ich mag nichts abmachen!»

«Aber ich muß dies und jenes wissen, und du hast recht – hier können wir nicht reden. Also schön; ich hole dich ab.»

Er stellte sein ungeleertes Glas hin, trat ins Freie und ging auf der Straße auf und ab. Das war ein roher Einbruch in die zarte Gefühlsseligkeit seiner traurigen Liebe zu Sue! Zwar konnte man sich auf Arabellas Wort keineswegs verlassen, aber vielleicht war doch etwas Wahres daran, daß sie ihn nicht hatte beunruhigen wollen und ihn wirklich für tot gehalten hatte. Jedoch jetzt blieb nur eines übrig: ehrliches Spiel zu spielen, denn Gesetz war Gesetz, und die Frau, mit der ihn so wenig verband wie der Osten mit dem Westen, war in den Augen der Kirche «ein Leib und ein Geist» mit ihm.

Da er sich mit Arabella treffen mußte, war es ihm unmöglich, sich mit Sue in Alfredston zu treffen, wie er versprochen hatte. Jedesmal, wenn er daran dachte, durchfuhr ihn ein heftiger Schmerz; aber das ließ sich nun nicht ändern. Arabella war vielleicht mit Absicht in seinen Weg gestellt worden, um ihn für seine unerlaubte Liebe zu bestrafen! So verbrachte er den Abend mit planlosem Herumgehen in der Stadt; jeden Kreuzgang, jedes College vermied er, weil er den Anblick nicht ertragen konnte; und als die hundertundein Schläge von der großen Glocke des Cardinal College ertönten, ging er wieder in die Kneipe zurück – ein zeitliches Zusammentreffen, das ihm voll unverdienter Ironie schien. Das Wirtshaus war jetzt hell erleuchtet, es ging viel flotter und lustiger zu; die Gesichter der Kellnerinnen hatten lebhaftere Farben, ihre Wangen waren gerötet, ihre ganze Art war munterer als vorher – unbeherrschter, erregter, sinnlicher; sie sprachen ihre Gefühle und Wünsche unumwundener aus und lachten haltlos und schmachtend.

Bis vor kurzem war die Gaststube überfüllt gewesen, er hatte das Stimmengewirr von draußen gehört; aber schließlich wurde es leerer. Juda nickte Arabella zu und sagte ihr, daß er vor der Tür auf sie warten werde, bis sie frei sei.

«Aber erst mußt du was mit mir trinken», meinte sie aufgeräumt. «Bloß ’nen kleinen Schnaps für die nötige Bettschwere: das tu ich immer. Dann kannst du draußen einen Augenblick auf mich warten, denn es ist besser, wenn wir nicht zusammen gesehen werden.» Sie füllte zwei Schnapsgläser mit Branntwein, und obwohl sie, nach ihrem Aussehen zu urteilen, schon genug Alkohol zu sich genommen hatte, goß sie ihr Glas rasch hinunter. Auch er trank das seine aus und verließ das Lokal.

In wenigen Minuten erschien sie in einer dicken Jacke und einem Hut mit schwarzer Feder. «Ich wohne hier ganz in der Nähe», sagte sie und nahm seinen Arm, «ich hab den Hausschlüssel, so daß ich heimkommen kann, wann ich will. Was für eine Abmachung hast du denn im Sinn?»

«Ach – nichts Bestimmtes», antwortete er. Er fühlte sich müde und unsagbar elend bei dem Gedanken an Alfredston, an den Zug, mit dem er hätte fahren sollen; an Sues Enttäuschung, daß er bei ihrer Ankunft nicht da war, und an die ihm entgangene Freude ihrer Gesellschaft auf der langen, einsamen Wanderung im Sternenlicht über die Berge nach Marygreen. «Eigentlich hätte ich zurückfahren müssen. Meine Tante liegt im Sterben, fürchte ich.»

«Da fahre ich morgen früh mit dir. Ich werde schon einen Tag freikriegen.»

Die Vorstellung, daß Arabella, die für seine Verwandten oder ihn selbst nicht die leiseste Sympathie empfand, an das Sterbebett seiner Tante treten und Sue dort treffen könne, hatte etwas besonders Abstoßendes für ihn. Doch sagte er: «Natürlich kannst du mitkommen, wenn du willst.»

«Na, wollen mal sehen . . . Aber bis wir uns zu irgendwas entschlossen haben, ist es eine dumme Lage, wenn wir hier zusammen sind – du bist bekannt in der Stadt, und ich werde auch allmählich bekannt, wenn auch kein Mensch eine Ahnung hat, daß ich irgendwas mit dir zu tun habe. Auf dem Weg zum Bahnhof sind wir nun mal – wie wär’s, wenn wir den Zug 21 Uhr 40 nach Aldbrickham nähmen? Viel länger als eine halbe Stunde fahren wir nicht, und die eine Nacht kennt uns niemand dort; dann können wir tun, was uns beliebt, bis wir uns entschieden haben, ob wir irgendwas bekanntmachen wollen oder nicht.»

«Wie du willst.»

«Dann warte, bis ich mir ein paar Sachen geholt habe. Hier wohne ich. Manchmal, wenn es spät wird, schlafe ich in dem Hotel, wo ich angestellt bin; es denkt sich also niemand was dabei, wenn ich die Nacht über nicht nach Hause komme.»

Schnell war sie wieder da, und sie begaben sich zur Bahn; nach einer halbstündigen Fahrt kamen sie in Aldbrickham an und gingen in ein Gasthaus dritten Ranges in der Nähe des Bahnhofs, gerade noch rechtzeitig für ein spätes Abendessen.

9

Am nächsten Morgen zwischen neun und halb zehn fuhren sie zurück nach Christminster, die einzigen Insassen eines Dritter-Klasse-Abteils. Da Arabella, wie auch Juda, sich ziemlich hastig angekleidet hatte, um den Zug zu erreichen, sah sie ein wenig unordentlich aus und ihr Gesicht zeigte keineswegs jenen belebten Ausdruck wie am Abend vorher in der Wirtsstube. Als die beiden aus dem Bahnhof traten, sah Arabella, daß ihr noch eine halbe Stunde Zeit blieb, ehe sie wieder ins Gasthaus mußte. Schweigend wanderten sie ein Stück zur Stadt hinaus in der Richtung auf Alfredston zu. Juda blickte die weithin sich dehnende Landstraße hinauf.

«Ach ... ich armseliger Schwächling!» murmelte er schließlich.

«Was?» fragte sie.

«Das ist dieselbe Straße, auf der ich vor Jahren voller Pläne und Hoffnungen nach Christminster gekommen bin!»

«Na, ganz gleich, was es für 'ne Straße ist, ich glaube, ich hab jetzt keine Zeit mehr, denn ich muß um elf im Gasthaus sein. Und wie gesagt, ich fahre lieber doch nicht mit zu deiner Tante. Da wäre es vielleicht besser, wir trennten uns hier; ich möchte nicht gern mit dir auf der Hauptstraße gesehen werden, denn wir haben ja noch gar nichts beschlossen.»

«Na gut. Aber heute früh beim Aufstehen hast du gesagt, du möchtest mir noch etwas mitteilen, ehe ich wegführe.»

«Jawohl – zweierlei – eins vor allem. Aber du hast ja nicht versprechen wollen, es nicht weiterzusagen. Versprichst du's jetzt? Dann will ich es dir sagen. Als ehrliche Frau möchte ich, daß du es erfährst ... Ich hab ja schon in der Nacht davon zu erzählen angefangen – von dem Herrn, dem Geschäftsführer in dem Hotel in Sydney.» Arabella sprach für ihre Verhältnisse ein wenig hastig. «Du sagst es doch nicht weiter?»

«Nein, nein – ich verspreche es dir!» rief Juda ungeduldig. «Natürlich erzähle ich deine Geheimnisse nicht weiter.»

«Wenn ich mit ihm spazierengegangen bin, hat er mir jedesmal gesagt, daß er mich sehr hübsch fände, und immerzu hat er mich angefleht, ihn zu heiraten. Ich hab ja nie dran gedacht, wieder nach England zurückzufahren; und weil ich nun so allein war dort in Australien und kein eigenes Heim mehr hatte, seit ich von meinem Vater fort war, hab ich schließlich ja gesagt und hab es getan.»

«Was – du hast geheiratet?»

«Ja.»

«Ganz richtig – gesetzlich – in der Kirche?»

«Ja. Und ich hab mit ihm gelebt, fast bis zu meiner Abfahrt. Es war dumm von mir, ich weiß; aber ich hab es nun mal getan! So, jetzt hab ich es dir gesagt. Nun schimpf nur nicht. Er redet davon, daß er nach England kommen will, der arme alte Kerl. Aber wenn er's tut, wird er mich wohl schwerlich finden.»

Bleich und starr stand Juda da.

«Warum zum Teufel hast du mir das nicht gestern abend gesagt?» rief er.

«Warum? Darum! . . . Willst du dich denn nicht mit mir versöhnen?»

«Als du mit den Herren im Gasthaus von ‹deinem Mann› gesprochen hast, da hast du natürlich ihn gemeint – nicht mich!»

«Natürlich . . . Ach, reg dich doch nicht darüber auf.»

«Ich habe nichts weiter zu sagen!» erwiderte Juda. «Ich habe nichts zu sagen zu dem – Verbrechen –, das du gestanden hast!»

«Verbrechen! Bah! Von so was macht man dort drüben weiter nicht viel her! Da gibt's viele, die es genauso machen . . . Ja, wenn du es so auffaßt, geh ich eben wieder zu ihm! Er hat mich sehr gern gehabt, und wir haben anständig gelebt und waren genauso ehrbare, angesehene Leute wie andere Ehepaare auch! Woher sollte ich denn wissen, wo du warst?»

«Ich will dir keine Vorwürfe machen. Ich könnte 'ne ganze Masse sagen, aber vielleicht ist es besser, wenn ich es nicht tue. Was möchtest du, daß ich tun soll?»

«Gar nichts. Eigentlich wollte ich dir noch was anderes erzählen; aber ich glaube, wir haben fürs nächste genug voneinander! Ich werde mir noch durch den Kopf gehen lassen, was du über deine Lage gesagt hast, und gebe dir dann Nachricht.»

So trennten sie sich. Juda sah sie in der Richtung zum Hotel verschwinden und ging auf den nahe gelegenen Bahnhof. Da sein Zug nach Alfredston erst in einer dreiviertel Stunde abging, schlenderte er gedankenlos in die Stadt hinein bis zur Kreuzung; dort blieb er stehen und blickte, wie so oft, die Hauptstraße hinab; malerisch wie keine zweite – es seien denn solche Prachtstraßen wie die «Straße der Paläste» in Genua – zog sie sich hin, ein College reihte sich ans andere; die Linien der Gebäude traten im Morgenlicht klar und deutlich hervor wie auf einer Bauzeichnung. Doch Juda hatte kein Auge dafür, so völlig beherrschte ihn die ständige Erinnerung an Arabellas mitternächtliche Nähe, an ihr Aussehen, als sie in der Dämmerung schlafend neben ihm lag; ein Gefühl der Erniedrigung über seine neuerlichen Erlebnisse mit ihr erfüllte ihn und lag auf seinem reglosen Antlitz wie ein Fluch. Er wäre nicht so unglücklich gewesen, hätte er vermocht, ihr zu grollen; doch er empfand Mitleid mit ihr, obwohl er sie verachtete.

Juda kehrte um. Als er in die Nähe des Bahnhofs kam, fuhr er zusammen, denn er hatte seinen Namen nennen hören; was ihn erschreckte war weniger der Name als die Stimme, die ihn ausgesprochen hatte. Zu seiner größten Überraschung stand Sue vor ihm, gleich einer Vision – ihr Blick unheilkündend und angstvoll wie in einem Traum, ihr kleiner Mund zuckend vor Nervosität, in den übermüdeten Augen eine vorwurfsvolle Frage.

«Ach, Juda – ich bin so froh –, daß ich dich hier treffe!» Rasch, ruckweise stieß sie die Worte hervor, daß es fast wie ein Schluchzen klang. Dann errötete sie, denn sie erriet, was er dachte: daß er sie seit ihrer Hochzeit nicht gesehen hatte.

Sie wagten einander nicht anzublicken, weil sie ihre Erregung verbergen wollten, faßten sich bei der Hand und gingen zusammen weiter, bis sie ihn voll Besorgnis verstohlen ansah. «Ich bin gestern abend in Alfredston angekommen, wie du mich gebeten hattest – niemand am Bahnhof, um mich abzuholen! Aber ich bin auch allein nach Marygreen gelangt und hörte, es ginge Tante etwas besser. Ich habe bei ihr gewacht, und als du die ganze Nacht über nicht gekommen bist, hab ich Angst um dich gekriegt – ich dachte, wenn du nun wieder in die alte Stadt kämst und vielleicht recht unglücklich wärst in dem Gedanken, daß ich – verheiratet wäre und nicht mehr für dich da bin wie früher, und wenn du nun niemanden hättest, mit dem du reden könntest, da wärst du vielleicht wieder darauf verfallen, deinen Kummer zu ertränken! – wie damals in deiner

Enttäuschung, weil sie dich nicht als Studenten aufnehmen wollten; und ich dachte, vielleicht hättest du vergessen, was du mir versprochen hast: daß du es nie wieder tun würdest. Und hättest deswegen die Verabredung nicht eingehalten.»

«Und da bist du gekommen wie ein guter Engel, um mich zu suchen und zu erlösen!»

«Ich bin mit dem Frühzug gefahren und wollte nach dir suchen – falls – falls . . .»

«Ich habe an mein Versprechen gedacht, Liebe; immerfort habe ich daran gedacht! Ich werde nie wieder so über die Stränge schlagen wie damals, das glaube ich bestimmt. Vielleicht hab ich nichts Besseres getan, aber das jedenfalls nicht – schon der Gedanke daran ist mir widerwärtig.»

«Ich bin froh, daß dein Ausbleiben nichts damit zu tun gehabt hat. Aber –» fuhr sie fort, und von ganz fern schwang ein wenig Groll in ihrer Stimme – «du hast dich eben gestern abend nicht mit mir getroffen, wie es abgemacht war!»

«Nein – es tut mir furchtbar leid. Ich hatte eine Verabredung, um neun – da war es dann zu spät für den Zug, der sich mit deinem gekreuzt hätte, und überhaupt zu spät, um nach Hause zu fahren.»

Als er sie, die er liebte, nun ansah, erschien sie seinem zärtlichen Gemüt als der süßeste, selbstloseste Kamerad, den er je gehabt, als ein Wesen, das zumeist in einer bunten Phantasiewelt lebte, ein so ätherisches Geschöpf, daß man ihren Geist durch ihren Körper zittern spürte – und er schämte sich von Herzen seiner Erdgebundenheit und der Stunden, die er in Arabellas Gesellschaft verbracht hatte. Es lag etwas Grobes, Unmoralisches darin, mit diesen jüngstverflossenen Begebenheiten seines Lebens ein Wesen wie Sue zu behelligen, die für ihn so körperlos war, daß ihm der Gedanke, sie könne das Menschenweib eines durchschnittlichen Mannes sein, zuweilen ganz unmöglich schien. Und doch war sie Phillotsons Frau. Wie sie das geworden war, wie sie als seine Frau lebte, überstieg sein Fassungsvermögen, als sie ihm heute so vor Augen stand.

«Du fährst doch mit mir zurück?» fragte er. «Jetzt gleich geht ein Zug. Ich möchte doch wissen, wie es Tante nun geht ... Und da hast du also wirklich meinetwegen die ganze Fahrt unternommen! Du mußt ja wirklich furchtbar zeitig weggegangen sein, du Arme!»

«Ja. Wie ich so allein bei Tante gewacht habe, habe ich schreckliche Angst um dich bekommen, und statt zu Bett zu gehen, als es hell wurde, hab ich mich auf den Weg gemacht. Und nun brauche ich mir nie wieder unbegründete Sorgen um deinen Lebenswandel zu machen?»

Daß ihre Sorgen um seinen Lebenswandel unbegründet gewesen waren, galt ihm keineswegs für sicher. Er gab ihre Hand frei, bis sie in den Zug gestiegen waren – es schien derselbe Wagen, den er erst ganz vor kurzem mit einer anderen verlassen hatte; sie setzten sich nebeneinander, Sue saß am Fenster.

Er betrachtete die zarten Linien ihres Profils und die kleinen, festen, apfelgleichen Wölbungen ihrer Brust, die so anders waren als Arabellas üppige Fülle. Obgleich sie wußte, daß er sie ansah, wandte sie sich ihm nicht zu, sondern blickte geradeaus, als fürchte sie, wenn ihre Augen sich träfen, könne es zu einem beunruhigenden Gespräch kommen.

«Sue – du bist ja jetzt verheiratet wie ich; aber wir haben noch gar keine Zeit gehabt, davon zu reden!»

«Das ist auch nicht nötig», gab sie rasch zurück.

«Nun ja – vielleicht nicht ... Aber ich wünschte ...»

«Juda, sprich nicht von *mir*, bitte nicht!» flehte sie. «Es macht mich unglücklich. Verzeih, daß ich das sage! ... Wo hast du gestern abend übernachtet?»

Sie hatte die Frage ohne jeden Hintergedanken gestellt, um dem Gespräch eine andere Wendung zu geben. Er wußte das und sagte nur: «In einem Gasthof», obwohl es ihm eine Erleichterung gewesen wäre, ihr von seiner Begegnung mit einer Unerwarteten zu berichten. Aber Arabellas Mitteilung von ihrer Heirat in Australien ließ ihn befürchten, er könne etwas sagen, was seiner gesetzesunkundigen Frau schaden mochte.

Das Gespräch ging nur stockend weiter, bis sie Alfredston erreichten. Daß Sue eine andere war als früher und das Etikett «Phillotson» trug, lähmte Juda jedesmal, wenn er mit ihr als Mensch reden wollte. Doch schien sie unverändert – er konnte nicht recht sagen, warum. Sie hatten nun noch 5 Meilen Weg über Land vor sich, den man ebenso leicht zu Fuß wie zu Wagen zurücklegen konnte, da es größtenteils bergauf ging. Noch nie in seinem Leben war Juda auf dieser Straße mit Sue dahingegangen, wohl aber mit einer anderen. Jetzt war ihm, als trüge er ein helles Licht, das für den Augenblick die trüben Erinnerungen an frühere Zeiten verbrannte.

Sue plauderte; doch Juda bemerkte, daß sie noch immer das Gespräch von sich selbst fernhielt. Schließlich fragte er sie, ob es ihrem Mann gutgehe.

«Freilich», antwortete sie. «Er muß den ganzen Tag über in der Schule sein, sonst wäre er mitgekommen. Er ist so gut und lieb, daß er, um mich zu begleiten, sogar die Schulklasse zurückgesetzt hätte, seinen Prinzipien zum Trotz – er ist nämlich ganz dagegen, gelegentlichen Urlaub zu nehmen; aber ich habe es nicht zugelassen. Ich fand, es wäre besser, wenn ich allein käme. Ich weiß ja, wie wunderlich Tante Drusilla ist; und er ist jetzt ja fast ein Fremder für sie, da wäre es für beide nur lästig gewesen. Und nun sich zeigt, daß sie kaum noch bei Bewußtsein ist, bin ich froh, daß ich ihn nicht gebeten habe mitzukommen.»

Juda war verstimmt neben ihr hergegangen, während dieser Lobgesang auf Phillotson vom Stapel lief. «Mr. Phillotson tut dir alles zuliebe, wie es sich gehört?»

«Natürlich.»

«Du müßtest eine glückliche Frau sein.»

«Bin ich natürlich auch.»

«‹Braut›, hätte ich beinahe noch sagen können, denn es ist noch nicht viele Wochen her seit deiner Hochzeit . . .»

«Ja, ich weiß, ich weiß!» Etwas in ihrem Gesicht strafte

ihre beruhigenden Worte Lügen; sie hatte sie so brav und leblos gesprochen, als seien sie einer Liste von Musterreden aus der «Anleitung für gute Ehefrauen» entnommen. Juda kannte jede Schwingung ihrer Stimme, verstand sich auf jedes noch so leise Anzeichen ihrer geistigen Verfassung und war überzeugt, daß sie unglücklich sei, obwohl sie noch keinen Monat verheiratet war. Aber daß sie Hals über Kopf von zu Hause weggefahren war, um eine alte Verwandte, die sie kaum gekannt hatte, vor ihrem Tod noch einmal zu sehen – das bewies nichts, denn Dinge dieser Art waren Sue ganz geläufig.

«Nun, ich wünsche dir jetzt wie immer das Allerbeste, Mrs. Phillotson.»

Ein vorwurfsvoller Blick traf ihn.

«Nein, du bist nicht Mrs. Phillotson», murmelte Juda. «Du bist die liebe, freie Sue Bridehead, nur weißt du es nicht. Der Ehestand hat dich noch nicht zermalmt und in seinem gewaltigen Wanst verdaut zu einem winzigen Etwas ohne alle Selbständigkeit!»

Sue machte ein beleidigtes Gesicht, dann antwortete sie: «Dich auch nicht, soviel ich sehe.»

«Doch», erwiderte er und schüttelte traurig den Kopf.

Als sie zwischen dem «Braunen Haus» und Marygreen an das einsame Häuschen unter den Fichten kamen, wo Juda und Arabella gelebt und sich entzweit hatten, blieb er stehen und betrachtete es eine Weile. Jetzt waren liederliche Leute hineingezogen. Er konnte nicht anders – er sagte zu Sue: «In dem Haus da haben meine Frau und ich die ganze Zeit gewohnt, die wir zusammen gelebt haben. In dieses Haus habe ich sie heimgeführt.»

Sie sah es an. «Das war für dich, was das Schulhaus in Shaston für mich ist.»

«Ja. Aber ich bin hier nicht glücklich gewesen wie du in deinem Haus.»

Sue schloß die Lippen in vielsagendem Schweigen, und sie gingen eine Strecke weiter; dann warf sie ihm einen Blick zu, um zu sehen, wie er ihr Schweigen aufnahm. «Aber vielleicht war das übertrieben, was ich von deinem

Glücklichsein gesagt habe – das weiß man ja nie», fuhr er freundlich fort.

«Glaube das ja nicht, Juda, auch wenn du es vielleicht gesagt hast, um mich zu verletzen! Er ist so gut zu mir, wie ein Mensch nur sein kann, und er läßt mir völlige Freiheit – was ältere Ehemänner für gewöhnlich nicht tun . . . Wenn du denkst, ich wäre nicht glücklich, weil er zu alt für mich ist, so irrst du dich.»

«Ich denke nichts, was gegen ihn wäre, Liebe.»

«Und du wirst nicht mehr Dinge sagen, die mich traurig machen?»

«Nein.»

Er sagte nichts weiter, doch er wußte, daß Sue aus irgendeinem Grund fühlte, sie habe etwas getan, was sie nicht hätte tun dürfen, als sie Phillotson zum Mann nahm.

Sie stiegen zu dem kesselförmigen Feld hinab, an dessen anderer Seite das Dorf lag – zu dem Feld, wo Juda vor vielen Jahren von dem Bauern verprügelt worden war. Als sie zum Dorf hinanstiegen und sich dem Haus näherten, sahen sie Mrs. Edlin in der Tür stehen; beim Anblick der beiden hob sie beschwörend die Hände. «Sie ist unten, ob ihr's glaubt oder nicht!» rief die Witwe. «Aufgestanden ist sie, und durch nichts hat sie sich abbringen lassen. Was draus werden soll, weiß ich nicht!»

Und wirklich – als sie eintraten saß die alte Frau, in Decken gehüllt, am Kaminfeuer und wandte ihnen ein Antlitz zu wie das von Sebastianos Lazarus. Die Verblüffung der beiden jungen Leute mußte wohl auf ihren Gesichtern zu lesen sein, denn sie sagte mit hohler Stimme:

«Ah – erschreckt habe ich euch, was? Dort oben möchte ich nicht länger bleiben – hat ja niemand was davon! Das ist doch mehr, als ein Mensch ertragen kann – sich vorschreiben zu lassen, was man machen soll, von einem Kerl, der nicht halb soviel versteht wie man selber . . . Na – dich wird das Heiraten noch reuen, genau wie's ihn gereut hat!» fügte sie zu Sue gewandt hinzu. «So geht's allen in unserer Familie – und den meisten anderen Leuten auch. Hättest es machen sollen wie ich, du Gänschen! Und ausgerechnet

Phillotson, den Schulmeister. Was hat dich denn darauf gebracht, den zu heiraten?»

«Was bringt die meisten Frauen darauf, zu heiraten, Tante?»

«Aha! Soll das heißen, daß du ihn liebst?»

«Es soll gar nichts Bestimmtes heißen.»

«Liebst du ihn?»

«Frag mich nicht, Tante.»

«Ich besinne mich noch sehr gut auf den Mann. Ein sehr höflicher, anständiger Mensch; aber – großer Gott! Ich möchte dich nicht kränken, aber – es gibt so gewisse Männer, die eine Frau, die 'n bißchen eigen ist, einfach nicht verknausen kann, und ich hätte gedacht, er wäre so einer. Jetzt denke ich das nicht mehr, denn du mußt es ja besser gewußt haben als ich – aber das hätte ich früher gedacht!»

Sue sprang auf und lief hinaus. Juda ging ihr nach und fand sie im Schuppen in Tränen.

«Weine nicht, Liebe!» bat Juda bekümmert. «Sie meint es gut, aber sie ist jetzt sehr grämlich und sonderbar.»

«Ach – das ist es ja gar nicht!» entgegnete Sue und suchte ihre Tränen zu trocknen. «Es macht mir gar nichts, daß sie so geradezu ist.»

«Was ist es denn?»

«Es ist – es ist wahr, was sie sagt!»

«Gott – was – du magst ihn nicht?» fragte Juda.

«Das meine ich nicht!» fiel sie hastig ein. «Aber das andere, daß ich – daß ich vielleicht nicht hätte heiraten sollen!»

Er fragte sich, ob sie das wirklich zuerst hatte sagen wollen. Sie gingen wieder ins Haus zurück, und es wurde nicht weiter von der Sache gesprochen; die Tante war recht freundlich zu Sue und sagte, nicht viele jungverheiratete Frauen hätten eine so lange Fahrt gemacht, um ein altes, krankes Weibsstück wie sie zu besuchen. Am Nachmittag rüstete sich Sue zur Abreise. Juda bestellte einen Nachbarn, der sie nach Alfredston fahren sollte.

«Ich komme mit dir zum Bahnhof, wenn es dir recht ist!» sagte er.

Doch davon wollte sie nichts wissen. Der Mann kam mit seinem Wägelchen, und Juda half ihr hinein, vielleicht mit unnötiger Sorgfalt, denn sie sah ihn mahnend an.

«Ich darf dich doch – mal besuchen, wenn ich wieder in Melchester bin?» fragte er beinahe mürrisch.

Sie beugte sich nieder und sagte leise: «Nein, Lieber – du darfst jetzt noch nicht kommen. Ich glaube, du bist in keiner guten Verfassung.»

«Na schön», erwiderte Juda. «Leb wohl!»

«Leb wohl!» Sie winkte ihm, und fort war sie.

«Sie hat recht! Ich fahre nicht hin!» murmelte er.

Den Abend und die folgenden Tage verbrachte er damit, durch alle nur erdenklichen Mittel seine Sehnsucht nach ihr zu ersticken; er aß beinahe nichts mehr, weil er durch Fasten sein leidenschaftliches Liebesverlangen ertöten wollte. Er las Predigten über Manneszucht und suchte in der Kirchengeschichte nach Stellen, die von Asketen im zweiten Jahrhundert handelten. Noch ehe er aus Marygreen nach Melchester zurückgekehrt war, kam ein Brief von Arabella. Bei seinem Anblick empfand er stärkere Scham über seine kurze Rückkehr zu ihr als über seine Liebe zu Sue.

Der Brief kam, wie ihn ein Blick auf den Poststempel belehrte, nicht aus Christminster, sondern aus London. Arabella teilte ihm mit, daß sie wenige Tage nach dem Abschied von ihm an jenem Morgen in Christminster zu ihrer großen Überraschung einen liebevollen Brief von ihrem australischen Ehemann erhalten habe, jenem früheren Hotelangestellten in Sydney; er sei nach England gekommen, um nach ihr zu sehen, und habe in Lambeth ein Gasthaus mit voller Schankkonzession übernommen; nun sei es sein Wunsch, daß sie mit ihm gemeinsam das Geschäft führe, das sehr vielversprechend sei, denn das Haus liege in einer ausgezeichneten, dichtbevölkerten, schnapstrinkenden Gegend; der Umsatz betrage schon jetzt 200 Pfund im Monat und ließe sich leicht verdoppeln.

Er schreibe, er habe sie noch immer sehr lieb, und flehe sie an, ihm zu sagen, wo sie sei; sie wären ja damals nur nach einem leichten Zank auseinandergegangen, und ihre Stellung in Christminster sei ja nicht für dauernd gewesen – kurz und gut, sie sei zu ihm gefahren, wie er sie gebeten habe. Und sie hätte wirklich das Gefühl, daß sie mehr zu ihm gehöre als zu Juda, denn sie habe ihn ja richtig geheiratet und viel länger mit ihm zusammen gelebt als mit ihrem ersten Mann. So scheide sie denn ohne Groll von Juda, in der festen Hoffnung, er werde ihr, einer schwachen Frau, keine Schwierigkeiten machen und sie nicht anzeigen und ins Unglück bringen, nun sie Gelegenheit hätte, sich zu verbessern und ein hochanständiges Leben zu führen.

10

JUDA KEHRTE NACH MELCHESTER ZURÜCK, DAS DEN FRAGwürdigen Vorteil hatte, nur zwölf und eine halbe Meile vom Wohnort seiner Sue entfernt zu sein. Zuerst hatte er das Gefühl, daß diese Nähe ein entscheidender Grund sei, überhaupt nicht südwärts zu ziehen; doch Christminster war für ihn eine unerträglich traurige Stadt geworden, während die geringe Entfernung zwischen Shaston und Melchester ihm vielleicht glorreiche Gelegenheit gab, den bösen Feind im Nahkampf zu besiegen, gleich den Priestern und Jungfrauen der frühen Kirche, die eine schmachvolle Flucht vor der Versuchung verachtet hatten und sogar ungestraft Zimmergenossen geworden waren; daß freilich unter solchen Umständen «die beleidigte Natur ihre Rechte geltend machte», wie der Chronist es kurz und bündig ausdrückte, überging Juda in seinen Gedanken.

Voll fieberhafter Verzweiflung stürzte er sich nun wieder in seine theologischen Studien, getrieben von der Erkenntnis, daß die Reinheit seiner Ziele und seine Treue zur Sache in letzter Zeit mehr als fragwürdig gewesen seien. Die Leidenschaft für Sue beunruhigte seine Seele; doch sein gesetzlich erlaubtes zwölfstündiges Beisammensein mit Arabella schien ihm instinktiv etwas weit Schlimmeres zu sein – obwohl sie ihm von ihrem australischen Gatten doch erst hinterher erzählt hatte. Seine Neigung, beim Alkohol Zuflucht zu suchen, hatte er seiner festen Überzeugung nach völlig überwunden – nie war es aus Vorliebe fürs Trinken geschehen, sondern stets nur, um einem unerträglichen Seelenzustand zu entfliehen. Doch verzagt und verzweifelt erkannte er, daß er eigentlich ein Mensch mit zu vielen Leidenschaften war, um einen guten Geistlichen abzugeben; als Höchstes ließ sich erhoffen, daß in einem Leben ständigen inneren Kampfs zwischen Fleisch und Geist das erstere nicht immer siegreich sein würde.

Neben seinen theologischen Studien bildete er als Liebhaberei seine geringen Fähigkeiten in Kirchenmusik und Generalbaß weiter aus, bis er sich mit einiger Sicherheit am Chorsingen nach dem Bezeichnungssystem beteiligen konnte. Eine oder zwei Meilen von Melchester entfernt lag eine restaurierte Dorfkirche, die Juda ursprünglich aufgesucht hatte, um neue Säulen und Kapitelle dort anzubringen. Bei dieser Gelegenheit hatte er die Bekanntschaft des Organisten gemacht, und das Ergebnis schließlich war, daß er Baß im Chor mitsang.

In dieses Dorf ging er nun zweimal an jedem Sonntag und manchmal auch an Wochentagen. Eines Abends um Ostern kam der Chor zum Üben zusammen; eine neue Hymne, die, wie Juda gehört hatte, von einem Wessexer Komponisten vertont war, sollte geprobt und für die nächste Woche eingeübt werden. Sie erwies sich als eine merkwürdig gefühlsstarke Komposition. Je öfter der Chor sie sang, um so mehr wurde Juda durch ihre Harmonie gefesselt und bewegt.

Nach Schluß der Probe suchte Juda den Organisten auf und bat ihn um nähere Auskunft.

Die Partitur war handschriftlich, und oben stand der Name des Komponisten neben dem Titel der Hymne: *Am Fuße des Kreuzes.*

«Jawohl», sagte der Organist, «er stammt hier aus unserer Gegend und lebt als Berufsmusiker in Kennetbridge – zwischen diesem Dorf und Christminster. Der Pfarrer kennt ihn. Er ist in der Christminster-Tradition ausgebildet – deswegen ist auch die Hymne so ausgezeichnet. Ich glaube, er spielt dort in der großen Kirche und leitet einen Chor. Er kommt auch manchmal nach Melchester, und einmal, als die Stelle frei war, hat er dort Domorganist werden wollen. Die Hymne wird diese Ostern überall gesungen werden.»

Auf dem Heimweg summte Juda die Melodie vor sich hin; dabei kam ihm der Komponist in den Sinn, und er fragte sich, was ihn wohl zu der Komposition veranlaßt haben mochte. Das mußte ein Mann von starkem Mitgefühl sein! In seiner quälenden Verwirrung wegen Sue und Arabella und in der Gewissensnot seiner schwierigen Lage hätte er ihn brennend gern kennengelernt. ‹Besser als irgendein anderer würde dieser Mann meine Schwierigkeiten verstehen›, sagte sich der impulsive Juda. Wenn es einen Menschen auf Erden gab, den er zu seinem Vertrauten hätte machen mögen, dann war es dieser Komponist, denn er mußte gelitten und gezittert und gebangt haben.

Kurz und gut, so schwer es ihm auch fiel, die Zeit und das Geld für die Reise aufzubringen – Juda beschloß als das große Kind, das er war, gleich am nächsten Sonntag nach Kennetbridge zu fahren. Früh am Morgen brach er auf, denn die Stadt ließ sich nur auf Umwegen durch eine Reihe von Nebenlinien erreichen. Gegen Mittag kam er an; und nachdem er die Brücke überschritten hatte, die zu der winkligen alten Stadt führte, fragte er nach dem Haus des Komponisten.

Man sagte ihm, es sei ein roter Ziegelbau ein Stück weiter oben, und vor kaum fünf Minuten sei der Herr selbst die Straße hier entlanggegangen.

«In welcher Richtung?» fragte Juda eifrig.

«Aus der Kirche direkt nach Hause zu.»

Juda eilte weiter, und bald sah er zu seiner Freude einen Mann in schwarzem Überrock und schwarzem Schlapphut in geringer Entfernung vor sich hergehen. Mit noch größeren Schritten lief er hinter ihm her. ‹Eine hungrige Seele auf der Jagd nach einer reichen Seele!› dachte er. ‹Ich muß mit dem Mann reden!»

Jedoch konnte er den Musiker nicht einholen, ehe dieser in seinem Haus verschwunden war, und nun erhob sich die Frage, ob es schicklich sei, um diese Zeit einen Besuch zu machen. Doch entschloß er sich dazu, nun er einmal hier war, denn die Rückreise beanspruchte so viel Zeit, daß er nicht bis zum späten Nachmittag warten konnte. Dieser Seelenmensch würde mangelnde Förmlichkeit verstehen. Er war gewiß der rechte Ratgeber, wenn es darum ging, daß eine unerlaubte irdische Leidenschaft listig den Eingang in ein Herz gefunden, das für die Religion bestimmt war.

Also läutete Juda und wurde ins Haus geführt.

Gleich darauf erschien der Musiker, und da Juda anständig angezogen, von einnehmendem Äußeren und freimütig in seinem Auftreten war, wurde er wohlempfangen. Nichtsdestoweniger war er sich bewußt, daß es nicht ganz leicht sein würde, sein Anliegen vorzubringen.

«Ich singe im Chor einer kleinen Kirche bei Melchester», sagte er. «Und diese Woche haben wir *Am Fuße des Kreuzes* eingeübt, das Sie, soviel ich weiß, komponiert haben.»

«Jawohl – ungefähr vor einem Jahr.»

«Es – gefällt mir. Ich finde es überwältigend schön.»

«Ja, ja – das haben mir andere auch schon gesagt. Ja, es ließe sich gewiß Geld damit verdienen, wenn ich es nur veröffentlichen könnte. Ich habe auch noch andere Kompositionen, die gut dazu passen würden; das möchte ich alles drucken lassen, denn bis jetzt habe ich noch mit keiner von meinen Sachen auch nur 5 Pfund verdient. Diese Verlegerbande – sie wollen für die Rechte an den Werken eines unbekannten Komponisten, wie ich einer bin, kaum so viel geben, wie ich dem Notenschreiber für eine gute Abschrift der Partitur zahlen muß. Die Hymne, von der Sie sprachen, habe ich einigen Bekannten hier in der Gegend und in Melchester geliehen, und so kommt es, daß sie hie und da gesungen wird. Aber mit Musik läßt sich nichts verdienen – ich gebe sie gänzlich auf. Kaufmann muß man werden, wenn man heute zu Geld kommen will. Ich habe die Absicht, es mit dem Weingeschäft zu versuchen. Hier ist die Liste meiner künftigen Angebote – sie ist noch nicht ausgegeben worden, aber Sie können sich eine mitnehmen.»

Er überreichte Juda eine mehrseitige, mit roter Zierleiste geschmückte Warenliste in Form eines kleinen Hefts, darin die verschiedenen Rot-, Schaum- und Portweine aufgezählt waren, mit denen er sein neues Unternehmen beginnen wollte. Juda war mehr als überrascht, daß der «Seelenmensch» sich derartig entpuppte – da mußte er freilich seine vertraulichen Mitteilungen für sich behalten!

Sie sprachen noch eine Weile miteinander, doch es war eine gezwungene Unterhaltung, denn als der Musiker dahinterkam, daß Juda ein armer Mann war, schlug er einen anderen Ton an als vorher, da ihn Judas Erscheinung und gewandtes Auftreten über seine Stellung und seine Absichten irregeführt hatten. Juda stammelte etwas von seinem tiefgefühlten Verlangen, den Schöpfer einer so bedeutenden Komposition zu beglückwünschen, und nahm verlegen Abschied.

Auf der Heimfahrt in den langsamen Sonntagszügen und während des Herumsitzens in ungeheizten Wartesälen an diesem kalten Frühlingstag überlegte er sich voll tiefer Niedergeschlagenheit, wie einfältig es von ihm gewesen sei, überhaupt eine solche Reise zu unternehmen. Als er in seiner Wohnung in Melchester anlangte, fand er einen Brief vor, der am Morgen eingetroffen war, wenige Minuten, nachdem er das Haus verlassen hatte – ein reumütiges Briefchen von Sue, in dem sie voll holder Demut schrieb, es tue ihr leid, daß sie so garstig gegen ihn gewesen sei und gesagt habe, er solle sie nicht besuchen; die eigene konventionelle Haltung käme ihr verächtlich vor – er solle doch ja am Sonntag mit dem Elf-Uhr-fünfundvierzig-Zug kommen und um halb zwei mit ihnen zu Mittag essen.

Juda hätte sich die Haare raufen mögen, daß dieser Brief ihn erst erreichte, als es zu spät war, danach zu handeln; aber er hatte sich in letzter Zeit sehr in Zucht genommen, und wirklich schien seine verstiegene Expedition nach Kennetbridge ein neuerlicher besonderer Eingriff der Vorsehung, um ihn der Versuchung fernzuhalten. Doch in einer wachsenden Rebellenstimmung gegen seinen Glauben, die er in letzter Zeit öfter an sich bemerkt hatte, schob er den Gedanken, daß Gott die Menschen zum Narren halte, als lächerlich beiseite. Er sehnte sich danach, Sue wiederzusehen; er war ärgerlich, daß er sie verfehlt hatte, und er antwortete ihr auf der Stelle, berichtete, wie alles gekommen war, und schrieb, er sei viel zu ungeduldig, um bis zum nächsten Sonntag zu warten, und würde an jedem beliebigen Wochentag kommen, den sie ihm nennen möge.

Da er ein wenig übereifrig schrieb, verschob Sue ihre Antwort, wie es ihre Art war, bis Donnerstag vor Karfreitag und schrieb, er könne, falls es ihm recht sei, an diesem Nachmittag kommen; es sei der früheste Tag, an dem es ihr passe, denn sie sei jetzt Hilfslehrerin an der Schule ihres Mannes. Juda ließ sich also von seiner Arbeit am Dom Urlaub geben, der ihm gegen Verzicht auf seinen Lohn auch gewährt wurde, und fuhr nach Shaston.

Vierter Teil

In Shaston

«Wer die Ehe oder eine andere gesetzte Ordnung über das Heil der Menschheit oder die schlichten Forderungen der Nächstenliebe stellt, mag er Papist oder Protestant sein oder was er will, er ist nicht besser als ein Pharisäer.»

Milton

1

SHASTON, DAS ALTE BRITISCHE PALLADOUR, «VON DESSEN Gründung uns seltsame Kunde kommt» (wie Drayton gesungen hat), war und ist schon an sich eine Traumstadt. Stellt der Besucher sich die alten Bauwerke vor: die Burg, die drei Münzstätten, die prachtvolle Abtei, das berühmteste Bauwerk von Südwessex, die zwölf Kirchen, die Heiligenschreine, Kapellen, Spitäler, die giebelgeschmückten Häuser – jetzt alles unbarmherzig hinweggefegt –, so verfällt er selbst gegen seinen Willen in nachdenkliche Schwermut, die auch die heilkräftige Luft und die weite Landschaft ringsumher kaum zu bannen vermögen. Hier lagen einst ein König und eine Königin begraben, Äbte und Äbtissinnen, Heilige und Bischöfe, Ritter und Edelleute. Die Knochen König Eduards des Märtyrers, als Heiligtum sorgsam hierher übergeführt, haben Shaston berühmt gemacht und Pilger aus allen Teilen Europas angelockt, so daß der Ruf der Stadt sich auch jenseits der englischen Küsten weit verbreitete. Für diese herrliche Schöpfung des großen Mittelalters war die Auflösung der Klöster, wie uns Historiker berichten, der Untergang. Mit der Zerstörung der gewaltigen Abtei kam die ganze Stadt in Verfall; die Knochen des Märtyrers erfuhren das gleiche Schicksal wie das heilige Bauwerk, das sie schirmte, und kein Stein ist mehr übrig, ihre Ruhestätte zu künden.

Die einzigartig malerische natürliche Lage der Stadt ist die gleiche geblieben; doch diese Vorzüge, die viele

Schriftsteller gepriesen haben in Zeiten, da landschaftliche Schönheit angeblich nicht geschätzt wurde, werden seltsamerweise in unserer Zeit völlig übersehen, und eine der merkwürdigsten, altertümlichsten Städte Englands wird heutzutage so gut wie gar nicht von Fremden besucht.

Einzigartig ist die Lage auf dem höchsten Punkt einer gewaltigen steilen Abdachung, die sich im Norden, Süden und Westen der Stadt aus dem tiefen alluvialen Tal von Blackmoor erhebt; die Aussicht vom Burg-Anger über das grüne Weideland dreier Grafschaften – Süd-, Mittel- und Niederwessex – ist für das Auge des ahnungslosen Wanderers eine ebenso plötzliche Überraschung wie die würzige Luft für seine Lungen. Unzugänglich der Eisenbahn, läßt sich Shaston am besten zu Fuß erreichen, sonst in einem leichten Fuhrwerk; und auch für ein solches kaum auf anderem Weg als auf einer Art Landenge im Nordosten, die es mit dem hohen Kreidetafelland auf dieser Seite verbindet.

So ist und so war das jetzt von der Welt vergessene Shaston oder Palladour. Seine Lage machte Wasser zur größten Mangelware der Stadt; seit Menschengedenken haben Pferde, Esel und Menschen mühsam die gewundenen Wege zur Höhe erklommen, beladen mit Bütten und Fässern, die an den Brunnen unterhalb des Bergs gefüllt worden sind; und Wasserverkäufer, die ihre Ware zum Preis von einem halben Penny je Eimer feilbieten, sind ein gewohnter Anblick.

Die Schwierigkeit der Wasserversorgung und noch zwei andere sonderbare Umstände: daß der Hauptfriedhof sich steil wie ein Dach hinter der Kirche erhebt und daß in früheren Jahrhunderten die Stadt eine merkwürdige Zeit der Verderbnis im klösterlichen und im häuslichen Leben durchgemacht hat, sind Anlaß zu der Redensart geworden, daß Shaston dem Menschen dreifachen Trost gewähre, wie kein anderer Ort auf Erden. Es sei eine Stadt, wo der Kirchhof dem Himmel näher sei als die Kirchturmspitze, wo Bier leichter zu haben sei als Wasser und wo es mehr liederliche Weiber als ehrsame Frauen und Mädchen gäbe. Es heißt auch, nach dem Mittelalter seien die Einwohner zu arm gewesen, um ihre Priester zu bezahlen; daher hätten sie ihre Kirchen niederreißen und sich überhaupt jeder öffentlichen Verehrung Gottes enthalten müssen; eine Notwendigkeit, die sie an Sonntagnachmittagen bei einem guten Trunk auf den Bänken ihrer Wirtshäuser innigst beklagten. In jenen Tagen hat es den Bewohnern Shastons offenbar nicht an Sinn für Humor gefehlt.

Noch eine Absonderlichkeit – diesmal eine moderne – schien Shaston seiner Lage zu verdanken. Es war Rastplatz und Hauptquartier für die Besitzer von Wohnwagen, Schau- und Schießbuden und ähnliche Leute, die vor allem auf Messen und Jahrmärkten ihr Geschäft betrieben. Wie fremde wilde Vögel sich auf ragendem Vorgebirge versammeln, um vor langen Flügen sinnend zu rasten oder zurückzukehren auf dem Weg, den sie kamen, so standen hier in dieser Klippenstadt in beharrlichem Schweigen die gelben und grünen Wohnwagen mit ortsfremden Namen, als habe der jähe Wechsel im Landschaftsbild sie überrascht und am Weiterwandern gehindert; und hier blieben sie meist den ganzen Winter, bis sie im nächsten Frühling die Wanderschaft auf ihren alten Zugstraßen wieder aufnahmen.

Zu diesem windumwehten, absonderlichen Ort hinauf wanderte Juda vom nächstgelegenen Bahnhof eines Nachmittags gegen vier Uhr zum erstenmal in seinem Leben. Nach anstrengendem Aufstieg oben auf der Höhe angelangt, ging er an den ersten Häusern der luftigen Stadt vorbei zum Schulhaus. Er war zu früh gekommen – die Kinder waren noch in der Schule, leise summend wie ein Mückenschwarm; er bog in den «Klosterweg» ein und betrachtete von da die Stelle, die – so hatte es das Schicksal gefügt – alles umschloß, was ihm das Liebste auf Erden war. Vor den weitläufigen steinernen Schulgebäuden standen zwei gewaltige Buchen mit glatten mausgrauen Stämmen, wie sie nur auf Kreidehochland wachsen. Hinter den Fensterscheiben konnte er schwarze, braune und blonde Kinderköpfe unterscheiden; um die Zeit hinzubringen, ging er zu der ebenen Terrasse hinab, wo einst Klostergärten sich erstreckt hatten. Zu seinem Verdruß klopfte ihm das Herz.

Er mochte nicht ins Haus gehen, ehe die Kinder entlassen waren; so wartete er, bis junge Stimmen im Freien erklangen und kleine Mädchen in weißen Schürzen über roten und blauen Kleidern auf den Wegen dahintanzten, wo vor drei Jahrhunderten Äbtissin, Priorin, Unterpriorin und 50 Nonnen sittsam einhergeschritten waren. Als er zurückkam, fand er, daß er zu lange gewartet hatte: Sue war hinter dem letzten Schulkind in die Stadt gegangen, und Mr. Phillotson nahm den ganzen Nachmittag an einer Lehrerversammlung in Shottsford teil.

Juda ging in das leere Schulzimmer und setzte sich hin; das Mädchen, das den Boden fegte, hatte ihm gesagt, Mrs. Phillotson werde in wenigen Minuten wieder da sein. Ein Klavier stand im Zimmer – tatsächlich dasselbe alte Klavier, das Phillotson schon in Marygreen besessen hatte –, und obwohl der dunkle Nachmittag ihn kaum die Tasten erkennen ließ, fingerte er mit seinem bescheidenen Können ein wenig darauf herum und verfiel wie von selbst in die Melodie der Hymne, die ihn in der vergangenen Woche so stark bewegt hatte.

Es regte sich etwas hinter ihm, und da er glaubte, es sei noch immer das Mädchen mit dem Besen, achtete er nicht darauf, bis jemand dicht an ihn herantrat und leichte Finger sich auf seine Linke legten. – Diese kleine Hand kannte er, und er drehte sich um.

«Spiel weiter», sagte Sue. «Ich mag die Melodie – ich habe sie gelernt, eh ich von Melchester wegging. Sie haben sie dort im Seminar gespielt.»

«Ich kann vor dir nicht herumklimpern! Spiel du es mir vor.»

«Meinetwegen.»

Sue setzte sich hin, und ihre Wiedergabe des Stücks, obwohl nicht bemerkenswert, schien ihm herrlich im Vergleich zu seiner eigenen. Offenbar war sie wie er – zu ihrer eigenen Überraschung – von der Melodie bewegt; als sie zu Ende gespielt hatte und er seine Hand nach der ihren ausstreckte, kam diese ihm halb entgegen, und Juda ergriff sie – genau wie er es vor ihrer Heirat getan hatte.

«Es ist seltsam», sagte sie mit völlig veränderter Stimme, «daß mir diese Melodie so lieb ist; denn ...»

«Denn was?»

«Ich bin nicht von der Art – nicht ganz.»

«Nicht leicht bewegt?»

«Das hab ich eigentlich nicht gemeint.»

«Ach, aber du *bist* von der Art, denn du bist genau wie ich im Fühlen.»

«Aber nicht im Denken.»

Sie spielte weiter; plötzlich wandte sie sich um, und unbedacht, einem inneren Drang folgend, umfaßte jedes wieder die Hand des anderen.

Sie stieß ein gezwungenes kleines Lachen aus und ließ seine Hand rasch wieder los. «Wie drollig!» sagte sie. «Warum wir das wohl beide getan haben?»

«Wahrscheinlich weil wir einander so ähnlich sind, wie ich eben gesagt habe.»

«Nicht in unseren Gedanken! Vielleicht ein wenig in unseren Gefühlen.»

«Aber die beherrschen unsere Gedanken ... Ist es nicht Grund genug, Gott zu lästern, daß der Komponist einer solchen Hymne einer der allerprosaischsten Menschen ist, die mir je vorgekommen sind?»

«Was – kennst du ihn denn?»

«Ich habe ihn aufgesucht.»

«O du Schaf – genau das zu tun, was ich getan haben würde! Warum hast du ihn besucht?»

«Weil wir einander nicht ähnlich sind», meinte er trocken.

«Jetzt wollen wir Tee trinken», sagte Sue. «Drüben bei mir, oder lieber hier? Es macht gar keine Mühe, den Kessel und die anderen Sachen herzubringen. Wir wohnen nicht im Schulgebäude, mußt du wissen, sondern in dem alten Haus da gegenüber, Old Grove Place heißt es. Es ist so altertümlich und dunkel und trübselig, daß es mich furchtbar bedrückt. Solche Häuser sind sehr nett zum Besichtigen, aber nicht zum Drinwohnen – ich komme mir vor wie in den Boden hineingedrückt vom lastenden Gewicht all der Leben, die darin gelebt worden sind. In neuen Gebäuden wie den Schulhäusern hier hat man wenigstens nur sein eigenes Leben zu tragen. Setz dich hin, ich sage Ada, daß sie das Teezeug herüberbringe.»

Er wartete beim Lichtschein des Feuers im Ofen, dessen Tür sie aufgestoßen hatte, ehe sie hinausgegangen war; als sie, gefolgt von dem Mädchen mit den Teesachen, wieder zurückkam, setzten sie sich nieder; das Licht vom Ofen her wurde jetzt durch den blauen Schein eines Spirituslämpchens verstärkt, das auf einem Messinggestell unter dem Kessel stand.

«Eines deiner Hochzeitsgeschenke», sagte sie, auf den Kessel deutend.

«Ja», erwiderte Juda.

Das Summen des von ihm geschenkten Teekessels klang ihm ein wenig spöttisch in den Ohren; und um dem Gespräch eine andere Wendung zu geben, sagte er: «Kennst du irgendeine gute, lesbare Ausgabe der nichtkanonischen Bücher des Neuen Testaments? In der Schule lest ihr sie wahrscheinlich nicht?»

«Um Himmels willen, nein! – Da würde die Nachbarschaft schön in Aufregung geraten! . . . Ja, es gibt eine. Ich weiß jetzt nicht mehr gut Bescheid darin, aber als mein erster Freund noch lebte, hab ich mich dafür interessiert. Cowpers *Apokryphe Evangelien*.»

«Das klingt, als wäre es, was ich suche.» Seine Gedanken waren jedoch – nicht ohne einen leisen Schmerz – bei dem «ersten Freund», womit sie, wie er wußte, den Universitätskameraden ihrer jüngeren Jahre meinte. Ob sie Phillotson wirklich von ihm erzählt hatte?

«Das Evangelium des Nikodemus ist sehr nett», fuhr sie fort, um ihn von seinen eifersüchtigen Gedanken abzubringen, die sie ihm wie immer deutlich anmerkte. Sogar wenn sie über ein unverfängliches Thema redeten wie jetzt, war stets ein zweites, schweigendes Gespräch ihrer

Herzen im Gange, so vollkommen waren sie aufeinander abgestimmt. «Es liest sich ganz wie das echte Erzeugnis. Auch schön in Verse aufgeteilt, so daß es ist, als läse man einen der anderen Evangelisten im Traum, wo die Dinge gleich sind und doch nicht gleich. Aber interessierst du dich denn für solche Fragen, Juda? Befaßt du dich mit Apologetik?»

«Ja. Ich studiere Theologie eifriger denn je.»

Neugierig blickte sie ihn an.

«Warum siehst du mich so an?» fragte er.

«Ach – warum willst du das wissen?»

«Sicher kannst du mir alles sagen, was ich über den Gegenstand nicht weiß. Dein toter Freund muß dir doch eine Menge solcher Sachen beigebracht haben!»

«Davon wollen wir jetzt nicht reden!» schmeichelte sie. «Hast du nächste Woche wieder in der Dorfkirche zu tun, wo du die schöne Hymne gelernt hast?»

«Ja, vielleicht.»

«Das ist fein. Soll ich dich dort besuchen? Es ist ja nicht weit von hier, und ich könnte nachmittags, wann es dir paßt, auf eine halbe Stunde mit dem Zug hinfahren.»

«Nein, komm lieber nicht!»

«Was – wollen wir denn nicht mehr Freunde bleiben, wie früher?»

«Nein.»

«Das hab ich nicht gewußt. Ich dachte, du wolltest immer lieb zu mir sein!»

«Nein, das will ich nicht.»

«Was hab ich denn getan? Ich habe immer gedacht, wir beide –» Das Zittern ihrer Stimme hinderte sie am Weiterreden.

«Sue, manchmal denke ich, du bist kokett», sagte er unvermittelt.

Einen Augenblick war es still, dann sprang sie plötzlich auf; zu seiner Überraschung sah er beim Licht der Spiritusflamme, daß ihre Wangen glühten.

«Ich kann nicht länger mit dir reden, Juda!» sagte sie mit der tragischen Altstimme, die er von früher her kannte.

«Es wird zu dunkel – wir können hier nicht zusammen sitzen bleiben, nachdem wir angekränkelte Karfreitagsmelodien gespielt haben, die Gefühle in einem wecken, die man nicht haben sollte! . . . Wir dürfen nicht mehr so miteinander reden. Ja – du mußt fortgehen, denn du beurteilst mich falsch! Ich bin gerade das Gegenteil von dem, was du so grausam gesagt hast – ach, Juda, es *war* grausam von dir, so was zu sagen! Aber ich kann dir nicht die Wahrheit sagen – du wärst entsetzt, wenn du wüßtest, wie ich mich von meinen Impulsen treiben lasse, wie stark ich fühle, daß ich nicht anziehend hätte geschaffen werden dürfen, wenn ich meine Anziehungskraft nicht wirken lassen soll! Manche Frauen sind unersättlich in ihrer Sehnsucht, geliebt zu werden, und auch ihre Sehnsucht zu lieben ist unersättlich; und wenn das letztere der Fall ist, kommen sie manchmal dahinter, daß sie ihre Liebe nicht immerfort nur dem Kammerherrn schenken können, der durch bischöfliche Erlaubnis berechtigt ist, sie entgegenzunehmen. Aber du bist so redlich und geradsinnig, Juda, daß du mich nicht verstehen kannst! . . . Jetzt mußt du gehen. Es tut mir leid, daß mein Mann nicht zu Hause ist.»

«Wirklich?»

«Ich merke, daß ich das nur aus Gewohnheit so hingesagt habe. In Wahrheit tut es mir gar nicht leid. Aber es kommt weder so noch so darauf an, leider!»

Da sie sich vorher schon viel zu oft die Hände gedrückt hatten, berührte sie seine Hand nur leicht, als er sich nun verabschiedete. Kaum war er durch die Tür gegangen, so sprang sie mit unzufriedenem Gesicht auf eine Schulbank und öffnete den Flügel eines Fensters, unter dem er gerade draußen vorbeiging. «Wann mußt du hier weg, um deinen Zug zu erreichen, Juda?» fragte sie.

Einigermaßen überrascht blickte er auf. «Der Omnibus, der zu dem Zug hinunterfährt, geht in etwa dreiviertel Stunden.»

«Und was willst du bis dahin machen?»

«Ach – herumlaufen wahrscheinlich. Vielleicht setze ich mich auch eine Weile in die alte Kirche.»

«Es ist wirklich hart von mir, dich so fortzuschicken! An Kirchen hast du weiß Gott genug gedacht! Es ist nicht nötig, daß du dich jetzt im Finstern in eine hineinsetzt. Bleib doch hier.»

«Wo?»

«Wo du bist. Ich kann so besser mit dir reden, als wenn du im Zimmer bist ... Es war so lieb von dir, daß du einen halben Arbeitstag drangegeben hast, um mich zu besuchen! Du bist Joseph der Träumer, lieber Juda. Und ein tragischer Don Quijote. Und manchmal bist du der heilige Stephanus, der den Himmel offen sah, als sie ihn steinigten. Ach, mein armer Freund und Kamerad, du wirst noch viel leiden müssen!»

Jetzt, da die hohe Fensterbrüstung zwischen ihnen war, so daß er Sue nicht erreichen konnte, schien sie bereit, mit einer Freimütigkeit zu reden, die sie bei größerer Nähe gescheut hatte. «Es ist mir klargeworden», fuhr sie fort, noch immer im Ton eines Menschen, dem das Herz vor Gefühl überquillt, «daß die gesellschaftlichen Gußformen, in die die Zivilisation uns hineinpreßt, zu unseren wirklichen Gestalten nicht mehr Beziehung haben als die konventionellen Gestalten der Sternbilder zu dem wirklichen Stand der Sterne. Ich heiße Mrs. Richard Phillotson und führe ein ruhiges Eheleben mit meinem Partner gleichen Namens. Aber ich bin nicht wirklich Mrs. Richard Phillotson, sondern eine einsame, hin und her geworfene Frau mit abirrenden Leidenschaften und unerklärbaren Antipathien ... Jetzt darfst du aber nicht länger warten, sonst erreichst du den Omnibus nicht mehr. Komm bald wieder zu mir. Dann mußt du aber ins Haus kommen.»

«Ja!» sagte Juda. «Wann soll ich kommen?»

«Morgen in acht Tagen. Leb wohl – leb wohl!» Sie streckte die Hand aus und strich ihm mitleidig über die Stirn – nur einmal. Juda sagte Lebewohl und ging in die Dunkelheit hinein.

Als er durch die Bimport Street ging, glaubte er den Omnibus davonrollen zu hören, und wirklich, als er an den Gasthof *Zum Herzogswappen* am Marktplatz kam, war der

Omnibus bereits abgefahren. Da es unmöglich war, den Bahnhof zu Fuß bis zur Abfahrt seines Zugs zu erreichen, fand er sich notgedrungen damit ab, auf den nächsten Zug zu warten – den letzten, der an diesem Abend nach Melchester fuhr.

Ziellos lief er eine Weile herum, aß irgendwo eine Kleinigkeit, und als er dann immer noch eine halbe Stunde Zeit hatte, trugen ihn seine Füße ganz unwillkürlich durch den altehrwürdigen Trinitatis-Friedhof mit seinen Lindenalleen wieder in die Gegend der Schulen. Sue hatte gesagt, sie wohne gegenüber in Old Grove Place, einem Haus, das er bald entdeckte, da es sich, wie sie es beschrieben hatte, durch besondere Altertümlichkeit auszeichnete.

Kerzenlicht schimmerte durch eines der vorderen Fenster, die Laden waren noch nicht geschlossen. Deutlich konnte er das Innere überblicken, da der Fußboden um ein paar Stufen tiefer als die Straße lag, die im Laufe der Jahrhunderte seit der Erbauung des Hauses erhöht worden war. Sue war offenbar eben erst ins Haus gekommen; sie stand, den Hut noch auf dem Kopf, in diesem vorderen Wohnzimmer, dessen Wände mit einer vom Boden bis zur Decke reichenden Eichentäfelung versehen waren; an der Decke verliefen ziemlich dicht über Sues Kopf gewaltige Balken mit geschnitzten Leisten. Der Kamin war von der gleichen schwerfälligen Art, mit Pfeilern und verschnörkeltem Schnitzwerk aus der Zeit Jakobs I. In der Tat – die Jahrhunderte lasteten schwer auf einer jungen Frau, die hier ihr Leben verbrachte.

Sie hatte einen Nähkasten aus Rosenholz geöffnet und betrachtete eine Fotografie. Nachdem sie das Bild eine Weile angesehen hatte, drückte sie es an die Brust und legte es wieder an seinen Platz.

Dann wurde sie gewahr, daß die Laden noch nicht geschlossen waren, und trat, die Kerze in der Hand, zum Fenster. Draußen war es zu dunkel, als daß sie Juda hätte bemerken können, doch er konnte ihr Gesicht deutlich sehen; unverkennbar standen die dunklen, langbewimperten Augen voll Tränen.

Sie schloß die Laden, und Juda machte sich auf seine einsame Heimfahrt. ‹Wessen Bild hat sie wohl angesehen?› fragte er sich. Er hatte ihr einmal eines von sich geschenkt, doch sie besaß auch andere, das wußte er. Aber es war doch sicherlich das seine gewesen.

Er würde sie bestimmt besuchen – hatte sie ihn doch eingeladen! Jene ernstgesinnten Männer, von denen er las, die Heiligen, die Sue in ihrer freundlichen Ehrfurchtslosigkeit seine Halbgötter nannte, würden solche Begegnungen vermieden haben, wenn sie Zweifel an der eigenen Charakterstärke gehabt hätten. Doch er vermochte das nicht. Und wenn er auch in der Zwischenzeit dauernd fastete und betete – das Menschliche war stärker in ihm als das Göttliche.

2

JEDOCH DER MENSCH DENKT, GOTT LENKT – NUR WAR ES diesmal nicht Gott, sondern die Frau. Der übernächste Morgen brachte ihm folgendes Briefchen von Sue:

> Komm nächste Woche nicht her. Um Deinetwillen nicht! Diese krankhafte Hymne und die Dämmerung waren daran schuld, daß wir uns so sehr haben gehenlassen. Denke so wenig wie möglich an
> Susanna Florence Mary

Das war eine schmerzliche Enttäuschung für ihn. Er kannte ihre Stimmung, ihre Gefühle, wenn sie so mit ihrem vollen Namen unterschrieb. Doch wie auch ihre Stimmung gewesen sein mochte, ihrer Meinung mußte er beipflichten.

Ich füge mich. Du hast recht. Es ist eine gute Übung im Verzichten, und es ist wohl an der Zeit, daß ich das lerne.

Juda

Er steckte seinen Brief am Abend vor Ostern in den Kasten, und der Entschluß, den Sue und er gefaßt hatten, schien endgültig. Doch andere Kräfte und Gesetze als die ihren waren am Werk. Früh am Ostermontag erhielt er eine Depesche von der Witwe Edlin, die er angewiesen hatte, im Ernstfall zu telegrafieren:

TANTE DRUSILLA SEHR SCHWACH. SOFORTIGES KOMMEN ERWÜNSCHT.

Er warf sein Werkzeug weg und reiste sofort. Dreiundeinehalbe Stunde später wanderte er über die Höhen bei Marygreen, und bald darauf tauchte er in die kesselförmige Senke, durch die der abkürzende Weg zum Dorf führte. Als er am jenseitigen Hang emporstieg, bemerkte er einen Arbeiter, der von einem Gatter am Weg sein Kommen beobachtet zu haben schien; nun machte er eine unbeholfene Bewegung und schickte sich an zu sprechen.

‹Ich sehe es seinem Gesicht an, daß sie tot ist›, sagte sich Juda. ‹Arme Tante Drusilla!›

Seine Vermutung war richtig, und Mrs. Edlin hatte ihm den Mann entgegengeschickt, damit er ihm sage, was geschehen sci.

«Sie hätte dich nicht mehr erkannt. Wie ’ne Puppe mit Glasaugen hat sie dagelegen; da macht’s weiter nichts, daß du nicht da warst», sagte der Mann.

Juda ging weiter bis zum Haus, und am Nachmittag, als alles Nötige geschehen war und die Heimbürgerinnen ihr Bier ausgetrunken hatten und fortgegangen waren, setzte er sich in dem schweigenden Haus nieder. Es war unbedingt nötig, sich mit Sue in Verbindung zu setzen, obwohl sie vor zwei oder drei Tagen beschlossen hatten, einander zu meiden. Er schrieb ihr so kurz wie möglich:

«Tante Drusilla ist gestorben, zuletzt ist es plötzlich ganz schnell gegangen. Die Beerdigung ist Freitag nachmittag.»

Die Tage bis dahin blieb er in Marygreen; am Freitagmorgen vergewisserte er sich, daß das Grab bereit war. Ob Sue wohl kommen würde? Sie hatte nicht geschrieben, und das schien eher auf ihr Kommen hinzudeuten als auf das Gegenteil. Er hatte sich ausgerechnet, wann sie ankommen würde – es kam nur ein einziger Zug in Frage. Gegen Mittag verschloß er die Haustür und ging durch die Senke auf die Höhe beim «Braunen Haus» hinauf; dort blickte er über die gewaltige Weite nach Norden und über die nähergelegene Landschaft, wo Alfredston lag. Zwei Meilen dahinter zog sich von links nach rechts ein Strahl weißen Dampfs quer durch das Bild.

Selbst jetzt mußte er noch lange Zeit warten, bis er erfahren würde, ob sie gekommen sei. Jedoch er wartete, und endlich hielt ein kleiner Mietwagen am Fuß des Berges; jemand stieg aus, und das Gefährt kehrte um, während der Fahrgast den Anstieg begann. Er kannte die Gestalt; und so klein und zierlich sah sie heute aus, daß es schien, als könne sie zerdrückt werden von der innigen Kraft einer zu leidenschaftlichen Umarmung – wie sie ihm nicht zustand. Als sie zwei Drittel des Aufstiegs hinter sich hatte, nahm ihr Kopf plötzlich eine ängstlich besorgte Haltung an; da wußte er: in diesem Augenblick hatte sie ihn erkannt. Bald breitete sich ein versonnenes Lächeln über ihre Züge, das auch noch anhielt, bis er, der ein Stück bergab gegangen war, mit ihr zusammentraf.

«Ich dachte», begann sie sogleich mit nervöser Hast, «es wäre doch furchtbar traurig für dich, so allein bei dem Begräbnis! Und da bin ich gekommen, im letzten Augenblick.»

«Liebe, treue Sue», murmelte Juda.

In der ausweichenden Art, die ihrer seltsamen Doppelnatur entsprach, hielt sich Sue mit keiner längeren Begrüßung auf, obwohl noch einige Zeit bis zur Beerdigung blieb. Die bewegte Stimmung dieser Stunde, die so ungewöhnlichen, vielfältigen Ursachen entsprang, würde sich vielleicht jahrelang nicht wieder ergeben, wenn überhaupt je, und Juda hätte gern noch eine Weile sinnen und reden mögen. Doch entweder empfand Sue das gar nicht oder sie empfand es stärker als er und wollte diesem Gefühl keine Macht über sich einräumen.

Die traurige, schlichte Feier war bald vorbei; der Trauerzug zur Kirche war beinah im Trab vor sich gegangen, denn der geschäftige Leichenbestatter hatte eine Stunde später eine viel wichtigere Beerdigung drei Meilen weiter weg. Drusilla wurde auf dem neuen Friedhof beigesetzt, weit entfernt von ihren Vorfahren. Sue und Juda waren Seite an Seite zum Grab geschritten, und jetzt saßen sie beim Tee in dem vertrauten alten Haus; wenigstens in dieser letzten Ehrbezeigung an die Tote waren sie vereint.

«Sie ist ihr Leben lang gegen das Heiraten gewesen, sagst du?» fragte Sue leise.

«Jawohl. Vor allem dagegen, daß Leute aus unserer Familie sich verheirateten.»

Ihre Augen begegneten den seinen und ruhten eine Weile auf ihm. «Wir sind eine ziemlich klägliche Familie, findest du nicht, Juda?»

«Tante Drusilla hat immer gesagt, wir gäben schlechte Ehemänner und schlechte Ehefrauen ab. Unglückliche gewiß. Ich wenigstens bin ein unglücklicher Ehemann.»

Sue schwieg. «Ist es unrecht, Juda», sagte sie dann mit einem leichten Zittern in der Stimme, «wenn ein Ehemann oder eine Ehefrau einem Dritten erzählt, daß sie in ihrer Ehe unglücklich sind? Wenn eine Heiratszeremonie etwas Heiliges ist, so ist es möglicherweise unrecht; ist sie aber nur ein niederträchtiger Vertrag zur bequemeren Regelung materieller Fragen wie Haushaltsführung, Besteuerung, Vererbung von Land und Geld an die Nachkommen, welche die Kenntnis des männlichen Elternteils nötig macht – und so scheint es mir zu sein! –, nun, dann sollte doch jeder Mensch sagen, nein, von den Dächern schreien dürfen, daß die Ehe ihn oder sie quält und bekümmert!»

«Ich hab es jedenfalls zu dir gesagt.»

Nach einer Weile fuhr sie fort: «Glaubst du, daß es viele Paare gibt, wo einer den anderen ohne bestimmten Grund nicht leiden kann?»

«Ja, gewiß. Wenn eines von beiden jemand anderen gern hat zum Beispiel.»

«Aber selbst davon abgesehen? Wäre es zum Beispiel nicht sehr schlecht von einer Frau, wenn sie nicht gern mit ihrem Mann lebte, nur –» ihre Stimme schwankte, und er erriet manches – «nur weil sie eine persönliche Abneigung dagegen hätte – ein körperliches Unbehagen –, weil sie zu wählerisch und mäkelig wäre oder wie man es nennen will – auch wenn sie ihm sonst Achtung und Dankbarkeit entgegenbrächte? Nur gesetzt den Fall, meine ich. Sollte sie versuchen, ihre Zimperlichkeit zu überwinden?»

Juda warf ihr einen bekümmerten Blick zu. Er sagte, von ihr weggewandt: «Das wäre einer der Fälle, wo meine Erfahrungen meinen Grundsätzen widersprechen. Als ein Mann, der für Ordnung und Gesetz ist – und der bin ich hoffentlich, obwohl ich es leider manchmal bezweifle –, würde ich deine Frage bejahen. Aber aus meiner Erfahrung und meinem natürlichen Wesen heraus würde ich nein sagen . . . Sue, ich glaube, du bist nicht glücklich!»

«Natürlich bin ich glücklich!» widersprach sie ihm. «Wie kann eine Frau unglücklich sein, die acht Wochen lang verheiratet ist mit einem Mann, den sie frei gewählt hat?»

«Frei gewählt!»

«Warum wiederholst du das? . . . Aber ich muß mit dem Sechs-Uhr-Zug zurück. Du bleibst wahrscheinlich noch hier?»

«Ein paar Tage, bis Tantes Angelegenheiten geordnet sind. Das Haus hier ist ja verkauft. Soll ich mit dir zum Zug gehen?»

Sue ließ ein kleines, abwehrendes Lachen hören. «Keinesfalls. Ein Stück kannst du mich begleiten.»

«Aber wart mal – du kannst ja heute abend gar nicht fahren! Mit diesem Zug kommst du nicht nach Shaston. Du mußt über Nacht bleiben und morgen fahren. Mrs.

Edlin hat Platz genug, wenn du nicht hier übernachten magst.»

«Na gut», sagte sie unschlüssig. «Ich hab ihm nicht versprochen, daß ich bestimmt heute abend zurückkäme.»

Juda ging zu der Witwe ins Nachbarhaus hinüber, und als er nach wenigen Minuten zurückkam, setzte er sich wieder hin.

«Unsere Lage ist schrecklich, Sue – schrecklich!» sagte er unvermittelt, den Blick zu Boden gesenkt.

«Nein! Warum?»

«Was mein Teil an dem Unglück ist, kann ich dir nicht alles auseinandersetzen. Dein Teil ist, daß du ihn nicht hättest heiraten dürfen. Ich hab es schon gewußt, eh du es getan hattest, aber ich dachte, ich dürfte mich nicht einmischen. Das war falsch von mir. Ich hätte es tun müssen!»

«Aber wie kommst du denn auf das alles, Lieber?»

«Weil – ich durch deine Federn sehen kann, mein armer kleiner Vogel!»

Ihre Hand lag auf dem Tisch, und Juda legte die seine darauf. Sue zog ihre weg.

«Das ist albern, Sue», rief er, «nach alldem, was wir miteinander geredet haben. Ich bin strenger und förmlicher als du in diesen Dingen; und daß du so etwas Harmloses nicht zulassen willst, beweist, daß du voll lächerlicher Widersprüche steckst.»

«Vielleicht war es übertrieben», sagte sie reumütig. «Es kam mir nur so vor, als wäre das eine Art Trick von uns – und als täten wir es vielleicht zu oft. Da, du darfst sie halten, soviel du magst. Ist das gut von mir?»

«Ja. Sehr gut.»

«Aber ich muß es ihm sagen.»

«Wem?»

«Richard.»

«Ach – natürlich, wenn du es für nötig hältst. Aber da es nichts bedeutet, könnte es ihn unnötig beunruhigen.»

«Bist du sicher, daß du es nur als mein Vetter tust?»

«Vollkommen sicher. Mit Liebesgefühlen ist es bei mir vorbei.»

«Das ist etwas Neues. Wie ist das denn gekommen?»

«Ich habe Arabella wiedergesehen.»

Sie zuckte unter dem Schlag zusammen, dann fragte sie neugierig: «Wann hast du sie gesehen?»

«Als ich in Christminster war.»

«Da ist sie also zurückgekommen; und du hast es mir nicht erzählt! Wahrscheinlich willst du nun wieder mit ihr zusammen leben?»

«Natürlich – genau wie du mit deinem Mann.»

Sie blickte auf die Blumenstöcke am Fenster – Geranien und Kakteen, die aus Mangel an Pflege dahinwelkten – und über sie weg in die Ferne, bis ihr die Augen feucht wurden.

«Was ist?» fragte Juda mit sanfterer Stimme.

«Wie kannst du so froh sein, daß sie wieder da ist, wenn – wenn – was du zu mir gesagt hast, noch wahr ist –, ich meine, wenn es damals wahr war! Natürlich ist es jetzt nicht mehr wahr! Wie hat nur dein Herz so rasch zu Arabella zurückfinden können?»

«Wahrscheinlich ist ihm eine besondere Vorsehung dabei behilflich gewesen!»

«Ach – es ist nicht wahr!» sagte sie mit sanftem Unwillen. «Du redest mir was vor, weil du denkst, ich bin nicht glücklich – das ist das Ganze!»

«Ich weiß nicht. Ich will es nicht wissen.»

«Wenn ich unglücklich wäre, so wäre ich daran schuld, meine Schlechtigkeit; denn ich hätte kein Recht, ihn nicht gern zu haben! Er ist in jeder Hinsicht rücksichtsvoll gegen mich, und er ist sehr interessant, denn er weiß furchtbar viel und hat alles gelesen, was ihm unter die Finger gekommen ist ... Glaubst du, Juda, daß ein Mann eine Frau seines Alters heiraten sollte oder eine, die jünger ist als er – achtzehn Jahre jünger –, das ist der Altersunterschied zwischen uns?»

«Es kommt darauf an, was sie füreinander fühlen.»

Er gab ihr keine Gelegenheit zur Selbstzufriedenheit, und sie mußte ohne Hilfe fortfahren; sie tat es bedrückt, den Tränen nahe: «Ich – ich glaube, ich muß ebenso aufrichtig gegen dich sein, wie du gegen mich gewesen bist. Vielleicht hast du schon bemerkt, was ich sagen will? – Daß ich, obgleich ich Mr. Phillotson als Freund gern habe, nicht mit ihm als Ehemann leben mag – es ist eine Marter für mich! – So, nun hab ich es verraten – ich hab nicht anders gekonnt, wenn ich auch erst so getan habe, als wäre ich glücklich. – Nun wirst du mich wahrscheinlich dein Leben lang verachten!» Sie beugte das Gesicht auf die Hände nieder, die auf dem Tischtuch lagen, und weinte schweigend in kleinen Stößen, die das gebrechliche dreibeinige Tischchen erzittern machten.

«Kaum zwei Monate bin ich verheiratet!» schluchzte sie, noch immer über den Tisch gebeugt, in ihre Hände hinein. «Es heißt immer, was einer Frau in der ersten Zeit ihrer Ehe so schrecklich ist – damit findet sie sich nach ein paar Jahren ganz ruhig und gleichgültig ab. Aber ebensogut kann man sagen, es wäre nicht weiter schlimm, wenn jemandem ein Glied abgenommen würde, weil sich der Mensch im Laufe der Zeit ganz brav an ein Holzbein oder einen künstlichen Arm gewöhnt!»

Juda vermochte kaum zu sprechen, doch er sagte: «Ich habe ja gewußt, daß irgendwas nicht in Ordnung ist, Sue! Ach, ich hab es gewußt!»

«Aber es ist nicht so, wie du denkst! Es ist alles in Ordnung, wenn nur meine Schlechtigkeit, wie du's vielleicht nennen würdest, nicht wäre – ein Widerwillen aus einem Grund, den ich nicht sagen kann und den die Welt auch nicht anerkennen würde! ... Was mich so maßlos quält, ist die Pflicht, diesem Mann jedesmal zu Willen zu sein, wenn er es möchte, so gut er auch sonst ist! – Dieser schreckliche Vertrag, der einen zwingen will, auf eine bestimmte Art zu empfinden in einer Sache, deren eigentliches Wesen ihre Freiwilligkeit ist! ... Ich wünschte, er schlüge mich oder er wäre mir untreu oder täte mir irgendein offenes Unrecht, das ich als Rechtfertigung für meine Gefühle vorbringen könnte! Aber er tut nichts dergleichen, außer daß er ein wenig kühl geworden ist, seit er bemerkt hat, wie mir zumute ist. Deshalb ist er auch nicht mit zur Beerdigung gekommen ... Ach, ich bin sehr unglücklich – ich weiß nicht, was ich tun soll! – Komm mir nicht zu nahe, Juda, du darfst nicht. Ach, nicht – nicht!»

Aber er war aufgesprungen und preßte sein Gesicht an das ihre – oder vielmehr an ihr Ohr, denn ihr Gesicht war unzugänglich.

«Ich hab doch gesagt, Juda, du sollst das nicht tun!»

«Ja, ich weiß – ich möchte dich – dich nur trösten! Es ist alles nur gekommen, weil ich verheiratet war, ehe wir einander kennengelernt haben, nicht? Du wärst meine Frau geworden, Sue, nicht wahr, wenn das nicht gewesen wäre?»

Statt zu antworten, stand sie rasch auf; sie wolle auf den Friedhof ans Grab ihrer Tante, um sich zu sammeln, sagte sie, und ging aus dem Haus. Juda folgte ihr nicht. Zwanzig Minuten später sah er, wie sie über den Dorfanger auf Mrs. Edlins Haus zuging; bald darauf schickte sie ein kleines Mädchen nach ihrem Koffer und ließ sagen, sie sei zu müde, um am Abend noch einmal mit ihm zusammenzukommen.

In der einsamen Stube im Häuschen seiner Tante saß Juda und beobachtete, wie das Haus der Witwe Edlin im Dunkel der Nacht verschwand. Er wußte, hinter seinen Mauern saß Sue ebenso einsam und verzagt wie er; und wieder zweifelte er an seinem frommen Wahlspruch, daß alle Dinge zum Besten dienen.

Er legte sich früh zu Bett, doch das Wissen um Sues Nähe machte seinen Schlummer unruhig. Ungefähr gegen zwei – er war endlich tiefer eingeschlafen – wurde er durch ein schrilles Quieken geweckt, das ihm wohlvertraut gewesen war, als er noch in Marygreen wohnte. Es war der Schrei eines Kaninchens, das sich in einer Falle gefangen hat. Wie es die Gewohnheit dieser kleinen Geschöpfe war, würde es seinen Schrei nicht so bald wiederholen; wahrscheinlich überhaupt nicht öfter als ein-, zweimal, sondern seine marternden Schmerzen ertragen, bis morgens der Fallensteller kommen und es durch einen Schlag auf den Kopf töten würde.

Er, der als Kind den Regenwürmern das Leben gerettet hatte, begann sich nun auszumalen, was für Todesqualen das zerfleischte Bein dem Kaninchen bereiten mochte. Wenn es «schlecht eingeschnappt» hatte, am Hinterbein, so würde das Tier in den nächsten sechs Stunden so lange daran zerren, bis die eisernen Zähne der Falle das ganze Fleisch vom Knochen des Beines gerissen hatten, und wenn die Feder der Falle so schwach war, daß das Tier entwischen konnte, so würde es auf dem Feld an dem abgestorbenen Glied zugrunde gehen. Hatte es «gut eingeschnappt», nämlich am Vorderbein, so würde der Knochen gebrochen sein und das Glied durch die vergeblichen Fluchtversuche fast entzweigerissen werden.

Beinahe eine halbe Stunde verging; dann ertönte der Schrei des Kaninchens von neuem. Juda konnte nicht länger liegen bleiben, ohne es von seinen Schmerzen zu erlösen; rasch zog er sich an und ging beim Mondlicht über den Anger in der Richtung, aus der der Laut gekommen war. Er gelangte bis an die Hecke, die den Garten der Witwe abgrenzte; dort blieb er stehen. Das leise Klirren der Falle, die von dem in Todesnot sich windenden Tier hin und her gezerrt wurde, zeigte ihm jetzt die Stelle an; er ging hin und versetzte dem Kaninchen mit der Kante der Hand einen Schlag auf den Nacken; es streckte die Glieder – tot.

Er war im Begriff zu gehen, als er an einem offenen Fenster im Erdgeschoß des nächsten Hauses eine weibliche Gestalt bemerkte. «Juda!» sagte eine schüchterne Stimme – Sues Stimme. «Du bist's doch, nicht wahr?»

«Ja, Liebe.»

«Ich habe überhaupt nicht schlafen können, und dann hab ich das Kaninchen gehört und mußte immer daran denken, wie es leidet, bis ich dachte, ich müßte runtergehen und es totmachen! Aber ich bin so froh, daß du zuerst dort gewesen bist ... Solche eiserne Fallen sollten gar nicht erlaubt sein!»

Juda war an das Fenster getreten, das so niedrig war, daß Sues halbe Gestalt sichtbar war. Sie ließ den Fenstersteller fallen und legte ihre Hand auf seine; ihr mondbeschienenes Gesicht war ihm ernst und nachdenklich zugewandt.

«Hat es dich geweckt?» fragte er.

«Nein – ich war wach.»

«Wieso?»

«Ach, du weißt es doch jetzt! Du mit deinen frommen Grundsätzen findest natürlich, eine verheiratete Frau in solchen Nöten begeht eine Todsünde, wenn sie einen Mann zu ihrem Vertrauten macht, wie ich dich. Ich wünschte jetzt, ich hätte es nicht getan!»

«Wünsche das nicht, Liebe», sagte er. «Früher habe ich vielleicht so gedacht; aber meine Grundsätze und ich fangen an, voneinander Abschied zu nehmen.»

«Ich hab es gewußt – ich hab es gewußt! Und deshalb hatte ich mir geschworen, dich in deinem Glauben nicht zu stören und zu beunruhigen. Aber – ich freu mich so, dich zu sehen! – Ach, und ich wollte dich überhaupt nicht wiedersehen, nun Tante Drusilla tot ist – das letzte Band zwischen uns!»

Juda griff nach ihrer Hand und küßte sie. «Ein stärkeres ist geblieben!» sagte er. «Meine Grundsätze und meine Religion sind mir gleichgültig geworden! Laß mich dir helfen, selbst wenn ich dich liebe und selbst wenn du . . .»

«Sprich es nicht aus! – Ich weiß, was du meinst; aber das kann ich nicht zugeben. Nimm an, was du willst, aber dränge mich nicht, Fragen zu beantworten!»

«Ich wünschte nur, daß du glücklich wärst, ganz gleich, wie es um mich steht!»

«Ich kann nicht glücklich sein! Nur wenige könnten begreifen, wie mir zumute ist – die Leute würden sagen, es wäre meine alberne Zimperlichkeit oder etwas Ähnliches, und mich verurteilen . . . Die übliche Tragödie der Liebe im zivilisierten Leben ist nicht naturgegeben, sondern künstlich herbeigeführt; in einem natürlichen Zustand würden die Menschen auseinandergehen und so Erlösung finden! . . . Es wäre vielleicht ein Unrecht gewesen, dir meine Not zu klagen, wenn ich jemand anders gehabt hätte, mit dem ich hätte reden können. Aber ich habe niemanden. Und irgendeinem Menschen muß ich es sagen! Juda, bevor ich ihn heiratete, hatte ich mir nie richtig ausgemalt, was Heirat bedeutet, obwohl ich es wußte. Es war verrückt von mir – da gibt es keine Entschuldigung. Ich war alt genug, und ich bildete mir ein, ich wäre sehr erfahren. Und da bin ich losgerast, nach der dummen Geschichte im Seminar, mit der ganzen blinden Sicherheit der Törin, die ich war! . . . Man sollte rückgängig machen dürfen, was man in seiner Unwissenheit getan hat! Wahrscheinlich geht es vielen Frauen so; nur kuschen sie, und ich schlage um mich . . . Was werden nur die Menschen in späteren Zeitaltern sagen, wenn sie auf die barbarischen, abergläubischen Sitten und Bräuche der Zeiten zurückblicken, in denen wir zu unserem Unglück leben!»

«Du bist sehr bitter, Liebling! Ach, ich wünschte – ich wünschte . . .»

«Du mußt jetzt gehen!»

In einem jähen Impuls beugte sie sich aus dem Fenster, legte ihr Gesicht auf sein Haar, weinend, und hauchte einen kaum wahrnehmbaren Kuß auf seinen Kopf; dann fuhr sie rasch zurück, so daß er nicht die Arme um sie schlingen konnte, was er sonst gewiß getan hätte. Sie schloß das Fenster, und er kehrte in sein Häuschen zurück.

3

SUES TRAURIGE BEICHTE KAM JUDA DIE GANZE NACHT über nicht wieder aus dem Sinn – das war in der Tat ein großer Jammer!

Am Morgen darauf, als die Zeit zum Aufbruch für Sue gekommen war, sahen die Nachbarn sie und ihren Begleiter zu Fuß auf dem steilen Pfad verschwinden, der zu der einsamen Straße nach Alfredston führte. Nach einer Stunde kam er allein denselben Weg zurück; auf seinem Gesicht lag ein beseligter Ausdruck, der eines gewissen kühnen Leichtsinns nicht ermangelte. Es war folgendes vorgefallen:

Als sie abschiednehmend auf der stillen Landstraße standen, hatte die gespannte, leidenschaftgeladene Stimmung zu einer erregten Erörterung geführt, wie weit sie in ihrem vertrauten Umgang gehen dürften; schließlich war es beinahe zu einem Streit gekommen, und Sue hatte unter Tränen erklärt, es schicke sich doch kaum für ihn, einen angehenden Geistlichen, auch nur daran zu denken, sie zum Abschied zu küssen – das wollte er nämlich jetzt gern tun. Dann hatte sie zugeben müssen, daß die Tatsache des Kusses an sich nichts bedeute: alles hinge davon ab, in welchem Geist er gegeben würde. Küßte er sie im Geist der Verwandtschaft und Freundschaft, so sähe sie keinen Hinderungsgrund; wollte er sie aber als Liebhaber küssen, so könne sie das nicht erlauben. «Schwörst du mir, daß du mich so nicht küssen wirst?» hatte sie gefragt.

Nein, das schwor er nicht. Und dann hatten sie sich in Unmut voneinander abgewandt, und jedes war seines Wegs gegangen, bis nach zwanzig oder dreißig Schritten beide sich gleichzeitig umgesehen hatten. Dieser Blick nach rückwärts war das Ende der bisher mehr oder weniger geübten Zurückhaltung. Schnell waren sie aufeinander zugelaufen, waren sich unversehens in die Arme gefallen und hatten einander innig und lange geküßt. Als sie endgültig auseinandergingen, glühten Sues Wangen, und sein Herz klopfte wild.

Der Kuß war ein Wendepunkt in Judas Leben. Als er wieder daheim war und seinen Gedanken nachhängen konnte, wurde ihm eines klar: Obwohl der Augenblick, da er dieses unirdische Wesen geküßt hatte, ihm als der reinste seines an Irrtümern reichen Lebens erschien, blieb es, solange er an dieser unerlaubten Liebe festhielt, ein schreiender Widerspruch, daß er der Soldat und

Diener einer Religion werden wollte, welche geschlechtliche Liebe bestenfalls als Schwäche, schlimmstenfalls als verdammungswürdige Sünde ansah. Was Sue in heißer Erregung gesagt hatte, war tatsächlich die kalte Wahrheit. Wenn sein ganzes Sinnen und Trachten darauf gerichtet war, seine Liebe mit aller Gewalt zu verteidigen, wenn er hartnäckig dabei verharrte, Sue seine Leidenschaft zu zeigen, so war er ipso facto als öffentlicher Lehrer der herrschenden Moral unmöglich. Offenbar war er seiner Natur nach ebenso ungeeignet, als Verkünder des anerkannten Dogmas aufzutreten, wie er es seiner sozialen Stellung nach gewesen war.

Seltsam – vom ersten Ziel seines Strebens – der akademischen Bildung –, hatte eine Frau ihn abgebracht, und nun war es wieder eine Frau, die ihn von seinem zweiten Ziel – der Pfarrerwürde – abhielt. ‹Ist es die Schuld der Frauen›, fragte er sich, ‹oder die Schuld der künstlichen Gesellschaftsordnung, die aus normalen geschlechtlichen Trieben teuflische Fallen und Schlingen macht, um strebende Menschen zu fangen und zu erdrosseln?›

Von jeher war es sein Wunsch gewesen, ein wenn auch noch so bescheidener Sprecher für seine kämpfenden Mitmenschen zu werden, ohne jeden Gedanken an persönlichen Gewinn. Aber jetzt hatte er eine Frau, die getrennt von ihm mit einem anderen Mann lebte, und er selbst ging Irrwege der Liebe; möglicherweise empörte sich die Geliebte um seinetwillen gegen ihren Stand – kurz, er war so tief gesunken, daß er nach herrschenden Anschauungen kaum mehr zu den anständigen Leuten zählte.

Weiter zu denken war nicht seine Aufgabe: ihm kam es zu, den klaren Tatbestand ins Auge zu fassen, nämlich daß er als pflichttreuer Verkünder des Christentums unmöglich geworden war.

Gegen Abend, als es dämmerte, ging er in den Garten und grub eine flache Grube, dahinein legte er alle theologischen und philosophischen Werke, die er besaß und hier aufbewahrt hatte. Er wußte, daß in diesem Land des wahren Glaubens die meisten von ihnen nicht viel mehr erzielen würden als den Preis für Altpapier; da entledigte er sich ihrer lieber auf seine Weise, selbst wenn ihn dieses Zartgefühl ein kleines Geldopfer kostete. Zuerst zündete er ein paar Broschüren an, dann schnitt er die Bände in Stücke, so gut es eben gehen wollte, und warf sie mit einer dreizinkigen Heugabel in die Flammen. Sie fingen Feuer und beleuchteten die Rückseite des Hauses, den Schweinestall und sein eigenes Gesicht, bis sie verbrannt waren.

Obwohl er hier fast ein Fremder geworden war, redeten ihn vorüberkommende Landsleute über die Hecke an: «Verbrennst wohl den Kram von deiner alten Tante, was? Ja, ja, wenn man 80 Jahre lang im selben Haus gewohnt hat, sammelt sich 'ne Masse Zeug an.»

Es war fast ein Uhr in der Nacht, als die Blätter und Buchdeckel von Jeremy Taylor, Butler, Doddridge, Paley, Pusey, Newman und den übrigen schließlich zu Asche geworden waren; aber die Nacht war still, und als er die Papierfetzen wieder und wieder mit der Gabel wendete, gab ihm das Gefühl, vor sich selbst kein Heuchler mehr zu sein, Erleichterung und Ruhe. Er konnte weiter glauben wie vorher, aber er war kein Bekenner mehr und besaß nicht länger jene gedruckten Werkzeuge eines Glaubens, dem er nach allgemeiner Erwartung hätte nachleben müssen. Mit seiner Leidenschaft für Sue war er nun ein Sünder wie andere auch, nicht mehr ein übertünchtes Grab.

Unterdessen war Sue, nachdem sie sich von ihm getrennt hatte, weiter zum Bahnhof gewandert, Tränen in den Augen, weil sie umgekehrt war und sich von ihm hatte küssen lassen. Juda hätte ihr nicht vorreden dürfen, daß es mit seiner Liebe vorbei sei, hätte sie nicht dazu bringen dürfen, triebhaft und unkonventionell, wenn nicht gar unrecht zu handeln. Sie neigte dazu, es unrecht zu nennen; denn Sues Logik war außerordentlich verzwickt und schien zu besagen, daß eine Handlung erlaubt sein könne, bevor sie geschah, daß sie aber unerlaubt würde, nachdem sie geschehen sei; oder mit anderen Worten: Dinge, die der Theorie nach recht waren, wurden in der Praxis zu Unrecht.

«Ich glaube, ich bin zu schwach gewesen!» stieß sie im Weitergehen hervor; ab und zu schüttelte sie sich Tränentropfen vom Gesicht. «Es war ein heißer Kuß – wie der Kuß eines Liebenden –, ach, ja! Und ich werde ihm nicht mehr schreiben, oder wenigstens lange nicht, damit ihm meine Zurückhaltung Eindruck macht! Hoffentlich tut es ihm sehr weh – von Tag zu Tag auf einen Brief zu warten –, morgen und übermorgen und überübermorgen und es kommt keiner. Dann wird er vor Spannung und Ungeduld vergehen – recht geschieht ihm . . . und ich freu mich darüber!» Tränen des Mitleids mit Juda, der nun durch sie würde leiden müssen, und Tränen des Mitleids mit sich selbst flossen ineinander.

Und die kleine, zarte Frau eines Mannes, dessen Person ihr unangenehm war, das ätherische, feinnervige, sensitive Mädchen, das seinem ganzen Wesen nach völlig ungeeignet war, die ehelichen Beziehungen mit Phillotson – vielleicht mit fast jedem Mann – auf sich zu nehmen, wanderte dahin, schwer atmend und uneins mit sich selbst, und vom hilflosen Umherblicken und hoffnungslosen Grübeln wurden ihr die Augen müde.

Phillotson holte sie an der Bahn ab; er sah, daß sie bekümmert war, und glaubte, sie sei durch die traurigen Ereignisse, durch Tod und Begräbnis ihrer Tante bedrückt. Dann begann er, ihr von den Erlebnissen des gestrigen Tages zu erzählen, vom Besuch seines Freundes Gillingham, eines Lehrers aus der Umgegend, den er mehrere Jahre nicht gesehen hatte. Als sie auf dem Deck des Omnibusses zur Stadt hinauffuhren, sagte sie plötzlich, sich selbst zur Strafe, den Blick auf die weiße Straße und die sie umsäumenden Haselbüsche gerichtet:

«Richard – ich habe Juda meine Hand halten lassen, lange Zeit. Ich weiß nicht, ob du das unrecht findest?»

Offenbar weckte ihn ihre Frage aus Gedanken ganz anderer Art, denn er fand nur ein paar unbestimmte Worte: «Ach? Warum denn?»

«Ich weiß nicht. Er wollte es gern, und da hab ich ihn gelassen.»

«Hoffentlich hat es ihn gefreut. Ich möchte annehmen, daß es nicht das erste Mal war.»

Sie versanken in Schweigen. Wäre der Fall vor einem allwissenden Richter verhandelt worden, so hätte er wohl in seinen Notizen die seltsame Tatsache vermerkt, daß Sue den geringeren Verstoß an Stelle des gröberen bekannt und von dem Kuß kein Wort gesagt hatte.

An diesem Abend nach dem Tee machte sich Phillotson an die Durchsicht der Schülerlisten und Rechnungsbücher. Sue war ungewöhnlich still, gespannt und rastlos; schließlich sagte sie, sie sei müde, und ging zu Bett. Als Phillotson hinaufkam, erschöpft von der langweiligen Arbeit mit den Anwesenheitslisten, war es ein Viertel vor zwölf. Er betrat das gemeinsame Schlafzimmer, das bei Tag einen meilenweiten Blick in das Tal von Blackmoor bis in das fernste Wessex gewährte, und ging zum Fenster; das Gesicht an die Scheibe gepreßt, starrte er in das geheimnisvolle Dunkel hinaus, das jetzt die weite Landschaft bedeckte. Er war mit den Gedanken noch bei seiner Arbeit. «Ich glaube», sagte er schließlich, ohne den Kopf zu wenden, «ich muß das Kuratorium veranlassen, einen anderen Schreibwarenhändler für die Schule zu nehmen. Diesmal haben sie lauter verkehrte Hefte geschickt.»

Keine Antwort. Er dachte, Sue sei ein wenig eingenickt, und fuhr fort: «Und der Ventilator im Klassenzimmer muß an einer anderen Stelle angebracht werden. Jetzt trifft der Luftzug erbarmungslos gerade meinen Kopf, so daß ich Ohrenschmerzen bekomme.»

Da ihm die Stille tiefer als gewöhnlich schien, drehte er sich um. Die schwere dunkle Eichentäfelung, die alle Wände in den unteren und oberen Räumen des baufälligen Old Grove House bedeckte, und der wuchtige, bis zur Decke reichende Kamin standen in seltsamem Gegensatz zu dem neuen, blitzenden Messingbett und den neuen Birkenholzmöbeln, die er für Sue gekauft hatte; die beiden Stile schienen einander auf dem wackligen Fußboden über drei Jahrhunderte hinweg zuzunicken.

«Sue», sagte er.

Sie war nicht im Bett, obwohl sie offenbar darin gelegen hatte, denn die Decke auf ihrer Seite war zurückgeschlagen. Er dachte, vielleicht habe sie irgendeine kleine Verrichtung in der Küche vergessen und sei hinuntergegangen, um sie zu erledigen; so zog er den Rock aus und trödelte ganz ruhig eine Weile herum; doch als sie noch immer nicht kam, ging er auf den Gang hinaus, die Kerze in der Hand, und rief noch einmal: «Sue!»

«Ja!» antwortete ihm ihre Stimme aus der Richtung der Küche.

«Was treibst du denn da um Mitternacht – strengst dich unnötig an!»

«Ich hab noch keine Lust zu schlafen; ich lese, und hier ist es wärmer.»

Er ging zu Bett. Irgendwann in der Nacht wachte er auf. Sie war noch nicht da – noch immer nicht. Er zündete die Kerze an, trat hastig auf den Gang hinaus und rief wieder ihren Namen.

Wie vorher antwortete sie: «Ja», aber die Stimme klang schwach und dumpf, und woher sie kam, konnte er zunächst nicht begreifen. Unter der Treppe war ein schrankartiger Alkoven für Kleider eingebaut, der jedoch kein Fenster hatte; von dorther schien die Stimme zu kommen. Die Tür war zu, aber sie hatte weder ein Schloß noch eine andere Vorrichtung zum Verschließen. Bestürzt ging Phillotson darauf zu – sollte Sue etwa plötzlich den Verstand verloren haben?

«Was machst du da drin?» fragte er.

«Ich wollte dich nicht stören, weil es schon so spät war, und da bin ich hier hereingegangen.»

«Aber da ist doch kein Bett drin, oder? Und keine Ventilation! Du mußt ja ersticken, wenn du die ganze Nacht über da drin bleibst!»

«Ach nein, das glaube ich nicht. Sorg dich nicht um mich.»

«Aber ...» Phillotson griff nach dem Türknopf und zog an der Tür. Sue hatte sie innen mit Bindfaden festgebunden, der bei dem Ziehen und Zerren zerriß. Da kein Bett vorhanden war, hatte Sue ein paar Decken hingelegt und sich in dem sehr beschränkten Raum des Alkovens ein kleines Nest zurechtgemacht.

Als er zu ihr hineinschaute, sprang sie zitternd mit weitgeöffneten Augen von ihrem Lager auf.

«Du hättest die Tür nicht aufreißen dürfen!» rief sie erregt. «Es ist unpassend! Ach, geh doch fort; bitte geh fort!»

Sie sah in der dunklen Rumpelkammer so kläglich und erbarmungswürdig in ihrem weißen Nachtkleid aus, daß er ganz bekümmert war. Und immer wieder bat sie ihn, sie in Ruhe zu lassen.

Er sagte: «Ich bin rücksichtsvoll gegen dich gewesen und habe dir jede Freiheit gewährt; es ist ungeheuerlich, daß du so empfinden kannst!»

«Ja», entgegnete sie weinend, «das weiß ich! Wahrscheinlich ist es unrecht und schlecht von mir! Es tut mir sehr, sehr leid. Aber ich bin ja nicht ganz allein daran schuld!»

«Wer denn sonst? Ich?»

«Nein – ich weiß nicht! Das Weltall vielleicht – ganz im allgemeinen, wie alles eingerichtet ist, so schrecklich und so grausam!»

«Nun, es hat keinen Sinn, derartige Reden zu führen. So eine unschickliche Szene um diese Nachtzeit! Elisa wird uns hören, wenn wir uns nicht vorsehen.» (Er sprach vom Dienstmädchen.) «Denk nur, wenn einer von den hiesigen Geistlichen uns jetzt sähe! Solche Verstiegenheiten sind mir verhaßt, Sue! In deinen Gefühlen kennst du weder Maß noch Ordnung! ... Aber ich will nicht weiter in dich dringen; nur möchte ich dir raten, die Tür nicht zu fest zuzumachen, sonst finde ich dich morgen früh erstickt.»

Sobald er am nächsten Morgen aufgestanden war, sah er im Alkoven nach, doch Sue war bereits hinuntergegangen. Wo sie gelegen hatte, war eine nestartige Kuhle, und darüber hingen Spinnweben. ‹Wie groß muß die Abneigung einer Frau sein, wenn sie stärker ist als ihre Angst vor Spinnen!› dachte er bitter.

Er fand Sue am Frühstückstich, und die Mahlzeit begann fast wortlos; draußen auf dem Gehsteig – oder auf der Straße, denn Gehsteige waren hier selten – gingen die Leute vorbei und nickten im Vorübergehen dem glücklichen Paar ihre Morgengrüße herab, denn die Straße lag zwei oder drei Fuß höher als der Fußboden des Zimmers.

«Richard», sagte Sue ganz plötzlich, «hättest du etwas dagegen, daß ich getrennt von dir lebe?»

«Getrennt von mir? Das warst du ja, als ich dich heiratete. Warum haben wir denn da überhaupt geheiratet?»

«Du wirst mir böse sein, wenn ich es dir sage.»

«Ich möchte es aber erfahren.»

«Weil ich dachte, es bliebe mir nichts anderes übrig. Vergiß nicht, es war ja schon lange her, daß ich mich dir versprochen hatte. Und als nun die Zeit verging, bereute ich mein Versprechen und suchte nach einem Weg, die Verlobung auf anständige Art zu lösen. Aber als mir das nicht gelang, hab ich mich ziemlich leichtsinnig und unbekümmert über die Konventionen hinweggesetzt. Du weißt ja, was für Skandalgeschichten über mich erzählt worden sind und wie sie mich vom Seminar gejagt haben; und du hattest soviel Zeit und Mühe darauf verwendet, mich dort unterzubringen und dafür vorzubereiten! Da ist mir angst geworden, und ich dachte, es bliebe mir nichts weiter übrig, als die Verlobung bestehen zu lassen. Natürlich hätte ausgerechnet ich mir nichts aus dem Gerede der Leute machen dürfen, denn ich hatte mir immer eingebildet, so etwas wäre mir gleichgültig. Aber ich war feige – wie so viele Frauen –, und mit meinem theoretischen Erhabensein über die Konvention hatte es ein Ende. Wäre das nicht dazugekommen, so wäre es besser gewesen, ich hätte dir damals weh getan, ein für allemal, statt dich zu heiraten und dir mein ganzes Leben lang weh zu tun ... Und du warst so großmütig und hast dem Gerede keinen Augenblick Glauben geschenkt.»

«Meine Ehrlichkeit zwingt mich, dir zu sagen, daß ich mich gefragt habe, ob es wahr sein könnte, und daß ich mich bei deinem Vetter erkundigt habe.»

«Oh!» sagte sie schmerzlich überrascht.

«Ich habe nicht an dir gezweifelt.»

«Aber du hast dich erkundigt!»

«Ich habe ihm aufs Wort geglaubt.»

Tränen waren ihr in die Augen gestiegen. «*Er* hätte sich nicht erkundigt!» sagte sie. «Aber du hast mir noch nicht geantwortet. Wirst du mich gehen lassen? Ich weiß, daß es gegen jedes Herkommen verstößt, dich darum zu bitten ...»

«Es verstößt allerdings gegen das Herkommen.»

«Aber ich bitte dich doch darum! Ehegesetze sollten auf Wesensart und Anlage der Menschen Rücksicht nehmen. Wenn jemand anders ist als andere, so hat er gerade unter *den* Regeln schwer zu leiden, die den anderen ein ruhiges Leben verbürgen! ... Wirst du mich gehen lassen?»

«Aber wir haben geheiratet ...»

«Was hat es denn für Sinn, an Gesetze und Vorschriften zu denken», brach es aus ihr heraus, «wenn sie einen unglücklich machen und man doch weiß, daß man keine Sünde begeht?»

«Aber du begehst eine Sünde, wenn du mich nicht gern hast.»

«Ich *habe* dich gern! Aber ich hatte mir nicht überlegt, daß es – daß es soviel mehr als bloß das sein würde ... Wenn ein Mann und eine Frau intim zusammen leben und eins von ihnen empfindet dabei wie ich, so ist das Ehebruch, unter allen Umständen, mag es noch so gesetzlich sein. So – nun habe ich es gesagt! ... Wirst du mich gehen lassen, Richard?»

«Du machst mich ganz unglücklich, Susanna, durch dieses beharrliche Bitten!»

«Warum können wir nicht übereinkommen, einander freizugeben? Wir haben den Pakt geschlossen, und wir können ihn doch sicherlich wieder lösen – natürlich nicht gesetzlich; aber moralisch, vor allem, da wir keine Kinder haben, deren Interessen gewahrt werden müßten. Dann könnten wir Freunde sein und zusammenkommen, ohne daß es einem von uns weh tut. Ach, Richard, sei mein

Freund und hab Mitleid mit mir! In wenigen Jahren sind wir beide tot, und wen kümmert es dann noch, daß du mich eine kleine Weile von Zwang befreit hast? Wahrscheinlich hältst du mich für verstiegen oder überempfindlich oder etwas Derartiges. Aber warum sollte ich leiden, weil ich so und nicht anders geschaffen bin, wenn es anderen nicht weh tut?»

«Aber es tut weh – *mir* tut es weh! Und du hast geschworen, mich zu lieben.»

«Ja – das ist wahr! Ich bin im Unrecht. Immer bin ich im Unrecht! Es ist ebenso schuldhaft zu versprechen, immer zu lieben, wie immer einem Glaubensbekenntnis anzuhängen, und ebenso töricht wie zu schwören, immer irgendeine bestimmte Speise gern zu essen!»

«Wenn du sagst ‹getrennt von mir leben› – meinst du da: allein leben?»

«Wenn du darauf bestehst, ja. Aber ich hatte gemeint, mit Juda leben.»

«Als seine Frau?»

«Wie ich will.»

Phillotson zuckte zusammen.

Sue fuhr fort: «Wer es der Welt oder seiner näheren Umwelt überläßt, den Lebensplan für ihn zu wählen, der bedarf nur einer einzigen Fähigkeit: der Nachahmefähigkeit des Affen. John Stuart Mill hat das gesagt, ich habe es nachgelesen. Warum kannst du nicht danach handeln? Ich möchte immer danach handeln.»

«Was geht mich John Stuart Mill an!» stöhnte er. «Ich will weiter nichts als ein ruhiges Leben führen! Verzeih mir, wenn ich sage, daß ich vermutet habe, was mir vor unserer Hochzeit nie in den Sinn gekommen ist: daß du in Juda Fawley verliebt warst und noch bist!»

«Vermute es ruhig weiter, da du nun einmal damit angefangen hast. Aber glaubst du, daß ich dich gebeten hätte, mich freizugeben und mich mit ihm leben zu lassen, wenn ich in ihn verliebt wäre?»

Das Läuten der Schulglocke enthob Phillotson der Notwendigkeit, sogleich auf diese Frage zu antworten, die ihm offenbar nicht als ein so überzeugendes argumentum ad verecundiam vorkam, wie Sue, die im letzten Augenblick den Mut verloren hatte, zu glauben schien. Sie war allmählich so rätselhaft und schwer zu fassen geworden, daß er bereit war, samt ihren anderen kleinen Absonderlichkeiten auch die weitestgehende Forderung hinzunehmen, die eine Frau an ihren Mann stellen kann.

Sie gingen auch an diesem Morgen wie sonst in die Schule hinüber: Sue trat in das Klassenzimmer, und durch die gläserne Zwischenwand konnte er ihren Kopf von hinten sehen, sooft er in diese Richtung blickte. Beim Unterrichten zuckten ihm Stirn und Augenbrauen vor hochgradiger Erregung, so angespannt dachte er nach, bis er schließlich von einem alten Bogen ein Stück abriß und darauf schrieb:

«Dein Ansinnen zieht mich völlig von meiner Arbeit ab. Ich weiß nicht, was ich tue! War es im Ernst gemeint?»

Er faltete das Papier schnell zusammen und schickte einen kleinen Jungen damit zu Sue. Das Kind trollte sich in das andere Klassenzimmer. Phillotson sah, wie seine Frau sich umdrehte, das Briefchen entgegennahm und den hübschen Kopf niederbeugte, um es zu lesen; sie hatte die Lippen leicht zusammengepreßt, damit sie unter dem Kreuzfeuer so vieler junger Augen nichts verrieten. Ihre Hände konnte er nicht sehen, aber sie nahm eine andere Haltung ein und ging von ihrem Platz weg, und bald darauf kam das Kind zurück, ohne Antwort von ihr. In wenigen Minuten jedoch erschien ein Mädchen aus Sues Klasse mit einem ähnlichen Briefchen. Es enthielt weiter nichts als die mit Bleistift geschriebenen Worte:

«Es tut mir aufrichtig leid, Dir sagen zu müssen, daß es ernstgemeint war.»

Phillotson sah noch verstörter als vorher aus, und seine Augenbrauen zuckten aufs neue. Nach zehn Minuten rief er das Kind, das er eben zu ihr geschickt hatte, und sandte ihr eine zweite Botschaft:

«Gott weiß, daß ich Dir bei keinem irgendwie vernünftigen Plan im Wege sein will. Mein ganzes Denken ist darauf gerichtet, Dich glücklich und Dein Leben behaglich zu machen. Aber einer so unerhörten Idee wie der Absicht, mit Deinem Geliebten zusammen zu leben, kann ich nicht zustimmen. Du würdest die Achtung und Zuneigung aller Leute verlieren; und ich dazu!»

Nach einer kleinen Weile spielte sich in dem anderen Klassenzimmer dasselbe ab, und es kam eine Antwort:

«Ich weiß, daß Du mein Bestes willst. Aber ich will gar nicht geachtet sein! ‹Menschliche Entwicklung in ihrer reichsten Vielfalt› hervorzurufen (um Deinen Humboldt zu zitieren), ist meines Erachtens etwas viel Größeres als Achtbarkeit. Zweifelsohne findest Du meine Neigungen sehr niedrig – hoffnungslos niedrig! Wenn Du mich nicht zu ihm gehen läßt, willst Du mir dann diese eine Bitte erfüllen – willst Du mir erlauben, in Deinem Haus getrennt von Dir zu leben?»

Darauf antwortete er nicht.

Sie schrieb von neuem:

«Ich weiß, was Du denkst. Aber kannst Du nicht Mitleid mit mir haben? Ich bitte Dich darum; ich flehe Dich an, hab Erbarmen! Ich würde Dich nicht darum bitten, wenn ich nicht fast dazu gezwungen würde durch das, was ich nicht ertragen kann! Kein armes Weib hat je so heiß wie ich gewünscht, Eva wäre nicht gefallen und das Paradies wäre (wie die ersten Christen glaubten) auf irgendeine harmlose vegetative Art bevölkert worden. Aber Scherz beiseite! Sei gut zu mir – selbst wenn ich nicht gut zu Dir gewesen bin! Ich will weggehen, ins Ausland, irgendwohin und Dir nie wieder Ungelegenheiten machen.»

Fast eine Stunde verging, dann schickte er ihr eine Antwort:

«Ich will Dir nicht weh tun. Wie gut *weißt* Du, daß ich das nicht will! Laß mir ein wenig Zeit. Ich bin geneigt, Deine letzte Bitte zu erfüllen.»

Eine Zeile von ihr:

«Ich danke Dir von Herzen, Richard. Ich verdiene Deine Güte nicht.»

Den ganzen Tag hielt Phillotson wie betäubt den Blick

durch die gläserne Scheidewand auf Sue gerichtet, und er fühlte sich einsam wie in der Zeit, da er sie noch nicht gekannt hatte.

Aber er hielt Wort und willigte ein, daß sie im Haus für sich lebte. Zunächst schien Sue, wenn sie bei den Mahlzeiten zusammentrafen, ruhiger und gelassener durch die Neuordnung der Dinge; aber die Mißhelligkeiten der ganzen Lage wirkten auf ihre Gemütsstimmung, und alle Fasern ihres Wesens schienen gespannt wie Harfensaiten. Sie redete planlos und wirr durcheinander, um ihn zu hindern, vernünftig zu reden.

4

Wie es seine Gewohnheit war, sass Phillotson eines Abends bis tief in die Nacht hinein über dem Material für seine lang vernachlässigte Liebhaberei, die römischen Altertümer. Zum erstenmal, seit er sich wieder mit diesen Dingen befaßte, war sein altes Interesse daran zurückgekehrt. Er vergaß Zeit und Ort, und als er sich schließlich besann und hinaufging, um sich schlafen zu legen, war es fast zwei Uhr.

Er war noch so in seine Gedanken versponnen, daß er, obgleich er jetzt auf der anderen Seite des Hauses schlief, ganz mechanisch in das Zimmer ging, wo er und seine Frau zuerst geschlafen hatten, als sie in Old Grove Place eingezogen waren; seit seinen Mißhelligkeiten mit Sue wurde es jedoch von ihr allein bewohnt. Er trat ein und begann sich gedankenlos auszukleiden.

Da kam vom Bett her ein Schrei, eine rasche Bewegung folgte. Ehe der Schulmeister begriffen hatte, wo er war, sah er Sue halbwach hochfahren, wild umherblicken und auf der anderen, ihm abgewandten Seite aus dem Bett springen, die dem Fenster zunächst lag. Dieses war durch den Betthimmel halb verdeckt; doch er hörte, wie sie hastig das untere Schiebefenster hochwarf. Er dachte nichts anderes, als daß sie Luft hereinlassen wolle, doch schon war sie auf das Fensterbrett gestiegen und hinausgesprungen. Sie verschwand in der Dunkelheit, und er hörte sie unten auffallen.

Entsetzt lief Phillotson hinunter; in der Eile stieß er sich heftig an den Treppenpfosten. Er riß die schwere Haustür auf und stieg rasch die zwei, drei Stufen empor, die zur Bodenhöhe draußen hinaufführten; da auf dem Kies vor ihm lag ein weißes Häufchen.

Phillotson nahm Sue in seine Arme, brachte sie in den Vorsaal, setzte sie auf einen Stuhl und beschaute sie beim zuckenden Lichtschein der Kerze, die er auf die unterste Treppenstufe in die Zugluft gestellt hatte.

Den Hals hatte Sue jedenfalls nicht gebrochen. Sie sah ihn an, ohne daß sie seiner gewahr zu werden schien; ihre Augen, die eigentlich nicht besonders groß waren, erschienen jetzt übergroß. Sie preßte die Hand auf die Seite und rieb sich den Arm, als habe sie Schmerzen; dann erhob sie sich abgewandten Gesichts – offenbar quälte sie sein Blick.

«Gott sei Dank – du bist noch am Leben! Aber *dein* Verdienst ist das kaum – hoffentlich hast du dich nicht schlimm verletzt?»

Es war in der Tat kein ernstlicher Sturz gewesen, wahrscheinlich weil die alten Stuben so niedrig waren und der Erdboden draußen erhöht lag. Abgesehen von einem aufgeschundenen Ellbogen und einem Stoß in die Seite hatte sie sich offenbar nicht viel getan.

«Ich muß geschlafen haben!» begann sie, das bleiche Gesicht noch immer von ihm abgewandt. «Und dann hat mich etwas erschreckt – ein furchtbarer Traum –, mir war, als sähe ich dich –» Die tatsächlichen Umstände schienen ihr wieder ins Gedächtnis zu kommen, und sie verstummte.

Ihr Mantel hing hinter der Tür; der unselige Phillotson

warf ihn ihr um. «Soll ich dir hinaufhelfen?» fragte er kläglich, denn der ganze Auftritt, und was er bedeutete, erfüllte ihn mit Widerwillen gegen sich selbst und gegen alles auf der Welt.

«Nein, danke, Richard. Ich habe mir kaum weh getan. Ich kann ganz gut laufen.»

«Du solltest deine Tür abschließen», sagte er mechanisch, als erteile er eine Lehre in der Schule. «Dann könnte niemand auch nur zufällig bei dir eindringen.»

«Ich hab es versucht – aber sie geht nicht abzuschließen. An allen Türen sind die Schlösser entzwei.»

Dieses Eingeständnis machte die Sache nicht besser. Langsam stieg Sue im Schein der wehenden Kerzenflamme die Treppe hinauf. Er näherte sich ihr nicht und schickte sich auch nicht an, hinaufzugehen, bis er hörte, daß sie ihr Zimmer betrat. Dann verriegelte er die Haustür und setzte sich unten auf die Treppe, die eine Hand um den Pfosten geschlungen, in die andere das Gesicht gestützt. So verharrte er lange, lange Zeit – ein beklagenswerter Anblick für jeden, der ihn so hätte sitzen sehen –, bis er den Kopf hob und einen Seufzer ausstieß, der zu besagen schien, daß das Geschäft des Lebens weitergeführt werden müsse, ob nun mit oder ohne Frau; dann ergriff er die Kerze und ging hinauf in sein einsames Zimmer auf der anderen Seite des Gangs.

Am nächsten Tag begab sich bis zum Nachmittag nichts, was mit der schwebenden Angelegenheit zu tun gehabt hätte; doch gleich nach Schulschluß wanderte Phillotson zur Stadt hinaus; er habe keinen Tee nötig, hatte er zu Sue gesagt, doch nicht, wohin er gehen wolle. Er verließ die hochgelegene Stadt auf einer steilen Straße in nordwestlicher Richtung und ging weiter bergabwärts, bis der Boden unter seinen Füßen nicht mehr weißes, trockenes Kreideland war, sondern zähe braune Tonerde. Er befand sich jetzt im alluvialen Schwemmland,

Wo Duncliffe hoch den Wandrer grüßt,
Die Stour mit dunklen Wogen fließt.

Im wachsenden Abenddunkel blickte er mehr als einmal zurück, wo im verschwimmenden Licht Shaston zum Himmel ragte,

> . . . auf der grauen Höhe
> Von Paladore, als der bleiche Tag
> Versank . . .

Die eben entzündeten Lampen hinter den Fenstern brannten mit ruhigem Licht, als beobachteten sie ihn; eines von diesen Fenstern war das seine. Darüber konnte er gerade noch den fialengekrönten Turm der Trinitatis-Kirche erkennen. Die Luft hier unten war infolge der dicken, feuchten Ablagerungen zähen Tonschlamms ganz anders als oben – weich und erschlaffend, so daß er sich nach ein paar Meilen das Gesicht mit dem Taschentuch trocknen mußte.

Den Duncliffe-Berg zur Linken lassend, schritt er ohne Zögern durch das Dunkel, wie ein Mann bei Nacht oder Tag durch eine Gegend wandert, in der er als Junge gespielt hat. Er war im ganzen etwa vier und eine halbe Meile gegangen,

> Wo ihre Kraft die Stour empfängt
> Aus klaren Quellen, sechs an Zahl,

als er, einen Nebenfluß der Stour überschreitend, nach Leddenton gelangte, einer kleinen Stadt von drei- oder viertausend Einwohnern; er ging auf die Knabenschule zu und klopfte an die Tür der Lehrerwohnung.

Ein junger Lehramtskandidat öffnete ihm und antwortete bejahend auf Phillotsons Frage, ob Mr. Gillingham daheim sei; er selbst ging jedoch sogleich davon und überließ es Phillotson, seinen Weg ins Haus zu finden. Er traf seinen Freund dabei an, wie dieser einige Bücher wegräumte, die er beim Abendunterricht gebraucht hatte. Das Licht der Petroleumlampe fiel auf Phillotsons Gesicht; es sah bleich und elend aus neben dem des Freundes, der einen kühlen, sachlichen Eindruck machte. Die beiden waren als Jungen zusammen in die Schule gegangen und hatten später gemeinsam das Seminar im Wintoncester besucht; doch das lag viele Jahre zurück.

«Freut mich, daß du mich mal besuchst, Dick! Aber du siehst nicht gut aus! Es ist doch nichts Schlimmes geschehen?»

Phillotson kam näher, ohne zu antworten; Gillingham machte den Schrank zu und trat neben seinen Freund.

«Ich glaube, du bist nicht mehr hier gewesen – laß mal sehen –, seit du dich verheiratet hast! Ich war ja einmal bei dir, doch du warst nicht zu Hause; aber im Dunkeln ist es wirklich so eine Kraxelei, daß ich warten wollte, bis die Tage länger sind, eh ich wieder da hinaufzuckele. Ich freu mich aber, daß du nicht so lange gewartet hast.»

Obwohl beide gut geschulte und sogar anerkannt tüchtige Lehrer waren, gebrauchten sie in ihren Privatgesprächen noch ab und zu einen mundartlichen Ausdruck aus ihrer Kinderzeit.

«Ich bin zu dir gekommen, George, um dir meine Gründe für einen Schritt darzulegen, den ich demnächst zu tun gedenke, damit wenigstens du meine Beweggründe verstehst, wenn andere Menschen die Köpfe darüber schütteln sollten – was sie wahrscheinlich, ja sogar sicherlich tun werden . . . Aber alles ist besser als der jetzige Zustand. Gott verhüte, daß du jemals so etwas durchmachen mußt wie ich jetzt!»

«Setz dich doch. Du meinst doch nicht – daß zwischen dir und Mrs. Phillotson etwas vorgefallen ist?»

«O ja . . . ich bin in der unseligen Lage, eine Frau zu haben, die ich liebe, die aber mich nicht nur nicht liebt, sondern – sondern – ich mag es nicht sagen. Ich weiß, was sie fühlt! Es wäre mir lieber, sie haßte mich!»

«Schsch!»

«Und das Schlimme ist, daß sie weniger schuld daran ist als ich. Sie hat als Lehramtskandidatin bei mir gearbeitet, das weißt du ja, und ich habe mir ihre Unerfahrenheit zunutze gemacht, habe sie zu Spaziergängen überredet und sie dazu gebracht, in eine lange Verlobung einzuwilligen, ehe sie selber recht wußte, was sie wollte. Dann ist ein anderer dazwischen gekommen, aber sie hat blind ihr Wort erfüllt und an der Verlobung festgehalten.»

«Obwohl sie den anderen liebte?»

«Ja; mit einer seltsamen, zärtlichen Fürsorge; wie mir scheint; aber ihr eigentliches Gefühl für ihn ist mir ein Rätsel – und ihm auch, glaube ich –, vielleicht gar ihr selbst. Sie ist eines der sonderbarsten Geschöpfe, die mir je begegnet sind. Nun, jedenfalls sind mir zwei Tatsachen schmerzlich klargeworden: erstens die außerordentliche Sympathie oder Ähnlichkeit zwischen den beiden. Er ist ihr Vetter, das erklärt vielleicht manches. Es ist, als wären sie ein und derselbe Mensch, in zwei gespalten! Und zweitens ihre unbesiegbare Abneigung gegen mich als Gatten, wenn sie mich auch als Freund vielleicht ganz gern hat; es ist zuviel, ich kann es nicht länger ertragen. Sie hat gewissenhaft dagegen angekämpft, aber ohne Erfolg. Ich kann es nicht ertragen – ich kann nicht! Ihren Argumenten bin ich nicht gewachsen – sie hat zehnmal mehr gelesen als ich. Ihr Verstand funkelt wie ein Brillant, und meiner glimmt wie Zunder ... Sie ist mir weit überlegen!»

«Mit der Zeit wird sie doch gewiß darüber hinwegkommen?»

«Niemals! Es ist – aber ich mag das nicht erklären –, es gibt Gründe, warum sie es nie überwinden wird. Schließlich hat sie mich ruhig und bestimmt gefragt, ob sie mich verlassen und zu ihm gehen dürfe. Den Höhepunkt hat die Sache gestern nacht erreicht – da ist sie, als ich zufällig in ihr Zimmer gekommen bin, aus dem Fenster gesprungen –, so stark war ihre Furcht vor mir! Sie hat dann behauptet, es sei im Traum geschehen, aber das hat sie nur gesagt, um mich zu beruhigen. Wenn eine Frau aus dem Fenster springt und es ihr gleich ist, ob sie sich den Hals dabei bricht, dann ist sie nicht mißzuverstehen; und da es sich so verhält, bin ich zu dem Schluß gekommen, daß es unrecht ist, ein Mitgeschöpf länger so zu quälen, ich jedenfalls werde nicht der unmenschliche Lump sein, der so etwas tut, koste es, was es wolle!»

«Was – du willst sie gehen lassen? Mit ihrem Liebhaber?»

«Mit wem, ist ihre Sache. Ich werde sie gehen lassen; gewiß mit ihm, falls sie das will. Vielleicht ist es falsch von mir – ich weiß, ich kann keine logischen oder religiösen Gründe für meine Nachgiebigkeit vorbringen. Ich weiß nur das eine: etwas in meinem Innern sagt mir, daß ich unrecht täte, wenn ich ihre Bitte abschlüge. Wie andere Männer bin ich der Meinung, daß es für einen Mann, dem seine Frau ein solches sozusagen unerhörtes Ansinnen stellt, nur einen einzigen Weg gibt, der als richtig und schicklich und ehrenhaft bezeichnet werden kann: der Mann muß das Ansinnen ablehnen, muß die Frau tugendhafterweise hinter Schloß und Riegel setzen und vielleicht ihren Liebhaber ermorden. Aber ist das wirklich richtig und schicklich und ehrenhaft oder ist es verächtlich, gemein und selbstsüchtig? Ich maße mir nicht an, das zu entscheiden. Ich werde einfach meiner inneren Stimme folgen und Grundsätze Grundsätze sein lassen. Wenn ein Mensch blindlings in einen Sumpf hineingelaufen ist und um Hilfe ruft, bin ich geneigt, ihm Hilfe zu bringen, wenn es mir möglich ist.»

«Aber vergiß nicht: da erhebt sich die Frage, was die Leute, die Gesellschaft dazu sagen werden – was sollte denn werden, wenn jeder Mensch . . .»

«Ach, ich will mich nicht länger mit Theorien befassen! Ich sehe nur, was ich vor Augen habe.»

«Nun – ich kann deiner inneren Stimme nicht recht geben, Dick!» sagte Gillingham ernst. «Ich bin, ehrlich gestanden, sehr erstaunt, daß ein so gesetzter, arbeitsamer Mensch wie du auch nur einen Augenblick einen solchen Wahnsinnsgedanken fassen kann. Als ich neulich bei dir war, hast du gesagt, sie wäre wunderlich und sonderbar: ich finde, *du* bist sonderbar und wunderlich!»

«Hast du je vor einer Frau gestanden, von der du weißt, daß sie in ihrem innersten Wesen gut ist, und sie hat dich angefleht, sie freizugeben – bist du der Mann gewesen, den sie auf Knien um Schonung gebeten hat?»

«Nein, Gott sei Dank.»

«Dann glaube ich nicht, daß du fähig bist, darüber zu urteilen. Ich bin dieser Mann gewesen, und dadurch gewinnt das Ganze ein völlig anderes Aussehen, wenn man auch nur einen Funken von männlichem Stolz und Ritterlichkeit in sich hat. Ich konnte ja nicht ahnen – nachdem ich so viele Jahre lang überhaupt nichts mit Frauen zu tun gehabt hatte –, daß man, bloß weil man eine Frau in die Kirche geführt und ihr einen Ring an den Finger gesteckt hat, in so eine tägliche, dauernde Tragödie verwickelt werden könnte, wie es ihr und mir geschehen ist!»

«Nun, ich könnte es allenfalls entschuldbar finden, daß du sie gehen ließest, vorausgesetzt, daß sie für sich bliebe. Aber sie in Begleitung eines Kavaliers ziehen zu lassen – das ist ein gewaltiger Unterschied.»

«Keineswegs. Angenommen – ich glaube, es ist so –, sie würde lieber ihre jetzige schlimme Lage ertragen als sich das Versprechen abnehmen zu lassen, ihn nicht wiederzusehen? Das alles sind Fragen, die sie selbst entscheiden muß. Es ist etwas völlig anderes, als wenn eine Frau mit ihrem Ehemann weiterlebt und ihn betrügt... Aber sie hat gar nicht deutlich gesagt, daß sie mit ihm leben will, doch ich glaube, sie hat es sich so gedacht ... Und soviel ich sehe ist es nicht ein unedles, rein sinnliches Gefühl zwischen den beiden: das ist das Schlimmste, denn es macht mich glauben, daß diese Liebe Bestand haben wird. Ich wollte dir eigentlich nicht gestehen, daß ich eines Abends in den ersten eifersuchterfüllten Wochen meiner Ehe, bevor ich zur Einsicht gekommen war, mich in der Schule versteckt hatte, als die beiden da zusammen waren, und gehört habe, was sie miteinander redeten. Ich schäme mich dessen jetzt, obgleich ich wohl nur ein mir zukommendes Recht ausgeübt habe. Aus der ganzen Art der beiden ging hervor, daß eine seltsame Geistesverwandtschaft, eine tiefe Sympathie das eigentliche Wesen ihrer Neigung ausmacht, wodurch jeder Beigeschmack von grober Sinnlichkeit entfällt. Ihr höchster Wunsch ist, beieinander zu sein – gemeinsam zu fühlen, zu denken, zu träumen.»

«Platonisch!»

«Eigentlich nicht. ‹Shelleyisch› würde die Sache besser treffen. Sie haben mich an – wie heißen sie doch gleich –, an Laon und Cythna erinnert. Ein bißchen auch an Paul und Virginia. Je mehr ich darüber nachdenke, um so unbedingter stehe ich auf ihrer Seite!»

«Aber wenn sich die Menschen so verhielten, wie du dich verhalten willst, so würde eine allgemeine Auflösung des bürgerlichen Lebens die Folge sein. Die Familie würde aufhören, die soziale Einheit zu bilden.»

«Ja – ich bin wahrscheinlich ganz auf dem Holzweg!» meinte Phillotson betrübt. «Scharfes logisches Denken war nie meine starke Seite, wie du dich erinnern wirst . . . Aber ich sehe nicht ein, warum nicht die Frau und die Kinder die soziale Einheit bilden sollten, ohne den Mann!»

«Heiliger Strohsack – Mutterrecht! . . . Sagt *sie* das auch alles?»

«O nein. Sie ahnt nicht, daß ich über diese Dinge radikaler denken gelernt habe als sie – und alles innerhalb der letzten zwölf Stunden!»

«Es wird überall Anstoß erregen. Großer Gott – was wird Shaston sagen!»

«Da magst du recht haben. Ich weiß nicht – ich weiß nicht! . . . Wie gesagt, ich bin bloß ein fühlender Mensch, kein logisch denkender.»

«Jetzt wollen wir mal ruhig überlegen», sagte Gillingham, «und was zu trinken holen.» Aus dem Raum unter der Treppe brachte er eine Flasche Apfelwein zum Vorschein, von dem jeder ein Glas trank. «Ich glaube, du bist ganz außer Rand und Band, gar nicht mehr richtig du selbst . . .» fuhr er fort. «Geh nach Hause und faß den Entschluß, dich mit ein paar Weiberlaunen abzufinden. Aber laß sie nicht weg. Ich höre von allen Seiten, sie wäre ein reizendes junges Ding.»

«Ach ja! Das ist ja das Bittere an der Sache! Nun, ich muß jetzt gehen, ich habe noch einen langen Heimweg vor mir.»

Gillingham begleitete seinen Freund ein Stück Wegs

und sagte beim Abschied, daß diese Beratung, so seltsam auch ihr Gegenstand gewesen sei, die Erneuerung ihrer alten Kameradschaft mit sich bringen würde.

«Laß sie nicht fort!» waren seine letzten Worte, die er Phillotson in die Finsternis nachrief. «Ja, ja!» antwortete sein Freund aus dem Dunkel heraus.

Doch als Phillotson allein unter den nächtlichen Wolken dahinwanderte und kein anderer Laut an sein Ohr drang als das Rauschen der Bäche, die der Stour zuströmten, sagte er: «Also bessere Argumente, Freund Gillingham, hast du nicht vorzubringen gewußt!»

«Ich finde, sie verdiente ein paar tüchtige Klapse, da würde sie schon zur Vernunft kommen – das ist *meine* Meinung!» murmelte Gillingham auf seinem einsamen Heimweg.

Der nächste Morgen kam heran, und beim Frühstück sagte Phillotson zu Sue: «Du kannst gehen – mit wem du willst. Du hast meine völlige, bedingungslose Einwilligung.»

Nun Phillotson einmal zu diesem Entschluß gelangt war, erschien er ihm immer unzweifelhafter als der einzig richtige. Seine milde Gelassenheit, die dem Gefühl entsprang, gegenüber einer Frau, die in seine Macht gegeben war, seine Pflicht zu tun, übertäubte beinah den Kummer über ihren Verlust.

Einige Tage vergingen, und der Abend ihres letzten gemeinsamen Mahls war gekommen – ein bewölkter Abend mit Wind, von dem freilich diese hochgelegene Stadt selten verschont blieb. Für immer sollte Phillotson diese Bilder vor Augen haben: Sues Gesichtsausdruck, als sie zum Tee ins Zimmer glitt; ihre zierliche, biegsame Gestalt; das schmal gewordene Antlitz, gezeichnet durch die Blässe ruheloser Tage und Nächte, das tragische Möglichkeiten ahnen ließ, die zu ihrer oft so heiteren Stimmung in schroffem Gegensatz standen; das Herumknabbern an diesem und jenem Brocken, bis sie schließlich doch nichts zu essen vermochte. Ein Fremder hätte ihre Nervosität, die der Furcht entsprang, ihrem Mann durch ihr Weggehen

Schmerz zu bereiten, vielleicht als Unwillen darüber gedeutet, daß Phillotson ihr während der letzten paar Minuten seine Gegenwart aufdrängte.

«Du solltest eine Scheibe Schinken oder ein Ei oder sonst irgend etwas zum Tee essen! Mit nichts im Magen als einem Butterbrot kannst du doch nicht reisen.»

Sie nahm den Schinken, den er ihr reichte, und dann besprachen sie nebensächliche Haushaltsfragen, zum Beispiel, wo der Schlüssel zu diesem oder jenem Schrank liege, welche kleinen Rechnungen bezahlt seien und welche nicht.

«Ich bin der geborene Junggeselle, Sue, das weißt du ja», sagte er in dem heldenhaften Versuch, ihr die Sache leicht zu machen. «Da wird es mir nicht so schwerfallen, ohne Frau zu sein, wie vielleicht anderen Männern, die kurze Zeit lang eine gehabt haben. Und dann spukt mir ja immer diese großartige Sache im Kopf herum, über ‹Die römischen Altertümer von Wessex› zu schreiben – das wird meine ganze Freizeit beanspruchen.»

«Wenn du mir Teile des Manuskripts schicken willst, so könnte ich sie jederzeit für dich abschreiben, wie früher – das würde ich mit großer Freude tun!» sagte sie voll freundlicher Bereitwilligkeit. «Ich möchte dir so gern noch irgendwie helfen – als – Freundin.»

Phillotson dachte eine Weile nach, dann sagte er: «Nein, ich glaube, wir sollten uns, wenn überhaupt, endgültig trennen. Aus diesem Grund will ich dir auch keinerlei Fragen stellen, und vor allem möchte ich nicht, daß du mich von deinen Schritten in Kenntnis setzt, auch von deiner Adresse nicht ... Jetzt sag mir, wieviel Geld du brauchst – du mußt doch etwas haben!»

«Aber ich denke nicht daran, Richard, Geld von dir zu nehmen, um von dir fortzugehen! Ich brauche auch gar keins. Ich habe so viel eigenes Geld, daß ich lange Zeit damit auskommen kann, und Juda wird mir ...»

«Bitte – ich möchte lieber nichts über ihn wissen, wenn es dir recht ist. Du bist frei, vollkommen frei; und was du tust, ist deine Sache.»

«Gut. Aber ich möchte dir noch sagen, daß ich nur wenige von meinen persönlichen Sachen eingepackt habe, Wäsche zum Wechseln und außerdem ein paar Kleinigkeiten, die wirklich mir gehören. Es wäre mir lieb, wenn du dir meinen Koffer ansähst, ehe er zugemacht wird. Außer dem Koffer habe ich nur noch ein kleines Paket, das in Judas Handkoffer Platz hat.»

«Natürlich denke ich nicht daran, dein Gepäck zu untersuchen! Ich wünschte, du nähmst auch drei Viertel der Möbel mit. Ich mag sie nicht auf dem Hals haben. An ein paar Sachen, die meinen armen Eltern gehört haben, hängt mein Herz – aber alles übrige überlasse ich dir gern, du kannst es jederzeit abholen lassen.»

«Das werde ich nie tun.»

«Du fährst mit dem Zug um halb sieben, nicht wahr? Es ist jetzt drei Viertel sechs.»

«Du ... du scheinst nicht sehr betrübt zu sein, daß ich weggehe, Richard!»

«Ach nein – vielleicht nicht.»

«Ich bin dir sehr gut – du bist so furchtbar anständig gegen mich gewesen. Merkwürdig, sobald ich nicht mehr meinen Mann in dir sehe, sondern meinen alten Lehrer, bin ich dir gut. Es wäre albern, zu behaupten, daß ich dich liebe, denn das tu ich nicht, oder wenigstens nur als Freund. Aber als meinen Freund betrachte ich dich wirklich!»

Diese Erwägungen trieben Sue für ein paar Augenblicke Tränen in die Augen, doch dann bog der Omnibus um die Ecke, um sie zum Bahnhof zu entführen. Phillotson sorgte dafür, daß ihr Gepäck auf dem Dach verstaut wurde, half ihr beim Einsteigen und mußte beim Abschied so tun, als ob er sie küsse, was sie völlig begriff und erwiderte. Aus der heiteren Art, wie sie sich voneinander verabschiedeten, konnte der Omnibusschaffner nichts anderes entnehmen, als daß sie für kurze Zeit verreise.

Phillotson ging ins Haus zurück und in das obere Stockwerk hinauf; dort öffnete er ein Fenster, um dem Omnibus nachzusehen. Bald war das Geräusch der Räder erstorben.

Als Phillotson gleich darauf wieder herunterkam, war sein Gesicht verbissen wie bei einem Menschen, der Schmerz leidet; er setzte den Hut auf, ging hinaus und folgte dem Omnibus fast eine Meile auf seinem Weg. Unvermittelt machte er kehrt und ging nach Hause.

Kaum war er eingetreten, so grüßte ihn die Stimme seines Freundes Gillingham aus dem vorderen Zimmer.

«Ich habe mich niemandem bemerkbar machen können, und da die Tür offen war, bin ich hereingekommen und habe es mir gemütlich gemacht. Du weißt ja, daß ich dich bald mal besuchen wollte.»

«Ja. Ich bin dir sehr dankbar, Gillingham, vor allem daß du gerade heute gekommen bist.»

«Wie geht es Mrs. . . .»

«Es geht ihr ganz gut. Sie ist fort – jetzt eben ist sie weggefahren. Da steht noch die Tasse, aus der sie vor einer Stunde getrunken hat. Und das ist ihr Teller . . .» Es würgte Phillotson in der Kehle, und er konnte nicht weitersprechen. Er wandte sich um und schob das Teegeschirr beiseite.

«Hast du übrigens schon Tee getrunken?» fragte er nach einer Weile, als er die Herrschaft über seine Stimme wiedergefunden hatte.

«Nein – ja – ist ja gleich», erwiderte Gillingham zerstreut. «Du sagst, sie ist weg?»

«Ja . . . ich wäre für sie gestorben; aber nun und nimmer wäre ich im Namen des Gesetzes grausam gegen sie gewesen. Sie ist, wenn ich recht verstanden habe, zu dem Mann gefahren, der sie liebt. Was sie dann tun werden, weiß ich nicht. Aber was es auch sein mag – sie tut es mit meiner vollen Zustimmung.»

Phillotson hatte mit so viel Gewicht und Festigkeit gesprochen, daß sein Freund jede Bemerkung unterdrückte. «Soll ich – dich allein lassen?» fragte er.

«Nein, nein. Es ist ein großes Glück für mich, daß du gekommen bist. Ich habe einiges in Ordnung zu bringen und wegzupacken. Würdest du mir dabei helfen?»

Gillingham bejahte, und sie gingen in die oberen Zimmer; der Schulmeister öffnete Kästen und Laden, nahm alles heraus, was Sue dagelassen hatte, und packte die Sachen in einen großen Koffer. «Wenn es nach mir gegangen wäre, hätte sie viel mehr mitgenommen, doch sie wollte nicht», fuhr er fort. «Aber nachdem ich mich einmal entschlossen hatte, daß ich sie ihr Leben auf ihre Art führen lassen wollte, da hat mein Entschluß auch festgestanden.»

«Die meisten Männer hätten sich damit begnügt, in eine Trennung zu willigen.»

«Das habe ich alles durchdacht, und ich möchte nicht darauf eingehen. Ich war und bin der altmodischste Mensch auf der Welt in bezug auf die Ehefrage – eigentlich hatte ich über ihre ethische Seite bisher niemals kritisch nachgedacht. Aber gewisse Tatsachen sind mir in die Augen gesprungen, und denen konnte ich nicht zuwiderhandeln.»

Schweigend packten sie weiter. Als sie fertig waren, machte Phillotson den Koffer zu und drehte den Schlüssel im Schloß.

«So!» sagte er. «Für einen anderen wird sie sich damit schön machen – nie mehr für mich!»

5

Vierundzwanzig Stunden vorher hatte Sue folgenden Brief an Juda geschickt:

> Es bleibt bei dem, was ich Dir geschrieben habe: morgen abend gehe ich von hier fort. Richard und ich dachten, es würde weniger Aufsehen geben, wenn es schon dunkel wäre. Ich habe große Angst

und bitte Dich deshalb, mich ganz bestimmt in Melchester am Bahnsteig abzuholen. Mein Zug kommt kurz vor sieben an. Ich weiß ja, daß Du kommen wirst, lieber Juda; aber ich bin so ängstlich, und ich flehe Dich an, pünktlich zu sein. Er ist die ganzen Tage so *sehr* gut zu mir gewesen!

Und nun werden wir uns bald wiedersehen! S.

Während sie der Omnibus aus der Bergstadt tiefer und tiefer in die Ebene hinabtrug – sie war an diesem Abend der einzige Fahrgast –, ruhte ihr Blick traurig auf der zurückweichenden Straße.

Doch Unschlüssigkeit lag nicht in ihrem Ausdruck.

Der Londoner Zug, mit dem sie fahren wollte, hielt nur im Bedarfsfall auf ein Signal hin. Sue erschien es merkwürdig, daß ein so gewaltiges Maschinengebilde wie ein Eisenbahnzug ihretwegen zum Stehen gebracht werden sollte – war sie doch nur ein Flüchtling aus ihrem rechtmäßigen Heim.

Die zwanzig Minuten währende Fahrt näherte sich ihrem Ende, und Sue begann ihre Sachen zusammenzusuchen. Kaum hielt der Zug auf dem Bahnhof in Melchester, so legte sich eine Hand auf den Türgriff, und sie erblickte Juda.

Eine schwarze Reisetasche in der Hand, stieg er sogleich in ihr Abteil; er hatte den dunklen Anzug an, den er sonst nur an Sonntagen und abends nach der Arbeit trug. Jedenfalls war er ein sehr hübscher junger Mensch, und seine glühende Liebe zu ihr leuchtete ihm aus den Augen.

«Ach, Juda!» Mit beiden Händen umschloß sie seine Rechte, und ihre Spannung entlud sich in einer Reihe trockener Schluchzer. – «Ich – bin so froh! Ich steige doch hier aus?»

«Nein. Ich steige zu dir ein, Liebe. Ich habe hier Schluß gemacht und meine Siebensachen gepackt. Außer der Tasche habe ich noch einen großen Koffer, den ich aufgegeben habe.»

«Aber soll ich denn nicht aussteigen? Bleiben wir denn nicht hier?»

«Das ginge auf keinen Fall! Hier sind wir bekannt - ich wenigstens bin sehr bekannt. Ich habe eine Karte nach Aldbrickham gelöst und auch eine für dich, denn deine Fahrkarte gilt ja nur bis hierher.»

«Ich dachte, wir würden hier bleiben», wiederholte sie.

«Das wäre wirklich nicht gegangen.»

«Na ja - vielleicht nicht.»

«Es war ja keine Zeit mehr, dir zu schreiben, für welche Stadt ich mich entschieden hatte. Aldbrickham ist viel größer - sechzig- oder siebzigtausend Einwohner -, und kein Mensch dort weiß etwas über uns.»

«Und du hast deine Arbeit hier am Dom aufgegeben?»

«Ja - ziemlich plötzlich. Deine Nachricht kam mir völlig unerwartet. Eigentlich hätten sie verlangen können, daß ich die Woche über noch geblieben wäre. Aber ich habe gesagt, es handle sich um eine sehr dringende Angelegenheit, und da haben sie mich gehen lassen. Jeden beliebigen Tag hätte ich die Arbeit aufgegeben, wenn du es befohlen hättest, liebe Sue. Ich hab mehr als das um deinetwillen aufgegeben!»

«Ich fürchte, ich bringe dir lauter Unglück. Erst verderbe ich dir deine Aussichten als künftiger Geistlicher und nun dein Fortkommen in deinem Handwerk - alles!»

«Mit der Kirche habe ich nichts mehr zu tun. *Ich* werde keiner sein von den ‹heiligen Kämpfern, die, Schar auf Schar, himmelwärts brennen zum Ziel ihres Glücks›, wenn es überhaupt welche gibt! Das Ziel meines Glücks ist nicht im Himmel, sondern hier.»

«Ach, ich bin wohl schlecht - daß ich Männern so ihre Laufbahn zerstöre!» sagte sie; die Erregung, die in seiner Stimme geklungen hatte, war auf sie übergesprungen. Doch als sie ein Dutzend Meilen gefahren waren, hatte sie ihr Gleichgewicht wiedererlangt.

«Es war so gut von ihm, daß er mich freigegeben hat», fing sie wieder an. «Und hier ist ein Brief von ihm an dich, der lag auf meinem Toilettentisch.»

«Ja. Er ist kein schlechter Mensch», sagte Juda mit einem Blick auf den Brief. «Und ich schäme mich, daß ich ihn hasse, weil er dich geheiratet hat.»

«Nach dem Grundsatz launenhafter Weiber müßte ich ihn jetzt wohl plötzlich lieben, weil er mich so großmütig und unerwartet hat gehen lassen», antwortete sie lächelnd. «Aber ich bin so kalt oder so undankbar oder so irgendwas, daß selbst sein Edelmut mich nicht dazu bringen kann, ihn zu lieben oder mein Tun zu bereuen oder als seine Frau bei ihm zu bleiben; aber ich bewundere seine Großzügigkeit und achte ihn mehr denn je.»

«Vielleicht wäre es für uns zwei besser gewesen, wenn er nicht so gütig gewesen wäre und du ihm gegen seinen Willen davongelaufen wärst», murmelte Juda.

«Das hätte ich *nie* getan.»

Nachdenklich ruhten Judas Augen auf ihrem Gesicht. Dann küßte er sie plötzlich und wollte sie noch einmal küssen. «Nein – jetzt nur einen – bitte, Juda!»

«Das ist aber grausam», antwortete er, doch er fügte sich. «Mir ist etwas Merkwürdiges begegnet», fuhr Juda nach kurzem Schweigen fort. «Arabella hat mir geschrieben und mich um die Scheidung gebeten – ihr zuliebe, schreibt sie. Sie möchte den Mann, mit dem sie eigentlich schon verheiratet ist, in allen Ehren und vor dem Gesetz heiraten und bittet mich, ihr das zu ermöglichen.»

«Was hast du getan?»

«Ich habe eingewilligt. Zuerst dachte ich, es ginge nicht, ohne daß sie Schwierigkeiten wegen dieser zweiten Heirat bekäme, und ich will sie doch in keiner Weise zu Schaden kommen lassen. Vielleicht ist sie am Ende auch nicht schlimmer als ich! Aber davon weiß kein Mensch hier was, und es zeigt sich, daß die ganze Sache gar nicht schwierig ist. Wenn sie von neuem anfangen will, so habe ich nur allzu offensichtliche Gründe, sie nicht daran zu hindern.»

«Da wirst du also frei sein?»

«Ja, ich werde frei sein.»

«Wohin hast du die Fahrkarten genommen?» fragte sie mit der Sprunghaftigkeit, die ihr heute zu eigen war.

«Nach Aldbrickham, wie ich dir schon gesagt habe.»
«Aber es wird doch sehr spät werden, bis wir hinkommen.»
«Ja. Das habe ich mir auch gesagt, und deshalb habe ich im Abstinenzler-Hotel telegrafisch ein Zimmer für uns bestellt.»
«Eines?»
«Ja – eines.»
Sie sah ihn an. «Ach, Juda!» Sue drückte die Stirn in die Fensterecke. «Ich habe schon gefürchtet, daß es so kommen könnte und daß ich dir falsche Hoffnungen gemacht habe. Aber das hatte ich nicht gemeint!»
In der Stille, die ihren Worten folgte, hefteten sich Judas Augen in heilloser Verblüffung auf den gegenüberliegenden Sitz. «So ...!» sagte er. «So ...!»
Dann schwieg er; da sie sah, wie fassungslos er war, schmiegte sie ihr Gesicht an seine Wange und murmelte: «Sei nicht böse, Lieber!»
«Oh – es hat nichts zu sagen», meinte er. «Aber – ich hatte es so verstanden ... Ist das eine plötzliche Sinnesänderung?»
«Du hast kein Recht, mich so zu fragen; und ich antworte dir nicht!» antwortete sie lächelnd.
«Meine Liebe, du, dein Glück geht mir über alles – wenn wir auch so oft nah daran sind, uns zu zanken! –, und dein Wille ist mir Gesetz. Ich bin hoffentlich noch etwas mehr als bloß ein – selbstsüchtiger Kerl.» Doch ein Gedanke schien ihn zu entsetzen. «Vielleicht ist es, weil du mich nicht liebst – nicht, weil du konventionell geworden bist! Sosehr ich Konventionen hasse – das hab ich ja von dir gelernt! –, hoffe ich doch, *das* ist der Grund und nicht die andere schreckliche Möglichkeit!»
Selbst in diesem Augenblick, da unbedingte Aufrichtigkeit angezeigt erschien, konnte Sue nicht ganz aufrichtig über dieses rätselvolle Ding, ihr Herz, Auskunft geben. «Ich bin eben ängstlich und mutlos!» sagte sie, hastig ausweichend. «Vielleicht ist es die natürliche Ängstlichkeit einer Frau vor der Entscheidung. Kann sein, ich empfinde

wie du, daß es mein gutes Recht ist, mit dir zu leben, wie du es dir gedacht hast – von jetzt an. Kann sein, ich bin der Meinung, in einer guten Gesellschaftsordnung müsse es die private Angelegenheit einer Frau sein und bleiben, wer der Vater ihres Kindes ist, und kein Mensch dürfe das Recht haben, sie danach zu fragen, so wenig wie nach dem Schnitt ihrer Unterwäsche. Aber gerade weil ich durch Phillotsons Großmut jetzt frei bin, möchte ich lieber ein wenig streng sein. Wäre eine Strickleiter im Spiel gewesen und hätte er uns mit Pistolen verfolgt, so sähe die Sache anders aus und ich würde mich vielleicht anders verhalten. Aber dränge mich nicht und mache mir keine Vorwürfe, Juda. Nimm an, daß mir der Mut fehlt, nach meinen Anschauungen auch zu handeln. Ich weiß, ich bin ein armes, elendes Geschöpf. Ich habe keine so leidenschaftliche Natur wie du!»

Er wiederholte nur: «Ich habe gedacht – was ich natürlich denken mußte. Aber wenn wir keine Liebesleute sind, dann sind wir eben keine. Phillotson hat das bestimmt angenommen. Sieh, was er mir geschrieben hat.» Er öffnete den Brief, den sie mitgebracht hatte, und las:

«Ich stelle nur eine Bedingung – daß Sie zart und gut gegen sie sind. Ich weiß, daß Sie sie lieben. Aber auch Liebe kann manchmal grausam sein. Sie beide sind füreinander geschaffen, das muß jedem unvoreingenommenen älteren Menschen klar und offenkundig sein. Sie waren von Anfang an ‹der schattenhafte Dritte› in meinem kurzen Zusammenleben mit ihr. Ich wiederhole: Seien Sie gut gegen Sue.»

«Er ist ein lieber Mensch, nicht wahr?» sagte sie mit verhaltenen Tränen. Nach einigem Nachdenken fügte sie hinzu: «Er hat es sehr gefaßt aufgenommen, daß ich von ihm weggegangen bin – beinahe zu gefaßt! Noch nie war ich so nahe daran, ihn zu lieben, wie heute, als er so fürsorglich alles für meine Reise bedachte und mir Geld anbot. Aber ich liebe ihn eben nicht. Wenn ich ihn nur ein klein winziges bißchen als Gatten lieben könnte, würde ich noch jetzt zu ihm zurückgehen.»

«Aber du liebst ihn nicht – oder?»

«Nein – das ist die Wahrheit –, ach, die schreckliche Wahrheit.»

«Aber mich liebst du auch nicht, fürchte ich fast!» meinte er verstimmt. «Vielleicht überhaupt niemanden! – Sue, manchmal, wenn ich böse auf dich bin, denke ich, du bist überhaupt keiner wahren Liebe fähig.»

«Das ist nicht gut von dir, so was zu sagen!» erwiderte sie, rückte so weit wie möglich von ihm weg und sah streng in das Dunkel hinaus. Ohne sich umzuwenden, fuhr sie gekränkt fort: «Vielleicht bin ich dir auf andere Art gut als andere Frauen; für mich bedeutet es ein Glück, mit dir zusammen zu sein, ein ganz zartes, zartes Glück, und ich mag nicht weitergehen und dieses Glück aufs Spiel setzen durch – einen Versuch, es ins Leidenschaftliche zu steigern. Ich bin mir ganz klar darüber gewesen, daß es ein Wagnis war zu kommen, als Frau zum Mann. Aber es ging ja um *dich* und *mich*, und da habe ich darauf vertraut, daß dir meine Wünsche wichtiger wären als deine Befriedigung. Sprich nicht weiter davon, lieber Juda!»

«Natürlich nicht, wenn es dazu führen würde, daß du dir Vorwürfe machst ... aber du hast mich doch sehr gern, Sue? Sag es mir! Sag, daß du mich ein Viertel, ein Zehntel so gern hast wie ich dich, dann will ich zufrieden sein.»

«Ich habe mich von dir küssen lassen, das sagt genug.»

«Bloß ein- oder zweimal!»

«Wer wird denn so gierig sein!»

Er lehnte sich zurück und sah lange Zeit nicht zu ihr hin. Jene Geschichte aus ihren früheren Jahren fiel ihm wieder ein, die sie ihm erzählt hatte – von dem armen Studenten in Christminster, den sie so schlecht behandelt hatte, und Juda sah sich bereits als zweites Opfer eines so qualvollen Geschicks.

«Das ist eine merkwürdige Entführung!» murmelte er. «Vielleicht gebrauchst du mich die ganze Zeit über nur als Werkzeug gegen Phillotson. Es kommt mir wahrhaftig so vor, wenn ich dich so ehrpusselig dasitzen sehe!»

«Du darfst aber jetzt nicht böse sein – das erlaube ich

einfach nicht!» schmeichelte sie und rückte näher zu ihm hin. «Du hast mich doch eben geküßt; und es war mir nicht unlieb, Juda, das gebe ich zu. Aber du sollst es jetzt nicht wieder tun, noch nicht gleich – bedenke doch unsere sonderbare Lage!»

Er konnte ihr nie widerstehen, wenn sie so eindringlich auf ihn einsprach (was sie sehr wohl wußte). Und so saßen sie Hand in Hand nebeneinander, bis ein Gedanke Sue aufschreckte.

«Ich kann unmöglich in dieses Abstinenzler-Hotel gehen, nachdem du so ein Telegramm hingeschickt hast!»

«Warum nicht?»

«Das kannst du dir doch selber sagen!»

«Na schön; sicher ist auch noch ein anderes Hotel offen. Seit ich weiß, daß du Phillotson eines albernen Skandals wegen geheiratet hast, hab ich manchmal gedacht, daß deine ganzen unabhängigen Ansichten nur Mache sind und daß du im Grunde dem hergebrachten Sittenkodex genauso versklavt bist wie jede andere Frau auch!»

«Nicht geistig. Aber ich habe nicht den Mut, nach meinen Anschauungen zu leben, das hab ich ja schon zugegeben. Übrigens habe ich Phillotson nicht nur wegen des Skandals geheiratet. Doch manchmal wird das Gewissen einer Frau überwältigt von dem Verlangen, geliebt zu werden, und obwohl ihr der Gedanke, einen Mann zu quälen, einfach furchtbar ist, ermutigt sie ihn, sie zu lieben, während sie ihn überhaupt nicht liebt. Wenn sie ihn dann leiden sieht, macht sie sich Vorwürfe und tut, was sie kann, um ihr Unrecht wiedergutzumachen.»

«Du meinst einfach, daß du mit dem armen alten Kerl schändlich geflirtet hast, und dann hast du es bereut und hast ihn geheiratet, um es wiedergutzumachen, obwohl es eine tödliche Qual für dich war.»

«Nun – wenn du es brutal ausdrücken willst! –, ein bißchen ähnlich ist es gewesen – und dazu der Skandal –, und daß du mir verschwiegen hast, was du mir hättest sagen müssen!»

Er sah, daß sie bekümmert über seine Vorwürfe war und

den Tränen nahe; so beschwichtigte er sie denn und sagte: «Laß gut sein, Liebe! Kreuzige mich, wenn du willst. Du weißt, daß du für mich das Liebste und Beste auf der Welt bist, magst du anstellen, was du willst!»

«Ich bin sehr schlecht und prinzipienlos – ich weiß, das denkst du!» entgegnete sie und suchte ihre Tränen fortzublinzeln.

«Ich denke und weiß, daß du meine liebe Sue bist, von der mich nichts auf Erden trennen kann, weder Gegenwärtiges noch Zukünftiges!»

Obgleich in vielen Dingen so übergescheit, war sie in anderen ein solches Kind, daß diese Versicherung ihr genügte, und sie erreichten das Reiseziel im besten Einvernehmen. Es war gegen zehn Uhr, als sie in Aldbrickham, der Hauptstadt der Grafschaft Nordwessex, ankamen. Da Sue wegen der Fassung von Judas Telegramm nicht in das Abstinenzler-Hotel gehen wollte, erkundigte er sich nach einem andern; ein junger Bursche erbot sich, eines ausfindig zu machen, und brachte ihr Gepäck zum *Hotel George*, ein Stück weiter stadtwärts – dem gleichen Gasthaus, wo Juda mit Arabella übernachtet hatte, jenes einzige Mal, als er sie nach jahrelanger Trennung wiedergesehen hatte.

Da sie aber diesmal das Hotel durch einen anderen Eingang betraten und ihm so vieles im Kopf herumging, erkannte er es zuerst nicht wieder. Nachdem jedes sein Zimmer belegt hatte, gingen sie wieder hinunter, um ein spätes Abendessen einzunehmen. Als Juda einen Augenblick hinausgegangen war, unterhielt sich die Kellnerin mit Sue.

«Ich glaube, ich besinne mich auf Ihren Verwandten oder Freund oder was er nun ist; er ist schon mal hier gewesen – spät angekommen, wie heute, mit seiner Frau –, mit einer Dame jedenfalls, die bestimmt nicht Sie gewesen sind – gerade wie jetzt mit Ihnen.»

«Wirklich?» sagte Sue; das Herz tat ihr weh. «Ich glaube, da müssen Sie sich irren! Wie lange ist das denn her?»

«Einen oder zwei Monate. Eine hübsche Frau, volle Figur.»

Als Juda wiederkam und sich zum Abendessen hinsetzte, schien Sue verstimmt und unglücklich. «Juda», sagte sie klagend, als sie sich später im Gang oben trennten, «es ist gar nicht so nett und schön wie sonst zwischen uns. Mir gefällt es hier nicht – ich finde dieses Hotel einfach gräßlich! Und ich habe dich nicht so gern wie früher!»

«Du scheinst recht wankelmütig, Liebe! Warum bist du denn mal so, mal so?»

«Weil es grausam von dir war, mich hierherzubringen!»

«Warum?»

«Du bist kürzlich mit Arabella hier gewesen. So, nun hab ich es gesagt!»

«Ach du meine Güte!» rief Juda und sah sich um. «Ja, wahrhaftig – es ist dasselbe Hotel! Ich habe es wirklich nicht gewußt, Sue. Aber es ist nicht grausam, denn wir sind eben doch nur als Verwandte gekommen, die zusammen unterwegs sind.»

«Wie lange ist es her, daß du mit ihr hier warst? Sag es mir, sag es!»

«Es war an dem Tag, ehe ich dich in Christminster getroffen habe, als wir dann zusammen nach Marygreen gefahren sind. Ich hab dir ja erzählt, daß ich sie gesehen hatte.»

«Ja, du hast mir gesagt, du hättest sie gesehen, aber du hast mir nicht alles erzählt. Deine Geschichte klang so, als wärt ihr einander begegnet wie zwei sich fremd gewordene Menschen, die vor Gott überhaupt nicht mehr Mann und Frau sind – aber nicht, als ob du dich mit ihr ausgesöhnt hättest.»

«Wir haben uns auch nicht ausgesöhnt», erwiderte er traurig. «Ich kann es dir nicht erklären, Sue.»

«Du bist treulos gegen mich gewesen; du, meine letzte Hoffnung! Das kann ich nie vergessen, niemals!»

«Aber auf deinen eigenen Wunsch, liebe Sue, sollen wir nur Freunde sein, keine Liebesleute! Es ist so inkonsequent von dir – du widersprichst dir immerfort.»

«Freunde können eifersüchtig sein!»

«Das sehe ich nicht ein. Du willst mir nichts zugestehen,

und ich soll dir alles zugestehen. Schließlich hast du dich damals mit deinem Mann gut gestanden.»

«Nein, Juda, ich hab mich nicht gut mit ihm gestanden. Wie kannst du das nur denken! Und du hast mich betrogen, selbst wenn du es nicht gewollt hast.» Sie war so außer sich, daß er sie in ihr Zimmer führen und die Tür schließen mußte, damit die Leute nicht aufmerksam wurden. «War es dieses Zimmer? Ja – ich seh es dir an, es war dieses! Ich will hier nicht schlafen! Ach, es war treulos von dir, daß du wieder mit ihr zusammen warst. *Ich* bin aus dem Fenster gesprungen!»

«Aber Sue, sie war schließlich meine gesetzliche Frau, wenn nicht . . .»

Sue glitt auf die Knie nieder, verbarg ihr Gesicht im Bett und weinte.

«So etwas Unvernünftiges ist mir noch nicht vorgekommen: einer anderen nicht zu gönnen, was man selber verschmäht!» sagte Juda. «Ich darf dir nicht zu nahe kommen und sonst auch niemand!»

«Ach, *verstehst* du denn nicht, wie mir zumute ist! *Warum* nur nicht? Warum bist du so grob besaitet? *Ich* bin aus dem Fenster gesprungen!»

«Aus dem Fenster gesprungen?»

«Ich kann es nicht erklären!»

Es war richtig, daß er nicht recht verstand, wie ihr zumute war. Aber ein bißchen verstand er es doch, und er liebte sie darum nicht weniger.

«Ich – ich dachte, dir wären alle anderen Frauen gleichgültig, und du begehrtest auf der ganzen Welt nur mich – damals und die ganze Zeit seither!» fuhr Sue fort.

«Das ist auch so. Damals und jetzt!» sagte Juda ebenso traurig wie sie.

«Aber du mußt doch viel von ihr gehalten haben! Sonst . . .»

«Nein – das muß nicht sein –, du verstehst mich auch nicht, Sue – Frauen verstehen das nie! Warum regst du dich nur so auf um nichts und wieder nichts?»

Sie sah von der Bettdecke auf und schmollte herausfordernd: «Wenn das nicht dazwischengekommen wäre, dann wäre ich vielleicht doch noch mit dir in das Abstinenzler-Hotel gegangen, wie du erst wolltest; denn allmählich war mir doch, als gehörte ich dir.»

«Ach, es hat nichts zu sagen», meinte Juda kühl.

«Ich dachte natürlich, daß sie nie mehr wirklich deine Frau gewesen wäre, seit sie dich vor so vielen Jahren verlassen hat! Meinem Gefühl nach macht eine Trennung so wie deine von ihr und meine von ihm der Ehe ein Ende.»

«Ich kann nicht mehr darüber sagen, ohne mich gegen sie zu wenden, und das will ich nicht», entgegnete er. «Aber etwas muß ich dir berichten, und dadurch wird die Sache auf jeden Fall erledigt: Sie hat einen anderen Mann geheiratet – wirklich geheiratet! Das habe ich erst erfahren, nachdem wir hier gewesen waren.»

«Einen anderen geheiratet? . . . Das ist ein Verbrechen – wenigstens behandelt die Welt es als Verbrechen, freilich ohne daran zu glauben.»

«Ach – jetzt erkenne ich meine Sue wieder! Ja, es ist ein Verbrechen – das ist nicht deine Meinung, doch du würdest es aus Angst zugeben. Aber ich werde sie niemals anzeigen! Und offenbar hat sie doch Gewissensbisse gekriegt und mich deswegen um die Scheidung gebeten, damit sie diesen Mann zum zweitenmal heiraten kann, diesmal gesetzlich. Also werde ich sie wahrscheinlich nie wiedersehen, wie du dir denken kannst.»

«Und du hast wirklich von alldem nichts gewußt, als du mit ihr zusammen warst?» fragte Sue in sanfterem Ton und stand auf.

«Nein. Wenn ich alles überlege, so finde ich, du hättest keinen Grund, böse zu sein, Liebling!»

«Ich bin nicht böse. Aber in das Abstinenzler-Hotel gehe ich nicht!»

Er lachte. «Macht nichts!» sagte er. «Ich bin in deiner Nähe, und da bin ich verhältnismäßig glücklich. Das ist mehr, als dieser erdgebundene Tropf, Juda genannt, verdient – du Geistlein, du körperloses Wesen, du liebes, süßes, qualbringendes Geschöpf –, bist ja kaum Fleisch und Blut! Wenn ich meine Arme um dich lege, bin ich beinah darauf gefaßt, daß sie durch dich hindurchgehen wie durch Luft! Vergib mir, daß ich grob besaitet bin, wie du es nennst! Daß wir uns als Vetter und Kusine aufgespielt haben, während wir doch in Wahrheit einander ganz fremd waren, das war eine Falle – vergiß das nicht! Die Feindschaft unserer Eltern hat dir in meinen Augen einen pikanten Reiz verliehen, den eine gewöhnliche neue Bekanntschaft nicht für mich gehabt hätte.»

«Sag doch mal die schönen Zeilen aus Shelleys *Epipsychidion* – es ist, als ob sie auf mich geschrieben wären!» bettelte sie und drängte sich ein wenig näher an ihn. «Kennst du sie nicht?»

«Ich kenne nur wenige Gedichte», erwiderte er betrübt.

«So? Also höre:

> Da war ein Wesen, dem mein Geist gar oft
> Auf seinem Höhenflug begegnet ist.
> – – – – – – – – – –
> Ein Engel, edel wie kein Menschenkind,
> In Fraungestalt verhüllt und strahlend schön . . .

«Ach, es ist zu schmeichelhaft, da bin ich lieber still! Aber sag, daß ich es bin!»

«Du *bist* es, Liebe, ganz und gar du!»

«Da verzeihe ich dir. Und du darfst mich einmal küssen, hier – nicht sehr lange.» Zimperlich berührte sie ihre Wange mit der Fingerspitze, und er tat wie befohlen. «Du bist mir doch sehr gut, nicht wahr, auch wenn ich nicht – du weißt schon –?»

«Ja, Liebste!» entgegnete er mit einem Seufzer und wünschte ihr gute Nacht.

6

DASS PHILLOTSON ALS LEHRER IN SEINE HEIMATSTADT Shaston zurückgekehrt war, hatte die Teilnahme der Einwohner erregt und manche Erinnerung wachgerufen, denn obwohl sie seine vielseitigen Kenntnisse nicht in dem Maße zu schätzen wußten, wie es anderswo geschehen wäre, hatten sie ihm eine aufrichtige Zuneigung bewahrt. Als er kurz nach seiner Ankunft eine hübsche junge Frau heimführte – gefährlich hübsch für ihn, wenn er nicht aufpaßte, hieß es –, freuten sie sich über die neue Mitbürgerin.

Die erste Zeit nach der Flucht aus ihrem Heim erregte Sues Abwesenheit keinerlei Gerede. Ihre Stelle als Hilfslehrerin in der Schule wurde einige Tage nach ihrem Weggehen durch eine andere junge Lehrerin eingenommen; auch dieser Wechsel vollzog sich unbeachtet, denn Sues Anstellung war nur provisorisch gewesen. Als jedoch ein Monat vergangen war und Phillotson gelegentlich Bekannten gegenüber zugab, daß er nicht wisse, wo seine Frau sich aufhalte, fing man an, neugierig zu werden, bis schließlich voreilige Schlüsse gezogen wurden und man zu behaupten wagte, Sue sei ihrem Mann untreu geworden und davongelaufen. Die zunehmende Gleichgültigkeit des Schulmeisters gegenüber seiner Arbeit schien diese Meinung zu bestätigen.

Phillotson hatte so lange wie möglich gegen jedermann geschwiegen – seinen Freund Gillingham ausgenommen; doch das erlaubten ihm seine Ehrlichkeit und Geradheit nicht länger, als falsche Deutungen von Sues Betragen in der Stadt verbreitet wurden. Eines Montag morgens erschien der Vorsitzende des Schulkuratoriums, und nachdem das Dienstliche erledigt war, nahm er Phillotson beiseite, außer Hörweite der Kinder.

«Verzeihen Sie eine Frage, Phillotson, aber es wird überall davon gesprochen: Ist es wahr, was man sich von Ihren häuslichen Verhältnissen erzählt – daß Ihre Frau damals nicht verreist ist, sondern heimlich mit einem Galan durchgegangen? Wenn es sich so verhält, möchte ich Ihnen mein Beileid aussprechen.»

«Das ist nicht nötig. Es war nichts Heimliches dabei.»

«Sie ist also nur verreist?»

«Nein.»

«Was ist denn geschehen?»

«Sie ist weggegangen unter Umständen, die gewöhnlich Beileid für den Gatten hervorrufen. Aber es ist mit meiner Einwilligung geschehen.»

Der Vorsitzende machte ein Gesicht, als habe er die Bemerkung nicht verstanden.

«Was ich sage, ist die reine Wahrheit», fuhr Phillotson eigenwillig fort. «Sie hat mich um die Erlaubnis gebeten, mit dem Mann, der sie liebt, fortzugehen, und ich habe sie gehen lassen. Warum hätte ich es ihr verweigern sollen? Sie ist eine erwachsene Frau – da hatte ihr eigenes Gewissen die Frage zu entscheiden, nicht ich. Ich war ja nicht ihr Gefängniswärter. Ich kann es nicht weiter erklären. Ich möchte nicht darüber befragt werden.»

Die Kinder bemerkten die tiefernsten Gesichter der beiden Männer und erzählten zu Hause ihren Eltern, mit Mrs. Phillotson sei irgend etwas los. Dann berichtete Phillotsons kleines Dienstmädchen, die selbst eben erst aus der Schule entlassen war, Mr. Phillotson habe seiner Frau beim Packen geholfen, ihr Geld angeboten, soviel sie brauchte, und ihrem Schatz einen freundlichen Brief geschrieben, in dem gestanden habe, er solle gut zu ihr sein. Der Vorsitzende des Kuratoriums überlegte sich die Sache und sprach mit den anderen Kuratoren der Schule; schließlich wurde Phillotson zu einer Privatunterredung mit ihnen gebeten. Die Zusammenkunft dauerte sehr lange, und als der Schulmeister endlich nach Hause kam, sah er ungewöhnlich blaß und mitgenommen aus. Gillingham erwartete ihn in seiner Wohnung.

«Es ist, wie du gesagt hast», bemerkte Phillotson und warf sich müde in einen Stuhl. «Man hat mich ersucht, wegen meines Anstoß erregenden Verhaltens meine Entlassung einzureichen, weil ich nämlich meiner gepeinigten Frau die Freiheit gegeben – oder, wie sie es nennen, ihrem Ehebruch Vorschub geleistet habe. Aber ich reiche meine Entlassung nicht ein!»

«An deiner Stelle würde ich es tun.»

«Ich tu es nicht. Die Sache geht diese Leute gar nichts an und beeinträchtigt meine öffentliche Tätigkeit in keiner Weise. Sie können mich ja absetzen.»

«Wenn du Geschichten machst, kommt es in die Zeitungen, und du kriegst nie wieder eine Anstellung. Vergiß doch nicht, daß die Kuratoren dein Verhalten als das Verhalten eines Lehrers der Jugend betrachten müssen – und seine Wirkungen auf die Moral der Stadt; und nach den üblichen Anschauungen ist deine Haltung nicht zu verteidigen. Das mußt du mir schon zu sagen erlauben.»

Jedoch von diesen guten Ratschlägen wollte Phillotson nichts wissen.

«Das ist mir gleich», sagte er. «Ich gehe nicht, wenn sie mich nicht fortjagen. Und zwar aus folgendem Grund: Wenn ich um meine Entlassung einkomme, so erkenne ich damit an, daß ich falsch gegen meine Frau gehandelt habe, während ich doch mit jedem Tag fester davon überzeugt bin, daß ich vor Gott und nach dem Gebot der schlichten, natürlichen Menschenliebe richtig gehandelt habe.»

Gillingham wußte, daß sein hartnäckiger Freund mit dieser Ansicht nicht durchdringen würde, doch er sagte nichts weiter, und wie zu erwarten kam – bereits nach einer Viertelstunde – das offizielle Entlassungsschreiben, denn die Kuratoren waren nach Phillotsons Weggehen noch dageblieben, um es aufzusetzen. Phillotson erwiderte, daß er die Entlassung nicht annehme, und berief eine öffentliche Versammlung ein, auf der er selbst erschien, obgleich er so schwach und krank aussah, daß sein Freund ihn beschwor, zu Hause zu bleiben. Als er sich erhoben hatte, um darzulegen, warum er den Beschluß des Kuratoriums anfechte, brachte er seine Begründung mit fester Stimme vor, wie er es seinem Freund gegenüber getan hatte, und behauptete überdies, die Sache sei seine eigene Angelegenheit und gehe das Kuratorium nichts an. Dies wurde zurückgewiesen; man blieb dabei, daß die privaten Verstiegenheiten eines Lehrers durchaus der Aufsicht des Kuratoriums unterstünden, denn sie wirkten sich auf die Moral der von ihm Unterrichteten aus. Phillotson erwiderte, er sähe nicht ein, wieso eine Tat schlichter Nächstenliebe die Moral verletzen könne.

Alle achtbaren Einwohner und gutsituierten Mitbürger der Stadt waren ausnahmslos gegen Phillotson. Aber zu seiner eigenen Überraschung erhoben sich wie aus dem Boden gestampft ein Dutzend oder mehr Verteidiger seiner Sache.

Wie bereits gesagt, war Shaston der Ankergrund für eine sonderbare Schar fahrenden Volks, das die zahlreichen Jahrmärkte und Schaustellungen besuchte, die während der Sommer- und Herbstmonate in ganz Wessex abgehalten wurden. Obwohl Phillotson nie mit einem dieser Herren auch nur gesprochen hatte, traten sie jetzt edelmütig für seine verlorene Sache ein. Unter den Befürwortern waren zwei Marktschreier, ein Schießbudenbesitzer und die dazugehörigen Damen, welche die Flinten luden, zwei Boxlehrer, ein Dampfkarussellmann, zwei wandernde Besenbinderinnen, die sich als Witwen ausgaben, ein Pfefferkuchenbudenbesitzer, ein Luftschaukeleigentümer und ein «starker Mann».

Diese großmütige Anhängerschar und einige andere unabhängige Geister, deren eigenes Eheleben nicht ohne trübe Erfahrungen gewesen sein mochte, traten auf Phillotson zu und schüttelten ihm herzlich die Hand; darauf taten sie den Versammelten so gründlich ihre Meinung kund, daß es zu einem heftigen Wortgefecht kam, welches schließlich in ein allgemeines Handgemenge ausartete: eine Wandtafel zerkrachte, drei Fensterscheiben wurden zerbrochen, eine Tintenflasche ergoß sich auf die Hemdbrust eines Stadtrats und einem Kirchenvorstand wurde mit der Landkarte von Palästina ein derartiger Hieb versetzt, daß er mit dem Kopf mitten durch Samaria fuhr; außerdem gab es viele verschwollene Augen und blutende

Nasen, deren eine zu jedermanns Entsetzen dem hochwürdigen Herrn Pfarrer gehörte – er verdankte sie dem Eifer eines freiheitsliebenden Schornsteinfegers, der sich zu Phillotsons Partei geschlagen hatte. Als er das blutüberströmte Gesicht des Pfarrers sah, beklagte Phillotson beinahe stöhnend die widrigen, erniedrigenden Vorgänge und bereute bitter, daß er nicht gleich zurückgetreten war, als man ihn dazu aufgefordert hatte; er kam so krank nach Hause, daß er tags darauf das Bett nicht verlassen konnte.

Die possenhafte, doch traurige Begebenheit wurde für ihn zum Anfang einer ernsten Krankheit; er lag in seinem einsamen Bett in dem mitleiderregenden Geisteszustand eines Mannes zwischen vierzig und fünfzig, der endlich dahinterkommt, daß sein geistiges und häusliches Leben zu Mißerfolg und Trübsal verurteilt ist. Gillingham besuchte ihn an den Abenden, und einmal erwähnte er Sues Namen.

«Ich bin ihr völlig gleichgültig!» sagte Phillotson. «Wie sollte es auch anders sein?»

«Sie weiß nicht, daß du krank bist.»

«Um so besser für uns beide.»

«Wo wohnt sie denn mit ihrem Liebhaber?»

«In Melchester, glaube ich; wenigstens hat er vor einiger Zeit dort gewohnt.»

Als Gillingham nach Hause kam, überlegte er eine Weile und schrieb schließlich ein paar anonyme Zeilen an Sue in der Hoffnung, daß der Brief sie erreiche, den er in einen an Juda nach Melchester adressierten Umschlag steckte. Von dort wurde das Schreiben nach Marygreen in Nordwessex weitergesandt und von dort nach Aldbrickham durch den einzigen Menschen, der Judas gegenwärtige Anschrift kannte – die Witwe, die seine Tante gepflegt hatte.

Drei Tage später, gegen Abend, als die Sonne in leuchtender Pracht über dem Tiefland von Blackmoor unterging und für die Bauern jenes Tals die Fenster von Shaston zu feurigen Zungen machte, glaubte der Kranke zu hören, wie jemand das Haus betrat; wenige Minuten später klopfte es an der Schlafzimmertür. Phillotson rührte sich nicht; die Tür wurde zögernd geöffnet und herein trat – Sue.

Sie war in heller Frühlingskleidung, und ihr Kommen schien spukhaft – wie das Huschen eines Nachtschmetterlings. Er wandte ihr den Blick zu, errötete und schien etwas sagen zu wollen, doch besann er sich anders.

«Ich habe nichts hier zu suchen», begann sie und neigte ihm ihr erschrecktes Gesicht zu. «Aber ich habe gehört, du wärst krank – schwerkrank; und – und weil ich weiß, daß du auch andere Gefühle zwischen Mann und Frau anerkennst als sinnliche Liebe, bin ich gekommen.»

«Schwerkrank bin ich nicht, meine liebe Freundin. Nur unwohl.»

«Das habe ich nicht gewußt; und ich fürchte, nur eine schwere Krankheit hätte mein Kommen gerechtfertigt!»

«Ja ... ja. Und beinah wünschte ich, du wärst nicht gekommen! Es ist ein bißchen früh – weiter meine ich nichts. Aber nun bist du einmal da. Wahrscheinlich hast du von der Sache mit der Schule noch nichts gehört?»

«Nein – was ist denn da los?»

«Nichts weiter; ich gehe nur weg von hier, in einen anderen Ort. Es hat zwischen mir und dem Kuratorium Meinungsverschiedenheiten gegeben, und da trennten wir uns – das ist alles.»

Nicht einen Augenblick, weder jetzt noch später, argwöhnte Sue, welche Mißhelligkeiten für ihn entstanden waren, weil er sie freigegeben hatte; etwas Derartiges kam ihr überhaupt nicht in den Sinn und irgendwelche Nachrichten aus Shaston hatte sie nie bekommen. Sie sprachen von nichtigen, unbedeutenden Dingen, und als sein Tee hereingebracht wurde, wies er das höchst erstaunte kleine Dienstmädchen an, auch eine Tasse für Sue zu bringen. Die junge Person interessierte sich viel lebhafter für die Geschichte der beiden, als diese ahnten; draußen auf der Treppe hob sie Augen und Hände in drolliger Verwunderung zur Decke empor. Während des Teetrinkens ging Sue zum Fenster und meinte nachdenklich: «Es ist ein so wunderbarer Sonnenuntergang, Richard.»

«Sie sind meistens besonders schön von hier aus, weil die Strahlen den Nebel im Tal durchschneiden. Aber ich habe nichts davon, denn bis in meine dunkle Ecke hier dringen sie nicht.»

«Möchtest du heute den Sonnenuntergang nicht sehen? Es ist, als hätte sich der Himmel aufgetan.»

«Ach ja! Aber ich kann nicht.»

«Ich mache es dir möglich.»

«Nein – das Bett läßt sich nicht wegschieben.»

«Aber sieh doch, wie ich es meine.»

Sie trat zu einem Drehspiegel, der im Zimmer stand, ergriff ihn mit beiden Händen, trug ihn ans Fenster, so daß er den Sonnenschein auffing, und rückte ihn so lange herum, bis das Spiegelglas die Strahlen in Phillotsons Gesicht warf.

«So – jetzt kannst du die große rote Sonne sehen!» sagte sie. «Es wird dich bestimmt ein bißchen aufheitern – das hoffe ich so sehr!» Sie sprach mit einer kindlichen, reumütigen Freundlichkeit, als könne sie ihm gar nicht genug zuliebe tun.

Phillotson lächelte traurig. «Du bist ein seltsames Wesen!» murmelte er, als die Sonne ihm in die Augen leuchtete. «Zu denken, daß du mich hier besuchst, nach allem, was vorgefallen ist.»

«Davon wollen wir nicht mehr reden!» rief sie rasch. «Ich darf den Omnibus zum Zug nicht versäumen, denn Juda weiß nicht, daß ich bei dir bin; er war nicht zu Hause, als ich gegangen bin, deshalb muß ich sehr bald wieder fort. Richard, ich bin so glücklich, daß es dir besser geht. Du haßt mich doch nicht, nicht wahr? Du bist mir ein so gütiger Freund gewesen.»

«Es freut mich, daß du so denkst», sagte Phillotson heiser. «Nein. Ich hasse dich nicht!»

Es dunkelte rasch in dem düsteren Zimmer, während sie hin und wieder ein wenig plauderten; als die Kerzen gebracht wurden und es Zeit zum Abschied war, legte sie ihre Hand in die seine; oder vielmehr, sie ließ sie durch die seine schlüpfen, denn ihre Berührungen waren absichtlich ganz leicht. Fast hatte sie die Tür schon geschlossen, da rief er: «Sue!» Er hatte, als sie sich von ihm abwandte, Tränen in ihren Augen bemerkt und ein Zittern um ihren Mund.

Es war nicht klug, sie zurückzurufen – er wußte es schon, während er es tat. Aber er konnte nicht anders. Sie kam zurück.

«Sue», murmelte er, «willst du, daß wir wieder gut miteinander sind – willst du hierbleiben? Ich bin dir nicht böse und verzeihe dir alles!»

«Ach, das kannst du nicht, das kannst du nicht!» sagte sie hastig. «Jetzt kannst du es nicht verzeihen!»

«*Er* ist jetzt in Wahrheit dein Mann, das meinst du doch?»

«Nimm es ruhig an. Er läßt sich von seiner Frau Arabella scheiden.»

«Seine Frau! Es ist mir gänzlich neu, daß er eine Frau hat.»

«Es war eine schlechte Ehe.»

«Wie deine.»

«Wie meine. Er tut es mehr um ihretwillen als um seiner selbst willen. Sie hat ihm geschrieben, ob er es nicht tun wollte, aus Rücksicht auf sie, denn dann könnte sie heiraten und ein ehrbares Leben führen. Und Juda hat eingewilligt.»

«Eine Frau . . . ihr zuliebe. Ach ja – ihr zuliebe sie völlig freigeben . . . Aber es klingt mir nicht gut in den Ohren. *Ich* kann verzeihen, Sue.»

«Nein, nein! Du kannst mich nicht wieder zu dir nehmen, wo ich so schlecht gewesen bin – und getan hab, was ich getan habe!»

In Sues Antlitz wurden die ersten Anzeichen jener Angst sichtbar, die sich jedesmal zeigte, wenn er sich aus dem Freund in den Ehemann verwandelte; gegen seine Gattengefühle nahm sie sofort Verteidigungsstellung ein. «Ich *muß* jetzt gehen. Aber ich komme wieder – darf ich?»

«Ich bitte dich, jetzt nicht zu gehen. Ich bitte dich zu bleiben.»

«Ich danke dir, Richard; aber ich muß gehen. Da du nicht so krank bist, wie ich dachte, *kann* ich nicht bleiben!»

«Sie ist sein – sein von Kopf bis Fuß!» sagte Phillotson, aber so leise, daß sie es über dem Schließen der Tür nicht hörte. Die Angst vor einem Rückfall des Schulmeisters in seine alten Gefühle für sie, vielleicht auch eine leise Scheu, ihn wissen zu lassen, welch ein bedenklicher Mangel an Vollständigkeit, vom Standpunkt des Mannes aus gesehen, ihr neues Bündnis kennzeichnete, hatten Sue davon abgehalten, ihm von ihren bisherigen unvollkommenen Beziehungen zu Juda zu berichten; und Phillotson wand sich in höllischen Qualen bei der Vorstellung, daß dieses reizend gekleidete, erbitternde Gemisch von Zu- und Abneigung, das seinen Namen trug, nun ungeduldig dem Heim ihres Liebhabers zustrebte.

Gillingham nahm solchen Anteil an Phillotsons Angelegenheiten und war so ernstlich um ihn besorgt, daß er zwei- oder dreimal in der Woche den Berg nach Shaston hinaufwanderte, obgleich es hin und zurück ein Weg von 9 Meilen war, die er zwischen Teezeit und Abendbrot nach einem Tag voll harter Arbeit in der Schule zurücklegen mußte. Als er nach Sues Besuch das nächste Mal erschien, hielt sich sein Freund in den unteren Räumen auf, und Gillingham bemerkte, daß seine Unruhe einer gelasseneren, ausgeglicheneren Stimmung Platz gemacht hatte.

«Sie ist hier gewesen, seitdem du mich das letzte Mal besucht hast», sagte Phillotson.

«Doch nicht Mrs. Phillotson?»

«Doch.»

«Ah! Ihr habt euch ausgesöhnt?»

«Nein – sie ist nur gekommen, hat mit ihrer kleinen weißen Hand mein Kissen geglättet, eine halbe Stunde lang die aufmerksame Krankenschwester gespielt und ist wieder gegangen.»

«Unglaublich! So ein kleines Biest!»

«Was hast du gesagt?»

«Ach – nichts!»

«Was hast du gemeint?»

«Ich meine, so ein verrücktmachendes, launenhaftes kleines Frauenzimmer! Wenn sie nicht deine Frau wäre . . .»

«Das ist sie nicht; sie ist die Frau eines anderen, nur dem Namen und dem Gesetz nach nicht. Und ich habe mir überlegt – ein Gespräch mit ihr hat mich darauf gebracht –, daß ich ihr zuliebe das gesetzliche Band völlig lösen sollte; seltsam – ich glaube, das könnte ich jetzt, nun sie hier gewesen ist und meine Bitte, zu bleiben, abgelehnt hat, nachdem ich gesagt habe, ich hätte ihr verziehen. Ich glaube, gerade diese Tatsache wäre ein Grund für mich, es zu tun, wenn ich es auch nicht gleich erkannt habe. Was nützt es denn, sie weiter an mich zu ketten, wenn sie mir nicht gehört? Ich weiß – ich habe ein ganz sicheres Gefühl –, daß sie einen solchen Schritt meinerseits als die größte Liebestat ansehen würde, die ich ihr erweisen könnte. Obzwar sie mir als Mitmenschen zugetan ist und Mitleid mit mir hat und sogar Tränen um mich vergießt, kann sie mich als Gatten nicht ertragen – ich bin ihr zuwider –, es hat keinen Zweck, das zu beschönigen – ich bin ihr zuwider und die einzig männliche, würdige und barmherzige Haltung ist, zu vollenden, was ich begonnen habe . . . Und auch aus weltlichen Gründen wird es besser für sie sein, wenn sie unabhängig ist. Ich habe alle meine Aussichten hoffnungslos vernichtet dadurch, daß ich so entschieden habe, wie ich es für das beste hielt; aber das weiß sie nicht; ich sehe bis zum Grab nichts weiter vor mir als die elendeste Armut, denn ich bekomme nirgends mehr eine Stellung als Lehrer. Wahrscheinlich werde ich bis an mein Lebensende genug damit zu tun haben, überhaupt durchzukommen, nun ich meinen Beruf nicht mehr ausüben kann; und das läßt sich allein besser ertragen. Ich kann dir ja auch sagen, was mich darauf gebracht hat, sie ganz freizugeben: eine Nachricht, die sie mir mitgeteilt hat – die Nachricht, daß Fawley das gleiche mit seiner Frau tut.»

«Ach – er hat auch eine Frau gehabt? Ein merkwürdiges Paar, diese beiden Liebesleute!»

«Nun – darüber möchte ich deine Ansicht lieber nicht hören. Was ich sagen wollte: daß ich sie freigebe, kann ihr in keiner Weise Schaden bringen und wird eine Glücksmöglichkeit für sie auftun, von der sie sich bisher nichts hat träumen lassen. Denn dann können die beiden heiraten, was sie von Anfang an hätten tun sollen.»

Gillingham beeilte sich nicht mit seiner Antwort. «Deinem Beweggrund kann ich freilich nicht recht zustimmen», sagte er freundlich, denn er achtete die Ansichten anderer, auch wenn er sie nicht teilte. «Aber ich glaube, mit deinem Entschluß hast du recht – falls du ihn durchführen kannst. Das allerdings bezweifle ich.»

Fünfter Teil

In Aldbrickham und anderswo

«Deine luftigen Teile und alle die feurigen Teile, die in dir gemischt sind, obwohl sie von Natur aufwärts streben, werden doch, der Anlage des Weltalls entsprechend, in der vielfältig zusammengesetzten Masse des Körpers überwältigt.»

Mark Aurel

1

Wie Gillinghams Zweifel zunichte wurden, wird sich am schnellsten zeigen lassen, wenn wir die traurigen Monate und Ereignisse überspringen, die den im letzten Kapitel erzählten Begebenheiten folgten, bis wir zu einem Sonntag im Februar des folgenden Jahres kommen.

Sue und Juda lebten in Aldbrickham in genau den gleichen Beziehungen, die sie miteinander vereinbart hatten, als Sue vor einem Jahr zu ihm gekommen war. Die Verhandlungen vor den Gerichten waren nur als ferner Klang zu ihrem Bewußtsein durchgedrungen oder in Gestalt irgendeines Schreibens, das ihnen kaum verständlich war.

Wie gewöhnlich hatten sie sich zum gemeinsamen Frühstück getroffen in dem kleinen Haus, das ein Schild trug mit der Inschrift: «Juda Fawley, Steinmetz»; für 15 Pfund im Jahr, wozu noch dreieinhalb Pfund für Steuern und Abgaben kamen, hatte er das Häuschen gemietet und es mit den alten, verwohnten Möbeln seiner Tante eingerichtet, deren Transport von Marygreen hierher ungefähr soviel gekostet hatte, wie der ganze Kram wert war. Sue führte den Haushalt und besorgte alles.

Als er an diesem Morgen ins Zimmer trat, hielt sie einen Brief in die Höhe, den sie eben erhalten hatte. «Nun, was steht drin?» fragte er, nachdem er sie geküßt hatte.

«Das bedingte Urteil im Prozeß Phillotson kontra Phillotson und Fawley, das vor sechs Monaten ergangen ist, ist soeben rechtskräftig geworden.»

«Aha», meinte Juda und setzte sich.

Die gleiche abschließende Entscheidung in Judas Prozeß gegen Arabella war einen oder zwei Monate früher gefällt worden. Beide Prozesse waren zu unbedeutend gewesen, um in den Zeitungen ausführlicher erwähnt zu werden als durch Nennung der Namen in einer langen Reihe anderer, ebenfalls nicht angefochtener Urteilsfällungen.

«Also – nun kannst du jedenfalls tun, was du willst, Sue!» Er sah seine Liebste neugierig an.

«Sind wir – du und ich – jetzt genauso frei, wie wenn wir überhaupt nie geheiratet hätten?»

«Genauso frei – abgesehen davon, glaube ich, daß ein Pfarrer es persönlich ablehnen kann, dich ein zweites Mal zu trauen, und dann die Sache einem Amtsbruder übergeben würde.»

«Aber ich wüßte gern – glaubst du, daß es wirklich auch für uns gilt? Ich weiß, daß es im allgemeinen so ist. Aber ich habe ein unbehagliches Gefühl, als ob ich meine Freiheit unter Vorspiegelung falscher Tatsachen erlangt hätte!»

«Wieso?»

«Nun – wenn es herausgekommen wäre, wie wir wirklich zueinander stehen, wäre das Urteil nicht ergangen. Es ist doch nur gefällt worden, weil wir keinen Einspruch erhoben haben, nicht? Und da haben wir den Richter doch zu falschen Annahmen verleitet! Deshalb frage ich mich: Ist meine Freiheit gesetzlich, wenn auch sonst alles in Ordnung ist?»

«Ja – warum hast du es denn zu einer Vorspiegelung falscher Tatsachen kommen lassen? Das hast du doch dir allein vorzuwerfen», sagte er spitzbübisch.

«Juda – nicht! Du solltest deswegen nicht noch immer empfindlich sein – du mußt mich nehmen, wie ich bin.»

«Gut, Liebling, das will ich ja auch. Vielleicht hast du recht gehabt. Und deine Frage: wir brauchen ja nichts zu beweisen. Das war Sache der Gegenpartei. Jedenfalls leben wir zusammen.»

«Ja. Aber nicht in dem Sinn, wie sie denken.»

«Eines ist sicher: auf welche Weise das Urteil auch zustande gekommen sein mag, eine Ehe ist gelöst, wenn sie gelöst worden ist. Den einen Vorteil haben arme, unbekannte Leute wie wir – daß solche Sachen für unsereinen ohne viel Federlesens abgetan werden. Bei mir und Arabella war es genauso. Ich hatte Angst, daß ihre strafbare zweite Heirat entdeckt und daß sie bestraft werden könnte; aber kein Mensch hat sich für sie interessiert – niemand hat Fragen gestellt oder irgendwelchen Argwohn gehabt. Wären wir urkundlich anerkannte adlige Herrschaften, so hätten wir endlose Scherereien gehabt und man hätte tage- und wochenlange Nachforschungen angestellt.»

Allmählich geriet auch Sue in dieselbe freudige Stimmung über die erlangte Freiheit wie Juda; sie schlug vor, einen Spaziergang hinaus ins Grüne zu machen, selbst wenn sie deshalb mit einem kalten Mittagessen vorliebnehmen müßten. Juda war einverstanden; Sue ging hinauf, um sich fertigzumachen, und zog ihrer neuen Freiheit zu Ehren ein Kleid von heiterer Farbe an; daraufhin band sich Juda einen helleren Schlips um.

«Nun wollen wir Arm in Arm herumstolzieren», sagte er, «wie andere verlobte Paare auch. Wir haben das gesetzliche Recht dazu.»

Sie wanderten zur Stadt hinaus und durch das flache Land, das sie umgab, obwohl es kalt war und die weiten Felder sich winterlich kahl und farblos hinbreiteten. Die beiden waren jedoch so in ihre eigenen Angelegenheiten vertieft, daß sie die Umwelt kaum bemerkten.

«Ja, Liebste, aus alldem ergibt sich, daß wir nach einer gewissen Anstandsfrist heiraten können.»

«Ja, das können wir wohl», erwiderte Sue ohne Begeisterung.

«Und das wollen wir doch auch?»

«Ich mag nicht nein sagen, lieber Juda; aber ich empfinde darin jetzt nicht anders als früher. Ich habe genau dieselbe Angst, daß ein eiserner Vertrag dein Gefühl für mich töten könnte und meines für dich, wie es unseren armen, unglücklichen Eltern ergangen ist.»

«Aber was können wir denn tun? Ich liebe dich, das weißt du, Sue.»

«Ich weiß es zur Genüge. Aber ich glaube, ich würde lieber weiter so leben wie jetzt und nur am Tag mit dir zusammen sein. Es ist so viel schöner – wenigstens für die Frau, und wenn sie sich auf den Mann verlassen kann. Und von jetzt an brauchen wir ja auch nicht mehr so vorsichtig zu sein, wie wir der Leute wegen gewesen sind.»

«Unsere ehelichen Erfahrungen mit anderen sind nicht ermutigend, das gebe ich zu», sagte er mit leiser Schwermut, «entweder weil wir von Natur unzufrieden und lebensfremd sind oder weil es unser Unglück so gewollt hat. Aber wir beide . . .»

«Würden *zwei* Unzufriedene sein, die aneinandergekettet wären, und das wäre doppelt so schlimm als vorher . . . Ich glaube, Juda, ich würde Angst vor dir kriegen in dem Augenblick, da du dich in einem behördlich abgestempelten Vertrag dazu verpflichtest, mich zu lieben, und ich berechtigt wäre, mich von dir mit obrigkeitlicher Erlaubnis lieben zu lassen – hu, wie gräßlich und gemein! Aber so, wie du jetzt bist, nicht gebunden, habe ich mehr Vertrauen zu dir als zu irgendeinem andern Menschen auf der Welt.»

«Nein, nein – sag nicht, ich würde mich verändern!» rief er vorwurfsvoll; doch auch durch seine Worte klang Besorgnis.

«Von uns und unseren unglücklichen Eigenheiten abgesehen – es liegt nicht in der Natur des Menschen, einen anderen immer weiter zu lieben, wenn ihm vorgeschrieben wird, daß er gerade diesen Menschen lieben soll und muß. Viel größer wäre die Wahrscheinlichkeit, daß er es täte, wenn ihm befohlen würde, ihn nicht zu lieben. Bestünde die Heiratszeremonie darin, daß die Ehepartner sich durch Eid und Unterschrift verpflichten müßten, von diesem Tag an einander nicht mehr zu lieben, da ja eines des anderen Besitz geworden ist, und soweit wie irgend möglich die Gesellschaft des anderen in der Öffentlichkeit zu meiden, so würde es viel mehr liebende Paare geben als jetzt. Stell dir die heimlichen Zusammenkünfte der meineidigen Eheleute vor, und wie sie ableugnen würden, einander gesehen zu haben, und zu den Fenstern hineinklettern und sich in Schränken verstecken würden! Dann würden sich die Gefühle nicht so leicht abkühlen!»

«Ja, selbst wenn es so oder ähnlich steht, kann man die Sache ja auch anders ansehen, liebe kleine Sue. Die Menschen heiraten weiter, weil sie natürlichen Trieben nicht widerstehen können, obwohl vielleicht viele von ihnen ganz gut wissen, daß sie vier Wochen Glück mit lebenslangem Unbehagen erkaufen. Zweifellos haben mein Vater und meine Mutter und dein Vater und deine Mutter es kommen sehen, wenn sie auch nur einigermaßen so scharfe Beobachter waren wie du und ich. Aber sie sind eben trotzdem hingegangen und haben geheiratet, weil sie den gewöhnlichen Leidenschaften unterworfen waren. Du aber, Sue, bist ein so geisterhaftes, körperloses Wesen, jemand, der – wenn ich es sagen darf – so wenig sinnliche Leidenschaft in sich hat, daß du in dieser Sache vernunftgemäß handeln kannst, was uns armen, unglücklichen Wichten aus gröberem Stoff versagt ist.»

«Nun», seufzte sie, «du hast zugegeben, daß es für uns wahrscheinlich schlimm enden würde. Ich bin keine solche Ausnahme unter den Frauen, wie du denkst. Weniger Frauen, als du ahnst, sind für die Ehe eingenommen, aber sie heiraten, weil sie angeblich dadurch Ansehen gewinnen und manchmal gesellschaftliche Vorteile – Ansehen und Vorteile, auf die ich mit Freuden verzichte.»

Juda brachte seine alte Klage vor: noch nie, so vertraut sie auch miteinander seien, habe er von ihr eine ehrliche, aufrichtige Erklärung zu hören bekommen, daß sie ihn liebe oder lieben könne. «Manchmal fürchte ich wirklich, du kannst überhaupt nicht lieben», sagte er aus einer Ungewißheit heraus, die dem Zorn nahekam. «Und es ist nichts aus dir herauszukriegen. Ich weiß, daß Frauen oft von anderen Frauen belehrt werden, einem Mann gegenüber nie die ganze Wahrheit zuzugeben. Aber die höchste Form der Liebe beruht auf voller Aufrichtigkeit von beiden Seiten. Eben weil sie keine Männer sind, wissen diese

Frauen nicht, daß ein Mann, wenn er zurückblickt auf die Frauen, die er geliebt hat, an der am innigsten hängt, deren Sinn und Handeln volle Wahrhaftigkeit war. Die Besseren unter den Männern, selbst wenn sie sich von albernem Getue und kokettem Firlefanz einfangen lassen, werden nicht dauernd davon gefesselt. Eine Frau, die das Spiel ständigen Ausweichens übertreibt, wird eines Tages die Vergeltung zu spüren bekommen, denn früher oder später werden ihre einstigen Bewunderer sie verachten lernen, und sie wird unbetrauert sterben.»

Sue, den Blick in die Ferne gewandt, machte ein schuldbewußtes Gesicht; plötzlich erwiderte sie mit tragischer Stimme: «Ich glaube, ich habe dich heute nicht so gern wie sonst, Juda!»

«So? Warum denn nicht?»

«Ach – du bist nicht nett – zu salbadrig. Aber wahrscheinlich bin ich so schlecht und wertlos, daß ich die allerstrengsten Strafpredigten verdiene!»

«Nein, du bist nicht schlecht. Du bist ein liebes Ding. Aber glatt wie ein Aal, wenn man dir ein Geständnis ablocken will.»

«O ja, ich bin schlecht und hartköpfig und alles mögliche, und wenn du noch so oft sagst, es wäre nicht so! Wirklich gute Menschen brauchen nicht so ausgezankt zu werden wie ich ... Aber jetzt, wo ich niemanden habe als dich und kein Mensch für mich eintritt, da ist es sehr hart für mich, daß ich nicht selber entscheiden soll, wie ich mit dir leben möchte und ob ich dich heiraten will oder nicht!»

«Sue, mein Kamerad, meine Liebste, ich will dich doch nicht zum Heiraten zwingen und zu dem andern auch nicht – natürlich nicht! Du bist ein rechter Bösewicht mit deiner Empfindlichkeit! Nun wollen wir nicht mehr davon sprechen und genauso weiterleben wie bisher; und solange wir jetzt noch spazierengehen, reden wir nur noch von Wiesen und Überschwemmungen und den diesjährigen Ernteaussichten.»

Danach wurde das Thema «Heirat» mehrere Tage lang nicht zwischen ihnen berührt, obwohl es ihnen beständig im Sinn lag, da sie ja nur durch den Flur zwischen ihren Zimmern getrennt waren. Sue half Juda jetzt bei seiner Arbeit: er hatte sich in letzter Zeit auf eigene Rechnung mit der Herstellung und Beschriftung von Grabsteinen befaßt, die er in einem kleinen Hof hinter dem Haus aufbewahrte; in den Pausen zwischen den verschiedenen häuslichen Arbeiten zeichnete Sue ihm die Buchstaben vor, und später, wenn er sie eingemeißelt hatte, füllte sie sie schwarz aus. Es war eine niedrigere Stufe seines Handwerks als seine frühere Tätigkeit als Steinmetz am Dom, und seine einzigen Kunden waren die armen Leute, die in derselben Gegend wie er wohnten und wußten, wie billig dieser «Juda Fawley, Steinmetz» (wie an seiner Haustür zu lesen war) die schlichten Grabsteine herstellte, die sie für ihre Toten benötigten. Aber er war unabhängiger als früher, und Sue, die ihm unter keinen Umständen zur Last fallen wollte, konnte ihm bei der Arbeit helfen, was anders nicht möglich gewesen wäre.

2

Es war an einem Abend Ende des Monats, und Juda war eben von einem Vortrag über alte Geschichte nach Hause gekommen, den er sich in der nahe gelegenen Stadthalle angehört hatte. Als er eintrat, stellte Sue, die daheim geblieben war, ihm das Abendbrot hin. Entgegen ihrer Gewohnheit sagte sie nichts. Juda hatte eine illustrierte Zeitschrift ergriffen und darin gelesen, bis er aufblickend bemerkte, daß sie beunruhigt schien.

«Bedrückt dich irgend etwas, Sue?» fragte er.

Sie schwieg eine Weile. «Ich habe dir etwas auszurichten», antwortete sie.

«Ist jemand dagewesen?»

«Ja. Eine Frau.» Sues Stimme zitterte; plötzlich ließ sie ihre Vorbereitung zum Abendbrot sein, setzte sich hin, die Hände im Schoß, und starrte ins Feuer. «Ich weiß nicht, ob ich mich richtig verhalten habe oder nicht!» fuhr sie fort. «Ich hab gesagt, du wärst nicht zu Hause, und als sie meinte, dann werde sie eben warten, habe ich gesagt, ich glaubte, du könntest sie nicht sehen.»

«Warum hast du denn das gesagt, Sue? Wahrscheinlich wollte sie einen Grabstein haben. War sie in Trauer?»

«Nein. Sie war nicht in Trauer, und sie wollte auch keinen Grabstein; und ich dachte, du würdest sie nicht sehen wollen.» Sue sah ihn fragend und flehend an.

«Aber wer war es denn? Hat sie das nicht gesagt?»

«Nein. Sie wollte ihren Namen nicht nennen. Aber ich weiß, wer sie war – ich glaube es wenigstens! Arabella!»

«Gott bewahre uns! Was könnte denn Arabella hier wollen? Wie bist du denn darauf gekommen, daß sie es gewesen sein könnte?»

«Ach, das läßt sich schwer sagen. Aber ich weiß es! Ich bin ganz sicher, daß sie es gewesen ist – sie hat mich so merkwürdig angeguckt. Eine dicke, grobschlächtige Person.»

«Ich würde Arabella nicht eigentlich grobschlächtig nennen, außer in ihren Reden; aber vielleicht ist sie jetzt durch die Arbeit im Wirtshaus so geworden. Sie war recht hübsch, als ich sie kannte.»

«Hübsch! Ja – hübsch ist sie!»

«Ich glaube, ich hab dein Stimmchen ein bißchen zittern hören! Aber lassen wir das – sie bedeutet mir nichts, und sie ist mit einem anderen Mann verheiratet, warum sollte sie da herkommen und uns behelligen?»

«Bist du sicher, daß sie verheiratet ist? Hast du bestimmte Nachrichten darüber?»

«Nein – bestimmte Nachrichten nicht. Aber deshalb hat sie mich ja gebeten, sie freizugeben. Sie und der Mann wollten beide ein anständiges Leben miteinander führen, wenn ich recht verstanden habe.»

«Ach, Juda – es war Arabella, ganz sicher!» rief Sue und preßte die Hand an die Augen. «Und ich bin so unglücklich! Es kommt mir wie ein schlimmes Vorzeichen vor, ganz gleich, warum sie gekommen ist. Du kannst sie doch unmöglich sehen, nicht?»

«Ich glaube, es ist wirklich besser, wenn ich es nicht tue. Es wäre doch furchtbar peinlich, jetzt mit ihr zu reden – für sie ebenso wie für mich. Aber sie ist ja fort. Hat sie denn gesagt, daß sie wiederkommen wollte?»

«Nein. Aber sie ist nur sehr widerstrebend fortgegangen.»

Sue, die sich über das Geringste sehr aufregte, konnte keinen Bissen essen. Als Juda sein Abendbrot verzehrt hatte, rüstete er sich zum Schlafengehen. Kaum hatte er das Feuer ausgemacht, die Türen abgeschlossen und sich hinaufbegeben, da klopfte es. Sue war eben erst in ihr Zimmer gegangen, doch sie kam sofort herausgeschossen.

«Da ist sie wieder!» flüsterte sie entsetzt.

«Woher willst du das wissen?»

«Genauso hat sie das erste Mal geklopft.»

Sie lauschten, und es klopfte noch einmal. Es wurde im Haus kein Dienstbote gehalten, und wenn das Klopfen beantwortet werden sollte, so mußte es eines von ihnen tun. «Ich mache ein Fenster auf», sagte Juda. «Wenn jemand so spät kommt kann er nicht erwarten, eingelassen zu werden.»

Also ging er in sein Schlafzimmer und schob das Fenster hoch. Auf der einsamen Straße, wo lauter Arbeiter wohnten, die zeitig zu Bett gingen, war weit und breit kein Mensch zu sehen außer einer einzigen Gestalt – einer Frau, die im Schein der ein paar Schritte entfernten Laterne auf und ab ging.

«Wer ist da?» fragte er.

«Ist dort Mr. Fawley?» kam es von der Frau mit einer Stimme, die sich nicht verkennen ließ: das war Arabella.

Juda bejahte.

«Ist sie es?» fragte Sue von der Tür her; ihre Lippen standen offen.

«Ja, Liebe», sagte Juda. «Was willst du, Arabella?» fragte er.

«Entschuldige die Störung, Juda», sagte Arabella demütig, «aber ich war schon einmal da – ich hätte dich so gern noch heute abend gesprochen, wenn es möglich wäre. Ich bin in Not und hab keinen Menschen, der mir helfen könnte.»

«In Not bist du?»

«Ja.»

Schweigen. Dieser Hilferuf schien in Judas Herzen ein unbequemes Mitgefühl auszulösen. «Aber bist du denn nicht verheiratet?» fragte er.

Arabella zögerte. «Nein, Juda», gab sie zurück. «Schließlich hat er doch nicht gewollt. Und ich bin in einer schlimmen Lage. Ich denke sicher, daß ich bald wieder eine Stellung als Kellnerin finde. Aber das geht nicht so schnell, und ich bin wirklich in großer Not, weil ich plötzlich eine Verpflichtung aufgehalst gekriegt habe, von Australien her; sonst würde ich dich nicht belästigen – das kannst du mir glauben. Davon wollte ich dir erzählen.»

Noch immer stand Sue in schmerzlicher Spannung da; sie hörte jedes Wort, sagte aber nichts.

«Du brauchst doch nicht etwa Geld, Arabella?» fragte er in merklich gemildertem Ton.

«Ich habe genug für das Übernachten im Gasthaus, aber für die Rückfahrt langt es kaum.»

«Wo wohnst du jetzt?»

«Noch immer in London.» Sie war im Begriff, ihre Adresse anzugeben, doch dann sagte sie: «Ich fürchte, hier kann einen jemand hören, und da möchte ich meine privaten Angelegenheiten nicht so laut herausschreien. Wenn du herunterkämst und ein Stück mit mir zum *Fürstenhof* gingst, wo ich übernachte, würde ich dir alles erklären. Das könntest du wirklich tun, aus alter Freundschaft!»

«Das arme Ding! – Ich muß ihr wohl den Gefallen tun und anhören, was los ist», sagte Juda betreten. «Da sie morgen wieder nach Hause fährt, spielt es ja wirklich keine Rolle.»

«Aber du kannst ja morgen zu ihr gehen, Juda! Geh jetzt nicht, Juda, bitte nicht!» kam es in Klagelauten von der Tür her. «Ach, sie will dich ja nur einfangen, das weiß ich doch, so wie schon einmal! Geh nicht, geh nicht zu ihr, lieber Juda! Sie ist eine Frau mit so niedrigen Leidenschaften – das seh ich doch ihrer Gestalt an, das höre ich an ihrer Stimme!»

«Ich geh aber», sagte Juda. «Versuche nicht, mich zurückzuhalten, Sue. Ich hab weiß Gott jetzt nicht viel für sie übrig, aber ich mag nicht herzlos gegen sie sein.» Er wandte sich zur Treppe.

«Aber sie ist nicht deine Frau!» rief Sue außer sich. «Und ich . . .»

«Und du bist es auch nicht, liebe Sue, noch nicht», erwiderte Juda.

«Ach, willst du zu ihr gehen? Tu es nicht! Bleib hier! Bitte, bitte, bleib hier, Juda, und geh nicht zu ihr, wo sie jetzt doch nicht mehr als ich deine Frau ist!»

«Nun, wenn man's recht überlegt, ist sie mehr meine Frau als du», sagte er und griff entschlossen nach seinem Hut. «Ich habe mich danach gesehnt, daß du es würdest, und geduldig wie Hiob darauf gewartet, und ich sehe nicht, daß ich durch meine Selbstverleugnung etwas gewonnen habe. Ich werde ihr bestimmt etwas geben und mir anhören, was sie mir durchaus erzählen will. Weniger kann man nicht tun!»

Es lag in seinem Auftreten jene Festigkeit, gegen die jeder Widerstand nutzlos war, wie Sue wußte. Sie sagte nichts mehr; gottergeben wie eine Märtyrerin ging sie in ihr Zimmer. Sie hörte ihn die Treppe hinuntergehen, den Riegel an der Haustür zurückschieben und sie hinter sich schließen. Ohne jeden Stolz, wie Frauen sind, wenn niemand sie sieht, trottete sie, stoßweise schluchzend, ebenfalls hinunter. Dann lauschte sie. Sie wußte genau, wie weit es bis zu dem Gasthaus war, das Arabella als ihr Nachtquartier genannt hatte. Man brauchte bei gewöhnlicher Gangart etwa sieben Minuten für den Hinweg, sieben Minuten für den Rückweg. Wenn er in vierzehn Minuten nicht wieder da war, hatte er sich aufgehalten. Sie sah nach der Uhr. Es war 25 Minuten vor elf. Vielleicht ging er mit Arabella in das Wirtshaus, denn es würde noch offen sein, wenn sie hinkamen; vielleicht überredete sie ihn, mit ihr zu trinken; und was für Unheil ihm dann zustoßen mochte, wußte Gott allein.

In bangem Zweifel wartete sie weiter. Es schien ihr, als sei die gesamte Zeit schon beinah verflossen, als die Tür sich wieder auftat und Juda erschien.

Sue stieß einen kleinen, beseligten Schrei aus. «Ach, ich habe ja gewußt, daß ich mich auf dich verlassen kann! – Du bist ja so gut!» begann sie.

«Ich kann sie hier in unserer Straße nirgends finden, und ich hatte nur meine Hausschuhe an. Sie muß weggegangen sein in der Meinung, ich wäre hartherzig genug, ihre Bitte rundweg abzuschlagen, die arme Frau. Ich will mir nur die Stiefel anziehen, denn es fängt an zu regnen.»

«Aber warum machst du dir soviel Umstände wegen einer Frau, die dir so übel mitgespielt hat!» machte sich Sues Enttäuschung in einem eifersüchtigen Ausbruch Luft.

«Aber Sue, sie ist eine Frau, und ich bin ihr einmal gut gewesen; unter solchen Umständen kann man sich doch nicht wie ein Rohling aufführen.»

«Sie ist nicht mehr deine Frau!» rief Sue leidenschaftlich erregt. «Du *darfst* nicht herumlaufen und nach ihr suchen! Es ist nicht recht! Du *kannst* nicht zu ihr gehen, wo sie jetzt eine Fremde für dich ist. Wie kannst du das nur vergessen, du lieber, lieber Juda!»

«Sie scheint mir dieselbe wie immer – ein irrendes, gedankenloses, unüberlegtes Mitgeschöpf», sagte er, ohne sich abhalten zu lassen, seine Stiefel anzuziehen. «Was diese rechtsbeflissenen Herren in London ausgetüftelt haben, macht keinen Unterschied in meinen wirklichen Beziehungen zu ihr. Wenn sie meine Frau war, als sie weit weg in Australien mit einem anderen Mann lebte, so ist sie auch jetzt meine Frau.»

«Sie war damals nicht deine Frau! Das behaupte ich ja gerade! Es ist einfach unsinnig! – Aber, nicht wahr, du kommst gleich wieder, nach ein paar Minuten? Sie ist zu ordinär, zu unfein, als daß du lange mit ihr reden könntest, Juda – und das ist sie immer gewesen!»

«Vielleicht bin ich auch unfein – um so schlimmer! Ich trage die Keime zu jeder menschlichen Schwäche in mir, das glaube ich wahrhaftig – und deshalb habe ich eingesehen, was für ein verrückter Gedanke es von mir war, Pfarrer werden zu wollen. Von der Trunksucht bin ich, glaube ich, geheilt; aber ich kann nie wissen, in welcher neuen Form ein unterdrücktes Laster sich in mir Luft machen wird! Ich liebe dich, Sue, obwohl ich dich so lange und mit so geringem Erfolg umworben habe! Alles, was gut und edel in mir ist, liebt dich, und daß du so frei von aller groben Sinnlichkeit bist, hat mich über mich selbst hinausgehoben und mir die Kraft gegeben zu leisten, was ich vor einem oder zwei Jahren weder mir noch überhaupt einem Mann zugetraut hätte. Es ist ja ganz schön und gut, wenn man Selbstbeherrschung predigt und wie verwerflich es ist, eine Frau zu zwingen. Aber ich möchte mal ein paar von den Tugendbolden sehen, die mich früher wegen Arabella und anderer Dinge verdammt haben, wenn sie in so einer einfach wahnsinnig machenden Lage gewesen wären wie ich mit dir in der letzten Zeit – sie würden, glaube ich, doch finden, daß ich ein wenig Zurückhaltung geübt habe mit meinem dauernden Nachgeben gegenüber deinen Wünschen – wo wir im selben Haus wohnen und keine Menschenseele zwischen uns steht.»

«Ja, du bist gut zu mir gewesen, Juda, ich weiß es wohl, mein lieber Beschützer.»

«Also Arabella hat mich um Hilfe gebeten. Ich muß jetzt gehen, Sue, und wenigstens mit ihr reden!»

«Ich kann nichts weiter dazu sagen! – Ach, wenn du gehen *mußt*, mußt du eben gehen!» rief sie und brach in ein Schluchzen aus, das ihr das Herz zu zerreißen schien. «Ich habe niemanden als dich, Juda, und du verläßt mich! Ich hab nicht gewußt, daß du so bist – ich kann es nicht ertragen, ich kann nicht! Wenn sie die Deine wäre, so wäre es etwas anderes.»

«Oder wenn du die Meine wärst.»

«Also gut – wenn ich muß, muß ich. Da du es einmal so willst, sag ich ja! Ich will dir ganz gehören. Ich hab es freilich nicht gewollt! Und ich wollte auch nicht wieder heiraten! ... Aber ich sage ja, ich sage ja! Ich liebe dich. Ich hätte wissen müssen, daß du schließlich doch siegen würdest, wenn wir so zusammen leben!»

Sie lief zu ihm hin und schlang ihm die Arme um den Hals. «Ich bin doch kein kaltherziges, geschlechtsloses Wesen, nicht wahr, weil ich dich nicht an mich hab herankommen lassen? Das kannst du doch nicht glauben! Wart es nur ab! Ich gehöre doch zu dir, nicht wahr? Ich gebe nach!»

«Und morgen tue ich die nötigen Schritte, daß wir heiraten können – morgen oder sobald du willst.»

«Ja, Juda.»

«Dann will ich sie laufenlassen», sagte er und schloß Sue sanft in seine Arme. «Ich habe das Gefühl, es wäre unrecht gegen dich, wenn ich zu ihr ginge, und vielleicht auch unrecht gegen sie. Sie ist nicht wie du, Liebling, ist nie so gewesen: es ist nur gerecht, das auszusprechen. Weine nicht mehr. Da, und da, und da!» Er küßte sie auf die eine Wange und auf die andere und auf den Mund und schob den Riegel wieder vor die Haustür.

Am nächsten Morgen regnete es.

«Also, Liebste», sagte Juda heiter beim Frühstück, «weil heute Sonnabend ist, will ich gleich das kirchliche Aufgebot bestellen, so daß es morgen zum erstenmal verlesen wird, sonst verlieren wir acht Tage Zeit. Das kirchliche Aufgebot genügt doch? Dadurch sparen wir ein oder zwei Pfund.»

Ohne richtig hinzuhören, stimmte Sue zu. Ihre Gedanken waren im Augenblick mit etwas anderem beschäftigt. Das frohe Leuchten auf ihrem Gesicht hatte einem niedergeschlagenen Ausdruck Platz gemacht.

«Ich habe das Gefühl, daß ich gestern abend gräßlich selbstsüchtig gewesen bin», murmelte sie. «Es war schiere

Unfreundlichkeit von mir – oder etwas Schlimmeres –, Arabella so zu behandeln. Es war mir ganz gleichgültig, ob sie in Not war oder was sie dir sagen wollte! Vielleicht war es wirklich etwas Wichtiges, und sie hatte ein Recht dazu, es dir mitzuteilen. Das ist wahrscheinlich wieder so eine Schlechtigkeit von mir gewesen! Die Liebe hat ihre eigenen dunklen Sittengesetze, wenn Eifersucht ins Spiel kommt – wenigstens meine Liebe, bei anderen Menschen ist es vielleicht anders ... Wie es ihr wohl ergangen ist? Hoffentlich ist sie richtig in ihr Gasthaus gekommen, die Arme.»

«Ach ja, wird schon alles in Ordnung sein», meinte Juda ungerührt.

«Hoffentlich ist sie nicht ausgesperrt worden und hat nicht im Regen auf der Straße herumlaufen müssen. Hast du was dagegen, wenn ich den Regenmantel anziehe und rasch mal nach ihr sehe, ob sie ins Haus gekommen ist? Ich habe den ganzen Morgen an sie denken müssen.»

«Sag mal – ist das nötig? Du kannst dir nicht vorstellen, wie gut sich Arabella zu helfen versteht. Aber wenn du dich erkundigen willst, Liebling, kannst du natürlich hingehen.»

Es war nicht abzusehen, was für sonderbare und unnötige Bußübungen Sue geduldig auf sich nahm, wenn sie in reumütiger Stimmung war. Dann trieb es sie, die ausgefallensten Leute aufzusuchen, mit denen sie so stand, daß jeder andere an ihrer Stelle ihnen aus dem Wege gegangen wäre; deshalb war Juda von ihrem Vorhaben nicht überrascht.

«Und wenn du wieder da bist», fügte er hinzu, «bin ich so weit fertig, daß ich das Aufgebot bestellen kann. Du kommst doch mit?»

Sue bejahte; mit Mantel und Regenschirm ausgerüstet, machte sie sich auf den Weg; sie ließ sich ausgiebig von Juda küssen und erwiderte seine Küsse wie nie zuvor. Die Zeiten hatten sich entschieden geändert. «Der kleine Vogel ist endlich eingefangen!» sagte sie, und in ihrem Lächeln lag Traurigkeit.

«Nein – er hat nur genistet», versicherte er ihr.

Sie ging durch die schmutzige Straße, bis sie an das von Arabella genannte Gasthaus kam: es war nicht sehr weit entfernt. Man sagte ihr, Arabella sei noch nicht abgereist, und da sie nicht wußte, wie sie sich melden lassen sollte, damit ihre Vorgängerin in Judas Liebe wisse, wer sie sei, ließ sie sagen, jemand aus der Spring Street sei da – das war die Straße, in der Juda wohnte. Sie wurde gebeten, sich hinaufzubemühen, und in ein Zimmer geführt, das sich als Arabellas Zimmer erwies. Arabella war noch nicht aufgestanden. Sue blieb in der offenen Tür stehen, bereit, wieder umzukehren, als Arabella vom Bett her rief: «Komm herein und mach die Tür zu!» Das tat Sue denn auch.

Arabella lag mit dem Gesicht zum Fenster und wandte nicht gleich den Kopf. Trotz ihrer reumütigen Stimmung vermochte Sue nicht ganz den boshaften Wunsch zu unterdrücken, daß Juda ihre Vorgängerin jetzt im vollen Tageslicht sehen könnte. Beim Schein der Straßenlaterne und im Profil mochte sie recht hübsch ausgesehen haben, aber jetzt am Morgen machte sie entschieden einen vernachlässigten Eindruck; und der Anblick der eigenen frischen Schönheit im Spiegel erhöhte Sues gute Stimmung, bis ihr klar wurde, was für eine niedrige, weibhafte Regung das sei, und sie sich hassenswert vorkam.

«Ich wollte nur sehen, ob Sie gestern abend auch glücklich heimgekommen sind, weiter nichts», sagte sie freundlich. «Hinterher hatte ich Angst, es könnte Ihnen irgend etwas passiert sein.»

«Ach – so was Dummes! Ich dachte, mein Besuch wäre – Ihr Freund – Ihr Mann, Mrs. Fawley, wie Sie sich wohl nennen lassen», sagte Arabella und warf mit einem enttäuschten Ruck den Kopf auf dem Kissen herum; auch das Grübchen gab sie preis, das sie mit einiger Mühe soeben hervorgebracht hatte.

«Keineswegs», entgegnete Sue.

«Na, ich dachte, vielleicht ließen Sie sich so nennen, auch wenn er nicht wirklich der Ihrige ist. Was sich schickt, schickt sich eben, bei Tag und bei Nacht.»

«Ich weiß nicht, was Sie damit sagen wollen», erwiderte Sue steif. «Aber der Meine ist er, wenn Sie es so nehmen ...»

«Gestern war er's noch nicht!»

Sue wurde rot und sagte: «Woher wissen Sie das?»

«Aus der ganzen Art, wie Sie an der Tür mit mir gesprochen haben. Na, meine Liebe, Sie haben sich dazugehalten, und wahrscheinlich hat mein Besuch gestern abend die Sache beschleunigt – haha! Aber ich will ihn Ihnen nicht abspenstig machen.»

Sue blickte in den Regen hinaus und dann auf die schmutzige Toilettentischdecke und auf Arabellas falschen Zopf, der am Spiegel hing, gerade wie einst zu Judas Zeiten; sie wünschte, sie wäre nicht hergekommen. In der Stille, die eingetreten war, klopfte es an die Tür, und das Stubenmädchen brachte ein Telegramm für «Mrs. Cartlett» herein.

Arabella öffnete es im Liegen, und ihr verärgerter Ausdruck verschwand.

«Ich bin Ihnen sehr verbunden, daß Sie sich so um mich sorgen», sagte sie liebenswürdig, «aber es liegt wirklich kein Grund dazu vor. Mein Mann hat herausgefunden, daß er schließlich doch nicht ohne mich auskommen kann, und er will das Versprechen halten, das er mir schon früher gegeben hat – nämlich mich hier noch mal zu heiraten. Da sehen Sie! Das ist die Antwort auf eins von mir.» Sie hielt Sue das Telegramm hin, damit sie es lesen solle; aber Sue nahm es nicht. «Er bittet mich, zu ihm zurückzukommen. Seine kleine Kneipe in Lambeth würde ohne mich in die Brüche gehen, meint er. Aber mich verprügeln, wenn er eins über den Durst getrunken hat, das gibt es nicht – wenn wir nach englischem Gesetz zusammengegeben sind, so wenig wie früher! ... Und Sie – ich an Ihrer Stelle würde Juda beschwatzen, auf der Stelle mit mir zum Pastor zu gehen und die Sache abzumachen. Das ist ein freundschaftlicher Rat, meine Liebe.»

«Er wartet nur darauf», entgegnete Sue mit eisigem Stolz.

«Dann tun Sie ihm in Gottes Namen den Willen. Man weiß hinterher viel besser, woran man mit einem Mann ist, und Geldfragen lassen sich auch leichter erledigen. Und dann, wissen Sie, wenn es mal Krach gibt und er setzt einen vor die Tür, kann man sich durchs Gesetz Schutz verschaffen, was Sie sonst nicht können – höchstens wenn er Sie schon halb erstochen oder Ihnen den Schädel eingeschlagen hat. Und wenn er sich davonmacht – das sag ich Ihnen von Frau zu Frau, ich meine es gut, denn man kann nie wissen, was einem Mannsbild einfällt –, da haben Sie wenigstens die paar Möbel und gelten nicht für 'ne Diebin. Ich heirate meinen Mann noch einmal, wo er jetzt einverstanden ist, denn das erste Mal war die Geschichte nicht ganz in Ordnung. In meinem Telegramm gestern abend, worauf das hier die Antwort ist, habe ich ihm mitgeteilt, daß ich mich mit Juda so gut wie versöhnt hätte; da hat er wahrscheinlich einen Schreck gekriegt! Vielleicht hätte ich es auch wirklich getan, wenn Sie nicht gewesen wären», sagte sie lachend, «wie verschieden wären dann ab heute unsere Lebensgeschichten verlaufen! So 'n weichmütigen Einfaltspinsel wie Juda gibt's ja nicht wieder, wenn eine Frau in Not ist und ihm ein bißchen um den Bart geht! So ist er auch immer mit Vögeln und anderem Viehzeug gewesen. Aber jetzt ist es ja gerade so gut, als hätten wir uns versöhnt, und ich verzeihe Ihnen. Und wie gesagt, ich rate Ihnen sehr: lassen Sie die Sache so bald wie möglich gesetzlich regeln. Sie können später endlose Scherereien kriegen, wenn Sie es nicht tun.»

«Ich habe Ihnen gesagt, daß er mich ständig bittet, ihn zu heiraten – unsere natürliche Ehe zu einer gesetzlichen zu machen», erwiderte Sue mit noch größerer Würde. «Es geschah nur auf meinen Wunsch, daß er es nicht gleich getan hat, sobald ich frei war.»

«Ach ja – Sie sind mir auch so eine wie ich», sagte Arabella und betrachtete ihre Besucherin mit gutmütiger Kritik. «Ihrem ersten davongelaufen, nicht wahr, genau wie ich?»

«Guten Morgen! – Ich muß gehen», sagte Sue hastig.

«Und ich muß auch machen, daß ich aus den Federn komme!» erwiderte die andere und sprang so plötzlich aus dem Bett, daß alle weichen Teile ihres Körpers schütterten. Sue wich angstvoll zur Seite. «Großer Gott, ich bin nur 'ne Frau – kein sechs Fuß langer Schlagetot! ... Einen Augenblick nur, meine Liebe», fuhr sie fort und legte Sue die Hand auf den Arm. «Ich wollte wirklich eine kleine geschäftliche Angelegenheit mit Juda besprechen, wie ich ihm gesagt hab. Deswegen vor allem bin ich hergefahren. Ob er wohl auf den Bahnhof kommen und ein paar Worte mit mir reden würde, ehe ich abreise? Sie denken nein. Na, da schreib ich es ihm eben. Ich wollte es eigentlich nicht schreiben, aber macht nichts – dann tu ich's trotzdem.»

3

Als Sue nach Hause kam, erwartete Juda sie an der Tür, um sogleich den ersten Schritt zu ihrer Eheschließung zu tun. Sue umklammerte seinen Arm, und wie treue Kameraden so oft, gingen sie schweigend dahin. Er sah, daß sie mit ihren Gedanken beschäftigt war, und vermied es, sie auszufragen.

«Ach – Juda, ich habe mit ihr gesprochen», sagte sie endlich. «Hätte ich es lieber nicht getan! Und doch ist es besser, daß man einmal daran erinnert wird, wie die Dinge liegen.»

«Hoffentlich ist sie höflich gewesen.»

«Ja. Ich – ich kann mir nicht helfen – ich muß sie sogar gern haben – bloß ein bißchen! Sie ist kein kleinlicher Mensch; und ich bin so froh, daß alle ihre Schwierigkeiten plötzlich zu Ende sind.» Sie berichtete, wie Arabella zurückgerufen worden sei und nun wieder in geordnete Verhältnisse kommen werde. «Ich habe unsere alte Streitfrage erwähnt. Arabellas Bemerkungen haben mich mehr denn je in der Ansicht bestärkt, daß die gesetzliche Eheschließung eine hoffnungslos vulgäre Einrichtung ist – eine Art Falle, um einen Mann darin zu fangen –, der Gedanke ist mir einfach unerträglich. Ich wünschte, ich hätte dir nicht versprochen, daß du heute morgen das Aufgebot bestellen kannst!»

«Ach, um meinetwillen mach dir keine Sorge. Mir ist es jederzeit recht. Ich dachte, du würdest es jetzt gern schnell hinter dich bringen.»

«Eigentlich bin ich jetzt genausowenig darauf aus wie früher. Vielleicht wäre mir mit jedem anderen Mann mehr daran gelegen als mit dir; aber zu den sehr wenigen Tugenden, deren sich deine und meine Familie rühmen kann, lieber Juda, darf ich, glaube ich, Verläßlichkeit zählen. Deshalb hab ich kein bißchen Angst, ich könnte dich verlieren, nun ich wirklich dein bin und du wirklich mein bist. Ich fühle mich tatsächlich erleichtert, denn nun habe ich Richard gegenüber ein reines Gewissen – er hat jetzt ein Recht auf seine Freiheit. Vorher hatte ich das Gefühl, daß wir ihn betrügen.»

«Sue, wenn ich dich so reden höre, kommst du mir wie eine Frau aus irgendeiner großen alten Kultur vor, von denen ich in meinen vergangenen vergeudeten klassischen Tagen gelesen habe – gar nicht wie die Bürgerin eines christlichen Landes. Dann erwarte ich beinah von dir zu hören, daß du eben mit einer Freundin auf der Via Sacra gesprochen hast oder daß du mir den letzten Klatsch über Octavia oder Livia berichtest; oder daß du der beredten Aspasia zugehört hast oder Praxiteles zugesehen, wie er an seiner neuesten Venus herumgemeißelt hat, während Phryne sich über das ewige Modellstehen beklagt hat.»

Sie waren jetzt am Haus des Kirchenschreibers angelangt. Sue blieb stehen, während ihr Liebster zur Tür ging. Er hatte bereits die Hand erhoben, um anzuklopfen, als sie «Juda» rief.

Er sah sich um.

«Warte einen Augenblick, ja?»

Er trat wieder zu ihr.

«Überlegen wir es doch noch mal», bat sie zaghaft. «Ich habe neulich so schrecklich geträumt! ... Und Arabella ...»

«Was hat Arabella zu dir gesagt?»

«Ach, sie hat gesagt, wenn man fest gebunden wäre, könnte man dem Mann besser mit dem Gesetz beikommen, falls er einen verprügelt – und wenn ein Ehepaar sich zankte, dann ... Juda, glaubst du, daß wir so glücklich sein werden wie jetzt, wenn das Gesetz dich dazu zwingt, mich bei dir zu haben? Die Männer und Frauen unserer Familie sind sehr großmütig, wenn alles von ihrem freien Willen abhängt, aber gegen Zwang setzen sie sich immer zur Wehr. Scheust du nicht die Einstellung, die sich allmählich ganz von selber aus einer gesetzlichen Verpflichtung ergibt? Glaubst du nicht, daß Zwang eine Leidenschaft töten muß, deren eigentliches Wesen Freiwilligkeit ist?»

«Wahrhaftig, Liebste, du machst mir mit all diesen schlimmen Ahnungen allmählich selber angst! Also gehen wir nach Hause und überlegen wir uns die Sache.»

Ihr Gesicht hellte sich auf. «Ach ja – das wollen wir!» sagte sie. Und so kehrten sie vor der Tür des Kirchenschreibers um; Sue nahm Judas Arm und murmelte auf dem Heimweg vor sich hin:

«Kannst du den schwindenden Mond verhindern,
Seinen leuchtenden Schein zu mindern?
Nein! So wenig es einer hindert,
Daß gefesselte Liebe sich mindert ...»

Sie überlegten sich die Sache, oder vielmehr, sie vertagten das Überlegen. Jedenfalls schoben sie jeden weiteren Schritt auf und lebten in einem Traumparadies. Nach vierzehn Tagen oder drei Wochen war alles beim alten und keiner Gemeinde in Aldbrickham war das Aufgebot zu Ohren gekommen.

So wurde alles weiter und weiter hinausgeschoben, bis eines Tages vor dem Frühstück ein Brief und eine Zeitung von Arabella kamen. Als Juda die Handschrift erkannte, ging er in Sues Zimmer hinauf, um es ihr zu berichten, und sobald sie angezogen war, kam sie eilig herunter. Sue schlug die Zeitung auf, Juda öffnete den Brief. Als sie einen Blick in das Blatt geworfen hatte, hielt sie ihm die erste Seite hin, mit dem Finger auf einen Absatz deutend; aber er war so in den Brief vertieft, daß er nicht einmal hinblickte.

«Sieh mal!» sagte sie.

Da sah er hin und las. Es war eine Zeitung, die ausschließlich im Süden von London gelesen wurde; und die von Sue bezeichnete Stelle war die Anzeige einer Eheschließung unter den Namen «Cartlett – Donn», die in der Johannis-Kirche in der Waterloo Road stattgefunden hatte – die Neuvermählten waren Arabella und der Gastwirt.

«Nun, das ist sehr erfreulich», meinte Sue befriedigt. «Doch das nun nachzumachen, scheint mir ein bißchen geschmacklos, und ich bin froh ... Aber jedenfalls ist sie jetzt wohl einigermaßen versorgt, mag sie auch ihre Fehler haben, die Arme. Das zu wissen ist für uns viel angenehmer, als wenn wir uns um sie sorgen müßten. Vielleicht sollte ich auch mal an Richard schreiben und mich erkundigen, was er macht?»

Aber Judas Aufmerksamkeit war noch immer gefesselt. Er hatte nur einen flüchtigen Blick auf die Heiratsanzeige geworfen und sagte nun mit erregter Stimme: «Hör mal auf den Brief. Was soll ich sagen oder tun?»

Zu den drei Hörnern, Lambeth

Lieber Juda (ich mag nicht so fremd tun und Dich ‹Mr. Fawley› und ‹Sie› nennen), ich schicke Dir heute eine Zeitung; aus diesem nützlichen Dokument wirst Du erfahren, daß ich mich am vorigen Dienstag zum zweitenmal mit Cartlett verheiratet habe. Damit wäre diese Sache also endgültig abgemacht. Aber vor allem möchte ich Dir von jener privaten Angelegenheit schreiben, über die ich damals in Aldbrickham mit Dir reden wollte. Deiner Bekannten konnte ich nicht gut davon erzählen; lieber hätte ich Dir alles mündlich berichtet, weil es sich dann besser hätte erklären lassen als in einem Brief. Ich habe es Dir bisher nie mitgeteilt, Juda, aber aus unserer Ehe ist ein Kind da, ein Junge; acht Monate, nachdem ich Dich verlassen hatte, ist er geboren, als ich bei meinen Eltern in Sydney lebte. Das alles kann ich Dir leicht beweisen. Ich hatte mich von Dir getrennt, ehe ich wußte, daß etwas Derartiges bevorstand, und da ich nun einmal drüben war und wir uns doch ernstlich gezankt hatten, fand ich es nicht passend, Dir von der Geburt zu schreiben. Damals war ich auf der Suche nach einer guten Stellung; da haben meine Eltern das Kind zu sich genommen, und es ist seither bei ihnen gewesen. Deshalb habe ich Dir auch damals in Christminster nichts davon gesagt, und auch vor Gericht nicht. Der Kleine ist jetzt natürlich schon ganz verständig, und meine Eltern haben mir neulich geschrieben, sie hätten es doch recht schwer drüben, und ich wäre hier gut versorgt, da sähen sie nicht ein, warum sie das Kind noch länger auf dem Halse haben sollten, wo doch seine Eltern am Leben wären. Ich würde ihn ja sofort zu mir nehmen, aber um in der Gastwirtschaft zu helfen, ist er noch nicht alt genug, das dauert noch Jahre, und Cartlett würde natürlich finden, er wäre im Wege. Aber weil Bekannte von meinen Eltern gerade nach England zurückfuhren, haben sie denen das Kind mitgegeben, und ich muß Dich bitten, es zu Dir zu nehmen, wenn es kommt, denn ich weiß nicht, was ich mit ihm anfangen soll. Er ist Dein rechtmäßiger Sohn, das schwöre ich hiermit feierlich. Wenn jemand behauptet, er wäre nicht Dein Kind, so sag ihm von mir aus, das wären verfluchte Lügen. Was auch vorher oder nachher geschehen ist – solange wir verheiratet waren, bis ich von Dir weggegangen bin, bin ich Dir treu gewesen.

Es grüßt Dich
Deine Arabella Cartlett

Sue machte ein bestürztes Gesicht. «Was wirst du tun, Lieber?» fragte sie verzagt.

Juda antwortete nicht. Sue beobachtete ihn ängstlich und beklommen.

«Das trifft mich hart!» sagte er leise. «Es *könnte* wahr sein! Ich kann da nicht klarsehen. Wenn er wirklich genau zu der Zeit geboren ist, wie sie schreibt, so ist er sicherlich mein Kind. Ich verstehe einfach nicht, warum sie es mir nicht gesagt hat, als ich sie damals in Christminster getroffen habe und am Abend mit ihr hierhergefahren bin! ... Ah – jetzt fällt mir ein, sie hat davon gesprochen, daß sie etwas auf dem Herzen habe, was ich wissen müßte, wenn wir je wieder zusammen leben würden.»

«Niemand scheint das arme Kind haben zu wollen!» erwiderte Sue, und ihre Augen füllten sich mit Tränen.

Juda war inzwischen zu sich gekommen. «Wie muß sich das Leben in seinem kleinen Kopf spiegeln, ganz gleich, ob er mein Kind ist oder nicht!» rief er. «Stünde ich nur ein bißchen besser da, so würde ich mir keinen Augenblick überlegen, wer vielleicht sein Vater ist, sondern würde ihn herholen und großziehen. Diese armselige Frage der Elternschaft – was ist denn schließlich dran? Wenn man es recht überlegt – was macht es denn aus, ob ein Kind einem blutsmäßig zugehört oder nicht? Alle kleinen Kinder unserer Zeit sind in ihrer Gesamtheit die Kinder von uns Erwachsenen, die wir in derselben Zeit leben, und haben Anspruch auf allgemeine Betreuung. Diese übermäßige Liebe von Eltern für ihre eigenen Kinder und ihre Abneigung gegen die Kinder anderer Leute ist wie Standesdünkel, die Sucht, die eigene Seele zu retten, und ähnliche Tugenden im Grunde weiter nichts als niederträchtiger Kastengeist.»

Sue sprang auf und küßte Juda mit leidenschaftlicher Zustimmung. «Ja – so ist es, Liebster! Und wir nehmen ihn zu uns! Und wenn er nicht dein Kind ist, um so besser. Hoffentlich ist er nicht deines – aber so sollte ich wohl eigentlich nicht empfinden! Wenn er nicht von dir ist, möchte ich ihn am liebsten an Kindes Statt annehmen!»

«Nun, du mußt über ihn beschließen, was du für das beste hältst, mein sonderbarer kleiner Kamerad!» sagte er. «Jedenfalls ist es mir ein schrecklicher Gedanke, den unseligen kleinen Kerl einem unguten Schicksal zu überlassen. Stell dir nur sein Leben vor in einer Kneipe in Lambeth – all die schlechten Einflüsse dort, dazu eine Mutter, der er im Wege ist und die ihn kaum je gesehen hat, und ein Stiefvater, der ihn überhaupt nicht kennt! ‹Der Tag müßte verloren sein, darinnen ich geboren bin, und die Nacht, da man sprach: ‹Es ist ein Knäblein empfangen› – das würde der Junge – *mein* Junge vielleicht – nur zu bald sagen!»

«Nein, nein!»

«Da ich den Antrag auf Scheidung gestellt habe, kommt mir wahrscheinlich das Recht zu, ihn zu erziehen.»

«Ganz gleich, wir müssen ihn zu uns nehmen, das ist mir klar. Ich will mir Mühe geben, ihm eine gute Mutter zu sein, und irgendwie bringen wir ihn schon durch. Da arbeite ich eben mehr. Ich möchte nur wissen, wann er kommt!»

«In ein paar Wochen, denke ich.»

«Ich möchte nur – wann werden wir den Mut aufbringen zu heiraten, Juda?»

«Wenn *du* ihn hast, hab ich ihn auch, glaub ich. Das liegt ganz bei dir, liebe Sue. Du brauchst nur ein Wort zu sagen, und es geschieht.»

«Ehe der Junge kommt?»

«Freilich.»

«Es wäre dann vielleicht mehr wie ein richtiges Elternhaus für ihn», murmelte sie.

Daraufhin schrieb Juda in rein förmlicher Weise, man möchte ihnen den Jungen schicken, sobald er in England ankäme, ohne irgend etwas verlauten zu lassen, daß Arabellas Mitteilung ihn überrascht habe; auch über die Wahrscheinlichkeit der Vaterschaft äußerte er sich nicht oder über die Möglichkeit, daß er sich vielleicht anders gegen Arabella verhalten haben würde, falls er alles gewußt hätte.

In dem Londoner Zug, der fahrplanmäßig gegen zehn Uhr abends in Aldbrickham einlaufen sollte, saß am nächsten Tag im Halbdunkel eines Dritter-Klasse-Abteils ein Junge mit einem kleinen, blassen Kindergesicht. Er hatte große, angstvolle Augen und trug ein weißwollenes Halstuch; darüber hing ihm an einem gewöhnlichen Bindfaden ein Schlüssel um den Hals: dieser Schlüssel zog die Aufmerksamkeit auf sich, wenn er gelegentlich im Schein des Laternenlichts aufblitzte. Im Hutband des Kindes stak seine halbe Fahrkarte. Seine Augen waren die meiste Zeit auf die Lehne des gegenüberliegenden Sitzes gerichtet und blickten nie zum Fenster hinaus, nicht einmal, wenn der Zug auf einem Bahnhof hielt und der Name der Station ausgerufen wurde. Dem Kind gegenüber saßen zwei oder drei Mitreisende, darunter eine Arbeiterfrau, die einen Korb mit einem graugetigerten jungen Kätzchen auf dem Schoß hielt. Ab und zu hob die Frau den Deckel hoch, worauf das Kätzchen den Kopf vorstreckte und allerhand lustige Possen trieb. Darüber lachten die Mitreisenden, nur der einsame Junge mit dem Schlüssel und der Fahrkarte nicht; er sah das Kätzchen mit seinen großen, runden Augen an und schien wortlos zu sagen: ‹Alles Lachen beruht auf Mißverständnis. Recht betrachtet gibt es nichts unter der Sonne, was zum Lachen wäre.› Manchmal, wenn der Zug hielt, guckte der Schaffner ins Abteil hinein und rief dem Kind zu: «Alles in Ordnung, junger Mann! Dein Koffer steht sicher im Gepäckwagen.» Dann brachte der Junge ein gleichgültiges «Ja» heraus und versuchte zu lächeln, doch es gelang ihm nicht.

Er war das Alter im Maskenkleid der Jugend und spielte seine Rolle so schlecht, daß sein wahres Ich durch die Risse der Verkleidung sichtbar wurde. Es war, als würde das Kind jetzt im Morgen seines Lebens ab und zu von einer gewaltigen Woge längst vergessener nächtlicher Jahre emporgetragen, so daß es über ein weites Zeitenmeer zurückschaute, doch ohne jeden Anteil an dem, was es sah.

Als die Mitreisenden einer nach dem anderen die Augen schlossen – selbst das Kätzchen, müde der allzu beschränkten Spielmöglichkeiten, ringelte sich in seinem Korb zusammen –, rührte und regte der Junge sich nicht. Er schien nun doppelt wach, wie eine versklavte, verzwergte Gottheit; starr saß er da und betrachtete seine Gefährten, als sähe er nicht ihre unmittelbaren Gestalten vor sich, sondern das ganze abgerundete Leben eines jeden.

Das war Arabellas Junge. Nachlässig, wie sie war, hatte sie es aufgeschoben, seinetwegen an Juda zu schreiben, bis zum Tag vor seiner Ankunft, als es sich unmöglich länger aufschieben ließ; zwar wußte sie seit Wochen, daß er kommen würde, und es war richtig, daß sie hauptsächlich deshalb nach Aldbrickham gefahren war, um Juda von dem Vorhandensein des Jungen und seiner bevorstehenden Ankunft zu unterrichten. Am selben Tag, da sie am Nachmittag die Antwort ihres einstigen Gatten erhalten hatte, landete das Kind in den Londoner Docks; die Leute, in deren Obhut es gekommen war, setzten es in eine Droschke, gaben dem Kutscher die Adresse seiner Mutter in Lambeth, sagten ihm Lebewohl und gingen ihrer Wege.

Als er in den *Drei Hörnern* ankam, hatte Arabella ihn prüfend angeschaut, als wolle sie sagen: ‹Du siehst genauso aus, wie ich es mir gedacht habe›; sie hatte ihm eine gute Mahlzeit vorgesetzt, ihm ein wenig Geld gegeben und ihn dann, da es schon spät wurde, mit dem nächsten Zug zu Juda geschickt, denn sie wollte es vermeiden, daß Cartlett, der nicht zu Hause war, das Kind zu sehen bekäme.

Der Zug lief in Aldbrickham ein, und der Junge wurde neben seinem Koffer auf dem einsamen Bahnsteig abgesetzt. Dem Schaffner, der ihm die Fahrkarte abnahm, kam die Sache wohl sonderbar vor, denn er fragte ihn, wohin er denn so allein um diese Nachtzeit wolle.

«In die Spring Street», antwortete der Kleine ruhig.

«Aber das ist doch weit von hier, beinahe vor der Stadt draußen; die Leute sind gewiß schon zu Bett gegangen.»

«Ich muß aber hin.»

«Da mußt du dir einen Einspänner nehmen für deinen Koffer.»

«Nein. Ich muß laufen.»

«Ach so. Na, da laß lieber deinen Koffer hier und laß ihn später holen. Ein Bus fährt in die Richtung, aber nur den halben Weg, das übrige mußt du zu Fuß gehen.»

«Ich habe keine Angst.»

«Warum haben dich deine Leute denn nicht abgeholt?»

«Wahrscheinlich wissen sie gar nicht, daß ich komme.»

«Wer sind denn deine Leute?»

«Mutter will nicht, daß ich es sage.»

«Da kann ich weiter nichts machen, als mich um deinen Koffer kümmern. Nun lauf, so schnell du kannst.»

Ohne etwas zu erwidern, trat der Junge auf die Straße hinaus; er sah sich um, ob ihm auch niemand nachkäme oder ihn beobachtete.

Als er ein kleines Stück gegangen war, fragte er nach der Straße, in die er wollte. Man sagte ihm, er solle immer weiter geradeaus gehen, bis an den Stadtrand.

Der Junge verfiel in ein gleichförmiges, mechanisches Vorwärtsstreben, das etwas Unpersönliches an sich hatte, wie etwa die Welle sich bewegt oder der Wind oder die Wolke. Er folgte ganz genau den Anweisungen, die er erhalten hatte, und blickte weder nach rechts noch nach links. Man hätte dem Kind ansehen können, daß es andere Vorstellungen vom Leben hatte als andere Jungen. Kinder beginnen mit Einzelheiten und lernen von da aus das Allgemeine erfassen. Dieser Junge schien mit dem Allgemeinen begonnen und sich nie um Einzelheiten gekümmert zu haben. Für ihn waren offenbar die Häuser, die Kopfweiden und das dunkle Land dahinter nicht Ziegelgebäude, gestutzte Bäume und Wiesen, sondern, ganz abstrakt gesehen, menschliche Behausungen, Baumwuchs und die weite, dunkle Welt.

Er fand den Weg zu der schmalen Straße und klopfte an

die Tür von Judas Haus. Juda hatte sich gerade schlafen gelegt, und Sue wollte in ihr Zimmer, als sie das Klopfen hörte und hinunterging.

«Wohnt hier mein Vater?» fragte das Kind.

«Wer?»

«Mr. Fawley heißt er.»

Sue lief hinauf zu Juda und sagte es ihm; so schnell wie möglich kam er herunter, doch ihrer Ungeduld erschien es eine lange Zeit.

«Was – ist er es wirklich – so schnell schon?» fragte sie, als Juda erschien.

Prüfend betrachtete sie die Züge des Kindes, und plötzlich ging sie fort, in das kleine Wohnzimmer nebenan. Juda hob den Jungen hoch, blickte ihn forschend an, voll trauriger Zärtlichkeit, und versicherte ihm, er wäre bestimmt abgeholt worden, wenn sie gewußt hätten, daß er käme. Dann setzte er ihn auf einen Stuhl und machte sich auf die Suche nach Sue – überempfindlich, wie sie war, hatte sie sich gewiß sehr aufgeregt. Er fand sie im Dunkeln über einen Lehnstuhl gebeugt. Leise legte er den Arm um sie und schmiegte sein Gesicht an ihres.

«Was hast du?» flüsterte er.

«Es ist wahr – wahr, was Arabella sagt! Ich sehe dich in ihm!»

«Nun, dann ist wenigstens eines in meinem Leben, wie es sein sollte.»

«Aber die andere Hälfte von ihm ist – *sie*! Und das kann ich nicht ertragen! Aber ich muß wohl – ich will versuchen, mich daran zu gewöhnen; ja, das will ich!»

«Eifersüchtige kleine Sue! Ich nehme alles zurück, was ich über deine Geschlechtslosigkeit gesagt habe. Mach dir keine Sorgen! Die Zeit wird schon alles ins Lot bringen ... Sue, Liebling, da fällt mir etwas ein! Wir wollen ihn ausbilden und auf die Universität vorbereiten. Was ich selber nicht vermocht habe, kann ich vielleicht durch ihn erreichen! Es wird armen Studenten jetzt leichter gemacht, das weißt du ja.»

«Ach, du Träumer!» sagte sie; Hand in Hand mit ihm

ging sie zu dem Kind zurück. Der Junge schaute sie an, wie sie ihn angeschaut hatte.

«Bist du endlich meine *richtige* Mutter?» fragte er.

«Warum? Seh ich aus wie die Frau von deinem Vater?»

«Eigentlich ja; nur scheint er dich lieb zu haben und du ihn. Darf ich dich ‹Mutter› nennen?»

Ein sehnsüchtiger Ausdruck kam in die Augen des Kindes, und es fing an zu weinen. Da konnte auch Sue die Tränen nicht zurückhalten, denn sie war eine Harfe, deren Saiten der leiseste Gefühlshauch aus dem Herzen eines anderen ebenso leicht zum Schwingen brachte wie eine gewaltige Erschütterung des eigenen Herzens.

«Ja, du darfst mich Mutter nennen, wenn du willst, mein armes, liebes Kind!» erwiderte sie und drückte ihre Wange an die seine, um ihre Tränen zu verbergen.

«Was hast du denn da um den Hals?» fragte Juda mit gespielter Ruhe.

«Den Schlüssel zu meinem Koffer, der ist auf dem Bahnhof geblieben.»

Sie richteten ihm etwas zum Abendbrot her und machten ihm ein Notlager zurecht, auf dem er bald einschlief. Dann traten sie zu ihm und blickten auf ihn herab.

«Er hat dich ein paarmal Mutter genannt, ehe er eingeschlafen ist», sagte Juda leise. «Merkwürdig, daß ihm soviel daran zu liegen schien!»

«Jedenfalls war es bedeutungsvoll!» erwiderte Sue. «Dieses eine kleine hungrige Herz gibt uns mehr Stoff zum Nachdenken als alle Sterne am Himmel ... Ich glaube fast, Liebster, wir *müssen* unseren Mut zusammennehmen und die bewußte Zeremonie hinter uns bringen. Es hat keinen Sinn, gegen den Strom zu schwimmen, und ich hab das Gefühl, daß ich langsam mit der Menschheit verflochten werde. Ach, Juda, du wirst mich doch sehr liebhaben, auch hinterher, nicht wahr? Ich möchte gut zu dem Kind sein, eine wirkliche Mutter; und wenn wir unserer Ehe die gesetzliche Form geben, wird es mir vielleicht leichter.»

4

DEN NÄCHSTEN, ZWEITEN ANLAUF ZUM HEIRATEN UNTERnahmen sie mit mehr Überlegung, und zwar am Morgen nach der Ankunft des seltsamen Kindes.

Sie hatten bald herausgefunden, daß der Kleine meistens schweigend dasaß, das sonderbare, geisterhafte Gesicht starr und reglos, die Augen auf Dinge gerichtet, die sie nicht in der stofflichen Umwelt erblickten.

«Sein Gesicht ist wie die tragische Maske der Melpomene», sagte Sue. «Wie heißt du, Liebchen? Hast du es uns schon gesagt?»

«Sie haben mich immer den kleinen Gnom genannt. Es ist ein Spitzname, weil ich so alt aussähe, haben sie gesagt.»

«Und du redest auch so», meinte Sue liebevoll. «Merkwürdig, Juda, daß diese unnatürlich alten Kinder fast immer aus jungen Ländern kommen. Aber wie bist du denn getauft?»

«Ich bin gar nicht getauft.»

«Warum nicht?»

«Wenn ich ungetauft gestorben wäre, hätte man die Kosten für ein christliches Begräbnis gespart.»

«Ach – da heißt du also nicht Juda?» fragte sein Vater einigermaßen enttäuscht.

Der Junge schüttelte den Kopf. «Hab ich nie gehört.»

«Natürlich nicht», rief Sue rasch, «sie hat dich doch die ganze Zeit über gehaßt!»

«Wir werden ihn taufen lassen!» sagte Juda, und leise zu Sue: «An dem Tag, an dem wir heiraten.» Die Ankunft des Kindes erregte ihn tief.

Ihre Lage brachte es mit sich, daß sie jede Öffentlichkeit scheuten, und da ihnen eine standesamtliche Heirat unauffälliger schien als eine kirchliche Trauung, beschlossen sie, diesmal die Kirche aus dem Spiel zu lassen. Also gingen Sue und Juda zusammen zum Standesamt ihres Bezirks, um die Heirat anzumelden; sie waren so gute Gefährten geworden, daß sie wichtige Dinge nur gemeinsam unternehmen konnten.

Juda Fawley füllte das Formular aus; Sue sah ihm dabei über die Schulter und beobachtete, wie seine Hand sorgsam die Worte einsetzte. Als sie das Schriftstück las, das sie noch nie zuvor gesehen hatte, dem nun ihr eigener und Judas Namen eingefügt wurden und das jene sehr flüchtige Wesenheit, ihre gegenseitige Liebe, angeblich in etwas Dauerndes verwandeln sollte, zeigte sich auf ihrem Gesicht eine schmerzliche Besorgnis. «Namen und Vornamen der Parteien» (sie waren jetzt also Parteien und nicht Liebende, dachte sie) - «Stand» - (ein schrecklicher Gedanke) - «Beruf oder Gewerbe» - «Alter» - «Kirche oder Standesamt, wo die Trauung vollzogen werden soll» - «Bezirk und Grafschaft, in welcher die Parteien ihren resp. Wohnsitz haben.»

«Es lähmt jedes Gefühl, nicht?» sagte sie auf dem Nachhauseweg. «So wird es ein noch ekelhafteres Geschäft, als wenn man den Vertrag in der Sakristei unterzeichnet. In einer Kirche ist wenigstens ein bißchen Poesie dabei. Aber wir wollen versuchen, die Sache jetzt zu Ende zu führen, Liebster.»

«Ja, das wollen wir. ‹Denn was ist das für ein Mann, der ein Weib vertrauet hat und es nicht genommen hat? Er möge hingehen und in sein Haus zurückkehren, damit er nicht sterbe in der Schlacht und ein anderer Mann sie nehme.› So sprach der jüdische Gesetzgeber.»

«Wie gut du die Bibel kennst, Juda! Du hättest wirklich Pastor werden sollen. Ich kann nur weltliche Schriftsteller zitieren!»

In der Zeit bis zu ihrer Heirat kam Sue bei ihren Besorgungen für den Haushalt manchmal am Standesamt vorbei; wenn sie dann einen verstohlenen Blick hineinwarf, sah sie den Zettel dort hängen, der die bevorstehende Festigung ihres Liebesbundes ankündigte. Sie konnte den Anblick nicht ertragen. Nach ihrer ersten Erfahrung mit der Ehe hatte sie das Gefühl, als würde ihrer Liebe alle

Romantik genommen, wenn ihr jetziger Bund in dieselbe Kategorie eingereiht würde. Meistens führte sie den kleinen Gnom an der Hand und dachte, die Leute hielten ihn wahrscheinlich für ihr Kind und sähen in der geplanten Zeremonie die Wiedergutmachung eines alten Fehltritts. Juda hatte inzwischen beschlossen, die Gegenwart wenigstens einigermaßen an seine Vergangenheit anzuknüpfen und den einzigen Menschen auf Erden zur Hochzeit einzuladen, der ihn noch mit seinem früheren Leben in Marygreen verband: die hochbetagte Witwe Edlin, die mit seiner Großtante befreundet gewesen war und sie bis zum Tod gepflegt hatte. Eigentlich glaubte er nicht, daß sie kommen würde, doch sie erschien und brachte wunderliche Geschenke mit: Äpfel, Marmelade, eine messingene Lichtputzschere, eine alte Zinnschüssel, eine Wärmflasche und einen riesengroßen Sack voll Gänsefedern zu einem Federbett. Sie bekam das Gastzimmer in Judas Haus und zog sich zeitig zurück; durch die Decke hörten sie unten, wie sie treu und redlich mit lauter Stimme das Vaterunser betete, ganz nach Vorschrift des Gebetbuchs. Da sie jedoch nicht schlafen konnte und merkte, daß Sue und Juda noch auf waren – tatsächlich war es erst 22 Uhr –, zog sie sich wieder an und kam herunter; alle zusammen saßen sie bis spät in die Nacht beim Feuer, auch der kleine Gnom; aber da er niemals sprach, kam ihnen seine Anwesenheit kaum zum Bewußtsein.

«Na, ich bin ja nicht gegen's Heiraten wie eure Tante», sagte die Witwe. «Und ich hoffe, es wird diesmal alles gut für euch ausgehen. Niemand kann das mehr wünschen als ich, nach allem, was ich von eurer Familie weiß – und ich weiß wahrscheinlich mehr als sonst jemand, der noch am Leben ist. Denn sie haben damit weiß Gott kein Glück gehabt.»

Sues Atem ging unruhig.

«Es sind lauter gutherzige Menschen gewesen – keiner Fliege konnten sie was zuleide tun», fuhr der Hochzeitsgast fort. «Aber sie haben Unglück gehabt, und wenn nicht alles glattgehen wollte, dann sind sie außer sich geraten.

So ist gewiß auch *der* zu seiner Tat gekommen, über den soviel geredet wird – wenn er überhaupt aus eurer Familie war.»

«Was hat er denn getan?»

«Ach, du weißt doch, die alte Geschichte; der, den sie oben auf der Höhe beim ‹Braunen Haus› aufgeknüpft haben – nicht weit vom Meilenstein zwischen Marygreen und Alfredston, wo die andere Straße abzweigt. Gott – aber das war zu Lebzeiten meines Großvaters; und vielleicht war's überhaupt keiner von euren Leuten.»

«Ich weiß, wo der Galgen gestanden haben soll», murmelte Juda. «Aber die Geschichte hab ich nie gehört. Was hat er denn getan, dieser Mann – Sues und mein Vorfahre –, seine Frau umgebracht?»

«Das nicht gerade. Sie war ihm davongelaufen zu Bekannten und hatte das Kind mitgenommen; und während sie dort war, ist das Kind gestorben. Er verlangte die Leiche, weil er sie dort begraben wollte, wo seine Leute lagen, aber die Frau wollte sie nicht hergeben; da ist der Mann in der Nacht mit einem Karren gekommen und in das Haus eingebrochen und hat den Sarg stehlen wollen; aber sie haben ihn erwischt, und weil er ein verstockter Mensch war, hat er nicht gesagt, warum er eingebrochen war; da haben sie ihn wegen Einbruchdiebstahl verurteilt und oben auf der Höhe beim ‹Braunen Haus› an den Galgen gehängt. Danach ist seine Frau wahnsinnig geworden. Aber vielleicht ist es gar nicht wahr, daß er zu eurer Familie gehört hat, und er war so wenig mit euch verwandt wie mit mir.»

Da kam aus der dunklen Kaminecke wie aus dem Erdboden langsam ein Stimmchen: «Ich an deiner Stelle, Mutter, würde Vater nicht heiraten.»

Es war der kleine Gnom; die Erwachsenen fuhren zusammen, denn sie hatten ihn ganz vergessen.

«Ach, das ist nur eine Geschichte», meinte Sue tröstend.

Nachdem ihnen die alte Frau am Vorabend ihrer Eheschließung diese erheiternde Sage erzählt hatte, standen sie auf, sagten ihrem Gast gute Nacht und gingen zu Bett.

Am nächsten Morgen wuchs Sues Nervosität von Stunde zu Stunde; ehe sie aufbrachen, zog sie Juda heimlich ins Wohnzimmer. «Juda, du sollst mich als ein Liebender küssen, unsinnlich», sagte sie und schmiegte sich zitternd mit feuchten Wimpern an ihn. «So wird es nie, nie wieder sein! Ich wünschte, wir hätten die ganze Sache gar nicht angefangen. Aber wir können wohl nicht mehr zurück. Grausig war die Geschichte gestern abend! Sie hat mir alle Gedanken an den heutigen Tag verdorben. Es ist, als wäre ein tragisches Geschick über unsere Familie verhängt, wie über Atreus' Geschlecht.»

«Oder über das Haus Jerobeam», ergänzte der einstige Theologe.

«Ja. Und es scheint mir tollkühn von uns, einander zu heiraten! Ich werde dir mit denselben Worten Treue schwören wie meinem ersten Mann und du mir mit denselben Worten wie deiner ersten Frau, ohne daß wir aus diesen abschreckenden Erfahrungen eine Lehre gezogen hätten!»

«Wenn du Bedenken hast, macht mich das unglücklich», sagte er. «Ich hatte gehofft, du würdest ganz froh und zuversichtlich sein. Aber da läßt sich nichts machen. Es hat keinen Sinn, sich zu verstellen. Dir ist es nun mal schrecklich, und damit wird es auch für mich schrecklich!»

«Es erinnert so peinlich an den anderen Morgen damals, weiter nichts», murmelte sie. «Jetzt wollen wir es durchführen.»

Arm in Arm machten sie sich zum Standesamt auf; als einziger Trauzeuge begleitete sie Mrs. Edlin. Es war ein trüber, frostiger Tag, und von der «stolzgetürmten Themse» her zog ein naßkalter Nebel durch die Stadt. Auf den Stufen zum Standesamt hatten die Leute, die vor ihnen hineingegangen waren, schmutzige Fußspuren hinterlassen, und im Vorraum standen nasse Regenschirme. Im Amtszimmer befanden sich mehrere Leute, und eben war eine Eheschließung zwischen einem Soldaten und einer jungen Frauensperson im Gange. Sue, Juda und die Witwe standen währenddessen im Hintergrund; und Sue las die Aufgebote an der Wand. Für Menschen wie sie und Juda war es ein trübseliger Raum, aber wer häufig herkam, fand zweifellos nichts Ungewöhnliches daran. Juristische Bücher in muffigen Ledereinbänden bedeckten die eine Wand, ferner gab es Adreßbücher und andere Nachschlagewerke. Aktenstöße, mit roten Schnüren zusammengebunden, lagen in gefächerten Regalen, und in einer Wandnische standen einige Stahlschränke; der nackte hölzerne Fußboden war wie die Treppe durch die Fußspuren früherer Besucher beschmutzt.

Der Soldat schien mürrisch und widerwillig, die Braut schüchtern und traurig; es war deutlich zu sehen, daß sie bald Mutter werden würde, und eines ihrer Augen war blauverschwollen. Die Zeremonie war bald erledigt, und die beiden und ihre Freunde machten sich langsam davon; im Vorbeigehen sagte einer der Zeugen zu Sue und Juda, als seien sie alte Bekannte: «Haben Sie das Paar gesehen, das eben reingekommen ist? Heute früh ist der Kerl aus dem Kittchen entlassen worden; sie hat ihn am Gefängnistor abgeholt und direkt hierhergeschleppt. Sie zahlt für alles!»

Sue wandte den Kopf und erblickte einen häßlichen Mann mit kurzgeschorenem Haar, an seinem Arm eine Frau mit breitem, pockennarbigem Gesicht, deren schnapsgeröteten Zügen die Befriedigung darüber anzusehen war, daß sie kurz vor der Erfüllung eines sehnlichen Wunschs stand. Die beiden riefen dem hinausgehenden Paar scherzhafte Grüße zu und drängten sich vor Juda und Sue, deren Abwehrstimmung wuchs. Sue trat zurück und wandte sich zu ihrem Liebsten; ihr Mund verzog sich wie bei einem Kind, das gleich zu weinen anfangen wird.

«Juda – hier gefällt es mir gar nicht! Ich wünschte, wir wären nicht hergekommen. Es kann einem ja angst werden! Und das soll der Höhepunkt unserer Liebe sein! Da wäre es doch in der Kirche besser gewesen, wenn es nun einmal sein muß. So ekelhaft wie hier ist es dort nicht!»

«Liebes kleines Mädchen», sagte Juda. «Ganz blaß und aufgeregt siehst du aus!»

«Aber es muß wohl jetzt hier vor sich gehen?»

«Nein – vielleicht nicht unbedingt.»

Er sprach mit dem Beamten und kam zurück. «Nein – wir brauchen selbst jetzt weder hier noch sonstwo zu heiraten, es steht uns völlig frei», sagte er. «Wir können uns in einer Kirche trauen lassen, dazu brauchen wir wahrscheinlich ein anderes Formular, aber das wird er uns wohl geben. Jedenfalls wollen wir hier weggehen, bis du ruhiger geworden bist, Liebe, und ich auch, und alles noch mal besprechen.»

Verstohlen und schuldbewußt schlichen sie hinaus, als hätten sie sich eines Vergehens schuldig gemacht; geräuschlos zogen sie die Tür ins Schloß und sagten Mrs. Edlin, die im Vorraum geblieben war, sie solle nach Hause gehen und dort auf sie warten; sie würden im Notfall Leute von der Straße als Zeugen hereinrufen. Als sie im Freien waren, bogen sie in eine menschenleere Nebengasse ein und gingen auf und ab, wie einst vor langer Zeit in der Markthalle von Melchester.

«Also, Liebling – was sollen wir tun? Mir scheint, wir machen ein Kuddelmuddel aus der ganzen Sache. Aber alles, was dir recht ist, soll auch mir recht sein.»

«Ach, Juda, Liebster, ich quäle dich! Du hättest es doch gern dort abgemacht, nicht wahr?»

«Nun, ehrlich gesagt, da drinnen ist mir die Lust einigermaßen vergangen. Der Raum hat mich fast ebenso bedrückt wie dich – scheußlich war es dort. Und dann mußte ich daran denken, was du heute früh gesagt hast, ob wir es wirklich tun sollten.»

Ziellos gingen sie weiter, bis Sue stehenblieb und ihr Stimmchen von neuem anfing: «Es ist so albern, dieses ewige Hin und Her! Und doch besser, als ein zweites Mal übereilt zu handeln ... Die Auftritte dort drinnen waren mir entsetzlich! Der Ausdruck in dem Gesicht dieser auseinandergegangenen Frau – da läßt sie sich nun verleiten, sich diesem Galgenvogel fürs ganze Leben hinzugeben statt für ein paar Stunden, wie es richtig gewesen wäre. Und die andere arme Seele – um einer angeblichen Schande zu entgehen, die aus der Schwäche ihres Charakters herrührt, erniedrigt sie sich zu einer wirklichen Schande: sie begibt sich in die Knechtschaft eines Tyrannen, der sie verachtet – eines Mannes, dem auf immer aus dem Wege zu gehen ihre einzige Rettungsmöglichkeit wäre ... Das ist unsere Pfarrkirche, nicht? Da hätte es zu geschehen, wenn wir es in der üblichen Weise täten? Es scheint gerade Gottesdienst zu sein.»

Juda ging hinauf und spähte durch die Tür. «Denk nur – auch hier ist eine Trauung», sagte er. «Alle Welt scheint heute dasselbe vorzuhaben wie wir.»

Sue meinte, es hinge wahrscheinlich mit der eben beendeten Fastenzeit zusammen, da gäbe es immer viele Hochzeiten.

«Wir wollen zuhören», sagte sie, «und sehen, wie es uns in einer Kirche vorkommt.»

Sie traten ein, setzten sich auf eine der hinteren Bänke und beobachteten die Vorgänge am Altar. Das vertragschließende Paar schien dem wohlhabenden Mittelstand anzugehören, und die Feier war eindrucksvoll und hübsch arrangiert, wie es üblich ist. Selbst aus der Entfernung sahen sie, wie die Blumen in der Hand der Braut zitterten, sie hörten ihre mechanisch hingemurmelten Worte, deren Bedeutung ihr Hirn unter dem Druck ihrer Befangenheit anscheinend gar nicht zu erfassen vermochte. Sue und Juda lauschten aufmerksam, und jedes sah im Geiste, wie es sich vor Jahren auf die gleiche Art selbst ausgeliefert hatte.

«Für das arme Ding ist es nicht dasselbe, was es für mich wäre, wenn ich es mit meinem jetzigen Wissen zum zweitenmal täte», flüsterte Sue. «Den beiden dort ist es etwas Neues, sie nehmen den ganzen Vorgang als etwas Selbstverständliches hin. Aber wenn man wie wir, oder wenigstens wie ich, durch die Erfahrung über den furchtbaren Ernst der Sache belehrt worden ist und wenn ich meine eigenen manchmal vielleicht übertrieben empfindlichen Gefühle in Betracht ziehe, so scheint es wirklich unmoralisch von mir, dieselbe Sache mit offenen Augen noch einmal zu unternehmen. Daß wir hier hereingekommen sind und das mitangesehen haben, macht mir vor einer kirchlichen Trauung ebensoviel Angst wie das andere vor einer standesamtlichen ... Wir zwei beide sind schwache, ängstliche Leute, Juda, und was andere sich ohne weiteres zutrauen, daran zweifle ich ... nämlich daß ich gegen die niederträchtigen Bedingungen eines zweiten Geschäftsvertrags gefeit bin!»

Sie versuchten zu lachen und sprachen noch weiter im Flüsterton über den Anschauungsunterricht, der da vor ihren Augen erteilt wurde. Sie seien beide nicht dickfellig genug, meinte Juda, und eigentlich hätten sie gar nicht geboren werden dürfen und noch viel weniger sich zusammentun zu dem für sie ungeheuerlichsten aller gemeinsamen Wagnisse – der Ehe.

Seine Verlobte erschauerte und fragte ihn eifrig, ob er wirklich finde, sie sollten jene lebenswichtige Entscheidung nicht kaltblütig zum zweitenmal unterzeichnen? «Es ist doch schrecklich – da haben wir herausgefunden, daß wir nicht stark genug dazu sind, und mit diesem Wissen stehen wir im Begriff, einen falschen Eid abzulegen», klagte sie.

«Ich glaube, ich denke ebenso – wenn du mich fragst», sagte Juda. «Vergiß nicht – ich will, wenn du willst, mein Liebling.» Als sie zögerte, gestand er, daß er eigentlich fände, sie sollten es tun, daß es ihm aber genau wie ihr ergehe: er fürchte, sie seien nicht für die Ehe geschaffen – vielleicht seien ihre Absonderlichkeiten daran schuld, denn sie seien eben anders als andere. «Wir sind schrecklich zartbesaitet, Sue; das ist das Schlimme bei uns!»

«Ich glaube, es sind mehr Menschen wie wir, als wir denken.»

«Na, das weiß ich nicht. Die Absicht beim Ehevertrag ist gut, und ohne Zweifel ist er für viele das Richtige; aber in unserem Fall würde er vielleicht seinen Zweck verfehlen, weil wir die sonderbaren Geschöpfe sind, die wir nun mal sind – Menschen, in denen Familienbande erzwungener Art alle Herzlichkeit und jedes warme Gefühl ertöten.»

Sue blieb dabei, daß sie nichts besonders Seltsames oder Außergewöhnliches an sich hätten: so wären alle Menschen. «Allmählich wird jeder so fühlen wie wir jetzt. Wir sind unserer Zeit ein Stück voraus, das ist das Ganze. In fünfzig, in hundert Jahren werden die Nachkommen dieser beiden da schlimmer als wir handeln und fühlen. Noch stärker als wir werden sie die wimmelnde Menschheit empfinden als ‹Gestalten wie wir selbst, gräßlich vervielfacht›, und sie werden sich scheuen, noch mehr davon in die Welt zu setzen.»

«Ein schreckliches Zitat! ... Freilich habe ich selber in krankhaften Stimmungen ähnlich über meine Mitmenschen gedacht.»

So flüsterten sie weiter, bis Sue etwas fröhlicher sagte: «Nun, die allgemeine Frage geht uns ja nichts an, warum sollten wir uns den Kopf darüber zerbrechen? Wenn auch aus verschiedenen Gründen, kommen wir doch zu dem gleichen Schluß: daß für uns zwei Sonderlinge ein unwiderruflicher Schwur bedenklich ist. Dann laß uns heimgehen, Juda, ohne unseren Traum zu zerstören, ja? Wie gut du bist, mein Freund: allen meinen wunderlichen Einfällen gibst du nach!»

«Sie decken sich mit meinen eigenen.»

Er gab ihr einen kleinen Kuß hinter einem Pfeiler, während die allgemeine Aufmerksamkeit vom Brautzug gefesselt wurde, der sich gerade in die Sakristei bewegte; dann verließen sie die Kirche. Am Portal warteten sie, bis die zwei, drei Wagen, die eine Weile weggefahren waren, wieder zurückkehrten und die Neuvermählten ans Tageslicht traten. Sue seufzte.

«Die Blumen in der Hand der Braut wecken heimliche Erinnerungen an die Blumengewinde der jungen Opferkühe in alten Zeiten!»

«Aber es ist für die Frau nicht schlimmer als für den Mann, Sue. Das können manche Frauen nicht einsehen, und anstatt gegen die Einrichtung zu protestieren, protestieren sie gegen den Mann, das andere Opfer; genau wie eine Frau in einem Menschenhaufen den Mann beschimpft, der gegen sie andrängelt, wenn er ganz hilflos den Druck überträgt, der auf ihn selbst ausgeübt wird.»

«Ja – manche sind so, statt sich mit dem Mann zusammenzutun gegen den gemeinsamen Feind, den Zwang.» Braut und Bräutigam waren unterdessen weggefahren, und die beiden gingen mit den anderen Schaulustigen davon. «Nein – wir wollen es nicht tun», fuhr Sue fort. «Wenigstens nicht gleich.»

Als sie sich ihrem Haus näherten und Arm in Arm auf das Fenster zugingen, stand die Witwe am Fenster und sah sie kommen.

«Na», rief sie, als die beiden eintraten, «wie ihr so zärtlich zur Tür gekommen seid, hab ich mir gesagt: ‹Da haben sie sich endlich doch dazu entschlossen!›»

Sie gaben ihr kurz zu verstehen, daß es nicht an dem sei.

«Was – ihr habt es wirklich nicht getan? Du meine Güte, muß ich das noch erleben, daß ein gutes altes Sprichwort wie ‹Rasch gefreit und lang bereut› von euch zwei beiden zuschanden gemacht wird! Höchste Zeit, daß ich mich wieder nach Marygreen fortmache – wenn so was bei euern neuen Ideen rauskommt! Zu meiner Zeit hat kein Mensch vorm Heiraten Angst gehabt und auch vor sonst nicht viel, höchstens vor 'ner Kanonenkugel oder 'nem leeren Speiseschrank! Wie ich und mein armer Mann geheiratet haben, da haben wir uns nicht mehr Gedanken drüber gemacht als über 'ne Partie ‹Schwarzer Peter›.»

«Sagen Sie es dem Kind lieber nicht, wenn es nach Hause kommt», flüsterte Sue aufgeregt. «Dann glaubt er, es sei alles in Ordnung, und das ist besser, als wenn er sich wundert und sich Gedanken macht. Natürlich ist es nur aufgeschoben, wir wollen uns alles noch mal überlegen. Wenn wir glücklich sind, so wie wir jetzt leben, geht es doch niemanden etwas an!»

5

Es ist nicht das Amt eines Chronisten, der vom Sein und Tun der Menschen berichtet, seine persönliche Meinung über die obenerwähnte schwierige Streitfrage zu äußern. Daß die beiden glücklich waren – zwischen Zeiten der Traurigkeit –, ließ sich nicht bezweifeln. Und als das unerwartete Auftauchen von Judas Kind sich nicht, wie man erst befürchten mußte, als Störung erwies, sondern ihr Leben durch einen neuen Inhalt selbstloser Art bereicherte, trug es mehr zur Erhöhung als zur Verminderung ihres Glücks bei.

Für so wohlmeinende, liebenswerte Menschen wie Juda und Sue brachte die Ankunft des Jungen natürlich auch mancherlei besorgte Gedanken an die Zukunft mit sich, zumal er bisher merkwürdig wenig Anlaß zu Hoffnungen gab, wie Kinder sie sonst erwecken. Aber die beiden wollten wenigstens fürs nächste nicht allzusehr an Kommendes denken.

Es gibt in Oberwessex eine alte Stadt von neun- oder zehntausend Einwohnern – nennen wir sie Stoke-Barehills. Mit ihrer armseligen, reizlosen alten Kirche und ihren neuen städtischen Ziegelhäusern liegt sie inmitten weiter Weizenfelder etwa in der Mitte eines gedachten Dreiecks, dessen drei Spitzen die Städte Aldbrickham und Wintoncester und das wichtige Militärlager Quartershot bilden. Die große ostwestliche Straße von London führt hindurch und gabelt sich hier, nur um sich etwa 20 Meilen weiter westwärts wieder zu vereinigen. Ehe die Eisenbahnen aufkamen, war diese Gabelung für Reisende zu Wagen ein Anlaß zu endlosen Erörterungen, ob man diesen oder jenen Weg einschlagen solle. Doch die Frage ist jetzt ebenso tot wie der Bauer, der Fuhrmann und der Postkutscher, die sie zu stellen pflegten, und wahrscheinlich weiß heutzutage kein einziger Bewohner von Stoke-Barehills, daß die beiden Straßen, die sich in seiner Stadt teilen, je wieder zusammentreffen; denn kein Mensch fährt jetzt mehr tagtäglich auf der großen westlichen Landstraße hin und her.

Das Bemerkenswerteste in Stoke-Barehills ist heutzutage der Friedhof, der zwischen malerischen mittelalterlichen Ruinen dicht an der Bahnlinie liegt; die modernen Kapellen, modernen Gräber und modernen Sträucher wirken wie Eindringlinge inmitten der verfallenen, efeuumsponnenen alten Mauern.

Jedoch an einem bestimmten Tag in dem Jahr, das unsere Erzählung jetzt erreicht hat – es ist Anfang Juni –, finden die Eigentümlichkeiten der Stadt wenig Beachtung, obgleich viele Besucher mit der Bahn eintreffen; besonders einige Züge aus London leeren sich hier fast ganz. Es ist die Woche der «Großen Wessexer Landwirtschaftlichen Ausstellung», deren zahlreiche Baulichkeiten sich über den offenen Stadtrand hin ausbreiten gleich den Zelten eines belagernden Heeres. Reihen von Buden, Hütten, Planendächern, Pavillons, Laubengängen, Hallen – kurz alle nur erdenklichen provisorischen Baulichkeiten bedecken den grünen Rasen im Umkreis einer halben Quadratmeile; die zahlreich ankommenden Besucher wandern in gedrängten Massen durch die Stadt und streben geradewegs dem Ausstellungsgelände zu. Die Straße dahin ist mit Buden, Verkaufsständen und wandernden Hausierern gesäumt, die den ganzen Weg zur eigentlichen Ausstellung zum Jahrmarkt machen und manchen leichtsinnigen Leuten das Geld aus der Tasche locken, ehe sie ihr Ziel, den Eingang zur Ausstellung, erreicht haben.

Es ist der beliebte «billige Tag», an dem der Eintrittspreis nur einen Shilling beträgt; von dauernd einlaufenden Sonderzügen treffen zwei fast zur gleichen Minute auf benachbarten Bahnsteigen ein. Der eine, wie schon mehrere vor ihm, kommt aus London, der andere auf einer Nebenlinie von Aldbrickham. Dem Londoner Zug entsteigt ein Paar: ein kleiner, ziemlich aufgedunsener Mann mit rundem Bauch und kurzen Beinen, der wie ein Kreisel auf zwei Stöckchen aussieht, in Begleitung einer recht gut gewachsenen Frau mit einem roten Gesicht, die in Schwarz gekleidet und vom Hut bis zum Rock mit schwarzen Glasperlen bedeckt ist, so daß sie gleißt und glitzert, als trüge sie einen Kettenpanzer.

Die beiden sahen sich suchend um. Der Mann war im Begriff, wie andere auch, einen Einspänner zu mieten, doch die Frau sagte: «Hab es doch nicht so eilig, Cartlett; es ist gar nicht weit bis zur Ausstellung. Wir wollen lieber durch die Stadt gehen. Vielleicht finde ich irgendwo ein billiges Möbelstück in den Läden oder altes Porzellan. Seit Jahren bin ich nicht hier gewesen – nie wieder, seit ich als junges Mädel in Aldbrickham gewohnt habe und manchmal mit meinem Schatz herübergefahren bin.»

«In einem Sonderzug kannst du keine Möbel mit nach Hause nehmen», wandte mit schwerer Zunge ihr Gatte ein, der Wirt der *Drei Hörner* in Lambeth; denn beide waren sie hierhergekommen aus ihrer Kneipe in der «ausgezeichneten, dichtbevölkerten, schnapstrinkenden Gegend», wo sie wohnten, seitdem die in diesen Worten abgefaßte Anzeige sie dorthin gelockt hatte. Dem Gastwirt war es anzusehen, daß auch er, wie seine Kunden, unter dem Einfluß des Alkohols stand, den er ausschenkte.

«Da lasse ich es eben schicken, wenn ich was finde, das mir gefällt», antwortete seine Frau.

Sie schlenderten weiter, doch kaum hatten sie die Stadt betreten, als Arabellas Aufmerksamkeit von einem jungen Paar gefesselt wurde, das ein Kind bei sich hatte; die drei waren auf dem zweiten Bahnsteig ausgestiegen, wo der Zug von Aldbrickham eingefahren war. Sie gingen unmittelbar vor den Gastwirtsleuten.

«Du meine Güte!» rief Arabella.

«Was ist denn los?» fragte Cartlett.

«Was glaubst du, wer die beiden sind? Erkennst du denn nicht den Mann?»

«Nein.»

«Nach der Fotografie, die ich dir gezeigt habe?»

«Ist das Fawley?»

«Ja – natürlich.»

«Na schön. Wahrscheinlich hat er genau wie andere auch Lust gekriegt, sich mal die Ausstellung anzusehen.» Cartletts Interesse für Juda – mochte das zu Anfang seiner Bekanntschaft mit Arabella auch anders gewesen sein – hatte offensichtlich stark nachgelassen, seit die Reize und die Eigenheiten seiner Frau, ihre falschen Zöpfe und ihre willkürlichen Grübchen etwas ganz Alltägliches für ihn geworden waren.

Arabella regelte ihren und ihres Mannes Schritt derart, daß sie unmittelbar hinter den anderen dreien hergingen, was sich in einem solchen Strom von Fußgängern leicht und unauffällig einrichten ließ. Ihre Antworten auf Cartletts Bemerkungen waren kurz und unbestimmt, denn die drei Leutchen vor ihr interessierten sie mehr als alles übrige.

«Scheint, daß sie sehr gut miteinander sind, und mit ihrem Kind auch», fuhr der Gastwirt fort.

«*Ihrem* Kind! Das ist nicht ihr Kind!» entgegnete Arabella mit einem seltsamen, jähen Besitzverlangen. «Sie sind noch nicht lange genug verheiratet, als daß es ihres sein könnte!»

Doch obwohl der Mutterinstinkt in ihr stark genug war, um die Vermutung ihres Mannes zu bestreiten, fand sie es bei näherer Überlegung doch geratener, nicht aufrichtiger zu sein, als nötig war. Mr. Cartlett wußte es nicht anders, als daß das Kind seiner Frau aus erster Ehe sich bei den Großeltern im Land der Antipoden aufhielt.

«Na ja, sie sieht ja auch noch aus wie 'n junges Mädel.»

«Sie sind nur Liebesleute, oder eben erst verheiratet und haben das Kind in Pflege, das sieht doch ein Blinder!»

Alle gingen weiter ihres Wegs. Das ahnungslose Paar, Sue und Juda, hatte beschlossen, die Landwirtschaftliche Ausstellung zum Anlaß für einen Tagesausflug zu nehmen, der körperliche Bewegung und Vergnügungen mit Belehrung verband und nicht viel kosten würde. Da sie nicht nur an sich selbst dachten, hatten sie den kleinen Gnom mitgenommen und versuchten alles, damit er lächeln und sich freuen sollte wie andere Kinder; freilich war er bis zu einem gewissen Grad ein Hindernis für die köstliche, uneingeschränkte Gemeinschaft ihrer Pilgerfahrten, die sie so beglückte. Doch bald empfanden sie ihn nicht mehr als Beobachter und bezeigten einander jene liebevolle Aufmerksamkeit, die auch die scheuesten Menschen kaum verbergen können; ja, die beiden suchten sie weniger zu verbergen, als sie vielleicht zu Hause getan hätten, da sie sich unter lauter Fremden glaubten. Sue in ihrem neuen Sommerkleid, biegsam und leicht wie ein Vogel, den kleinen Daumen an den Stock ihres weißen Kattunsonnenschirms gepreßt, ging dahin, als ob sie kaum den Erdboden berühre – man hätte glauben mögen, ein mäßig starker Windstoß hätte sie über die Hecke in die nächste Wiese wehen können. Juda in seinem hellgrauen Feiertagsanzug war wirklich stolz auf ihre Gesellschaft, auf ihr gewinnendes Wesen nicht weniger als auf ihre reizende Erscheinung. Durch jeden Blick und jede Bewegung verständigten sie sich ebenso wirksam wie durch Worte, und dieses vollkommene Einvernehmen ließ sie fast wie zwei Teile eines einzigen Ganzen erscheinen.

Das Paar und sein Schützling gingen durch die Drehkreuze, Arabella und ihr Mann folgten nicht viel später. Als sie innerhalb der Einfriedung waren, sah die Gastwirtsfrau, wie die beiden vor ihr sich um den Jungen bemühten, ihn auf lebende oder unbelebte Ausstellungsgegenstände hinwiesen und sie ihm erklärten; und vorübergehend malte sich Traurigkeit auf ihren Gesichtern, da es ihnen nicht gelang, ihn aus seiner Gleichgültigkeit aufzurütteln.

«Wie sie sich immer dicht bei ihm hält!» sagte Arabella. «O nein – ich glaube, sie sind nicht verheiratet, sonst würden sie einander nicht so gern haben ... Möchte doch wissen, wie es steht!»

«Aber hast du mir nicht gesagt, er hätte sie geheiratet?»

«Ich hab gehört, er hätte es vor – weiter nichts; er wollte es noch mal versuchen, nachdem es schon ein- oder zweimal verschoben worden ist ... Die benehmen sich ja, als ob sie die einzigen zwei Menschen auf der ganzen Ausstellung wären! Ich an seiner Stelle würde mich schämen, mich so albern aufzuführen!»

«Ich finde gar nichts Besonderes an ihrem Benehmen. Es wäre mir nie aufgefallen, daß sie verliebt sind, wenn du es nicht gesagt hättest.»

«Du merkst eben nie was», erwiderte sie. Doch wie Cartlett dachten über das Gehaben der beiden zweifellos auch die vielen anderen Besucher der Ausstellung, denen in keiner Weise aufzufallen schien, was Arabellas geschärfter Blick entdeckt hatte.

«Er ist von ihr bezaubert, als ob sie irgend 'n überirdisches Wesen wäre!» fuhr Arabella fort. «Sieh nur, wie er sich zu ihr hindreht und sie anschmachtet! Mir scheint, sie hat ihn nicht ganz so gern wie er sie. Sie ist kein besonders warmherziges Geschöpf, soviel ich sehe, obwohl sie ihn ziemlich gern hat – soweit es eben bei ihr reicht; und er könnte ihr recht weh tun, wenn er's drauf anlegte – aber dazu ist er zu einfältig. Da – jetzt gehen sie dort hinüber zu der Halle, wo die Karrenpferde sind. Komm, wir wollen auch hin.»

«Ich hab keine Lust, die Karrenpferde anzusehen. Wir können doch den beiden nicht immerfort nachlaufen. Wir sind hierhergekommen, um uns die Ausstellung anzugucken, und da wollen wir sie doch auf unsere Art ansehen, genauso wie die auf ihre Art.»

«Wie wär's, wenn wir uns in einer Stunde irgendwo träfen – sagen wir mal dort drüben in dem Erfrischungszelt, und inzwischen geht jeder für sich herum? Dann kannst du dir ansehen, was du willst, und ich auch.»

Cartlett war nicht abgeneigt, und so trennten sie sich – er ging in die Halle, wo Malzverfahren zu sehen waren, und Arabella schlug die Richtung ein, die Juda und Sue genommen hatten. Doch ehe sie die beiden einholte, sah sie ein lachendes Gesicht vor sich: Anny, die Freundin ihrer Mädchentage.

Anny war über die bloße Tatsache des unvermuteten Zusammentreffens in herzliches Gelächter ausgebrochen. «Ich wohne noch immer hier in der Gegend», sagte sie, sobald sie sich gesammelt hatte. «Jetzt heirate ich bald, aber mein Zukünftiger hat heute nicht mitkommen können. Doch sonst sind 'ne ganze Menge von uns da, mit dem Sonderzug – freilich hab ich sie im Augenblick aus den Augen verloren.»

«Hast du Juda mit seiner Liebsten getroffen oder seiner Frau oder was sie nun ist? Ich hab sie vorhin gesehen.»

«Nein. Seit Jahren hab ich ihn aus den Augen verloren.»

«Sie müssen hier irgendwo ganz in der Nähe sein. Ja – da sind sie – bei dem grauen Pferd dort!»

«Ach, das ist seine jetzige Liebste – oder Frau, hast du gesagt? Hat er wieder geheiratet?»

«Ich weiß nicht.»

«Hübsch ist sie, nicht?»

«Ja – nichts auszusetzen; aber auch nichts Besonderes. Wird nicht viel dran sein an ihr – so 'n dürres, zappliges kleines Ding.»

«Er ist aber auch ein hübscher Kerl! Du hättest bei ihm bleiben sollen, Arabella!»

«Da könntest du vielleicht recht haben», murmelte sie.

Anny lachte. «Echt Arabella! Immer willst du einen anderen als den, den du hast!»

«Als ob das nicht jeder Frau so ginge! Aber die er da bei sich hat, die weiß nicht, was Liebe ist – wenigstens was ich unter Liebe verstehe! Ich seh es ihrem Gesicht an, daß sie's nicht weiß.»

«Und vielleicht, meine liebe Abby, weißt *du* nicht, was sie unter Liebe versteht.»

«Will ich auch gar nicht wissen! ... Aha, jetzt gehen sie in die Kunstabteilung. Ich würde mir auch ganz gern ein paar Bilder ansehen. Gehen wir auch mal hin? – Na, hier ist aber wirklich ganz Wessex beisammen! Da ist Dr. Vilbert. Hab ihn jahrelang nicht zu Gesicht bekommen, und er sieht aus, als wäre er keinen Tag älter geworden seitdem. Wie geht's, Herr Doktor? Ich sagte eben zu meiner Freundin, Sie sähen keinen Tag älter aus als damals in meiner Mädchenzeit.»

«Ganz einfach die Folge davon, daß ich regelmäßig

meine eigenen Pillen einnehme, junge Frau. Nur zweieinviertel Shilling die Schachtel – Wirksamkeit garantiert durch behördlichen Stempel. Darf ich Ihnen raten, dieselbe Unantastbarkeit gegen die Verheerungen der Zeit zu erwerben, indem Sie meinem Beispiel folgen? Nur zweieinviertel Shilling.»

Der Quacksalber hatte eine Schachtel aus der Westentasche gezogen, und Arabella ging auf den Handel ein.

«Aber», fuhr er fort, nachdem die Pillen bezahlt waren, «ich habe leider nicht die Ehre, Sie zu kennen, Mrs. – Oder wäre es möglich, daß Sie Mrs. Fawley wären, die frühere Miss Donn, aus der Gegend von Marygreen?»

«Ja. Aber jetzt bin ich Mrs. Cartlett.»

«Ach – da haben Sie Ihren Mann verloren? Ein vielversprechender junger Mensch! Ein Schüler von mir, wissen Sie. Ich habe ihn in den toten Sprachen unterrichtet. Und glauben Sie mir, bald hat er fast ebensoviel gewußt wie ich.»

«Ich hab ihn verloren, aber nicht, wie Sie denken», entgegnete Arabella trocken. «Die Rechtsanwälte haben uns voneinander befreit. Dort steht er, dort, sehen Sie, frisch und munter, neben der jungen Frau da, sie gehen gerade in die Kunstausstellung.»

«Ach du meine Güte! Offenbar hat er sie sehr gern.»

«Es heißt, sie wären Vetter und Kusine.»

«Verwandtschaft kommt ihren Gefühlen sehr zustatten, möchte ich behaupten?»

«Ja. Das hat zweifellos auch ihr Mann gedacht, als er sich von ihr hat scheiden lassen ... Wollen wir uns auch mal die Bilder ansehen?»

Das Trio folgte dem anderen über den Rasen und trat ein. Juda und Sue, ohne zu ahnen, daß sie soviel Interesse erregten, waren mit dem Kind zu einem Modell am anderen Ende der Halle gegangen, das sie lange Zeit mit großer Aufmerksamkeit betrachteten, ehe sie weitergingen. Arabella und ihre Freunde kamen schließlich auch hin; es trug die Inschrift: «Modell des Cardinal College in Christminster; von J. Fawley und S. F. M. Bridehead.»

«Sie bewundern ihre eigene Arbeit», sagte Arabella. «Das sieht Juda ähnlich – immer hat er Colleges und Christminster im Kopf gehabt, statt sich um sein Handwerk zu kümmern.»

Flüchtig sahen sie die Bilder an und gingen dann weiter zum Orchesterpodium. Als sie eine Weile dort gestanden und der Militärkapelle gelauscht hatten, tauchten Juda, Sue und das Kind an der anderen Seite auf. Arabella war es gleichgültig, ob sie sie erkannten; aber Sue und Juda waren zu tief in ihr eigenes Leben versunken, das sich ihnen in der gefühlsbetonten Musik zu spiegeln schien, als daß sie Arabella unter ihrem perlenbesetzten Schleier bemerkt hätten. Sie ging um die lauschende Menge herum, bis sie hinter die Liebenden zu stehen kam, deren Verhalten sie heute auf unerwartete Art faszinierte. Scharf beobachtete sie die beiden von hinten und bemerkte, wie Judas Hand nach Sues Hand tastete; sie standen dicht nebeneinander, um diesen wortlosen Ausdruck ihrer stets wachen Bereitschaft füreinander vor fremden Augen zu verbergen – wie sie glaubten.

«Albern – wie zwei dumme Kinder!» flüsterte Arabella ärgerlich vor sich hin; als sie sich wieder zu ihren Freunden gesellt hatte, verharrte sie in nachdenklichem Schweigen.

Unterdessen hatte sich Anny in ein paar scherzhaften Bemerkungen zu Vilbert über Arabellas sehnsüchtiges Interesse an ihrem ersten Manne ausgelassen.

«Hören Sie mal», nahm nun der Doktor Arabella beiseite, «wäre Ihnen vielleicht mit so etwas gedient, Mrs. Cartlett? Es stammt nicht aus meinem üblichen Arzneivorrat, doch ab und zu wird etwas Derartiges verlangt.» Er zog ein Fläschchen mit einer farblosen Flüssigkeit hervor. «Ein Liebestrank, wie er von den Alten mit großem Erfolg benutzt wurde. Ich bin durch das Studium antiker Schriften darauf gekommen und habe noch keinen einzigen Mißerfolg damit gehabt.»

«Woraus wird es denn hergestellt?» fragte Arabella neugierig.

«Nun – ein Destillat aus den Säften von Taubenherzen ist einer der Bestandteile. Ich habe an die hundert Herzen gebraucht, um die kleine Flasche da voll zu bekommen.»

«Wo kriegen Sie denn alle die Tauben her?»

«Da will ich Ihnen ein Geheimnis verraten: ich nehme einen Brocken Steinsalz – darauf sind Tauben wie versessen – und lege es in den Taubenschlag auf meinem Dach. In wenigen Stunden kommen die Vögel aus allen Himmelsrichtungen angeflogen – aus Osten, Westen, Norden und Süden –, und so verschaffe ich mir so viele, wie ich brauche. Die Anwendung der Flüssigkeit besteht darin, daß man dem gewünschten Mann etwa zehn Tropfen davon in ein Getränk gießt. Aber bitte vergessen Sie nicht: das alles erzähle ich Ihnen nur, weil ich aus Ihren Fragen entnehme, daß Sie ein Fläschchen zu kaufen beabsichtigen. Sie werden mich doch nicht enttäuschen?»

«Na gut – ich will eine Flasche nehmen; als Geschenk für eine Freundin vielleicht, damit sie das Zeug an ihrem Schatz ausprobiert.» Sie händigte ihm den verlangten Preis von 5 Shilling aus und steckte das Fläschchen in ihren umfangreichen Busen. Nach einer Weile sagte sie, sie habe sich mit ihrem Mann verabredet, und machte sich auf den Weg zur Erfrischungshalle; Juda, seine Begleiterin und das Kind waren unterdessen zu dem Gartenbauzelt weitergegangen, wo Arabella sie vor einer Gruppe blühender Rosen entdeckte. Sie wartete ein paar Minuten und beobachtete die drei, dann schlenderte sie weiter, um mit nicht eben liebevollen Gefühlen ihren Gatten aufzusuchen. Sie fand ihn auf einem Schemel vor der Theke sitzen im Gespräch mit einem der auffallend gekleideten Barmädchen, das ihm Schnaps kredenzt hatte.

«Man sollte denken, davon hättest du zu Hause genug!» bemerkte Arabella verdrießlich. «Du bist doch wohl nicht 50 Meilen von deiner eigenen Kneipe fortgefahren, nur um in einer andern rumzuhocken? Los, führe mich in der Ausstellung herum, wie andere Männer ihre Frauen! Zum Kuckuck, du benimmst dich ja wie 'n alter Junggeselle, der sich um keinen Menschen zu kümmern braucht!»

«Aber wir haben doch verabredet, uns hier zu treffen – was blieb mir denn da weiter übrig, als zu warten?»

«Na, jetzt haben wir uns ja getroffen, jetzt komm», gab sie zurück; sie war bereit, einen Zank mit der Sonne anzufangen, weil sie auf sie niederschien. Und in der gereizten, vorwurfsvollen Stimmung durchschnittlicher christlicher Ehegatten verließen der dickbäuchige Mann und die blühende Frau gemeinsam das Zelt.

Inzwischen verweilten das weniger durchschnittliche Paar und der Junge noch immer im Blumenpavillon – einem wahren Märchenpalast für ihre empfänglichen Gemüter; Sues gewöhnlich so bleiche Wangen waren rosig angehaucht vom Widerschein der farbigen Blüten, die sie betrachtete, denn die bunten Sehenswürdigkeiten, die Luft, die Musik und die freudige Erregung über den Ausflug mit Juda trieben ihr das Blut rascher durch die Adern und entzündeten ein Leuchten und Funkeln in ihren Augen. Sie liebte Rosen über alles, und was Arabella mitangesehen hatte, war Sues Bestreben, Juda fast gegen seinen Willen bei den Rosen festzuhalten, weil sie den Namen dieser oder jener Art erfahren und ihr Gesicht auf Zollbreite den Blüten nähern wollte, um ihren Duft einzuatmen.

«Am liebsten würde ich das ganze Gesicht hineindrükken in die liebe Pracht!» hatte sie gesagt. «Aber wahrscheinlich ist es verboten, sie zu berühren – nicht, Juda?»

«Jawohl, du Kindskopf», erwiderte er und gab ihr aus Spaß einen kleinen Stoß, so daß ihre Nase mitten in den Blütenblättern landete.

«Der Schutzmann wird uns erwischen – da sag ich aber, mein Mann wäre daran schuld gewesen!»

Dann blickte sie zu ihm auf und lächelte auf eine Art, die Arabella vieles verriet.

«Glücklich?» murmelte er.

Sie nickte.

«Warum? Weil wir auf der Großen Wessexer Landwirtschaftsausstellung sind – oder weil *wir* hier sind?»

«Immer willst du mich dahin kriegen, daß ich allerhand

Unsinn eingestehe! Weil ich meine Bildung erweitere natürlich, indem ich mir alle diese Dampfpflüge und Dreschmaschinen angucke, die Häckselschneider und die Kühe und Schweine und Schafe.»

Juda war es ganz zufrieden, daß seine stets ausweichende Gefährtin ihm eine Abfuhr erteilte. Doch als er seine Frage schon vergessen hatte und gar keine Antwort mehr erwartete, fuhr sie fort: «Mir ist zumute, als hätten wir zu griechischer Heiterkeit zurückgefunden und uns blind gemacht gegen Krankheit und Leid, als hätten wir vergessen, was 25 Jahrhunderte die Menschheit seitdem gelehrt haben, wie eine unserer Leuchten in Christminster es ausdrückt ... Aber ein Schatten ist auch jetzt da – nur einer.» Ihr Blick ruhte auf dem greisenhaften Jungen, denn obwohl sie ihm alles gezeigt hatten, was sonst Kindersinn erfreut, war es ihnen nicht gelungen, seine Teilnahme zu wecken.

Er wußte, was sie sagten und dachten. «Es tut mir so sehr, sehr leid, Vater und Mutter», sagte er. «Aber bitte macht euch nichts draus! – Ich bin nun mal so. Die Blumen würden mir sehr gefallen, wenn ich nicht immer dran denken müßte, daß in ein paar Tagen alle verwelkt sind!»

6

Das Leben der beiden, das bisher so still und unbeachtet verlaufen war, wurde seit dem Tag der aufgeschobenen Trauung auch von anderen Leuten als Arabella beobachtet und beredet. Die Gesellschaft von Spring Street und die Nachbarschaft im allgemeinen hatten kein Verständnis für Sues und Judas private Meinungen, Gefühle, Einstellungen und Befürchtungen, und es wäre wohl auch vergeblich gewesen, sie ihnen klarzumachen. Da gab es merkwürdige Tatsachen: plötzlich war ein Kind aufgetaucht, das Juda Vater und Sue Mutter nannte; eine Trauung, die so still wie möglich auf dem Standesamt hatte stattfinden sollen, war nicht zustande gekommen; überdies liefen Gerüchte um über die unangefochtenen Scheidungsklagen – kurz, alles ließ für schlichte Gemüter nur eine einzige Deutung zu.

Der kleine Gnom – denn obwohl er formell in «Juda» verwandelt war, blieb der passende Spitzname an ihm haften – kam gar manchmal gegen Abend aus der Schule und wiederholte Fragen und Bemerkungen der anderen Jungen; das verursachte Sue und auch Juda, wenn er die Äußerungen zu hören bekam, viel Schmerz und Traurigkeit.

Dies hatte zur Folge, daß die beiden bald nach dem mißglückten Versuch auf dem Standesamt für einige Tage verreisten – nach London, wie man glaubte – und jemand nahmen, der inzwischen den Jungen versorgte. Als sie zurückkamen, gaben sie indirekt und mit gleichgültiger, lustloser Miene zu verstehen, daß sie nun endlich gesetzlich verheiratet seien. Sue, die vorher Mrs. Bridehead genannt worden war, nahm offen den Namen «Mrs. Fawley» an. Das verdrossene, verschüchterte Wesen, das sie tagelang zur Schau trug, schien alles zu bestätigen.

Aber der Fehler (wie die Leute es nannten), daß sie so heimlich weggefahren waren, um die Sache abzumachen, ließ viel von dem Geheimnis ihres Lebens ungelöst; und bald merkten sie, daß sie bei ihren Nachbarn durch diese Reise nicht soviel gewonnen hatten, wie sie erwarteten. Ein lebendiges Geheimnis war nicht viel weniger aufregend als ein toter Skandal.

Der Bäckerlehrling und der Kaufmannsjunge, die früher höflich den Hut vor Sue gezogen hatten, wenn sie auf ihren Botengängen zu ihr kamen, machten sich jetzt nicht mehr die Mühe, ihr diese Ehre zu erweisen, und die Frauen der benachbarten Handwerker blickten starr auf das Pflaster, wenn sie ihr begegneten.

Allerdings wurden Sue und Juda von niemandem belästigt; doch allmählich bemächtigte sich ihrer eine gedrückte Stimmung, vor allem nach jenem Besuch der Ausstellung, als hätte dieser Ausflug irgendeinen bösen Einfluß ausgelöst. Und beide waren so veranlagt, daß sie unter einer derartigen Atmosphäre litten und sie doch nicht durch nachdrückliche, offene Äußerungen zu zerstreuen vermochten. Ihr Scheinversuch, die Sache in Ordnung zu bringen, war zu spät gekommen.

Die Bestellungen auf Grabinschriften nahmen ab, und später, als es Herbst wurde, war es Juda klar, daß er sich wieder als Geselle würde verdingen müssen. Das traf sich gerade jetzt um so unglücklicher, als die Schulden noch nicht getilgt waren, die er im vorigen Jahr wegen der Prozeßkosten hatte aufnehmen müssen.

Eines Abends setzte er sich wie gewöhnlich zu der gemeinsamen Mahlzeit mit Sue und dem Kind nieder. «Ich glaube», sagte er, «daß wir nicht länger hierbleiben sollten. Freilich, wir leben gern hier; aber wenn wir in eine Stadt ziehen könnten, wo man uns nicht kennt, dann wäre uns leichter ums Herz, und wir hätten bessere Aussichten. Und darum finde ich, wir sollten von hier weggehen, so unbequem das auch für dich ist, du Arme!»

Sue war immer sehr beeindruckt, wenn man sie als Gegenstand des Mitleids hinstellte, und sie wurde traurig.

Doch nach einer Weile sagte sie: «Ach – eigentlich fällt es mir nicht schwer, wegzuziehen. Es bedrückt mich sehr, wie die Leute mich hier ansehen. Und das Haus gemietet und die Möbel angeschafft hast du doch nur für mich und den Jungen! Du selber brauchst das gar nicht, und es ist nur eine unnötige Ausgabe. Aber was wir auch machen und wohin wir gehen – den Jungen läßt du mir, lieber Juda, nicht wahr? Ich könnte mich jetzt nicht von ihm trennen! Was mich so sehr an ihm rührt ist dieser Schatten auf seiner jungen Seele, und ich habe die Hoffnung nicht aufgegeben, daß ich dieses Dunkel doch vielleicht eines Tages vertreiben kann! Und er hat mich so lieb. Du schickst ihn nicht fort von mir?»

«Bestimmt nicht, du liebes kleines Mädchen! Wir wollen eine nette Wohnung nehmen, wo immer wir hinziehen. Ich werde wahrscheinlich viel unterwegs sein, mal hier eine Arbeit übernehmen und mal da.»

«Ich werde natürlich auch irgend etwas arbeiten, bis – Nun, wenn ich jetzt bei der Beschriftung nicht mehr helfen kann, so gehört es sich eben, daß ich was anderes anfange.»

«Hab es nur nicht so eilig mit dem Arbeitsuchen», sagte er betrübt. «Ich möchte das gar nicht. Mir wäre es lieber, du ließest es ganz, Sue. Mit dem Jungen und dir selbst hast du genug zu tun.»

Es klopfte an der Tür; Juda ging hin und öffnete. Sue hörte das Gespräch:

«Ist Mr. Fawley zu sprechen? . . . Ich komme von der Baufirma Biles und Willis; sie lassen fragen, ob Sie die Instandsetzung der Zehn Gebote übernehmen würden in einer kleinen Dorfkirche hier in der Nähe, die kürzlich von unserer Firma restauriert worden ist.»

Juda überlegte eine Weile und sagte dann, er könne es übernehmen.

«Es ist keine besonders kunstreiche Arbeit», fuhr der Bote fort. «Der Pfarrer ist sehr altmodisch und läßt gerade nur zu, daß die Kirche gereinigt und renoviert wird, weiter nichts.»

‹Ein sehr vernünftiger alter Mann›, dachte Sue im stillen, denn sie war gegen die Scheußlichkeiten übertriebener Restaurierungen sehr empfindlich.

«Die Zehn Gebote sind an der Ostseite angebracht», fuhr der Bote fort, «und müssen mit dem übrigen Mauerwerk dort neu hergerichtet werden; eigentlich ist es in unserem Gewerbe ja üblich, daß solches Altmaterial dem Baumeister gehört und fortgekarrt wird, aber das erlaubt der Pfarrer nicht.»

Die Bedingungen wurden abgemacht, und Juda kam wieder herein. «Siehst du», sagte er fröhlich, «auf jeden Fall noch ein Auftrag, und du kannst mir dabei helfen – wenigstens kannst du es versuchen. Wir haben die Kirche ganz für uns, denn alle anderen Arbeiten sind beendet.»

Am nächsten Tag ging Juda sich die Kirche ansehen, die nur zwei Meilen entfernt war. Was der Angestellte der Baufirma gesagt hatte, erwies sich als zutreffend. Im schönen, schlichten Stil des vorigen Jahrhunderts ragten als Hauptschmuck des Altarplatzes die Tafeln mit dem jüdischen Gesetz hoch und streng über die Geräte christlicher Gnade empor. Und da die Umrahmung der Tafeln aus Stuckverzierungen bestand, konnte man sie zum Reparieren nicht herunternehmen. Ein Teil davon war jedoch durch die Feuchtigkeit abgebröckelt und mußte erneuert werden; nachdem das geschehen und das Ganze gereinigt war, machte sich Juda an die Erneuerung der Schrift. Am zweiten Morgen erschien Sue, um zu sehen, ob sie ihm helfen könne, und weil sie überhaupt gern beieinander waren.

Die Stille und Leere des Gebäudes machte ihr Mut; sie stand auf einem niedrigen, ganz ungefährlichen Gerüst, das Juda errichtet hatte; trotzdem war sie nur mit Zagen hinaufgestiegen; nun begann sie die Buchstaben der ersten Tafel einzumalen, während er damit beschäftigt war, einen Teil der zweiten auszubessern. Sie war ganz erfreut über ihr Können; es stammte aus jener Zeit, da sie kolorierte Sprüche für die Devotionalienhandlung in Christminster gemalt hatte. Eine Störung war kaum zu erwarten; durch ein offenes Fenster drang fröhliches Vogelgezwitscher und das Rascheln des Herbstlaubs und mischte sich in ihre Gespräche.

Aber diese friedliche Gemütlichkeit sollte nicht lange dauern. Gegen halb zwölf ertönten Schritte draußen auf dem Kies. Der alte Pfarrer und sein Kirchenvorsteher traten ein; als sie näher kamen, um zu sehen, woran gearbeitet wurde, schienen sie nicht wenig überrascht, daß eine junge Frau dabei half. Sie gingen weiter in ein Seitenschiff; da öffnete sich die Tür von neuem, und wieder trat jemand ein – die kleine Gestalt des Gnom, der bitterlich weinte. Sue hatte ihm gesagt, wo er sie zwischen dem

Morgen- und dem Nachmittagsunterricht finden könne, wenn er wollte. Sie kam von ihrem Hochsitz herunter und fragte: «Was fehlt dir denn, Liebling?»

«Ich hab nicht in der Schule bleiben können und dort essen, denn sie haben gesagt . . .» Er schilderte, wie einige Jungen ihn wegen seiner «Nennmutter» verspottet hätten. Tief gekränkt wandte sich Sue zu Juda oben auf seinem Gerüst und äußerte ihre Empörung. Das Kind ging auf den Kirchhof hinaus, und Sue kehrte an ihre Arbeit zurück. Inzwischen hatte sich die Tür noch einmal aufgetan, und mit geschäftsmäßiger Miene kam in ihrer weißen Schürze eine alte Frau hereingeschlurft, der es oblag, die Kirche zu reinigen. Sue erkannte in ihr eine Frau, die Freunde in der Spring Street hatte, bei denen sie öfter zu Besuch war. Die Reinmachfrau sah Sue an, riß vor Staunen den Mund auf und hob die Hände zum Himmel; offenbar hatte sie Judas Gefährtin erkannt, wie diese auch sie erkannt hatte. Dann erschienen zwei Damen; nach einem kurzen Gespräch mit der Aufwartefrau kamen auch sie näher heran und sahen Sue zu, wie sie mit erhobener Hand die Buchstaben nachzog; prüfend betrachteten sie ihre Figur, die sich scharf von der weißen Mauer abhob, bis Sue so nervös wurde, daß sie sichtlich zitterte.

Dann gingen die beiden Damen wieder zu den anderen zurück und sprachen leise mit ihnen; jemand fragte – wer es war, konnte Sue nicht hören: «Sie ist vermutlich seine Frau?»

«Manche sagen ja, manche nein», lautete die Antwort der Aufwartefrau.

«Nicht? Dann sollte sie seine Frau sein oder die von irgend jemand anderem – das ist sehr klar!»

«Sie sind erst ein paar Wochen verheiratet, wenn überhaupt.»

«Ein merkwürdiges Paar, und ausgerechnet die malen die Zehn Gebote! Wie können Biles und Willis nur solche Leute herschicken!»

Der Kirchenvorsteher meinte, wahrscheinlich hätten Biles und Willis gar nicht gewußt, daß irgendwas nicht in

Ordnung sei, und dann erklärte die eine Dame, die mit der alten Frau gesprochen hatte, warum sie von «merkwürdigen Leuten» gesprochen habe.

Welche Richtung die leise geführte Unterhaltung nahm, wurde deutlich, als der Kirchenvorsteher nun mit einer Stimme, die in der ganzen Kirche vernehmbar war, eine Geschichte erzählte, auf die ihn offenbar die augenblickliche Lage gebracht hatte.

«Ja, da hat mir mein Großvater 'ne sonderbare Geschichte erzählt von einer sehr schlimmen Sache, die sich beim Malen der Zehn Gebote in einer Kirche in der Nähe von Gaymead zugetragen hat – man kann von hier aus leicht zu Fuß hinkommen. In jenen Tagen wurden die Gebote meistens in vergoldeten Buchstaben auf schwarzem Grund ausgeführt, und so war es auch dort, wovon ich jetzt rede, ehe sie die alte Kirche wieder neu gebaut haben. Es muß etwa hundert Jahre her sein, daß die Gebote neu gemalt werden mußten, gerade so wie jetzt hier bei uns, und dazu mußten sie Leute aus Aldbrickham kommen lassen. Nun wollten sie die Arbeit zu einem bestimmten Sonntag fertig haben, so daß die Leute am Sonnabend bis in die Nacht hinein arbeiten mußten, gegen ihren Willen, denn damals wurden Überstunden nicht, wie jetzt, bezahlt. In jenen Zeiten gab's im Land keine wahre Frömmigkeit, weder bei den Pfarrern noch beim Volk; und damit die Leute bei der Arbeit blieben, hatte ihnen der Pastor am Nachmittag tüchtig was zu trinken gegeben. Als sich der Abend hinzog, ließen sie selber noch mehr kommen; Rum mußte es sein. Es wurde später und später, und sie wurden immer besoffener, und schließlich stellten sie ihre Rumflaschen und die Gläser auf den Abendmahlstisch, zogen ein paar Böcke ran, setzten sich gemütlich drum herum und schenkten sich tüchtig die Gläser voll. Aber kaum hatten sie ausgetrunken, so hieß es in der Geschichte, als sie alle besinnungslos zu Boden fielen. Wie lange sie so gelegen hatten, wußte keiner zu sagen, aber als sie wieder zu sich kamen, wütete draußen ein schreckliches Gewitter, und es war ihnen, als sähen sie in der

Finsternis eine dunkle Gestalt mit ganz dünnen Beinen und einem seltsamen Fuß auf der Leiter stehen und ihre Arbeit fertigmachen. Als es hell wurde, sahen sie, daß die Arbeit wirklich getan war, aber sie konnten sich gar nicht daran erinnern, daß sie sie selber fertiggestellt hätten. Sie gingen nach Hause, und als nächstes hörten sie, daß es am Sonntagmorgen einen großen Skandal in der Kirche gegeben hatte, denn als die Leute kamen und der Gottesdienst anfing, sahen alle, daß die Zehn Gebote hingemalt waren, aber alle ‹Nicht› waren ausgelassen. Anständige Leute mochten lange Zeit dort nicht in die Kirche gehen, und man mußte den Bischof kommen lassen, damit er die Kirche wieder weihte. So hab ich die Geschichte als Kind erzählen hören. Sie dürfen es nicht zu genau damit nehmen, aber wie gesagt, die Sache heute hat mich wieder darauf gebracht.»

Die Besucher betrachteten die Tafeln noch einmal, als wollten sie sich vergewissern, ob Juda und Sue nicht auch die «Nicht» ausgelassen hätten, und dann verließ eines nach dem anderen die Kirche, schließlich auch die alte Frau. Sue und Juda, die ihre Arbeit nicht unterbrochen hatten, schickten das Kind wieder in die Schule und blieben schweigend zurück; als er sie aufmerksam ansah, fand er, daß sie still vor sich hin geweint hatte.

«Mach dir nichts draus, Kamerad!» sagte er. «Ich kenne das!»

«Ich kann es nicht ertragen, daß sie und die Leute überhaupt Menschen für schlecht halten, bloß weil sie es vorziehen, ihr Leben auf *ihre* Weise zu führen! Durch solche Ansichten werden die wohlmeinenden Menschen dahin gebracht, leichtsinnig und schließlich wirklich unmoralisch zu werden.»

«Laß dich nicht niederdrücken! Es war ja nur eine spaßhafte Anekdote.»

«Ja, aber wir haben den Mann darauf gebracht! Ich fürchte, Juda, ich hab dir durch mein Kommen nur Ungelegenheiten gemacht, statt dir zu helfen!»

Die Erinnerung an eine solche Geschichte wachgerufen

zu haben, war gewiß nicht sehr erfreulich, wenn man ihre Lage ernsthaft ins Auge faßte. Jedoch nach ein paar Minuten schien Sue die lächerliche Seite der Sache zu sehen; sie trocknete sich die Augen und lachte.

«Eigentlich ist es drollig», sagte sie, «daß ausgerechnet wir beide mit unserer sonderbaren Vergangenheit die Zehn Gebote hier malen! Du ein Verworfener, und ich – in meinem Zustand ... du meine Güte!» Die Hand über den Augen, lachte sie still in sich hinein, bis sie kaum mehr konnte.

«So ist's recht», rief Juda fröhlich. «Jetzt sind wir wieder vernünftig, kleines Mädchen, nicht wahr?»

«Ach, es ist aber trotzdem sehr ernst!» seufzte sie, als sie sich aufrichtete und wieder zum Pinsel griff. «Aber da siehst du's – sie denken, wir sind nicht verheiratet! Sie wollen es einfach nicht glauben! Höchst merkwürdig!»

«Mir ist es gleich, ob sie's glauben oder nicht», erwiderte Juda. «Ich gebe mir jetzt keine Mühe mehr, sie zu überzeugen.»

Sie setzten sich zum Mittagsmahl nieder, das sie mitgebracht hatten, um keine Zeit zu verlieren; als sie gegessen hatten und wieder mit der Arbeit beginnen wollten, trat ein Mann in die Kirche, in dem Juda den Baumeister Willis erkannte. Er winkte Juda heran und sprach mit ihm ein wenig abseits.

«Ach, wissen Sie – man hat sich Ihretwegen eben bei mir beschwert», sagte er atemlos und verlegen. «Ich möchte nicht näher auf die Sache eingehen – denn natürlich hab ich nicht gewußt, was los ist –, aber leider muß ich Sie beide bitten, mit der Arbeit aufzuhören und die Fertigstellung jemand anderem zu überlassen! Es ist das beste, wir vermeiden alle Unannehmlichkeiten. Den Wochenlohn zahle ich Ihnen aber.»

Juda war zu großzügig, um viel Aufhebens von der Sache zu machen; der Baumeister bezahlte ihn und ging davon. Juda suchte sein Werkzeug zusammen und Sue wusch ihren Pinsel aus. Dann trafen sich ihre Blicke.

«Wie konnten wir nur so einfältig sein und denken, daß

wir das tun könnten!» sagte sie in ihrer tragischen Tonart. «Natürlich hätten wir nicht – hätte ich nicht – kommen dürfen!»

«Ich hatte keine Ahnung, daß an einem so abgelegenen Ort jemand herkommen und uns sehen würde!» gab Juda zurück. «Na, da läßt sich nichts machen; natürlich denke ich nicht daran, zu bleiben und dadurch Willis' Geschäft zu schädigen.» Ein paar Minuten saßen sie untätig da, dann verließen sie die Kirche und machten sich nachdenklich auf nach Aldbrickham; unterwegs holten sie den Jungen ein.

Juda beschäftigte sich noch immer recht eifrig mit Bildungsfragen, und wie es für einen Menschen mit seiner Erfahrung das Gegebene war, tat er, was in seinen bescheidenen Kräften stand, um die «Gleichheit der Bildungsmöglichkeiten» zu fördern. Er war einem Handwerkerbildungsverein beigetreten, der um die Zeit seiner Ankunft in der Stadt gegründet worden war; die Mitglieder waren junge Männer aller Konfessionen: Angehörige der Staatskirche, Independenten, Baptisten, Unitarier, Positivisten und andere – von Agnostikern hatte man zu jener Zeit kaum gehört. Das einigende Band zwischen ihnen war der allen gemeinsame Wunsch, sich zu bilden. Der Vereinsbeitrag war gering, das Versammlungslokal einfach; Judas Tätigkeit, seine ungewöhnlichen Kenntnisse und vor allem sein eigentümliches Fingerspitzengefühl, was zu lesen sei und wie man es anfangen müsse, das er sich in jahrelangem Kampf gegen ein feindliches Schicksal angeeignet hatte, waren bestimmend dafür gewesen, ihn in den Vorstand zu wählen.

Wenige Tage nachdem er von den Ausbesserungsarbeiten in der Kirche heimgeschickt worden war, und noch ehe er andere Arbeit gefunden hatte, ging er eines Abends zu einer Vorstandssitzung des Vereins. Es war spät, als er anlangte, alle anderen waren schon da; bei seinem Eintritt begegneten ihm zweifelnde Blicke und kaum ein Wort der Begrüßung wurde laut. Wahrscheinlich war irgend etwas vorgebracht oder diskutiert worden, was auf ihn selbst

Bezug hatte. Die üblichen geschäftlichen Fragen wurden erörtert, und es zeigte sich, daß die Mitgliederzahl im letzten Vierteljahr plötzlich stark gesunken war. Ein Mitglied – ein wirklich gutgesinnter und aufrechter Mann – erging sich in rätselhaften Wendungen über gewisse mögliche Ursachen; die Zusammensetzung des Vorstands müsse gründlich überprüft werden, und sie müßten sich ihre Statuten genau ansehen, denn wenn der Vorstand nicht geachtet würde und – bei aller sonstigen Verschiedenheit – nicht wenigstens in der Lebensführung unangreifbar sei, so würde der ganze Verein in die Brüche gehen. Mehr wurde in Judas Gegenwart nicht gesagt, aber er wußte, was das bedeutete; er trat an den Tisch und schrieb auf der Stelle ein paar Zeilen, in denen er auf sein Amt verzichtete.

Das überempfindliche Paar fühlte sich also mehr und mehr gedrängt, die Stadt zu verlassen. Dann liefen Rechnungen ein, und es erhob sich die Frage: Was sollte Juda mit den schweren alten Möbeln seiner Großtante anfangen, wenn er sich mit unbekanntem Ziel auf die Reise machte? Außerdem brauchte er Bargeld, und so sah er sich zu einer Auktion gezwungen, obwohl er die ehrwürdigen Möbelstücke lieber behalten hätte.

Der Tag der Versteigerung kam heran. Zum letztenmal bereitete Sue das Frühstück für sich, das Kind und Juda in dem kleinen Haus, das er eingerichtet hatte. Es war ein regnerischer Tag; überdies fühlte Sue sich nicht wohl, und da sie ihren armen Juda nicht unter so betrüblichen Umständen allein lassen mochte, denn er mußte noch eine Weile dableiben, befolgte sie den Rat des Auktionators und zog sich in eines der oberen Zimmer zurück, das man ausräumen und dann vor den Käufern zuschließen konnte. Hier entdeckte sie Juda; zwei Stühle und ein Tisch, die nicht mit versteigert wurden, standen in dem Raum, dazu ihre wenigen Koffer, Körbe und Bündel; mit dem Kind saß Sue in nachdenklichem Gespräch beieinander.

Fußtritte begannen die Treppe hinauf- und hinunterzustapfen; die Käufer sahen sich die Sachen an, von denen manche so alt und absonderlich waren, daß sie einen zusätzlichen Wert als Kunstgegenstände beanspruchen konnten. Ein- oder zweimal wurde an ihrer Tür gerüttelt; um sich gegen das Eindringen Fremder zu sichern, schrieb Juda «Privat» auf einen Zettel und heftete ihn an die Tür.

Bald kamen sie dahinter, daß nicht die Möbelstücke, sondern ihr persönliches Leben und bisheriges Verhalten von den Auktionsbesuchern in unerwartetem und unerträglichem Ausmaß beredet und bekrittelt wurden. Erst jetzt entdeckten sie wirklich, wie ahnungslos sie bisher dahingelebt hatten in der Annahme, daß sie unerkannt und unbemerkt geblieben seien. Schweigend griff Sue nach der Hand ihres Gefährten, und Aug' in Auge hörten sie diese beiläufigen Bemerkungen an; die sonderbare, geheimnisvolle Erscheinung des kleinen Gnom lieferte den Hauptanlaß zu all den Vermutungen und versteckten Anspielungen. Schließlich nahm die Auktion in dem Zimmer unter ihnen ihren Anfang; sie hörten, wie jeder ihnen so wohlbekannte Gegenstand seinem Käufer zugeschlagen wurde, die hoch angesetzten für wenig Geld, die unbedeutenden zu unerwartet hohem Preis.

«Die Leute verstehen uns nicht», seufzte er bedrückt. «Ich bin froh, daß wir uns entschlossen haben, fortzuziehen.»

«Die Frage ist, wohin?»

«Wir sollten nach London gehen. Dort kann man leben, wie es einem paßt.»

«Nein – nicht nach London, Juda! Ich kenne es gut, dort würden wir unglücklich sein.»

«Warum?»

«Kannst du dir das nicht denken?»

«Weil Arabella dort ist?»

«Das ist der Hauptgrund.»

«Aber wenn wir auf das Land gingen, hätte ich die Befürchtung, daß wir dieselben Erfahrungen machen würden wie hier in letzter Zeit. Und ich mag die Leute auch nicht aufklären, etwa indem ich ihnen von der Herkunft des Jungen erzähle. Um ihn von seiner Vergangenheit ganz loszulösen, hab ich beschlossen zu schweigen. Für Kirchen zu arbeiten, hab ich jetzt satt – ich würde es nur ungern übernehmen, selbst wenn man es mir anböte!»

«Du hättest den klassischen Stil lernen sollen. Die Gotik ist schließlich eine barbarische Kunstform. Pugin hatte unrecht und Wren hatte recht. Denk an das Innere des Doms in Christminster – wo wir uns eigentlich zum erstenmal in die Augen gesehen haben. Unter den malerischen normannischen Einzelheiten versteckt sich das grotesk-kindische Wesen roher Menschen, welche die nur dunkel überlieferten römischen Formen nachzuahmen versuchen.»

«Ja – du hast mich schon halb und halb zu dieser Ansicht bekehrt durch alles, was du mir früher gesagt hast. Aber man kann arbeiten und das verachten, was man tut. Wenn nicht Kirchengotik, dann muß ich irgend etwas anderes machen.»

«Ich wünschte, wir könnten beide einen Beruf haben, in dem persönliche Dinge keine Rolle spielen», sagte sie und lächelte nachdenklich zu ihm auf. «Ich bin so ungeeignet als Lehrerin wie du als Kirchenkunsthandwerker. Du mußt es mit Bahnhöfen versuchen, mit Brücken, Theatern, Hotels – mit allem, was nichts mit dem Lebenswandel eines Menschen zu tun hat.»

«Darauf verstehe ich mich nicht ... Ich sollte wieder mit Brotbacken anfangen. Du weißt ja, daß ich bei meiner Tante im Bäckereigewerbe großgeworden bin. Aber selbst ein Bäcker muß ein konventionelles Leben führen, wenn er Kunden haben will.»

«Oder er muß mit einer Pfefferkuchenbude auf den Jahrmärkten rumziehen – da sind die Leute von einer herrlichen Gleichgültigkeit gegen alles andere, wenn nur die Ware gut ist.»

Ihre Gedanken wurden durch die Stimme des Auktionators abgelenkt: «Ein antiker Lehnstuhl aus Eichenholz – ein einzigartiges altenglisches Möbelstück, jedem Sammler zu empfehlen!»

«Der hat meinem Urgroßvater gehört», sagte Juda. «Ich

wünschte, wir hätten den armen alten Stuhl behalten können!»

Einer nach dem andern gingen die Gegenstände weg; so verstrich der Nachmittag. Alle drei wurden müde und hungrig, aber nach den Gesprächen, die sie angehört hatten, mochten sie nicht weggehen, solange die Käufer noch im Hause waren. Jedoch allmählich kamen die letzten Posten an die Reihe, und bald würde man in den Regen hinaus müssen, um Sues Sachen in ihre vorläufige Wohnung zu bringen.

«Jetzt kommt der nächste Posten: zwei Paar Tauben, schön, munter und wohlgenährt – wer die kriegt, hat was Feines zum Mittagessen für nächsten Sonntag!»

Der drohende Verkauf der Vögel hatte die schlimmste Spannung des ganzen Nachmittags mit sich gebracht. Sie waren Sues Lieblinge, und als sich herausstellte, daß sie sie nicht behalten konnte, war ihr Schmerz größer als der über den Verlust aller Möbel. Sue versuchte ihre Tränen zu unterdrücken, als sie hörte, wie die geringfügige Summe, auf die ihre Lieblinge geschätzt worden waren, durch kleine Steigerungen hinaufgetrieben wurde bis zu dem Preis, zu dem sie schließlich losgeschlagen wurden. Der Käufer war ein benachbarter Geflügelhändler, und fraglos waren sie dazu verdammt, vor dem nächsten Markttag das Leben zu lassen.

Juda bemerkte ihren Kummer, so sehr sie ihn zu verbergen trachtete; er küßte sie und sagte, es sei nun Zeit zu sehen, ob die neue Wohnung bereit sei; er wolle mit dem Jungen vorausgehen und würde sie bald nachholen.

Sie wartete geduldig auf Judas Rückkehr, doch er kam nicht. Schließlich machte sie sich auf, denn die Luft war jetzt rein. Als sie, nicht weit von ihrem Haus, an dem Laden des Geflügelhändlers vorbeikam, sah sie ihre Tauben in einem Korbkäfig an der Tür stehen. Die Erregung bei diesem Anblick und die zunehmende Abenddämmerung bestimmten sie, ihrem Impuls zu folgen: nachdem sie sich rasch umgeblickt hatte, zog sie den Pflock heraus, der den Deckel niederhielt, und ging davon. Der Deckel hob sich von innen her, und mit lautem Flügelschwirren flogen die Tauben davon, so daß der erboste Geflügelhändler schimpfend und fluchend zur Tür rannte.

Zitternd kam Sue in dem möblierten Zimmer an, wo sie Juda und den Jungen damit beschäftigt fand, alles recht gemütlich für sie herzurichten. «Bezahlen die Käufer auf einer Auktion, ehe sie ihre Sachen wegholen?» fragte sie atemlos.

«Ich glaube ja. Warum?»

«Weil ich dann etwas sehr Schlimmes getan habe!» Und zerknirscht erklärte sie, was geschehen war.

«Ich muß dem Geflügelhändler die Tauben bezahlen, wenn er sie nicht wieder einfängt», sagte Juda. «Aber das schadet nichts. Mach dir deswegen keine Sorgen, liebe Sue.»

«Es war so töricht von mir! Ach, warum diktiert das Naturgesetz gegenseitige Schlächterei?»

«Tut es das, Mutter?» fragte der Junge eifrig.

«Ja!» rief Sue leidenschaftlich.

«Na, die armen Dinger müssen sehen, wie sie durchkommen», meinte Juda. «Sobald die Abrechnung von der Auktion fertig ist und unsere Schulden bezahlt sind, reisen wir ab.»

«Wohin gehen wir denn?» fragte der Gnom gespannt.

«Wir müssen mit versiegelter Marschroute losziehen, damit niemand uns folgen kann ... Wir dürfen nicht nach Alfredston gehen, nicht nach Melchester, nicht nach Shaston und nicht nach Christminster. Von diesen Städten abgesehen, können wir überallhin.»

«Warum dürfen wir nicht dahin, Vater?»

«Weil sich eine Wolke über uns zusammengezogen hat, obgleich wir nie ‹jemand Unrecht oder Gewalt getan haben, von jemandes Hand ein Geschenk genommen haben und uns die Augen haben blenden lassen›. Aber vielleicht haben wir ‹das getan, was in unseren Augen das Rechte war›.»

7

Seit dieser Woche waren Juda Fawley und Sue aus der Stadt Aldbrickham verschwunden.

Wohin sie sich gewandt hatten, erfuhr kein Mensch – vor allem deshalb nicht, weil keinem Menschen etwas daran lag, es zu erfahren. Wäre jemand neugierig genug gewesen, um dem Verbleib eines so unbedeutenden Paares nachzuforschen, so hätte er ohne viel Mühe entdecken können, daß sie sich das an keinen Ort gebundene Handwerk des Mannes zunutze gemacht und ein unstetes Dasein begonnen hatten, eine Art Wanderleben, das eine Zeitlang nicht ohne Reiz war.

Wenn Juda hörte, daß irgendwo Sandsteinarbeiten im Gange seien, fuhr er hin; dabei bevorzugte er Orte, die von seinen oder Sues alten Wohnstätten weit entfernt lagen. Er blieb bei einer Arbeit längere oder kürzere Zeit, bis sie beendet war; und dann zog er weiter.

Zweieinhalb Jahre waren so vergangen. Manchmal arbeitete er an den Gewänden eines Herrensitzes auf dem Land, ein andermal an der Balustrade eines Rathauses, dann wieder an der Fassade eines Hotels in Sandbourne oder an einem Museum in Casterbridge; manchmal war er weit unten in Exonbury beschäftigt, dann wieder in Stoke-Barehills, noch später in Kennetbridge, einer aufblühenden Stadt, die nicht viel mehr als ein Dutzend Meilen südlich von Marygreen lag; doch weiter wagte er sich nicht an das Dorf heran, wo man ihn kannte, denn empfindlich, wie er war, fürchtete er, über sein Leben und Ergehen ausgefragt zu werden von Leuten, die ihn als eifrig lernenden, vielversprechenden jungen Mann gekannt hatten und über seine kurze, unglückliche Ehe in jener Zeit Bescheid wußten.

An manchen dieser Orte hatte er monatelang zu tun, an anderen nur Wochen. Die sonderbare plötzliche Abneigung gegen kirchliche Arbeiten, die ihn in einer Zeit überkommen hatte, als er schmerzhaft darunter litt, mißverstanden zu werden, war ihm auch nach kühler Überlegung geblieben, weniger aus Angst vor erneuten Verweisen als vielmehr aus einer übergroßen Gewissenhaftigkeit, die ihm verbot, seinen Unterhalt bei Menschen zu verdienen, denen seine Lebensweise anstößig sein würde; und auch aus dem Gefühl heraus, daß ein innerer Widerspruch bestehe zwischen seinen früheren Grundsätzen und seinen jetzigen Gepflogenheiten, denn von den Überzeugungen, die ihn einst bei seinem ersten Aufenthalt in Christminster erfüllt hatten, war kaum etwas übriggeblieben. In seinen Anschauungen näherte er sich dem Standpunkt, den Sue eingenommen hatte, als er sie kennenlernte.

An einem Sonnabend im Mai, fast drei Jahre nachdem Arabella ihn und Sue auf der Landwirtschaftlichen Ausstellung wiedererkannt hatte, trafen einige der Menschen, die einander dort begegnet waren, aufs neue zusammen.

In Kennetbridge war Frühjahrsmarkt, und obwohl diese althergebrachte Handelsmesse längst nicht mehr den Umfang hatte wie in früheren Zeiten, so bot doch die lange, gerade Hauptstraße des Ortes um die Mittagszeit ein recht lebhaftes Bild. Zu dieser Stunde wurde unter anderen Fuhrwerken auf der Straße von Norden her ein leichter Wagen in die Stadt hereinkutschiert und vor einem Abstinenzler-Hotel zum Halten gebracht. Zwei Frauen stiegen ab: die eine, die kutschiert hatte, eine gewöhnliche Landfrau, die andere eine stattliche Gestalt in tiefer Witwentrauer. Ihr dunkles Gewand von auffallendem Schnitt ließ sie im bunten Getriebe eines kleinstädtischen Jahrmarkts etwas fehl am Ort erscheinen.

«Ich will erst mal auskundschaften, wo es ist, Anny», sagte die Dame in Trauer zu ihrer Begleiterin, nachdem ein Hausknecht zu ihnen getreten war und Pferd und Wagen übernommen hatte, «dann komme ich wieder und wir treffen uns hier, und dann gehen wir hinein und lassen uns etwas zu essen und zu trinken geben. Mir wird schon beinahe schlecht.»

«Herzlich gern», erwiderte die andere. «Ich wäre freilich

lieber beim *Schachbrett* oder beim *Landsknecht* abgestiegen. In diesen alkoholfreien Hotels ist nicht viel zu haben.»

«Hör mal, mein Kind, gib du nicht Schlemmerbegierden nach», mahnte tadelnd die Frau in Trauer. «Das ist der rechte Ort für uns. Also wir treffen uns hier in einer halben Stunde, wenn du nicht lieber mitkommen und dir ansehen willst, wo der Bauplatz für die neue Kapelle liegt!»

«Ich hab keine Lust. Du kannst es mir ja sagen.»

Die beiden gingen jede ihres Weges; die in Trauer wanderte festen Schritts dahin, als wäre ihre Umgebung ihr völlig gleichgültig. Nachdem sie sich hier und da erkundigt hatte, kam sie an einen Bauzaun; die ausgehobene Erde dahinter ließ vermuten, daß hier gebaut werden sollte; an der Außenseite des Zauns verkündeten große Plakate, der Grundstein zu der neuen Kapelle würde nachmittags um drei Uhr von einem sehr beliebten Londoner Prediger gelegt werden.

Nachdem sie das festgestellt hatte, machte die Witwe in ihren imposanten Trauerkleidern kehrt und nahm sich nun Zeit, das Jahrmarktstreiben zu beobachten. Nach einer Weile wurde ihre Aufmerksamkeit von einem Kuchenstand gefesselt, der zwischen anspruchsvolleren Buden aus Balkenwerk und Segeltuch seinen Platz gefunden hatte. Der Tisch war mit einem fleckenlosen Tuch bedeckt und wurde von einer jungen Frau betreut, der dieses Geschäft offenbar ungewohnt war: ein Junge mit dem Gesicht eines Achtzigjährigen half ihr dabei.

«Seh ich recht?» murmelte die Witwe vor sich hin. «Seine Frau Sue – wenn sie seine Frau ist!» Sie trat näher an den Stand heran.

«Guten Tag, Mrs. Fawley!» sagte sie liebenswürdig.

Sue wurde rot – sie hatte durch den Kreppschleier hindurch Arabella erkannt.

«Guten Tag, Mrs. Cartlett», erwiderte sie steif. Doch als sie Arabellas Kleidung bemerkte, wurde ihre Stimme fast gegen ihren Willen teilnahmsvoll. «Ach – Sie haben Trauer – doch nicht –»

«Jawohl, mein armer Mann. Er ist ganz plötzlich gestorben, vor sechs Wochen, und hat mich nicht gerade in den besten Verhältnissen zurückgelassen, obwohl er ein guter Ehemann gewesen ist. Aber was im Gastwirtsgewerbe zu verdienen ist, das stecken die Brauer ein, die den Alkohol herstellen, nicht die, die ihn ausschenken ... Na, und du, mein Alterchen? Du kennst mich wahrscheinlich gar nicht?»

«O doch. Sie sind die Frau, die ich mal 'ne Zeitlang für meine Mutter gehalten hab, bis ich dahintergekommen bin, daß Sie's gar nicht sind», erwiderte der kleine Gnom, der sich inzwischen die Wessexer Mundart angeeignet hatte.

«Na schön. Macht nichts. Ich bin eine gute Bekannte.»

«Juey», sagte Sue unvermittelt, «geh doch mit dem Tablett hier zum Bahnhof und auf den Bahnsteig – ich glaube, es kommt gleich wieder ein Zug an.»

Als er gegangen war, fuhr Arabella fort: «'ne Schönheit wird er nie werden, der arme Kerl. Weiß er, daß ich wirklich seine Mutter bin?»

«Nein. Er denkt, an seiner Herkunft hängt irgendein Geheimnis – weiter nichts. Juda will ihm alles erklären, wenn er ein bißchen älter ist.»

«Aber wie kommen Sie dazu, so was zu betreiben? Ich bin platt.»

«Es ist nur vorübergehend – wir sind darauf verfallen, weil es uns augenblicklich nicht gerade gutgeht.»

«Da leben Sie also noch mit ihm zusammen?»

«Ja.»

«Verheiratet?»

«Freilich.»

«Und Kinder?»

«Zwei.»

«Und ein drittes wird bald kommen, wie ich sehe.»

Sue litt Qualen bei dieser grausamen, unumwundenen Ausfragerei, und ihr zarter kleiner Mund fing an zu zittern.

«Gott im Himmel – du meine Güte, wollt ich sagen –, was gibt's denn da zu heulen? Manche Frauen wären stolz darauf!»

«Ich schäme mich – nicht so, wie Sie denken. Aber es scheint mir eine so schrecklich tragische Sache, Kinder in die Welt zu setzen – so anmaßend –, daß ich mich manchmal frage, ob ich ein Recht dazu habe!»

«Nehmen Sie's nicht so schwer, meine Liebe . . . Aber Sie haben mir noch nicht gesagt, warum Sie so was machen! Juda war früher doch ein ziemlich stolzer Gesell – erhaben über alles, was Geschäft hieß –, von einem offenen Verkaufsstand gar nicht zu reden.»

«Vielleicht hat sich mein Mann ein wenig verändert seit damals. Jetzt ist er bestimmt nicht mehr stolz!» Und Sues Lippen zitterten aufs neue. «Ich mache das hier, weil er sich zu Anfang des Jahrs erkältet hat; da hatte er in Quartershot Steinmetzarbeiten an einem Varietétheater auszuführen, und er mußte es bei Regenwetter machen, denn die Arbeit mußte bis zu einem bestimmten Tag fertig sein. Jetzt geht es ihm wieder besser; aber es war eine lange, schwere Zeit. Eine alte Freundin von uns ist bei uns und hilft uns, aber sie bleibt nicht mehr lange.»

«Na, ich führe auch ein geordnetes Dasein, Gott sei Dank, und seit meinem Verlust bin ich zu einer ernsten Lebensauffassung gekommen. Wie sind Sie nur darauf verfallen, Pfefferkuchen zu verkaufen?»

«Das ist reiner Zufall. Juda ist im Bäckergewerbe groß geworden, und da hat er es eben mal mit solchen Pfefferkuchen versucht – die kann er im Haus backen, ohne ins Freie zu gehen. Wir nennen sie Christminster-Kuchen, und sie werden gern gekauft.»

«So was hab ich noch nie gesehen – da sind ja wahrhaftig Fenster und Türen und Zinnen! Wirklich sehr nett.» Sie hatte sich bedient und verzehrte unbefangen einen der Kuchen.

«Ja. Erinnerungen an die Colleges von Christminster. Fenster mit Maßwerk, wie Sie sehen, und Kreuzgänge. Es war so eine Laune von ihm, sie in Kuchenteig nachzubilden.»

«Immer noch mit seinen Gedanken in Christminster – sogar wenn er Pfefferkuchen bäckt!» lachte Arabella. «Echt

Juda. Eine wahre Leidenschaft bei ihm. Ein sonderbarer Kerl ist er und bleibt er.»

Sue seufzte, und man sah es ihr an, wie es sie schmerzte, ihn so kritisiert zu hören.

«Finden Sie das nicht? Gestehen Sie's nur, wenn Sie ihn auch sehr gern haben!»

«Natürlich ist Christminster eine Art fixe Idee bei ihm, von der ihn wahrscheinlich kein Mensch abbringen kann. Er denkt noch immer, es wäre ein Zentrum hoher, furchtloser Weisheit, aber in Wahrheit ist es ein Nest voll ganz gewöhnlicher Schulmeister, die sich dadurch auszeichnen, daß sie ängstlich und unterwürfig am Hergebrachten festhalten.»

Überrascht starrte Arabella Sue an; was sie verblüffte war nicht so sehr, was Sue vorbrachte, sondern die Art, wie sie sich ausdrückte: «Sonderbar, daß 'ne Frau, die Pfefferkuchen verkauft, so daherredet!» sagte sie. «Warum werden Sie denn nicht wieder Lehrerin?»

Sue schüttelte den Kopf. «Mich würde niemand anstellen.»

«Wohl wegen der Scheidung?»

«Deshalb und wegen anderer Dinge. Und ich wünsche es mir auch gar nicht. Wir haben es aufgegeben, ehrgeizig zu sein, und wir sind nie im Leben so glücklich gewesen, wie wir waren, bis diese Krankheit gekommen ist.»

«Wo wohnen Sie denn?»

«Das möchte ich lieber nicht sagen.»

«Hier in Kennetbridge?»

Aus Sues Verhalten schloß Arabella, daß ihre aufs Geratewohl geäußerte Vermutung zutraf.

«Da kommt der Junge wieder», fuhr Arabella fort. «Judas Junge und meiner!»

Sues Augen schossen Blitze. «Das brauchen Sie mir nicht ins Gesicht zu werfen!» rief sie.

«Na gut – eigentlich hätte ich nicht übel Lust, ihn bei mir zu haben ... Großer Gott, ich will ihn Ihnen ja nicht wegnehmen – daß ich mir doch das lästerliche Reden nicht abgewöhnen kann! –, aber man sollte denken, Sie hätten an Ihren eigenen genug! Er ist in sehr guten Händen, das weiß ich; und ich bin nicht die Frau, die Wege des Herrn zu bekritteln. Ich habe einen abgeklärten Gemütszustand erreicht.»

«Wirklich! Ich wünschte, mir wäre das auch gelungen.»

«Sie sollten es versuchen», erwiderte die Witwe von den erhabenen Höhen einer Seele herab, die sich nicht nur ihrer geistigen, sondern auch ihrer gesellschaftlichen Überlegenheit bewußt ist. «Ich mache nicht viel Rühmens von meiner Wandlung, aber ich bin eine andere geworden. Nach Cartletts Tod kam ich eines Tages an der Kapelle vorbei, ganz nah bei unserer Straße, und weil es regnete, wollte ich untertreten und bin hineingegangen. Ich hatte das Gefühl, daß ich irgendeine Stütze brauchte nach meinem großen Verlust, und weil es doch was Reelleres war als Schnaps, hab ich mich daran gewöhnt, regelmäßig hinzugehen, und es ist mir ein großer Trost gewesen. Aber ich bin von London fortgezogen, müssen Sie wissen, und wohne jetzt in Alfredston, zusammen mit meiner Freundin Anny, weil ich in der Nähe meiner Heimat sein möchte. Und ich bin nicht etwa wegen dem Jahrmarkt hergekommen. Heute nachmittag wird von einem bekannten Londoner Prediger der Grundstein zu einer neuen Kapelle gelegt, und da bin ich mit Anny herübergefahren. Jetzt muß ich gehen, ich habe mich mit ihr verabredet.»

Dann verabschiedete sich Arabella von Sue und ging davon.

8

Am Nachmittag vernahmen Sue und andere Besucher des Kennetbridger Jahrmarkts frommes Singen, das hinter dem Bretterzaun mit den Plakaten erklang. Wer durch die Öffnung spähte, erblickte eine schwarzgekleidete Menge, die Gesangbücher in den Händen, die den für die neue Kapelle bestimmten Platz umstand. Arabella Cartlett in ihrem Witwenstaat war mitten unter ihnen. Sie hatte eine helle, starke Stimme, die deutlich die anderen übertönte und sich zugleich mit der Melodie und ihrem umfangreichen Busen hob und senkte.

Zwei Stunden später am gleichen Tag machten sich Anny und Mrs. Cartlett, nachdem sie im Abstinenzler-Hotel Tee getrunken hatten, auf die Rückfahrt durch das hochgelegene, weite Gelände, das sich zwischen Kennetbridge und Alfredston hinzieht. Arabella war in nachdenklicher Stimmung; doch ihre Gedanken beschäftigten sich nicht mit der neuen Kapelle, wie Anny zunächst angenommen hatte.

«Nein – es ist was anderes», gestand Arabella schließlich verstimmt. «Wie ich heute hierhergekommen bin, hab ich nichts anderes im Kopf gehabt, als den armen Cartlett und die Ausbreitung des Evangeliums mit Hilfe dieses neuen Gotteshauses, zu dem wir heute den Grundstein gelegt haben. Aber dann ist was passiert, das meine Gedanken ganz woandershin getrieben hat. Anny, ich hab wieder von ihm gehört, und ich habe *sie* gesehen.»

«Wen?»

«Ich habe von Juda gehört und seine Frau gesehen. Und seitdem kann ich machen, was ich will – ich hab die Gesangbuchlieder mit aller Kraft gesungen –, aber ich muß immerfort an ihn denken; und das darf ich doch nicht als frommes Mitglied unserer Kirche.»

«Kannst du denn nicht deinen Sinn auf die Predigt richten, die der Mann aus London heute gehalten hat, und deine abirrenden Gedanken auf diese Art loswerden?»

«Das versuch ich schon. Aber mein sündiges Herz geht immer wieder mit mir durch.»

«Na, ich weiß selber, was es heißt, wenn einem die Wollust keine Ruhe läßt. Wenn du nur wüßtest, was ich nachts manchmal träume, ganz gegen meinen Willen, da würdest du einsehen, daß ich auch meine liebe Not habe!» (Auch Anny war in letzter Zeit ziemlich fromm geworden, denn ihr Liebhaber hatte sie sitzenlassen.)

«Was läßt sich denn dagegen tun?» begehrte Arabella verdrießlich zu wissen.

«Du könntest 'ne Haarlocke von deinem verstorbenen seligen Mann nehmen und eine Trauerbrosche draus machen lassen und die dann jede Stunde des Tages ansehen.»

«Ich hab auch nicht das kleinste bißchen Haar! – Und wenn schon, das würde bestimmt nichts nützen ... Und wenn sie noch soviel über die Tröstungen der Religion reden, ich wünschte, ich hätte meinen Juda wieder!»

«Dagegen mußt du tapfer ankämpfen, denn er gehört jetzt einer anderen. Ich hab noch von einem anderen guten Mittel gehört, wenn wollüstige Witwen ihre Anfechtungen haben: abends, wenn's dunkel wird, mußt du ans Grab deines Mannes gehen und eine lange Weile tief gebeugt daran stehenbleiben.»

«Bah! Ich weiß genausogut wie du, was ich tun sollte; bloß ich tu's nicht!»

Schweigend fuhren sie die gerade Straße entlang, bis sie in die Nähe von Marygreen kamen, das nicht weit links von ihrem Weg lag. Sie gelangten an die Stelle, wo die Nebenstraße, die zu diesem Dorf führt, von der Hauptstraße abzweigt; jenseits der Senkung erhob sich der Kirchturm von Marygreen. Als sie ein Stück weitergefahren waren und an dem einsamen Häuschen vorbeikamen, wo Arabella und Juda in den ersten Monaten ihrer Ehe gewohnt und dann das Schwein geschlachtet hatten, konnte sie sich nicht länger beherrschen.

«Er gehört mir mehr als ihr!» brach es aus ihr heraus. «Möchte wissen, wieso sie ein Recht auf ihn hat! Ich würde ihn ihr wegnehmen, wenn ich könnte!»

«Pfui, Abby! Wo dein Mann kaum sechs Wochen unter der Erde ist! Du mußt dagegen beten!»

«Fällt mir nicht ein, verdammt noch mal! Was man fühlt, fühlt man eben. Ich mag keine verlogene Frömmlerin mehr sein – da!»

Hastig hatte Arabella einen Stoß Traktätchen aus der Tasche gezogen, die sie mitgebracht hatte, um sie auf dem Jahrmarkt zu verteilen; einige hatte sie tatsächlich weggegeben. Während sie sprach, schleuderte sie den ganzen Rest des Päckchens in die Hecke. «Die Art Medizin hab ich ausprobiert, und sie hat mir nichts genützt. Ich muß eben sein, wie ich nun mal bin!»

«Sei still, du bist ja schrecklich aufgeregt! Nun komm schön ruhig nach Hause und trink 'ne Tasse Tee, wir wollen auch gar nicht mehr von ihm reden. Und die Straße hier fahren wir auch nicht wieder, weil sie in seine Gegend führt und dein Blut nun mal so leicht in Wallung kommt. Bald wird dir wieder ganz gut sein.»

Arabella beruhigte sich allmählich, und sie kreuzten den Kammweg. Als sie die lange, gerade Straße bergab fuhren, bemerkten sie vor sich einen ältlichen Mann von schmächtiger Gestalt, der nachdenklich und schwerfällig dahintrabte. In der Hand trug er einen Korb, seine Kleidung wirkte ein wenig vernachlässigt und seine ganze Erscheinung hatte jenes unbestimmbare Etwas an sich, das vermuten ließ, er sei sein eigener Haushälter, Versorger, Vertrauter und Freund und habe keinen Menschen auf der Welt, der ihm einen Dienst leiste. Da die Fahrt nun immer bergab ging und sie errieten, daß er nach Alfredston wolle, boten sie ihm an aufzusitzen, was er auch annahm.

Arabella sah ihn an und sah ihn noch einmal an, und schließlich sagte sie: «Wenn ich nicht irre, habe ich die Ehre mit Mr. Phillotson?»

Der Wandersmann wandte den Kopf und betrachtete sie nun seinerseits. «Ja, mein Name ist Phillotson», erwiderte er. «Aber Sie erkenne ich nicht, meine Dame.»

«Ich besinne mich recht gut auf Sie, als Sie Lehrer oben in Marygreen waren und ich zu Ihnen in die Schule ging.

Ich bin jeden Tag von Cresscombe da hinaufgegangen, weil wir unten in unserem Dorf nur eine Lehrerin hatten, und bei Ihnen lernte man mehr. Aber wahrscheinlich erinnern Sie sich nicht mehr an mich – Arabella Donn?»

Er schüttelte den Kopf. «Nein», sagte er höflich, «ich kann mich nicht auf den Namen besinnen. Und in der jetzigen stattlichen Dame würde ich wohl kaum das schmächtige Schulkind erkennen, das Sie gewiß damals waren.»

«Na, ich bin immer gut bei Fleische gewesen. Jetzt bin ich jedenfalls hier bei Bekannten. Sie wissen wahrscheinlich, wen ich geheiratet habe.»

«Nein.»

«Juda Fawley – auch ein Schüler von Ihnen, wenigstens ein Abendschüler, für kurze Zeit, glaube ich. Und später waren Sie mit ihm bekannt, wenn ich nicht irre?»

«Nein, so was», sagte Phillotson und ließ plötzlich alle Steifheit beiseite. «*Sie* sind Fawleys Frau? Freilich – er hatte ja eine Frau! Und er – soviel ich gehört habe . . .»

«Hat sich von ihr scheiden lassen – wie Sie von Ihrer Frau –, aber vielleicht aus besseren Gründen.»

«Wieso?»

«Nun, er hat vielleicht gut daran getan – gut für beide Teile; denn ich habe bald wieder geheiratet, und alles ist schön glattgegangen, bis mein Mann vor kurzem gestorben ist. Aber Sie – Sie haben bestimmt unrecht daran getan!»

«Nein», entgegnete Phillotson, plötzlich eigensinnig. «Ich möchte lieber nicht davon sprechen, aber – ich bin überzeugt, daß ich nur das getan habe, was richtig, gerecht und moralisch war. Ich habe für meine Tat und Gesinnung leiden müssen, aber ich halte daran fest; obwohl der Verlust meiner Frau in mehr als einer Hinsicht ein Verlust für mich war!»

«Sie haben ihretwegen Ihre Schule und Ihr gutes Einkommen verloren, nicht wahr?»

«Davon möchte ich nicht reden. Ich bin kürzlich wieder hierher zurückgekommen – nach Marygreen, meine ich.»

«Und Sie halten dort wieder Schule, so wie früher?»

Seine Traurigkeit war so stark, daß er sprechen mußte. «Ich bin hier», erwiderte er. «So wie früher – nein. Nur geduldet. Es war die letzte Rettung für mich – eine kleine Stelle nach meinem Aufstieg und meinen langgehegten Hoffnungen –, eine Rückkehr zum Nullpunkt, mit all den damit verbundenen Demütigungen. Aber es ist eine Zuflucht. Daß der Ort so abgeschieden ist, ist mir lieb; der Pfarrer hat mich gekannt, ehe mein angeblich verrücktes Verhalten gegen meine Frau meinen Ruf als Lehrer ruiniert hat; und als alle anderen Schulen mir verschlossen waren, hat er mich angestellt. Aber obwohl ich hier nur 50 Pfund im Jahr bekomme, nachdem ich anderswo über 200 Pfund hatte, ziehe ich es doch vor, hierzubleiben, statt mich der Gefahr auszusetzen, daß man meine alten Ehegeschichten wieder aufrührt; und das wäre leicht möglich, wenn ich anderswohin ginge.»

«Da haben Sie recht. Ein zufriedenes Gemüt ist Goldes wert. Ihr ist es auch nicht besser ergangen.»

«Sie ist nicht in guten Verhältnissen, meinen Sie?»

«Zufällig bin ich ihr ausgerechnet heute in Kennetbridge begegnet; es geht ihr alles andere als glänzend. Ihr Mann ist krank und sie hat ihre Sorgen. Sie haben sich gewaltig in ihr geirrt, das sage ich Ihnen noch einmal, und daß es Ihnen schlecht gegangen ist, nachdem Sie so Ihr eigenes Nest beschmutzt hatten, ist Ihnen recht geschehen, wenn ich so frei sein darf, das zu sagen.»

«Wieso?»

«Sie war unschuldig.»

«Ach, Unsinn! Die beiden haben ja nicht einmal die Klage angefochten!»

«Bloß weil ihnen nichts daran lag. Was Ihnen Ihre Freiheit verschafft hat, das hat sie nicht getan – damals, als der Prozeß lief. Ich hab sie bald darauf gesehen und mich in einem Gespräch mit ihr davon überzeugt.»

Phillotson umklammerte den Rand des leichten Wagens und schien sehr beeindruckt und beunruhigt durch diese Mitteilung.

«Trotzdem – sie wollte fort», sagte er.

«Ja. Aber Sie hätten sie nicht fortlassen dürfen. Das ist die einzige Art, mit solchen launenhaften Frauen umzugehen, die so hochtrabend daherreden – ob sie nun schuldig oder unschuldig sind. Mit der Zeit hätte sie schon klein beigegeben. Das tun wir alle! Gewohnheitssache – schließlich ist es immer dasselbe! Aber ich glaube, sie hat ihren Mann noch immer gern – wie's bei *ihm* steht, weiß ich nicht. Aber Sie haben damals übereilt gehandelt. *Ich* hätte sie nicht gehen lassen! Ich hätte sie an der Kette gehalten – je mehr sie um sich geschlagen hätte, um so leichter wäre sie zu brechen gewesen! Um uns Frauen zu zähmen, gibt's keine besseren Mittel als Sklavendienst und dazu 'nen stocktauben Fronvogt. Außerdem haben Sie die Gesetze auf Ihrer Seite. Moses wußte Bescheid. Erinnern Sie sich nicht, was er sagt?»

«Im Augenblick leider nicht.»

«Und Sie wollen ein Schulmeister sein! Ich hab manchmal darüber nachgedacht, wenn es in der Kirche verlesen worden ist und ich es ein bißchen toll getrieben hatte: ‹Und der Mann soll unschuldig sein; aber das Weib soll ihre Missetat tragen.› Verdammt hart gegen uns Frauen, aber wir müssen gute Miene zum bösen Spiel machen und uns damit abfinden! – Haha! – Na, sie hat jetzt, was sie verdient.»

«Ja», sagte Phillotson voll bitterer Traurigkeit. «Grausamkeit ist das Gesetz, das die ganze Natur und die ganze Gesellschaft durchdringt; und wir können nicht los davon, wenn wir uns noch so sehr mühen!»

«Na – vergessen Sie nicht, es das nächste Mal damit zu versuchen.»

«Ich kann Ihnen nichts entgegnen. Ich habe nie viel von Frauen verstanden.»

Sie hatten jetzt das Flachland erreicht, in dem Alfredston liegt. Als sie zwischen den ersten Häusern hinfuhren, kamen sie an eine Mühle, wo Phillotson zu tun hatte, wie er sagte; das Gefährt hielt und er stieg ab; tief in Gedanken versunken bot er ihnen gute Nacht.

Sues Wagnis, auf dem Jahrmarkt von Kennetbridge Pfefferkuchen zu verkaufen, war überraschend gut gelungen, aber die vorübergehende Heiterkeit, die daraufhin ihre Traurigkeit überlagert hatte, war inzwischen schon wieder verflogen. Als alle ihre Christminster-Kuchen verkauft waren, nahm sie ihren leeren Korb und das Tuch, mit dem sie den gemieteten Verkaufsstand bedeckt hatte, gab die anderen Sachen dem Jungen und verließ mit ihm die Hauptstraße. Sie schlugen einen schmalen Weg ein, auf dem sie etwa eine halbe Meile entlanggingen, bis sie einer alten Frau begegneten, die ein Kind in kurzem Kleidchen auf dem Arm trug und ein anderes, das gerade laufen konnte, an der Hand führte.

Sue küßte die Kinder und sagte: «Wie geht es ihm jetzt?»

«Noch besser!» erwiderte Mrs. Edlin fröhlich. «Es wird gar nicht mehr lange dauern, so ist dein Mann wieder ganz gesund – mach dir keine Sorgen.»

Sie kehrten um und kamen an ein paar alte Häuschen mit Gärten und Obstbäumen. In eines davon gingen sie durch die unverschlossene Tür hinein, ohne anzuklopfen, und standen auch schon in dem gemeinsamen Wohnzimmer. Hier begrüßten sie Juda, der in einem Lehnstuhl saß. Die gesteigerte Zartheit seines ohnehin zarten Gesichts und der kindlich-erwartungsvolle Ausdruck seiner Augen genügten schon, um zu verraten, daß er eine schwere Krankheit hinter sich hatte.

«Was – du hast sie alle verkauft?» sagte er, und ein leiser Freudenschein erhellte sein Gesicht.

«Ja. Bogengänge, Giebel, Fenster und alles.» Sie berichtete ihm über die finanziellen Ergebnisse und zögerte dann. Schließlich, als sie allein waren, erzählte sie ihm von der unerwarteten Begegnung mit Arabella und von ihrer Witwenschaft.

Juda war beunruhigt. «Was – sie lebt hier?» fragte er.

«Nein, in Alfredston», antwortete Sue.

Judas Gesicht blieb umwölkt. «Ich dachte, es wäre besser, wenn ich es dir erzählte?» fuhr sie fort und küßte ihn besorgt.

«Ja ... So was! Arabella nicht in dem Menschenmeer von London, sondern hier in der Gegend! Es ist nicht viel mehr als ein Dutzend Meilen über Land nach Alfredston. Was macht sie denn dort?»

Sue sagte ihm alles, was sie wußte. «Sie ist fromm geworden», fügte sie hinzu, «und führt entsprechende Reden.»

«Nun», sagte Juda, «vielleicht ist es ganz gut, daß wir beinahe entschlossen sind, von hier wegzugehen. Ich fühle mich heute viel wohler, und in acht oder vierzehn Tagen bin ich so weit, daß wir fort können. Dann kann Mrs. Edlin wieder nach Hause, die liebe, treue Seele – die einzige Freundin, die wir auf der Welt haben!»

«Wo willst du denn hin?» fragte Sue mit einer gewissen Beklommenheit.

Da gestand Juda, was ihm im Sinn lag. Es würde sie vielleicht überraschen, sagte er, nachdem er alle die alten Stätten so lange Zeit streng gemieden habe. Aber er hätte in letzter Zeit soviel an Christminster denken müssen, und wenn sie nichts dagegen hätte, würde er gern wieder dorthin zurückkehren. Was schadete es denn, daß sie dort bekannt waren? Es war überempfindlich von ihnen, sich soviel Gedanken darüber zu machen! Dort konnten sie übrigens ebensogut Pfefferkuchen verkaufen, wenn er nicht arbeiten konnte. Seiner Armut schäme er sich nicht; und vielleicht würde er bald wieder ganz gesund sein und sein eigenes Steinmetzgeschäft dort aufmachen können.

«Warum du nur soviel für Christminster übrig hast?» meinte sie nachdenklich. «Christminster hat für dich gar nichts übrig, mein armer, lieber Juda!»

«Ich kann nun mal nicht anders – ich liebe die Stadt, obgleich ich weiß, daß sie alle meinesgleichen haßt –, die sogenannten Autodidakten; ich weiß, wie verächtlich sie dort über unser mühsam erworbenes Wissen denken, obgleich sie mehr als andere Achtung davor haben sollten; wie höhnisch sie über unsere falsche Versbetonung und über unsere verkehrte Aussprache spotten, wo sie sagen sollten: ‹Wir sehen, daß du Hilfe nötig hast, mein armer

Freund!› . . . Aber trotzdem ist Christminster für mich der Mittelpunkt des Weltalls, noch von meinem Kindheitstraum her: daran wird sich nichts ändern. Vielleicht wacht es bald auf und zeigt sich großmütig. Ich bete darum! . . . Ich würde gern wieder hingehen, um dort zu leben – vielleicht um dort zu sterben! In vierzehn Tagen oder drei Wochen könnte ich wohl reisen. Dann haben wir Juni – ich würde gern an einem bestimmten Tag dort sein.»

Seine Hoffnung auf Genesung erwies sich insofern als berechtigt, als sie nach drei Wochen in der für sie so erinnerungsreichen Stadt angekommen waren; sie gingen wahrhaftig wieder über das Pflaster von Christminster, und von seinen verfallenden Mauern strahlte sie der Widerschein der Sonne an.

Sechster Teil

Wieder in Christminster

«Ihrer zwei gehn zu Grund, eine Frau und ich,
Und sind froh unsres Todes im Dunkel hier.»

R. Browning

«Und sie demütigte ihren Leib mit Fasten; und überall, da sie zuvor fröhlich gewesen war, raufte sie ihr Haar aus.»

Esther (apokryph)

1

Bei ihrer Ankunft wimmelte es auf dem Bahnhof von strohhuttragenden jungen Männern, welche gekommen waren, um junge Mädchen in Empfang zu nehmen, die eine bemerkenswerte Familienähnlichkeit mit ihren Abholern aufwiesen und in die leichtesten, buntesten Sommergewänder gekleidet waren.

«Die Stadt scheint sehr vergnügt», sagte Sue. «Ach – es ist ja Gedenktag! Wie schlau von dir, Juda – du bist absichtlich heute hergekommen?»

«Ja», erwiderte Juda ruhig; er nahm das Jüngste auf den Arm und ermahnte Arabellas Jungen, sich dicht bei ihnen zu halten, während Sue ihr eigenes ältestes Kind betreute. «Ich dachte, wir könnten ebensogut heute ankommen wie an einem anderen Tag!»

«Aber ich fürchte, es wird dich traurig machen!» rief sie und sah ihn besorgt an.

«Ich darf natürlich unsere Angelegenheiten nicht darüber vergessen, und wir haben noch sehr viel zu tun, ehe wir uns hier eingerichtet haben. Das erste ist eine Unterkunft.»

Sie ließen ihr Gepäck und sein Werkzeug am Bahnhof und gingen zu Fuß die altvertraute Straße hinab; alle Festbesucher strömten in derselben Richtung. Als sie an die Kreuzung kamen und in eine Gegend abbiegen wollten, wo voraussichtlich Zimmer zu haben sein würden, sagte Juda nach einem Blick auf die Uhr und die dahineilende

Menge: «Sehen wir uns doch den Festzug an und lassen wir jetzt das Wohnungsuchen sein! Das können wir ja später machen.»

«Sollten wir nicht besser erst ein Dach überm Kopf haben?» fragte Sue.

Doch er schien ganz erfüllt von dem Fest, und so gingen sie denn zusammen die Hauptstraße hinunter. Juda trug das jüngste Kind, Sue führte ihr kleines Mädchen an der Hand und Arabellas Junge lief nachdenklich und schweigend neben ihnen. Scharenweise wandelten hübsche Schwestern in duftigen Kleidern und bescheidene Eltern, die in ihrer Jugend keine akademische Bildung gekannt hatten, im Schlepptau von Brüdern und Söhnen dahin, denen die Überzeugung im Gesicht geschrieben stand, daß es keine wirklich befähigten Menschen gegeben habe, ehe sie selbst diese Erde mit ihrer Gegenwart beehrt hatten.

«Jeder einzelne dieser jungen Kerle mahnt mich an meinen eigenen Mißerfolg», sagte Juda. «Heute erwartet mich eine Lektion über Vermessenheit! – ‹Demütigungstag› für mich! Wärst du mir nicht zu Hilfe gekommen, mein geliebter Liebling, so wäre ich verzweifelt und vor die Hunde gegangen!»

Sie sah es ihm an, daß er in eine seiner wildbewegten, selbstquälerischen Stimmungen geriet. «Es wäre besser gewesen, wir hätten uns erst mal um unsere eigenen Angelegenheiten gekümmert, Lieber», antwortete sie. «Der Anblick wird sicher altes Leid in dir wachrufen und dir nicht guttun!»

«Nun, wir sind ganz in der Nähe; jetzt wollen wir es auch ansehen», entgegnete er.

An der Kirche mit dem italienischen Portal, dessen gewundene Barocksäulen über und über mit Schlingpflanzen behängt waren, bogen sie nach links ab und gingen die Straße entlang, bis sich vor Judas Blicken das kreisrunde Theater mit der wohlbekannten Laterne auf der Kuppel erhob, die in seinen Gedanken zum traurigen Symbol seiner enttäuschten Hoffnungen geworden war; denn von diesem Ausguck hatte er die Stadt der Colleges zum letztenmal überblickt an jenem Nachmittag, da ihm endlich klargeworden war, daß es für ihn ein aussichtsloses Unterfangen sei, ein Sohn der Universität werden zu wollen.

Heute war der offene Raum zwischen dem Theater und dem nächsten College von einer erwartungsvollen Menge erfüllt. In ihrer Mitte war durch zwei hölzerne Schranken die Gehbahn frei gehalten, die sich von der Tür des Colleges bis zu der Tür des großen Gebäudes erstreckte, das zwischen dem College und dem Theater lag.

«Hier ist es – sie werden gleich kommen!» rief Juda in plötzlicher Erregung. Er bahnte sich einen Weg nach vorn und stellte sich dicht an das Geländer; noch immer hatte er das jüngste Kind auf dem Arm, Sue und die beiden anderen hielten sich dicht hinter ihm. Die Menge drängte nach, plaudernd, scherzend und lachend, während Wagen auf Wagen vor der unteren Tür des Colleges vorfuhr und stattliche, feierliche Gestalten in blutroten Roben ausstiegen. Der Himmel hatte sich mit fahlen Wolken bedeckt, ab und zu grollte Donner.

Der kleine Gnom erschauerte. «Wie das jüngste Gericht ist es!» flüsterte er.

«Es sind nur gelehrte Doktoren», beschwichtigte ihn Sue.

Als sie so dastanden, fielen ihnen große Regentropfen auf Kopf und Schultern, und das Warten wurde unerträglich. Noch einmal sagte Sue, sie würde lieber gehen.

«Jetzt dauert es nicht mehr lange», meinte Juda.

Aber der Zug erschien noch immer nicht. Um sich die Zeit zu vertreiben, sah sich einer der Wartenden die Fassaden des nächsten Colleges an und sagte, er wüßte gern, was die lateinische Inschrift in der Mitte bedeute. Juda, der neben dem Frager stand, erklärte sie ihm, und als er sah, daß alle Leute rings um ihn her interessiert zuhörten, erläuterte er auch die Steinmetzarbeiten des Frieses (mit dem er sich vor Jahren eingehend befaßt hatte) und kritisierte einige Einzelheiten an anderen College-Fassaden der Stadt.

Die müßigen Zuschauer, darunter die beiden Polizisten an den Türen, starrten so verwundert auf Juda wie einst die Lykaonier auf Paulus, denn Juda geriet leicht in Begeisterung, wenn er etwas erklärte, und sie schienen sich zu fragen, wie es käme, daß der Fremdling über Bauwerke ihrer Stadt mehr wußte als sie selbst, bis einer von ihnen rief: «Ach, den kenn ich ja! Vor Jahren hat er hier gearbeitet – Juda Fawley heißt er! Besinnt euch doch – wir haben ihn zum Spaß immer den Professor von St. Armut genannt, wißt ihr nicht – weil er so was Ähnliches werden wollte. Jetzt scheint er verheiratet zu sein, und das ist wohl sein Kind, das er auf dem Arm hat. Taylor würde ihn sicher kennen, der kennt ja alle Welt.»

Der Sprecher war ein Mann namens Jack Stagg, mit dem Juda früher bei Reparaturen an Colleges zusammen gearbeitet hatte. Taylor stand in der Nähe. Als man ihn auf Juda aufmerksam gemacht hatte, rief er ihm über das Geländer weg zu: «Du hast uns also mit deiner Rückkehr beehrt, alter Freund!»

Juda nickte.

«Und es sieht nicht aus, als hättest du's sehr weit gebracht, seitdem du fort warst?»

Auch dem stimmte Juda zu.

«Außer daß du mehr Mäuler zu füttern hast!» Das kam von einer anderen Stimme, die, wie Juda feststellte, Onkel Joe gehörte, einem anderen Steinmetz, mit dem er früher gearbeitet hatte.

Juda erwiderte gutmütig, das könne er nicht bestreiten; ein Wort ergab das andere, und schließlich entspann sich so etwas wie eine allgemeine Unterhaltung zwischen ihm und den Müßiggängern, in deren Verlauf Tinker Taylor Juda fragte, ob er noch an das Apostolische Glaubensbekenntnis auf lateinisch dächte und an die Nacht damals in der Kneipe, wo sie ihn so vehement herausgefordert hatten.

«Aber damit hast du wohl auch nicht dein Glück gemacht?» warf Joe ein. «Deine ganze Lernerei hat noch nicht zugelangt?»

«Antworte ihnen doch nicht mehr!» flehte Sue.

«Mir gefällt's gar nicht in Christminster», murmelte betrübt der kleine Gnom, der eingekeilt und unsichtbar in der Menge stand.

Doch als sich Juda nun im Mittelpunkt neugieriger Fragen und spöttischer Bemerkungen befand, sah er nicht ein, warum er mit einer offenen Erklärung über Dinge zurückhalten sollte, deren er sich nicht zu schämen brauchte; und so ließ er sich nach einer Weile dazu verleiten, die lauschende Menge mit lauter Stimme ganz im allgemeinen anzureden:

«Es ist eine schwierige Frage, Freunde, für jeden jungen Mann – die Frage, mit der ich mich habe herumschlagen müssen und die jetzt in diesen aufstrebenden Zeiten Tausende beschäftigt –, ob man ruhig in demselben Fahrwasser bleiben soll, in dem man nun mal dahintreibt, ohne viel zu fragen, ob man dazu geeignet ist oder ob man seine Eignung und Neigung in Betracht ziehen und seinen Lebenslauf dementsprechend neu regeln soll. Ich habe das zweite zu tun versucht und bin gescheitert. Aber deshalb gebe ich noch lange nicht zu, daß mein Scheitern ein Beweis für die Falschheit meiner Ansichten wäre oder daß mein Erfolg sie als richtig erwiesen hätte; freilich beurteilt man solche Bestrebungen heutzutage so – nicht danach, ob sie an sich richtig sind, sondern nach ihrem zufälligen Ergebnis. Wäre ich schließlich einer von diesen Herren in Rot und Schwarz geworden, die da eben hineingegangen sind, so hätte jedermann gesagt: ‹Seht, wie weise der junge Mann daran getan hat, seinen Neigungen und Anlagen zu folgen!› Aber da ich schließlich nicht besser dran bin als am Anfang, heißt es: ‹Seht, was für ein Narr der Kerl gewesen ist, daß er einer verstiegenen Grille so nachgegeben hat!›

Aber meine Armut war daran schuld und nicht mein Wille, daß ich mich geschlagen geben mußte. Es dauert zwei oder drei Generationen, um das zuwege zu bringen, was ich in einer erreichen wollte; und meine Impulse – Leidenschaften – Laster sollte man vielleicht sagen – waren zu stark, da mußte ein Mann, dem jede Hilfe von außen fehlte, eben scheitern; man müßte kaltblütig sein wie ein Fisch und selbstsüchtig wie ein Schwein, dann hätte man wirklich gute Aussichten, eine Leuchte seines Landes zu werden. Ihr mögt mich verspotten – dagegen habe ich gar nichts –, ich bin ohne Zweifel ein sehr geeignetes Objekt. Aber ich glaube, wenn ihr wüßtet, was ich in den letzten Jahren durchgemacht habe, dann würdet ihr mich eher bemitleiden. Und wenn die es wüßten –» er nickte nach dem College hin, wo die gelehrten Herren einer nach dem anderen vorfuhren – «dann würden sie es möglicherweise auch tun.»

«Er sieht wirklich ganz krank und mitgenommen aus!» sagte eine Frau.

«Vielleicht kann ich noch etwas Gutes tun, ehe ich sterbe – nämlich ein abschreckendes Beispiel dafür liefern, wie man es nicht machen soll, gewissermaßen eine Illustration zu einer moralischen Geschichte», fuhr Juda fort; allmählich wurde er bitter, obwohl er heiter und gelassen begonnen hatte. «Schließlich war ich vielleicht weiter nichts als ein armseliges Opfer der sozialen und geistigen Unrast, die heutzutage so viele Menschen unglücklich macht!»

«Sag das nicht!» flüsterte Sue unter Tränen, als sie Judas Gemütszustand bemerkte. «Das warst du nicht. Du hast dir dein Wissen tapfer erkämpft und nur die allergemeinsten Menschen würden dich deshalb tadeln!»

Juda setzte das Kind auf seinem Arm bequemer zurecht und schloß: «Und jetzt stehe ich als ein armer und kranker Mann vor euch – aber das ist nicht das Schlimmste. Meine Grundsätze sind in Wirrwarr geraten – ich taste im dunkeln –, handle aus Instinkt und nicht nach Vorbildern. Vor acht oder neun Jahren, als ich zum erstenmal hierherkam, hatte ich einen schönen Vorrat feststehender Meinungen; aber die sind mir eine nach der andern abhanden gekommen; und je älter ich werde, um so weniger sicher bin ich. Eigentlich befolge ich jetzt keine andere Lebensregel, als daß ich Neigungen nachgehe, die weder mir noch sonst jemandem schaden, sondern denen, die ich liebe, wirklich

Freude machen. Also, meine Herrschaften, ihr habt wissen wollen, wie es mir ergangen ist, und ich hab es euch erzählt. Macht es euch zunutze! Deutlicher kann ich es hier nicht erklären. Ich spüre, daß etwas in unserem sozialen Gefüge nicht stimmt: aber was es ist, das können nur Männer oder Frauen mit besserer Einsicht als ich herausfinden – wenn sie es überhaupt herausfinden können –, wenigstens in unserer Zeit. ‹Denn wer weiß, was dem Menschen nützlich ist im Leben? – Oder wer will dem Menschen sagen, was nach ihm kommen wird unter der Sonne?›»

«Recht hat er», sagten viele.

«Gut gepredigt!» rief Tinker Taylor. Und leiser zu denen, die ihm zunächst standen: «Na, einer von den Gelegenheitspfaffen, die hier rumwimmeln und die Predigt übernehmen, wenn unsere Hauptpfarrer mal 'nen freien Tag haben wollen, der hätte so 'ne Rede nicht unter einer Guinee gehalten! Etwa nicht? Da schwöre ich jeden Eid, kein einziger von denen hätte es für weniger gemacht! Und dann hätte er sich's noch aufschreiben lassen müssen. Und der hier ist bloß ein Arbeiter!»

Wie eine Art sachlicher Erläuterung zu Judas Bemerkungen fuhr in diesem Augenblick ein verspäteter Doktor vor, ganz außer Atem in seiner feierlichen Robe. Das Droschkenpferd hielt nicht genau an der Stelle, die für das Absetzen des Fahrgastes erwünscht war; dieser sprang aus dem Gefährt und verschwand hinter der Tür. Der Kutscher stieg ab und versetzte dem Tier ein paar Tritte in den Bauch.

«Wenn so etwas an den College-Toren der frömmsten und gebildetsten Stadt der Welt möglich ist», sagte Juda, «dann haben wir es wahrlich nicht sehr weit gebracht!»

«Ruhe!» gebot einer der Polizisten, der inzwischen mit einem Kameraden die breiten Türen gegenüber dem College geöffnet hatte. «Halten Sie den Mund, junger Mann, wenn der Zug vorüberkommt.» Es regnete jetzt stärker, und wer einen Schirm hatte, spannte ihn auf. Juda gehörte nicht zu denen, und Sue besaß nur einen kleinen Sonnenschirm. Sie war bleich geworden, doch das hatte Juda nicht bemerkt.

«Gehen wir, Lieber», flüsterte sie und suchte ihn gegen den Regen zu schützen. «Vergiß nicht, wir haben noch keine Unterkunft, und alle unsere Sachen sind noch am Bahnhof, und du bist doch noch gar nicht richtig gesund. Ich hab Angst, die Nässe könnte dir schaden.»

«Jetzt kommen sie! Nur noch einen Augenblick, dann gehen wir», erwiderte er.

Sechs Glocken huben an zu läuten, Gesichter erschienen an den umliegenden Fenstern, und der Zug der College-Rektoren und der neuen Doktoren tauchte auf; ihre in rote und schwarze Talare gekleideten Gestalten zogen vor Judas Augen vorbei, wie unerreichbare Planeten am Objektiv eines Fernrohrs vorüberziehen.

Während sie vorbeischritten, nannten gut unterrichtete Zuschauer ihre Namen, und als sie das alte, runde, von Wren erbaute Theater erreichten, wurden Hochrufe laut.

«Gehen wir dorthin!» rief Juda. Es hatte sich jetzt eingeregnet, aber er schien es gar nicht zu bemerken und führte sie zum Theater. Hier standen sie auf dem Stroh, das man ausgebreitet hatte, um das laute Rädergerassel zu dämpfen; die sonderbaren, vom Frost beschädigten Steinbüsten, die rings das Dach schmückten, sahen mit bleichem Ingrimm auf die Vorgänge herab, besonders auf Juda, Sue und ihre Kinder, durchnäßt und schmutzbespritzt wie diese waren – diese lächerlichen Leute, die hier im Grunde ja nichts zu suchen hatten.

«Ach, wenn ich nur hinein könnte!» rief er heftig. «Horch – vielleicht kann ich ein paar Worte von der lateinischen Rede auffangen, wenn ich hier stehenbleibe; die Fenster sind offen.»

Doch abgesehen von Orgelrauschen, Hurras und Beifallrufen nach jeder rednerischen Leistung trug ihm das Stehen in der Nässe nicht viel ein, höchstens ab und zu ein volltönendes Wort auf «um» oder «ibus».

«Ich bin eben ein Außenseiter bis ans Ende meiner Tage!» seufzte er nach einer Weile. «Jetzt gehen wir aber, meine geduldige Sue. So gut bist du – die ganze Zeit über hast du im Regen gewartet, bloß meiner törichten Verrücktheit zuliebe! Die ganze verwünschte Teufelsstadt soll mir von nun an gleichgültig sein, wirklich und wahrhaftig. Aber warum warst du denn so erschrocken, als wir an dem Geländer standen? Wie blaß du bist, Sue!»

«Ich habe Richard gesehen, drüben unter den Leuten auf der anderen Seite.»

«Ach – wirklich?»

«Offenbar ist er nach Jerusalem gekommen, um das Fest zu sehen, wie wir anderen alle: da wohnt er wahrscheinlich nicht sehr weit von hier. Er hat dieselbe Sehnsucht nach der Universität gehabt wie du, nur nicht so stark. Ich glaube nicht, daß er mich gesehen hat, aber er muß gehört haben, wie du zu den Leuten geredet hast. Doch offenbar hat er nicht weiter darauf geachtet.»

«Nun, und wenn auch – du machst dir doch jetzt seinetwegen keine Gedanken mehr, meine Sue?»

«Nein, eigentlich nicht. Aber ich bin schwach. Ich weiß, es ist ganz in Ordnung, wie wir alles machen wollen, und doch hab ich eine sonderbare Angst vor ihm gespürt; eine Scheu, eine Furcht vor Konventionen, an die ich nicht glaube. Es überkommt mich manchmal wie eine Art schleichender Lähmung und macht mich ganz unglücklich!»

«Du bist müde geworden, Sue. Ach – ich hab ganz vergessen, Liebling! Ja, wir gehen sofort.»

Sie machten sich auf die Wohnungssuche und fanden schließlich eine Gegend, die vielversprechend schien, die Mildew Lane; diese Stelle hatte für Juda etwas Unwiderstehliches, obwohl sie Sue nicht so wunderbar vorkam: eine enge Gasse dicht an der Rückseite eines Colleges, doch ohne Verbindung damit. Die kleinen Häuser lagen völlig im Schatten der hohen College-Gebäude, und doch war das Leben innerhalb jener Mauern so weit entfernt vom Leben der Menschen in der engen Gasse, als ob es sich auf der entgegengesetzten Seite des Erdballs abgespielt hätte; und dabei waren sie nur durch Mauerbreite voneinander getrennt! An zweien oder dreien der Häuser stand zu lesen, daß darin Zimmer zu vermieten seien; die Suchenden klopften an eine der Türen, die von einer Frau geöffnet wurde.

«Ach – horch!» rief Juda plötzlich, statt sie anzureden.

«Was?»

«Die Glocken natürlich – welche Kirche kann das sein? Es klingt mir bekannt.»

Andere Glocken erklangen ein Stück weiter weg.

«Ich weiß nicht!» sagte die Zimmervermieterin mürrisch. «Haben Sie geklopft, um das zu fragen?»

«Nein, wegen möblierter Zimmer», antwortete Juda, der wieder zu sich gekommen war.

Die Wirtin warf einen scharfen Blick auf Sues Gestalt.

«Wir haben nichts frei», sagte sie und schloß die Tür.

Juda machte ein verblüfftes, der Junge ein bekümmertes Gesicht. «Laß mich es versuchen, Juda», sagte Sue, «du hast nicht die richtige Art.»

Gleich in der Nähe fanden sie ein anderes Haus, aber der Vermieter, der nicht nur Sue, sondern auch den Jungen und die beiden Kleinen gesehen hatte, sagte höflich: «Tut mir leid, aber wir vermieten nicht an Leute mit Kindern!» und schloß die Tür.

Das kleinste Kind verzog den Mund und weinte schweigend, als spüre es das nahende Unheil. Der Junge seufzte. «Mir gefällt es nicht in Christminster!» sagte er noch einmal. «Sind das Gefängnisse, die großen alten Häuser da?»

«Nein, Colleges», erwiderte Juda, «in einem davon wirst du vielleicht mal studieren.»

«Das möchte ich lieber nicht», gab der Junge zurück.

«Jetzt versuchen wir es noch einmal», sagte Sue. «Ich muß meinen Mantel fester umnehmen ... Von Kennetbridge hierher zu reisen, heißt ja vom Regen in die Traufe kommen! ... Wie seh ich jetzt aus, Liebster?»

«Jetzt kann es kein Mensch merken», meinte Juda.

Nun war noch ein Haus übrig, und sie versuchten es zum drittenmal. Die Frau war hier freundlicher, aber sie konnte nicht viel Raum abgeben und nur Sue und die Kinder aufnehmen, falls Juda ein anderes Unterkommen fände.

Dieses Angebot nahmen sie notgedrungen an, denn sie hatten das Wohnungssuchen zu lange hinausgeschoben. Sie wurden handelseinig mit der Frau, obwohl der Preis eigentlich ihre Mittel überstieg, aber sie durften nicht wählerisch sein, solange Juda nicht Zeit hatte, eine dauernde Unterkunft ausfindig zu machen. In diesem Haus bezog Sue ein Hinterzimmer im zweiten Stock mit anschließendem Alkoven für die Kinder. Juda blieb noch eine Weile und trank eine Tasse Tee; es freute ihn, daß das Fenster auch hier auf die Rückseite eines Colleges hinausging. Dann küßte er alle vier und ging, um einiges Nötige einzukaufen und sich ein Zimmer zu suchen.

Als er fort war, kam die Wirtin herauf in der Absicht, ein wenig mit Sue zu plaudern und Näheres über die Umstände der Familie zu erfahren, die sie bei sich aufgenommen hatte. Sue verstand sich schlecht auf die Kunst, ausweichende Antworten zu geben; nachdem sie Verschiedenes über ihre kürzlichen Schwierigkeiten und Wanderfahrten zugegeben hatte, wurde sie überrascht durch die plötzliche Frage der Wirtin: «Sind Sie eine richtiggehend verheiratete Frau?»

Sue zögerte; und dann, einem Impuls folgend, erzählte sie der Frau, daß ihr Mann und sie selbst jedes in seiner ersten Ehe unglücklich gewesen sei; danach hätten sie buchstäblich nicht den Mut gefunden, ein zweites Mal zu heiraten, obwohl sie ein paarmal dazu angesetzt hätten, denn der Gedanke an eine zweite unwiderrufliche Verbindung sei ihnen entsetzlich gewesen, und sie hätten gefürchtet, der abgestempelte Ehevertrag könnte ihre Liebe töten; aber sie hätten doch zusammensein wollen, und deshalb wäre sie nach ihrer eigenen Auffassung eine verheiratete Frau, aber nach Auffassung der Wirtin nicht.

Die Frau machte ein verlegenes Gesicht und ging hinunter. Sue saß in träumerische Gedanken versunken am Fenster und blickte in den Regen hinaus. Da wurde ihre ruhige Stimmung unterbrochen: jemand kam ins Haus, und unten im Flur ertönten die Stimmen eines Mannes und einer Frau. Der Ehemann der Wirtin war nach Hause gekommen, und sie erklärte ihm, daß sie in seiner Abwesenheit Mieter aufgenommen habe.

In plötzlichem Ärger erhob er die Stimme. «An so eine Frau vermietet doch kein Mensch! Und vielleicht gar eine Entbindung! ... Außerdem hab ich dir doch gesagt, daß ich keine Kinder will! Der Flur und die Treppen frisch gestrichen, damit sie nur ja alles ruinieren! Du mußt doch gemerkt haben, daß mit den Leuten irgendwas nicht stimmt – wenn sie einfach so ankommen! 'ne Familie aufzunehmen, wo ich sagte, einen einzelnen Herrn!»

Die Frau machte Einwände, aber offenbar beharrte der Mann auf seiner Meinung, denn nach einer Weile klopfte es an Sues Tür und die Frau erschien.

«Es tut mir leid, aber ich kann Ihnen das Zimmer leider doch nicht für eine Woche überlassen. Mein Mann will es nicht, und deshalb muß ich Sie bitten, auszuziehen. Ich hab nichts dagegen, daß Sie die Nacht über dableiben, aber ich wäre Ihnen dankbar, wenn Sie morgen früh zeitig weggehen würden.»

Sue wußte ganz genau, daß sie das Zimmer für eine Woche beanspruchen konnte, doch sie wollte keinen Streit zwischen Mann und Frau heraufbeschwören und sagte, sie würde ausziehen. Als die Wirtin gegangen war, blickte Sue wieder zum Fenster hinaus. Da sah sie, daß der Regen aufgehört hatte, und schlug dem Jungen vor, erst die Kleinen zu Bett zu bringen und dann noch einmal auszugehen, um ein anderes Zimmer zu suchen und für morgen zu mieten, damit es nicht wieder so knapp mit der Zeit würde wie heute. Statt also die Koffer auszupacken, die Juda gerade vom Bahnhof hatte schicken lassen, gingen sie auf die feuchten, doch nicht unfreundlichen Straßen hinaus. Sue mochte Juda nicht durch die Nachricht von der Kündigung beunruhigen, solange er vielleicht Mühe hatte, eine Unterkunft für sich selbst zu finden. Mit dem Jungen ging sie ziellos bald diese, bald jene Straße entlang; doch obwohl sie in zehn, zwölf Häusern anfragte, erging es ihr allein weit schlimmer als in Judas Begleitung: niemand wollte ihr ein Zimmer für den nächsten Tag versprechen.

So eine Frau und ein Kind, die bei Dunkelheit nach einer Unterkunft herumliefen, wurden von jedem Vermieter scheel angesehen.

«Es wäre besser, ich wäre gar nicht auf die Welt gekommen, nicht wahr?» sagte der Junge bedrückt.

Völlig erschöpft kehrte Sue schließlich in das Haus zurück, in dem sie nicht willkommen war, aber wenigstens für die Nacht Unterkunft hatte. Während ihrer Abwesenheit war Juda dagewesen und hatte seine Adresse hinterlassen; doch sie wußte, wie schwach er noch war, und so blieb sie bei ihrem Entschluß, ihn nicht vor dem kommenden Tag zu beunruhigen.

2

DA SASS SIE NUN IN DEM ALTEN KLEINEN, ZWISCHEN HOHEN Mauern eingezwängten Haus und starrte auf den Fußboden; dann hob sie den Blick und sah aus dem unverhüllten Fenster. Die Außenmauern des Sarcophagus College gegenüber – schweigend, schwarz und fensterlos – warfen den Schatten ihrer vielen Jahrhunderte von Finsternis, Frömmlertum und Verfall in das kleine Zimmer, das sie bewohnte, und schlossen bei Nacht den Mondenschein, bei Tag das Sonnenlicht aus. Dahinter waren die Umrisse des Rubric College erkennbar und der Turm eines dritten, noch weiter entfernten. Sie grübelte darüber nach, wie seltsam sich doch die allesbeherrschende Leidenschaft eines schlichten Mannes auswirken könne: Juda, der sie und die Kinder so zärtlich liebte, hatte sie hier in dieser niederdrückenden Umgebung einquartiert, weil er noch immer von seinem Traum besessen war. Selbst jetzt vernahm er nicht deutlich das eisige «Nein», das ihm von diesen gelehrten Mauern seiner Sehnsucht stets von neuem entgegenschallte.

Das vergebliche Suchen nach einer anderen Unterkunft und die Tatsache, daß für den Vater hier im Haus kein Platz war, hatten einen tiefen Eindruck auf den Jungen gemacht – er schien von einem stillen, drohenden Entsetzen gepackt. Da brach er das Schweigen:

«Mutter, was sollen wir nur morgen anfangen?»

«Ich weiß nicht!» erwiderte Sue verzweifelt. «Ich fürchte, Vater wird sich Sorgen machen.»

«Ich wünschte, Vater wäre ganz gesund, und sie hätten hier Platz für ihn gehabt! Dann wäre es nicht so schlimm! Der arme Vater!»

«Ja, dann wäre es nicht so schlimm.»

«Kann ich irgend etwas tun?»

«Nein! Nichts als Sorgen und Mißgeschick und Not!»

«Vater ist fortgegangen, weil er für uns Kinder Platz machen wollte, nicht wahr?»

«Zum Teil deswegen.»

«Da wäre es eigentlich besser, aus der Welt zu sein, statt auf der Welt?»

«Beinahe, Liebling.»

«Und wegen uns Kindern kannst du auch keine gute Wohnung kriegen, nicht wahr?»

«Vermieter sind eben manchmal gegen Kinder.»

«Aber wenn Kinder soviel Scherereien machen, warum haben denn da die Leute welche?»

«Ach – weil es die Natur so will.»

«Aber wir verlangen doch nicht, auf die Welt zu kommen?»

«Gewiß nicht.»

«Und bei mir kommt noch dazu, daß du nicht meine richtige Mutter bist; du hättest mich gar nicht zu nehmen brauchen, wenn du nicht gewollt hättest. Ich hätte gar nicht zu dir kommen dürfen – das ist die Sache! In Australien war ich ihnen zur Last, und hier bin ich euch zur Last. Wäre ich doch lieber gar nicht auf die Welt gekommen!«

«Das hast du nicht ändern können, Liebchen.»

«Ich finde, wenn Kinder geboren werden, die man nicht haben will, dann sollten sie gleich totgemacht werden, ehe sie Seelen kriegen, und man sollte sie gar nicht groß werden und herumlaufen lassen!»

Sue erwiderte nichts. Zweifelnd fragte sie sich, wie sie dieses frühreife Kind behandeln solle.

Dann beschloß sie, soweit es sich machen ließ, ehrlich und aufrichtig gegen den Jungen zu sein, der auf ihre Schwierigkeiten einging wie ein erwachsener Freund.

«Wir werden bald noch eins bekommen», sagte sie.

«Wie meinst du?»

«Wir kriegen noch ein kleines Kind.»

«Was!» Wild sprang der Junge auf. «Ach Gott, Mutter, du hast doch nicht etwa nach einem neuen geschickt, wo du schon mit uns dreien soviel Not hast?»

«Doch, leider hab ich es getan!» murmelte Sue; ihre Augen glänzten von verhaltenen Tränen.

Der Junge brach in Weinen aus. «Ach, du hast uns nicht lieb, du hast uns nicht lieb!» rief er bitter vorwurfsvoll. «Wie konntest du nur so böse und grausam sein! Du hättest warten müssen, bis es uns besser ging und Vater wieder gesund war! – Uns alle nur noch mehr ins Elend zu bringen! Kein Platz für uns, und Vater muß fortgehen, morgen werden wir auf die Straße gesetzt; und trotzdem kriegst du bald wieder ein Kind! . . . Du hast es mit Absicht getan – jawohl!» Schluchzend lief er hin und her.

«Du mußt mir nicht böse sein, kleiner Juda!» flehte sie, nun ebenso erregt wie der Junge. «Ich kann es dir nicht erklären – später, wenn du älter bist, erkläre ich es dir. Es sieht wirklich so aus, als hätte ich es absichtlich getan – jetzt, wo es uns so schlecht geht! Ich kann es dir nicht erklären, Liebling! Aber es ist nicht wirklich absichtlich – ich kann es nicht ändern!»

«O ja, es ist Absicht – es muß Absicht sein! Niemand würde uns so was antun, wenn du nicht einverstanden wärst! Das verzeih ich dir nie, niemals! Nie wieder glaub ich dir, daß du mich lieb hast oder den Vater oder irgendeins von uns!»

Er stand auf und ging in den angrenzenden Alkoven, wo auf dem Fußboden ein Lager hergerichtet war. Dort hörte sie ihn sagen: «Wenn wir Kinder nicht wären, hätte die Not ein Ende!»

«Denke das ja nicht, Kind!» rief sie ein wenig schroff. «Geh schlafen!»

Am nächsten Morgen erwachte sie kurz nach sechs; sie beschloß aufzustehen und noch vor dem Frühstück rasch in den Gasthof zu laufen, den Juda als sein Quartier angegeben hatte, um ihm zu erzählen, was geschehen war, ehe er etwa ausging. Leise erhob sie sich, um die Kinder nicht zu stören, die nach den gestrigen Anstrengungen sehr müde sein mußten.

Sie fand Juda beim Frühstück in dem armseligen Gasthof, den er gewählt hatte, um die große Ausgabe für ihre Unterbringung auszugleichen; sie berichtete ihm, daß sie obdachlos seien. Er hätte sich die ganze Nacht um sie gesorgt, sagte er. Jetzt am hellen Morgen schien es nicht mehr so schlimm wie am Abend vorher, daß sie die Wohnung aufgeben mußten, und nicht einmal das vergebliche Bemühen um eine neue Unterkunft bedrückte Sue so tief. Juda war wie sie der Meinung, daß es sich nicht verlohne, auf ihrem Recht zu bestehen und eine Woche zu bleiben, sondern daß sie lieber gleich ausziehen solle.

«Ihr müßt alle auf ein paar Tage in mein Gasthaus kommen», sagte er. «Es geht hier drunter und drüber, und für die Kinder ist es nicht besonders nett, aber wir haben dann mehr Zeit, uns nach etwas anderem umzusehen. In den Vorstädten gibt es eine Menge möblierte Zimmer – zum Beispiel in Beersheba, wo ich früher gewohnt habe. Frühstücke doch gleich hier mit mir, Schatz, nun du mal da bist. Geht's dir auch wirklich gut? Wir haben reichlich Zeit, zu den Kindern zu gehen und ihnen das Frühstück herzurichten, ehe sie aufwachen. Ich gehe dann gleich mit.»

Sue verzehrte mit Juda ein hastiges Mahl, und eine Viertelstunde später machten sie sich zusammen auf den Weg, fest entschlossen, sofort aus Sues allzu wohlanständigem Zimmer auszuziehen. Als sie angelangt waren, ging Sue hinauf und fand, daß im Alkoven, wo die Kinder schliefen, noch alles ruhig war; schüchtern bat sie die Wirtin, den Teekessel und etwas zum Frühstück heraufzubringen. Achtlos und nachlässig wurde ihre Bitte erfüllt. Sue tat zwei Eier, die sie für die beiden Kleinen mitgebracht hatte, in das kochende Wasser des Kessels und bat Juda, darauf zu achten, während sie die Kinder wecken wollte, denn es war inzwischen halb neun geworden.

Juda stand, die Uhr in der Hand, über den Kessel gebeugt, um die Eier zur rechten Zeit herauszunehmen, so daß sein Rücken dem Alkoven zugekehrt war, wo die Kinder lagen. Ein gellender Schrei von Sue ließ ihn herumfahren. Die Tür des Alkovens stand offen – er erinnerte sich, daß sie einen gewissen Widerstand geleistet zu haben schien, als Sue sie aufstieß –, und Sue war an der Tür zu Boden gesunken. Er stürzte zu ihr, um sie aufzuheben, und warf dabei einen Blick auf das kleine Bett, das auf dem Boden hergerichtet war: keine Kinder. Verblüfft sah er sich im Raum um. An der Rückseite der Tür befanden sich zwei Kleiderhaken, und daran waren die Gestalten der beiden kleineren Kinder aufgehängt, jedes an einem Stück Bindfaden, das ihnen um den Hals gelegt war; ein paar Schritte entfernt hing an einem Nagel der leblose Körper des kleinen Juda. Ein umgestoßener Stuhl lag neben ihm und seine verglasten Augen blickten schief ins Zimmer; doch die Augen des Mädchens und des kleineren Jungen waren geschlossen.

Halb gelähmt durch den grauenhaften Anblick ließ Juda Sue liegen; mit seinem Taschenmesser schnitt er die Bindfäden durch und warf die drei Kinder auf das Bett; aber beim Hantieren mit den kleinen Körpern hatte er den Eindruck, daß sie tot seien. Er hob die ohnmächtige Sue auf und trug sie auf das Bett im Nebenzimmer, rief die Wirtin herbei und stürzte fort, um einen Arzt zu holen.

Als er zurückkehrte, war Sue wieder zu sich gekommen; die beiden hilflosen Frauen, über die Kinder gebeugt in wildem Bemühen, sie wieder ins Leben zu rufen, und die drei kleinen Leichen – dieser Anblick war zuviel für seine Selbstbeherrschung. Der nächste Arzt war gekommen, doch wie Juda befürchtet hatte, war seine Anwesenheit überflüssig. Die Kinder waren nicht mehr zu retten, denn obwohl die Körperchen noch kaum erkaltet waren, mutmaßte man, daß sie über eine Stunde gehangen hatten. Später, als die Eltern zu überlegen vermochten, wie es wohl vor sich gegangen sei, kamen sie zu folgender Annahme: Der kleine Juda hatte beim Aufwachen Sue in dem anderen Zimmer gesucht und nicht gefunden; da war die Verzweiflung, welche die Ereignisse und Mitteilungen des vorhergehenden Abends in seinem krankhaften Gemüt ausgelöst hatten, in verstärktem Maße über ihn hereingebrochen. Außerdem fand sich auf dem Fußboden ein Zettel, auf dem in der Handschrift des Jungen und mit dem Bleistift, den er immer bei sich trug, geschrieben stand: «Ich habe es getan, weil wir zu fihle sind.»

Bei diesem Anblick versagten Sues Nerven vollständig; die furchtbare Überzeugung, daß ihr Gespräch mit dem Jungen der Hauptanlaß zu der Tragödie gewesen sei, stürzte sie in qualvolle krampfhafte Zuckungen, die nicht nachlassen wollten. Gegen ihren Willen wurde sie in ein Zimmer im unteren Stockwerk getragen; da lag sie, die schmächtige Gestalt geschüttelt von den Anfällen, die Augen starr zur Decke gerichtet; vergebens suchte die Wirtin sie zu beruhigen.

Von diesem Zimmer aus konnte man die Leute oben herumgehen hören; Sue bettelte, man solle sie hinauflassen, und konnte nur durch die Versicherung zurückgehalten werden, daß, falls noch irgendeine Hoffnung bestünde, ihre Anwesenheit nur schaden könne und daß sie sich schonen müsse, weil sie sonst das kommende Leben in Gefahr bringe. Unaufhörlich fragte und fragte sie; endlich kam Juda herunter und sagte ihr, daß keine Hoffnung mehr sei. Sobald sie imstande war zu sprechen, berichtete sie ihm, was sie zu dem Jungen gesagt hatte, und daß sie sich selbst für die Urheberin des Unheils halte.

«Nein», erwiderte Juda. «Es lag in seiner Natur, so etwas

zu tun. Der Arzt sagt, solche Kinder kämen jetzt manchmal vor – Kinder, wie sie die vorige Generation nicht gekannt habe –, das Ergebnis neuer Anschauungen vom Leben. Es ist, als sähen diese Kinder alle seine Schrecknisse, ehe sie alt genug sind, die nötige Widerstandskraft dagegen aufzubringen. Er sagt, es wäre der Anfang des kommenden allgemeinen Wunsches, nicht zu leben. Ein fortschrittlicher Mensch, dieser Arzt, aber er hat keinen Trost für . . .»

Juda hatte um ihretwillen den eigenen Schmerz bezwungen; aber jetzt brach er zusammen; und das wieder trieb Sue dazu an, ihm ihr Mitgefühl mit ihm und seinem Schmerz zu beweisen, so daß sie bis zu einem gewissen Grad von ihren bitteren Selbstvorwürfen abgelenkt wurde. Als alle gegangen waren, durfte sie die Kinder sehen.

Das Gesicht des Jungen spiegelte die ganze Entwicklung ihrer Lage. All das Unheil und Dunkel, das Judas ersten Lebensbund umschattet hatte, und all die unglücklichen Zufälle, Ängste, Fehler und Irrtümer seines zweiten hatten sich auf dieses kleine Menschenwesen gestürzt. Er war ihr Knotenpunkt, ihr Brennpunkt, ihr Ausdruck in eine einzige Erscheinung zusammengefaßt. Weil Juda und Arabella übereilt gehandelt und schlecht zueinander gepaßt hatten, hatte er gelitten unter Zittern und Stöhnen, und weil das Unglück Juda und Sue verfolgte, war er gestorben.

Als es im Haus still geworden war und sie nichts weiter tun konnten als auf die amtliche Totenschau warten, wurde die Luft im Zimmer von einer dumpfen, gewaltigen, leisen Stimme durchschüttert, die von den düsteren Mauern dahinter herüberklang.

«Was ist das?» fragte Sue; ihr keuchender Atem stockte.

«Die Orgel der College-Kapelle. Der Organist übt wahrscheinlich. Es ist das Lied nach dem 73. Psalm *Israel hat dennoch Gott zum Trost.*»

Sie schluchzte von neuem. «Ach, meine Kleinen, meine Kleinen! Sie hatten nichts Böses getan! Warum haben sie sterben müssen und nicht ich!»

Wieder fiel Schweigen ein – bis es schließlich durch ein Gespräch unterbrochen wurde, das zwei Männer irgendwo draußen miteinander führten.

«Gewiß reden sie über uns!» stöhnte Sue. «‹Denn wir sind ein Schauspiel geworden der Welt, und den Engeln und den Menschen!›»

Juda lauschte. «Nein – die sprechen nicht über uns», sagte er. «Es sind zwei Geistliche, die sich über die richtige Stellung des Altars streiten. Großer Gott – die Stellung des Altars, ‹und alle Kreatur ängstet sich›!»

Wieder Schweigen, bis Sue aufs neue von ihrem unbezwingbaren Leid überfallen wurde. «Es ist etwas außer uns, das sagt: ‹Du sollst nicht!› Erst hieß es: ‹Du sollst nicht lernen!› Dann hieß es: ‹Du sollst nicht arbeiten!› Jetzt heißt es: ‹Du sollst nicht lieben!›»

Er suchte sie zu beschwichtigen: «Das ist grausam von dir, Liebling.»

«Aber es ist wahr!»

So warteten die beiden; dann ging Sue wieder in ihr Zimmer hinauf. Kleidchen, Schuhe und Söckchen des jüngsten Bübchens hatten auf einem Stuhl gelegen, als er gestorben war; Sue ließ es nicht zu, daß die Sachen weggenommen wurden, so gern Juda sie ihr auch aus den Augen geräumt hätte. Aber sobald er etwas davon anrührte, flehte sie ihn an, alles liegenzulassen, und beinahe wild fuhr sie auf die Wirtin los, als auch sie versuchte, die Sachen wegzulegen.

Ihr stumpfes, teilnahmsloses Schweigen entsetzte Juda fast mehr als ihre Anfälle von Verzweiflung. «Warum redest du nicht mit mir, Juda?» schrie sie auf nach einem dieser Anfälle. «Wende dich nicht von mir ab! Wenn du mich nicht ansiehst, bin ich so einsam, daß ich es nicht ertragen kann!»

«Ich bin ja da, Liebste – hier dicht bei dir», sagte er und schmiegte sein Gesicht an das ihre.

«Ja . . . Ach, mein Kamerad, unser vollkommener Bund, unsere Zweisamkeit – sie ist jetzt mit Blut befleckt!»

«Vom Tod beschattet – weiter nichts.»

«Ach – aber ich bin es gewesen, die ihn dazu angestiftet hat, wenn auch ganz unbewußt! Ich habe mit dem Kind gesprochen, wie man nur mit Menschen reifen Alters sprechen darf. Ich habe gesagt, die Welt wäre gegen uns, unter solchen Umständen wäre es besser, aus dem Leben zu sein als auf der Welt; und er hat es wörtlich aufgefaßt. Und ich habe ihm gesagt, daß ich ein Kind kriegen würde. Das hat ihn furchtbar aufgeregt. Ach, was für bittere Vorwürfe hat er mir gemacht!»

«Warum hast du ihm das gesagt, Sue?»

«Ich weiß nicht. Ich wollte ihm die Wahrheit sagen. Ich hab es nicht fertiggebracht, ihm etwas vorzuschwindeln über die Tatsachen des Lebens. Und doch hab ich ihm nicht die Wahrheit gesagt, denn aus einem falschen Zartgefühl heraus habe ich mich zu undeutlich ausgedrückt. – Warum bin ich nur zur Hälfte weiser als andere Frauen gewesen und nicht ganz und gar weise? Warum hab ich ihm nicht unangenehme Unwahrheiten vorgeredet statt halber Wahrheiten? Mein Mangel an Selbstbeherrschung war daran schuld, daß ich die Dinge weder verbergen noch verhüllen konnte!»

«Dein Vorgehen wäre wahrscheinlich in der Mehrzahl der Fälle gut und richtig gewesen; nur in unserem besonderen Fall hat es vielleicht schlecht gewirkt. Er hätte es früher oder später erfahren müssen.»

«Und ich hab gerade an einem neuen Kleidchen für mein liebes Bübchen genäht, und nun werde ich ihn niemals darin sehen und nie wieder mit ihm reden ... Meine Augen sind so geschwollen, daß ich kaum sehen kann; und es ist nicht viel länger her als ein Jahr, daß ich mich glücklich genannt habe! Du und ich, wir haben einander zu sehr geliebt – wir beide haben der größten Sehnsucht gefrönt! Wir sagten – weißt du noch? –, wir wollten die Freude zu einer Tugend machen. Ich hab gesagt, es wäre die Absicht der Natur, das Gesetz und der Daseinsgrund der Natur, daß wir uns der Triebe freuen sollten, die sie uns gegeben hat – Triebe, die von der Zivilisation verkrüppelt worden sind. Schreckliche Dinge haben wir gesagt! Und jetzt hat uns das Schicksal diesen Dolchstoß versetzt, weil wir so töricht waren, die Natur beim Wort zu nehmen!»

Sie versank in stilles Sinnen, dann sagte sie: «Vielleicht ist es das beste, daß sie heimgegangen sind. Ja – ich sehe das jetzt ein! Besser, sie sind frisch gepflückt worden, als daß sie elend verwelkt wären!»

«Ja», erwiderte Juda. «Manche sagen, Eltern sollten sich freuen, wenn ihre Kinder jung sterben.»

«Aber sie wissen es nicht! . . . Ach, meine Kinder, meine lieben Kleinen, könntet ihr doch lebendig sein! Du kannst sagen, der Junge wollte nicht mehr auf der Welt sein, sonst hätte er es nicht getan. Für ihn hatte es einen Sinn zu sterben: es lag in seiner unheilbar traurigen Natur, armer kleiner Kerl! Aber die anderen – meine Kinder und deine!»

Wieder sah Sue das Kleidchen und die Schuhe und die Söckchen; ihre Gestalt erzitterte wie eine Saite. «Ich bin ein erbärmliches Geschöpf», sagte sie, «ich tauge weder für die Erde noch für den Himmel. Das alles bringt mich um den Verstand! Was soll man tun?» Sie starrte Juda an und preßte seine Hand.

«Nichts läßt sich tun», erwiderte er. «‹Es geh, wie's geh. Es erfüllt sich zuletzt das Verhängnis stets.›»

Sie horchte auf. «Ja! Wer hat das gesagt?» fragte sie traurig.

«Der Chor sagt es in *Agamemnon.* Seit das Unglück geschehen ist, hat es mir immerfort im Sinn gelegen.»

«Mein armer Juda – wie ist dir doch alles versagt geblieben! – Dir mehr als mir, denn ich habe ja dich bekommen! Zu denken, daß du das weißt durch dein Lesen und Lernen, bei dem dir keiner geholfen hat, und daß du in Armut und Elend lebst!»

Nach solchen vorübergehenden Ablenkungen schlug das Leid wieder über ihr zusammen wie eine Woge.

Vorschriftsmäßig erschien eine Kommission und hielt die Totenschau ab; und dann kam der traurige Begräbnistag heran. Berichte in den Zeitungen hatten Neugierige herbeigelockt, die müßig herumstanden und die Fensterscheiben und die Steine in der Mauer zu zählen schienen. Vermutungen über die tatsächlichen Beziehungen des Paares würzten ihre Neugier. Sue hatte erklärt, sie würde mit zum Begräbnis ihrer Kinder gehen, doch im letzten Augenblick ließ sie sich davon abbringen; die Särge wurden still aus dem Haus getragen, und sie legte sich nieder. Juda stieg in den Wagen, und der fuhr davon, zur großen Erleichterung des Vermieters, der jetzt nur noch Sue und ihr Gepäck im Haus hatte; er hoffte sie noch im Laufe des Tages loszuwerden und damit sein Haus von der ärgerlichen Berühmtheit zu befreien, die es in dieser Woche erlangt hatte, weil leider, leider seine Frau diese Fremden aufgenommen hatte. Am Nachmittag war er im stillen mit dem Hausbesitzer übereingekommen, daß sie versuchen wollten, die Hausnummer ändern zu lassen, falls sich aus der Tragödie, die sich hier abgespielt hatte, irgendwelche Nachteile für das Haus ergäben.

Juda hatte zugesehen, wie die beiden kleinen Särge – der eine mit dem kleinen Juda, der andere mit den beiden Jüngsten – in die Erde gesenkt worden waren; doch dann war er eiligst zu Sue zurückgekehrt, die noch in ihrem Zimmer lag. Er mochte sie nicht stören, doch da er sich sehr um sie sorgte, kam er gegen vier noch einmal; die Wirtin meinte, sie liege noch oben im Bett, aber dann kam sie mit der Nachricht herunter, daß Sue doch nicht in ihrem Schlafzimmer sei. Auch ihr Hut und ihre Jacke waren nicht da; sie war fortgegangen. Juda eilte in das Gasthaus, wo er schlief. Dort war sie auch nicht gewesen. Nachdem er verschiedene Möglichkeiten erwogen hatte, schlug er die Straße zum Friedhof ein; dort angelangt, ging er zu der Stelle, wo vor kurzem die Beerdigung stattgefunden hatte. Die müßigen Zuschauer, die mit bis ans Grab gegangen waren, hatten sich jetzt zerstreut. Ein Mann mit einer Schaufel war im Begriff, das gemeinsame Grab der drei Kinder zuzuschaufeln, doch eine Frau, die in dem halbgefüllten Erdloch stand, hielt mit flehender Gebärde seinen Arm fest. Es war Sue; ihre farbige Kleidung – es war ihr nicht in den Sinn gekommen, sie gegen die Trauersachen zu vertauschen, die Juda gekauft hatte – sprach von einem tieferen Leid, als die üblichen schwarzen Gewänder es vermocht hätten.

«Er schaufelt Erde auf sie, und das laß ich nicht zu, bis ich meine Kinder noch einmal gesehen habe!» rief sie wild, als sie Juda erblickte. «Ich will sie noch einmal sehen. Ach, Juda – bitte, Juda –, ich will sie sehen! Ich hab doch nicht gewußt, daß du sie wegholen lassen würdest, während ich schlief! Du hast gesagt, ich würde sie noch einmal sehen, ehe der Deckel zugeschraubt würde; und dann hast du sie fortgebracht! Ach, Juda, du bist auch grausam gegen mich!»

«Sie will, daß ich das Grab wieder ausschaufle, damit sie an die Särge kann», sagte der Mann mit dem Spaten. «Sie gehört nach Hause, so schlecht, wie sie aussieht. Scheint, daß sie gar nicht recht bei sich ist, das arme Ding. Ich kann sie jetzt nicht wieder ausgraben, junge Frau. Gehen Sie mit Ihrem Mann nach Hause und regen Sie sich nicht auf und danken Sie Gott, daß Sie bald wieder eins haben werden, das Sie in Ihrem Kummer trösten kann.»

Aber Sue klagte weiter: «Kann ich sie denn nicht noch einmal sehen – nur ein einziges Mal? Geht es denn nicht? Nur eine einzige winzige Minute lang, Juda? Ich will auch ganz brav sein und immer alles tun, was du willst, Juda, wenn du mich sie nur noch mal sehen läßt! Dann gehe ich ganz ruhig nach Hause! Ach, laß mich doch! Warum geht es denn nicht?»

So bettelte sie weiter. Juda war so in Sorge um sie, daß er drauf und dran war, den Mann zum Nachgeben zu bewegen. Aber es konnte zu nichts Gutem führen und würde sie vielleicht noch mehr aufregen; sie mußte unbedingt sofort nach Hause. So redete er ihr gut zu und flüsterte ihr zärtliche Worte ins Ohr; um sie zu stützen, legte er den Arm um sie, bis sie hilflos nachgab und sich aus dem Friedhof führen ließ.

Er wollte einen Einspänner nehmen, aber da sie sehr sparen mußten, ließ sie es nicht zu; langsam gingen sie dahin. Juda in Schwarz, sie in braunen und roten Sachen. Sie hatten vorgehabt, an diesem Nachmittag ein anderes

Zimmer zu beziehen, aber Juda sah, daß sich das kaum machen ließ, und nach einer Weile betraten sie das jetzt verhaßte Haus. Sue wurde sofort zu Bett gebracht, und man ließ einen Arzt kommen.

Juda wartete den ganzen Abend in einem der unteren Zimmer. Spät in der Nacht brachte man ihm die Nachricht, daß Sue vorzeitig geboren habe; das Kind war, wie die anderen, tot.

3

Sue war auf dem Wege zur Genesung, obwohl sie den Tod herbeigesehnt hatte, und Juda hatte in seinem alten Gewerbe Arbeit gefunden. Sie lebten jetzt in einer anderen Wohnung, in der Gegend von Beersheba, nicht weit von der St. Silas-Kirche, wo sich der Gottesdienst katholischen Formen näherte.

Oft saßen sie schweigend beieinander, mehr noch verängstigt durch die unmittelbare Feindseligkeit des Schicksals als durch seine blöde, sinnlose Neigung, alles zu hemmen und zu durchkreuzen. Unklare, seltsame Einbildungen hatten Sue umgaukelt in den Tagen, da ihr Denkvermögen bald hell aufzuckte, bald trübe erlosch wie ein flackernder Stern: einmal erschien ihr die Welt gleich einer im Traum erdachten Melodie oder Versstrophe, die den halbwachen Sinnen wie ein herrliches Gebilde vorkommt, aber bei vollem Wachsein sich als hoffnungsloser Unsinn erweist; ein andermal fand sie, der Urgrund aller Dinge, Gott, schaffe und wirke willenlos wie ein Schlafwandler, nicht mit Überlegung wie ein Weiser; bei der Gestaltung der irdischen Lebensbedingungen schien es völlig außer acht gelassen, daß die diesen Bedingungen unterworfenen Geschöpfe eine Entwicklungshöhe des Empfindungs- und Wahrnehmungsvermögens erreichen könnten, wie die denkende, gebildete Menschheit sie tatsächlich erreicht hatte. Aber das Leid sieht feindselige Mächte gern in Menschengestalt, und solche Gedankengänge traten zurück hinter der Vorstellung, daß Juda und sie vor einem Verfolger auf der Flucht seien.

«Wir müssen nachgeben!» sagte sie kummervoll. «Der ganze uralte Zorn der Macht über uns hat sich auf uns, ihre armen Geschöpfe, ergossen, und wir müssen uns unterwerfen. Es bleibt uns keine Wahl. Wir müssen. Gegen Gott zu kämpfen ist zwecklos.»

«Wir kämpfen nur gegen Menschen und gegen sinnlose Verhältnisse», erwiderte Juda.

«Du hast recht!» murmelte sie. «Was ist mir nur in den Sinn gekommen! Ich werde allmählich abergläubisch wie eine Wilde! . . . Aber wer oder was auch unser Feind sein mag: ich bin am Ende, ich ergebe mich. Ich habe keine Kraft mehr zu kämpfen, keinen Unternehmungsgeist. Ich bin geschlagen, geschlagen! . . . ‹Wir sind ein Schauspiel geworden der Welt und den Engeln und den Menschen!› Das sage ich mir jetzt immerfort.»

«Ich empfinde ebenso.»

«Was sollen wir tun? Du hast jetzt Arbeit; aber vergiß nicht: vielleicht nur, weil unsere Geschichte und unsere Beziehungen nicht völlig bekannt sind . . . Wenn sie wüßten, daß unsere Ehe nicht behördlich abgestempelt ist, würden sie dich vielleicht genauso fortjagen wie in Aldbrickham.»

«Ich weiß nicht. Vielleicht doch nicht. Aber ich finde, wir sollten unsere Ehe jetzt legalisieren – sobald du ausgehen kannst.»

«Findest du das wirklich?»

«Gewiß.»

Juda verfiel in Sinnen. «In letzter Zeit ist es mir manchmal so vorgekommen», sagte er, «als gehörte ich zu jener großen Schar von Männern, die von den Tugendhaften gemieden werden – zu den sogenannten Verführern. Ich wundere mich selbst darüber! Es ist mir früher nie zum Bewußtsein gekommen, so wenig, wie daß ich dir Unrecht getan habe – dir, die ich mehr liebe als mich selbst. Und doch gehöre ich zu diesen Männern! Möchte wissen, ob auch andere von ihnen solche verblendete, einfältige Geschöpfe sind wie ich? ... Ja, Sue – ich bin ein Verführer. Ich habe dich verführt ... du warst ein Wesen eigener Art – ein verfeinertes Geschöpf, ausersehen von der Natur, unversehrt zu bleiben. Aber ich habe dich nicht in Ruhe lassen können!»

«Nein, nein, Juda!» rief sie rasch. «Mach dir keine Vorwürfe, rede dir nicht ein, du wärst, was du nicht bist. Wenn jemand Tadel verdient, dann ich.»

«Ich hab dich bestärkt in dem Entschluß, Phillotson zu verlassen; ohne mich hättest du ihn vielleicht nicht so gedrängt, dich freizugeben.»

«O ja, ich hätte genauso gehandelt. Und daß wir uns auf keinen gesetzlichen Vertrag eingelassen haben, das ist für uns beide ein mildernder Umstand. Dadurch haben wir es vermieden, uns gegen die Heiligkeit unserer ersten Ehe zu vergehen.»

«Heiligkeit?» Befremdet blickte Juda sie an; es kam ihm zum Bewußtsein, daß sie nicht mehr die Sue von früher war.

«Ja», sagte sie, und ihre Stimme zitterte leicht, «mein eigenes anmaßendes Tun hat mich entsetzt und mir furchtbare Angst gemacht. Ich habe gedacht – daß ich noch immer seine Frau bin!»

«Wessen?»

«Richards Frau.»

«Großer Gott, Liebste! – Warum?»

«Ach, ich kann es nicht erklären! Aber der Gedanke kommt mir immer wieder.»

«Das macht deine Schwäche – eine krankhafte Einbildung, grund- und sinnlos.»

Sue seufzte beunruhigt.

Ein Gegengewicht gegen solche Gespräche war die Verbesserung ihrer geldlichen Lage, die sie früher sehr froh gemacht hätte. Juda hatte ganz unerwartet fast gleich nach seiner Ankunft auskömmliche Beschäftigung in seinem alten Gewerbe gefunden; das sommerliche Wetter kam seiner schwachen Gesundheit zugute, und nach außen hin verflossen seine Tage in jenem eintönigen Gleichmaß, das nach schweren Schicksalsschlägen schon an sich eine Wohltat ist. Die Leute schienen vergessen zu haben, daß er früher seine eigenen sonderbaren Wege gegangen war: Tag für Tag stieg er zu den Brustwehren und Simsen der Colleges hinauf, in die er nie eintreten würde, und erneuerte zerbröckelte Sandsteingewände von Fenstern, aus denen er nie blicken würde, als hätte er niemals danach verlangt, etwas anderes zu tun.

Es war eine Veränderung mit ihm vorgegangen: er besuchte jetzt nur selten den Gottesdienst. Eines beunruhigte ihn mehr als alles andere: daß in geistigen Dingen Sue und er seit der Tragödie entgegengesetzte Richtungen eingeschlagen hatten. Ereignisse, die ihm zu großzügigeren und freieren Ansichten vom Leben, von Gesetzen, Sitten und Glaubenslehren verholfen hatten, hatten auf Sue nicht in derselben Weise gewirkt. Sie war nicht mehr die gleiche wie in den Tagen selbstvertrauender Unabhängigkeit, da ihr Verstand wie ein züngelnder Blitz über Konventionen und leere Formen hinspielte, die Juda damals noch geachtet, jetzt aber überwunden hatte.

Eines Sonntags kam er ziemlich spät nach Hause. Sie war nicht daheim, aber bald erschien sie, schweigend und nachdenklich.

«Woran denkst du, kleine Frau?» fragte er teilnahmsvoll.

«Ach, ich kann es nicht mit klaren Worten sagen! Ich habe gedacht, daß wir, du und ich, bisher recht selbstsüchtig, oberflächlich, ja sogar gottlos dahingelebt haben. Unser Dasein ist ein vergebliches Streben nach Selbstbehagen gewesen. Aber Selbstverleugnung ist der bessere Weg. Wir sollten das Fleisch abtöten – das schreckliche Fleisch –, den Fluch Adams!»

«Sue», flüsterte er, «was ist nur über dich gekommen?»

«Wir sollten uns ständig auf dem Altar der Pflicht opfern! Aber ich war immer nur darauf aus zu tun, was mir gefiel. Ich habe die Strafe verdient, mit der ich gezüchtigt worden bin! Ach, wenn doch irgend etwas das Böse aus mir herausreißen würde, all meine ungeheuerlichen Irrtümer und all mein sündiges Tun!»

«Sue – mein liebstes Herz –, du hast zuviel gelitten! In dir ist nichts Böses. Deine natürlichen Triebe sind vollkommen gesund; vielleicht nicht ganz so leidenschaftlich, wie ich wünschen könnte, aber gut und lieb und rein. Und wie ich dir oft gesagt habe: Du bist, ohne unmenschlich geschlechtslos zu sein, die vergeistigtste, die am wenigsten sinnliche Frau, die ich kenne. Warum redest du so anders als früher? Wir sind nicht selbstsüchtig gewesen, höchstens dann, wenn sowieso niemand etwas davon gehabt hätte, daß wir anders gewesen wären. Du hast früher immer gesagt, die menschliche Natur sei edel und langmütig, nicht schlecht und verderbt, und schließlich habe ich geglaubt, du sprächest die Wahrheit. Jetzt aber scheinst du eine niedrigere Auffassung zu haben!»

«Ich wünschte, ich hätte ein demütiges Herz und ein geläutertes Gemüt; aber das habe ich noch nie gehabt!»

«Du bist furchtlos gewesen in deinem Denken und in deinem Fühlen; und du hast mehr Bewunderung verdient, als ich dir gezollt habe. Damals habe ich das noch nicht erkannt, weil ich zu voll von engen Anschauungen war.»

«Sage das nicht, Juda! Ich wünschte, jedes furchtlose Wort und jeder furchtlose Gedanke könnten mit den Wurzeln aus meinem Leben ausgerottet werden. Selbstverleugnung – das ist alles! Ich kann mich nie genug demütigen. Am liebsten würde ich mir Nadeln in den Leib stechen, damit die Schlechtigkeit herausblutet, die in mir ist!»

«Still!» sagte er und drückte ihr kleines Gesicht an seine Brust, als wäre sie ein Kind. «Leid und Schmerz haben dich soweit gebracht! Solche Zerknirschung schickt sich nicht für dich, meine Mimose, sondern für die Bösen auf Erden, die nie welche empfinden!»

«Ich sollte nicht so bleiben», flüsterte sie, nachdem sie lange Zeit in ihrer Stellung verharrt hatte.

«Warum nicht?»

«Es ist schwächliche Nachgiebigkeit.»

«Immer noch auf derselben Fährte! Aber gibt es denn etwas Besseres auf Erden, als daß wir einander lieben?»

«Ja. Es kommt auf die Art der Liebe an; und deine – unsere – ist die unrechte Art.»

«So etwas will ich nicht hören, Sue! Jetzt sag mir, wann möchtest du, daß wir unsere Heirat in einer Sakristei unterschreiben?»

Sie stutzte und blickte beunruhigt zu ihm auf. «Niemals», flüsterte sie.

Da er ihre volle Meinung nicht durchschaute, nahm er den Einwand gelassen hin und sagte nichts. Ein paar Minuten vergingen – er dachte, sie sei eingeschlafen; doch als er leise zu sprechen begann, fand er, daß sie die ganze Zeit über hellwach gewesen war. Seufzend setzte sie sich auf.

«Es ist heute abend ein seltener, unbeschreiblicher Duft um dich, Sue», sagte er. «Ich meine nicht nur geistig, sondern auch in deinen Kleidern. Eine Art Pflanzengeruch, der mir bekannt vorkommt, ich weiß aber nicht recht, was es ist.»

«Es ist Weihrauch.»

«Weihrauch?»

«Ich bin zum Gottesdienst in der St. Silas gewesen, mitten im Weihrauchdunst.»

«Ach – St. Silas.»

«Ja. Ich gehe manchmal hin.»

«Wirklich? Da gehst du hin?»

«Siehst du, Juda, an den Wochentagen, morgens, wenn du zur Arbeit gegangen bist, ist es hier so einsam, und dann denke und denke ich an – an meine –» Sie hielt inne, bis sie den Klumpen in ihrer Kehle hinuntergewürgt hatte. «Und da hab ich mir angewöhnt hinzugehen, weil es so nahe ist.»

«Na ja – natürlich, ich sage ja nichts dagegen. Nur ist es sonderbar – ein Mensch wie du! Die Leute ahnen nicht, wen sie da unter sich haben.»

«Was meinst du damit, Juda?»

«Nun – eine Ungläubige, mit einem Wort.»

«Wie kannst du mir in meiner Not so weh tun, lieber Juda! Freilich, ich weiß, du hast es nicht böse gemeint. Aber du sollst das nicht sagen.»

«Ich tu's auch nicht. Aber es wundert mich sehr!»

«Ich – ich möchte dir noch etwas anderes sagen, Juda. Du darfst aber nicht böse werden! Ich habe viel darüber nachgedacht, seit meine Kleinen gestorben sind. Ich glaube, ich sollte nicht länger deine Frau – oder wie deine Frau – sein.»

«Was? . . . Aber du *bist* meine Frau!»

«Von deinem Standpunkt aus; aber . . .»

«Natürlich hatten wir Angst vor der feierlichen Trauung, und vielen anderen an unserer Stelle wäre es genauso ergangen, wenn sie soviel Grund zur Besorgnis gehabt hätten wie wir. Aber die Erfahrung hat bewiesen, wie falsch wir uns beurteilt und wie sehr wir unsere Schwächen überschätzt haben; und wenn du jetzt mehr Wert auf Formen und Zeremonien legst, wie es der Fall zu sein scheint, so wundert mich nur, daß du nicht sagst, wir müssen es auf der Stelle nachholen! Denn sicherlich *bist* du meine Frau, Sue, in jeder Hinsicht, nur nicht nach dem Gesetz. Was meinst du eigentlich mit dem, was du eben gesagt hast?»

«Ich glaube nicht, daß ich deine Frau bin!»

«Nicht? Aber angenommen, wir *hätten* uns trauen lassen? Würdest du dann das Gefühl haben, meine Frau zu sein?»

«Nein, nicht einmal dann. Ich würde mir schlimmer vorkommen als jetzt.»

«Aber warum – bei allem, was verdreht und verschroben ist –, warum nur?»

«Weil ich Richards Frau bin.»

«Ah – diese unsinnige Idee hast du schon einmal angedeutet!»

«Damals war es nur so ein Gedanke von mir, aber je länger ich darüber nachdenke, um so fester bin ich davon überzeugt, daß – ich zu ihm gehöre oder zu niemandem.»

«Gott im Himmel, wir vertauschen ja geradezu unsere Standpunkte!»

«Ja. Vielleicht.»

Ein paar Tage später saßen sie in der sommerlichen Abenddämmerung in derselben kleinen ebenerdigen Stube, als an der Haustür des Zimmermanns, bei dem sie wohnten, geklopft wurde; gleich darauf pochte es an die Tür ihres Zimmers. Noch ehe sie öffnen konnten, tat dies der Besucher, und auf der Schwelle stand eine Frau.

«Ist Mr. Fawley zu Hause?»

Juda und Sue waren zusammengefahren, denn es war Arabellas Stimme. Er hatte die Frage mechanisch bejaht.

Förmlich bat er sie, näher zu treten; sie setzte sich auf die Bank am Fenster, so daß Sue und Juda den Umriß ihrer Gestalt gegen das Licht deutlich wahrnahmen, aber keine Einzelheit, nach der sie ihr allgemeines Aussehen und Auftreten hätten beurteilen können. Doch ein unbestimmtes Etwas schien anzudeuten, daß Arabella nicht mehr in ganz so behaglichen Verhältnissen lebte und auch nicht mehr so üppig gekleidet war wie zu Cartletts Lebzeiten.

Die drei bemühten sich, ein verlegenes Gespräch über die Tragödie in Gang zu bringen; Juda hatte es für seine Pflicht gehalten, Arabella sofort davon zu benachrichtigen – allerdings war sein Brief ohne Antwort geblieben.

«Ich komme eben vom Friedhof», sagte sie, «ich hab mich erkundigt und das Grab des Kindes auch gefunden. Zum Begräbnis konnte ich leider nicht kommen – aber ich danke noch nachträglich für die Einladung. Ich habe alles darüber in den Zeitungen gelesen, doch ich hatte das Gefühl, als wäre meine Anwesenheit nicht erwünscht ... Nein, zum Begräbnis konnte ich nicht kommen», sagte Arabella. Da ihr die ideale tragisch-pathetische Haltung nicht gelingen wollte, erging sie sich hilflos in Wiederholungen. «Aber ich bin froh, daß ich das Grab gefunden habe. Und du wirst ihm ja einen schönen Stein setzen können, Juda, wo das doch dein Handwerk ist.»

«Ich werde schon einen Grabstein aufstellen», erwiderte Juda trübselig.

«Er war mein Kind, und natürlich geht es mir sehr nahe.»
«Hoffentlich. Wie uns allen.»
«Bei den anderen beiden, die nicht von mir waren, ist es mir nicht so nahegegangen, begreiflicherweise.»
«Natürlich.»
Ein Seufzer kam aus der dunklen Ecke, wo Sue saß.
«Ich habe mir oft gewünscht, mein Kind wäre bei mir gewesen», fuhr Mrs. Cartlett fort. «Vielleicht wäre es dann nicht passiert! Aber natürlich mochte ich ihn deiner Frau nicht wegnehmen.»
«Ich bin nicht seine Frau», erklang es von Sue.
So unerwartet kamen Juda diese Worte, daß es ihm die Rede verschlug.
«Oh, da bitte ich sehr um Entschuldigung», sagte Arabella. «Das hatte ich freilich angenommen.»
Am Ton von Sues Stimme hatte Juda erkannt, daß hinter ihren Worten ihre neuen mystischen Auffassungen standen; doch Arabella hörte nichts weiter heraus als die wörtliche Bedeutung. Nachdem sie ihre Verblüffung über Sues Eingeständnis kundgetan hatte, faßte sie sich und redete mit plumper Gelassenheit von «ihrem» Jungen; obwohl sie sich zu seinen Lebzeiten überhaupt nicht um ihn gekümmert hatte, legte sie jetzt die landläufigen Trauergefühle an den Tag, die offenbar ihr Gewissen beruhigten. Sie spielte auf Vergangenes an und richtete sich dabei mit irgendeiner Frage an Sue. Es kam keine Antwort. Sue hatte unbemerkt das Zimmer verlassen.
«Sie hat gesagt, sie wäre nicht deine Frau?» nahm Arabella mit veränderter Stimme das Gespräch wieder auf.
«Darüber kann ich dir nichts mitteilen», entgegnete Juda kurz.
«Aber sie ist doch deine Frau, nicht? Das hat sie mir doch selber mal gesagt.»
«Ich bestreite nicht, was sie sagt.»
«Aha – ich sehe schon, wie's steht. Na, ich muß jetzt gehen. Ich bleibe noch bis morgen – ich dachte, es wäre doch das wenigste, daß ich mal herkäme nach dem Unglück, das uns gemeinsam betroffen hat. Ich übernachte in

dem Gasthof, in dem ich früher bedient habe, und morgen fahre ich nach Alfredston zurück. Vater ist wieder nach Hause gekommen und ich wohne mit ihm zusammen.»

«Ach, ist er wieder zurück aus Australien?» fragte Juda mit matter Teilnahme.

«Ja. Es war dort kein Vorwärtskommen. Er hat's sehr schwer gehabt. Mutter ist an Dys – wie heißt's doch gleich – gestorben, in der Hitze drüben, und Vater und zwei von den Jungen sind kürzlich zurückgekommen. Er hat ein Häuschen in der Nähe von unserem alten Hof gemietet, und fürs nächste führe ich ihm die Wirtschaft.»

Judas einstige Gattin hatte sogar jetzt nach Sues Verschwinden das schablonenhafte Betragen guter Erziehung beibehalten und ihren Besuch auf eine Anzahl von Minuten beschränkt, die auch den höchsten Ansprüchen an feines Benehmen genügte. Nachdem sie gegangen war, trat Juda sehr erleichtert an die Treppe und rief nach Sue, denn er war in Sorge um sie.

Keine Antwort kam; der Zimmermann, ihr Hauswirt, sagte ihm, sie sei noch nicht heimgekommen. Juda wußte nicht, was er denken sollte, und beunruhigte sich über ihr Weggehen, denn es war inzwischen spät geworden. Der Zimmermann rief seine Frau, die vermutete, daß Sue vielleicht in die St. Silas-Kirche gegangen sei, wie sie das öfter tue.

«Aber doch nicht so spät am Abend?» meinte Juda. «Da ist doch geschlossen.»

«Sie kennt jemanden, der den Schlüssel hat, und holt ihn sich, wenn sie ihn braucht.»

«Wie lange treibt sie das schon so?»

«Ach, ein paar Wochen, glaub ich.»

Juda machte sich auf den Weg zur Kirche, der er nicht mehr zu nahe gekommen war, seit er vor Jahren in dieser Gegend gewohnt hatte und seine jugendlichen Anschauungen mehr zum Mystischen geneigt hatten als jetzt. Der Platz lag verlassen da, aber die Tür war tatsächlich nicht abgeschlossen; lautlos drückte er die Klinke nieder und zog die Tür hinter sich zu. Drinnen stand er ganz still. Das

Schweigen, das in der Kirche herrschte, schien von einem leisen Laut durchzittert – einem Atmen oder Schluchzen, das vom anderen Ende des Schiffes herkam. Der Läufer dämpfte seine Schritte, als er durch das Dunkel darauf zuschritt, das nur von einem schwachen Widerschein der nächtlichen Lichter draußen gemildert wurde.

Hoch oben über den Stufen, die zum Altar führten, konnte Juda ein gewaltiges, festgezimmertes lateinisches Kreuz unterscheiden – wahrscheinlich ebenso groß wie das Original, dem es nachgebildet worden war. Es schien an unsichtbaren Drähten zu hängen und war mit großen Juwelen besetzt, die in einem schwachen, von draußen aufgefangenen Lichtstrahl leise aufleuchteten, wenn das Kreuz lautlos und kaum merklich hin und her schwankte. Darunter auf dem Fußboden lag etwas wie ein Häuflein schwarzer Kleider; von dort her drang das Schluchzen, das er schon vernommen. Es war die Gestalt seiner Sue, die auf den Steinen zusammengesunken war.

«Sue!» flüsterte er.

Etwas Weißes wurde sichtbar: sie hatte ihr Antlitz emporgewandt.

«Was – willst du hier von mir, Juda?» sagte sie beinahe scharf. «Du hättest nicht kommen sollen! Ich wollte allein sein! Warum hast du dich hier eingedrängt?»

«Wie kannst du fragen!» entgegnete er rasch und vorwurfsvoll, denn sein übervolles Herz war aufs tiefste verwundet, daß sie sich so gegen ihn stellte. «Warum ich gekommen bin? Ich möchte wissen, wer ein Recht hat zu kommen, wenn nicht ich? Ich, der dich mehr liebt als sich selbst, mehr – o viel mehr, als du mich geliebt hast! Warum bist du von mir fortgelaufen und allein hierhergegangen?»

«Verurteile mich nicht, Juda – ich kann es nicht ertragen! – Ich hab es dir oft gesagt: du mußt mich nehmen, wie ich bin. Ich bin ja so unglücklich – zerbrochen und verzweifelt! Ich konnte es nicht *ertragen*, als Arabella kam – ich war so furchtbar elend, daß ich fortgehen mußte. Mir ist, als wäre sie noch immer deine Frau und Richard mein Mann!»

«Aber sie bedeuten uns nichts!»

«O doch, lieber Freund. Ich sehe die Ehe jetzt anders an. Meine Kinder sind mir genommen worden, um mir das klarzumachen! Daß Arabellas Kind meine getötet hat, war ein Gericht – das Recht hat das Unrecht erschlagen. Was soll ich nur tun? Ich bin ein so nichtswürdiges Geschöpf – nicht wert, mit gewöhnlichen Menschen umzugehen!»

«Das ist furchtbar!» sagte Juda, dem Weinen nahe. «Es ist ungeheuerlich von dir und unnatürlich, dir solche Vorwürfe zu machen, wo du nichts Böses getan hast!»

«Ach – du weißt nichts von meiner Schlechtigkeit!»

Heftig gab er zurück: «Alles weiß ich davon, bis auf das allerletzte Fäserchen! Du bringst es dahin, daß ich das Christentum hasse, Mystizismus oder Pfaffentum oder wie es auch heißen mag, wenn es das ist, was diese Entartung bei dir zuwege gebracht hat. Daß sich eine Dichterin, eine Seherin, eine Frau, deren Seele funkelte wie ein Diamant – auf die alle Weisen der Welt stolz gewesen wären, wenn sie sie gekannt hätten –, daß eine solche Frau sich so erniedrigt! Ich bin froh, verdammt froh, daß ich nichts mit Theologie und Religion zu tun habe, wenn sie dich auf diese Art zugrunde richtet!»

«Du bist böse, Juda, und hart gegen mich, und du siehst nicht, wie die Dinge liegen.»

«Komm mit mir nach Hause, Liebste, dann seh ich es vielleicht ein. Es lastet zuviel auf mir – und du bist jetzt auch ganz verstört.» Er legte den Arm um sie und hob sie auf; sie kam mit ihm, aber sie wollte lieber für sich gehen, ohne sich von ihm stützen zu lassen.

«Ich bin nicht gegen dich, Juda», sagte sie innig, mit flehender Stimme. «Ich liebe dich wie nur je. Nur – sollte ich dich nicht lieben. Ach, ich darf dich nicht mehr lieben!»

«Das kann ich nicht zugeben.»

«Ich bin zu dem Schluß gekommen, daß ich nicht deine Frau bin! Ich gehöre zu ihm – durch ein Sakrament habe ich mich ihm für das Leben verbunden. Nichts kann das ungeschehen machen!»

«Aber wir sind doch gewiß Mann und Frau, wenn es je

zwei Menschen auf dieser Welt gewesen sind! Es ist die wahre Ehe der Natur, unbedingt!»

«Aber nicht die Ehe des Himmels. Dort ist eine andere Ehe für mich geschlossen worden, und in der Kirche in Melchester wurde sie auf ewig bestätigt.»

«Sue, Sue – Kummer und Leid haben dich in diese vernunftwidrige Stimmung gebracht! Erst hast du mich in so vielen Dingen zu deinen Ansichten bekehrt, und nun diese plötzliche Sinnesänderung – ohne jeden Grund! Alles, was du früher gesagt hast, stellst du auf den Kopf, durch bloße Empfindelei! Das letzte bißchen Liebe und Achtung, das ich für die Kirche von früher her noch in mir hatte, reißt du mit der Wurzel aus ... Was ich nicht begreife ist deine völlige Blindheit gegenüber deiner früheren Logik. Ist das eine Eigentümlichkeit von dir oder sind alle Frauen so? Ist eine Frau überhaupt eine denkende Einheit oder nur ein Bruchteil, der immer nach seinem Ganzen verlangt? Wie hast du argumentiert, daß die Ehe nur ein plumper Vertrag sei – was sie auch ist! –, wie hast du alle Einwände dagegen aufgezeigt – alle Unsinnigkeiten! Wenn zwei und zwei vier machte, als wir glücklich zusammen waren, so macht es doch gewiß auch jetzt noch vier? Wie gesagt, ich verstehe es nicht!»

«Ach, lieber Juda, du verstehst es nicht, weil du wie ein völlig tauber Mensch bist, der Leute beobachtet, die auf Musik lauschen. Du sagst: ‹Was gucken sie denn an? Es ist ja nichts da.› Aber es ist etwas da.»

«Das ist ein hartes Wort von dir und dein Gleichnis stimmt nicht. Du hattest die alten Vorurteile abgeworfen und mich gelehrt, das gleiche zu tun, und jetzt wirst du dir selber untreu. Ich gestehe, ich weiß einfach nicht, was ich von dir denken soll.»

«Lieber Freund, mein einziger Freund, sei nicht hart gegen mich! Ich kann es nicht ändern, daß ich so bin, ich glaube fest, daß ich recht habe – daß ich endlich das Licht sehe. Aber wie soll ich es mir zunutze machen?»

Sie gingen noch ein paar Schritte, dann traten sie aus dem Gebäude, und Sue brachte den Schlüssel zurück. Als sie wiederkam, sagte Juda, der etwas von seiner Spannkraft wiedergewonnen hatte, seit er im Freien stand: «Ist es möglich, ist das dasselbe Mädchen, das die heidnischen Gottheiten in diese allerchristlichste Stadt gebracht hat? – das Miss Fontover nachgeäfft hat, wie sie die Figuren mit dem Absatz zermalmt hat? –, das Gibbon und Shelley und Mill zitiert hat? Wo sind sie jetzt, der liebe Apollo, die liebe Venus?»

«Ach, sei nicht so grausam gegen mich, Juda, bitte nicht, wo ich so unglücklich bin!» schluchzte sie. «Ich kann es nicht ertragen! Ich war im Irrtum – ich kann nicht mit dir rechten. Ich hatte unrecht und war noch stolz in meinem Dünkel! Arabellas Kommen war der letzte Tropfen. Verspotte mich nicht: es schneidet wie ein Messer!»

Er warf die Arme um sie und küßte sie leidenschaftlich dort in der stillen Straße, ehe sie ihn hindern konnte. Sie gingen weiter, bis sie an ein kleines Gasthaus kamen. «Juda», sagte sie mit verhaltenen Tränen, «würdest du dir hier ein Zimmer nehmen?»

«Ja – wenn du es wünschst! Aber willst du es denn wirklich? Laß mich mit bis an unsere Tür gehen, laß mich dich verstehen.»

Er kam mit ihr und führte sie ins Haus. Sie sagte, sie wolle kein Abendbrot; im Dunkeln ging sie die Treppe hinauf und zündete eine Kerze an. Als sie sich umwandte, sah sie, daß Juda ihr gefolgt war und an der Zimmertür stand. Sie trat zu ihm, legte ihre Hand in die seine und sagte: «Gute Nacht.»

«Aber Sue! Wohnen wir denn nicht hier?»

«Du hast gesagt, du würdest tun, was ich wünsche!»

«Ja. Also gut ... Vielleicht war es unrecht von mir, so häßliche Sachen zu sagen! Vielleicht hätte wir uns trennen sollen, da wir zuerst nicht auf die altmodische Art heiraten konnten. Vielleicht ist die Welt für solche Experimente wie unseres noch nicht aufgeklärt genug. Wer waren wir, daß wir uns einbildeten, als Pioniere auftreten zu können!»

«Ich bin so froh, daß du wenigstens das einsiehst. Was

ich getan habe, habe ich nicht mit Vorbedacht getan. Aus Eifersucht und Aufregung bin ich in meine falsche Lage geglitten!»

«Aber doch gewiß auch aus Liebe – du hast mich doch geliebt!»

«Ja. Aber ich wollte, daß es dabei bleiben sollte und daß wir einander nur liebhaben sollten, bis ...»

«Aber Menschen, die einander lieben, können nicht ewig so leben!»

«Frauen könnten es; Männer können es nicht, weil sie – nicht wollen. Eine Durchschnittsfrau ist einem Durchschnittsmann darin überlegen, daß sie nie die Auffordernde ist, nur die Nachgebende. Wir hätten in geistiger Gemeinschaft miteinander leben sollen, und nicht mehr.»

«Ich war die unselige Ursache, daß es anders gekommen ist, das habe ich ja schon gesagt! ... Nun, wie du willst. Aber die menschliche Natur kann nun einmal nicht anders sein, als sie ist.»

«Oh, doch – das gerade muß sie lernen: Selbstbeherrschung.»

«Noch einmal – wenn eins von uns beiden zu tadeln ist, so nicht du, sondern ich.»

«Nein – ich war daran schuld. Deine Schlechtigkeit war nur das natürliche Begehren des Mannes, die Frau zu besitzen. Bei mir war es nicht der entsprechende Wunsch – mich hat die Eifersucht angetrieben, Arabella auszustechen. Ich dachte, ich müßte dich zu mir kommen lassen, aus Barmherzigkeit – es wäre abscheulich selbstsüchtig von mir, dich zu quälen wie meinen anderen Freund. Doch ich hätte nicht nachgegeben, wenn ich nicht hätte fürchten müssen, du würdest sonst zu ihr zurückkehren; das hat meinen Widerstand gebrochen ... Aber reden wir nicht mehr davon! Juda, willst du mich jetzt allein lassen?»

«Ja ... Aber Sue – meine Frau bist du doch!» brach es aus ihm heraus. «Mein alter Vorwurf war also berechtigt. Du hast mich nie geliebt, wie ich dich liebe – nie – nie! Du hast kein leidenschaftliches Herz! Eigentlich bist du eine Art Feenwesen, ein Geistchen – keine Frau!»

«Zuerst habe ich dich nicht geliebt, Juda, das gebe ich zu. Als ich dich kennenlernte, wollte ich nur, daß du mich lieben solltest. Ich habe nicht eigentlich mit dir gespielt; aber jene angeborene Sucht, die bei manchen Frauen die Moral schlimmer untergräbt als ungezügelte Leidenschaft – die Sucht, anzuziehen und zu bestricken, ohne Rücksicht darauf, ob es dem Mann Schaden und Leid bringt –, die war auch in mir; und als ich merkte, daß ich dich eingefangen hatte, ist mir angst geworden. Und dann – ich weiß nicht, wie es kam – konnte ich es nicht ertragen, dich gehen zu lassen – zurück zu Arabella –, und so habe ich dich lieben gelernt, Juda. Aber du siehst – mag es noch so liebevoll ausgegangen sein: angefangen hat es mit der selbstsüchtigen, grausamen Absicht, dein Herz bluten zu machen nach mir, ohne daß meines sich nach dir verzehrte.»

«Und jetzt vermehrst du deine Grausamkeit noch und verläßt mich!»

«Ach ja! Je mehr ich mich abmühe, um so mehr Schaden richte ich an!»

Plötzlich überkam ihn ein Gefühl seiner eigenen Gefährdung. «O Sue!» rief er. «Tu doch nicht etwas Unsittliches aus sittlichen Gründen! Du bist meine Rettung gewesen. Bleibe aus Menschenfreundlichkeit bei mir! Du weißt, was für ein schwacher Gesell ich bin. Meine zwei Erzfeinde kennst du – meine Schwäche für Frauen und meine Neigung zum Alkohol. Überantworte mich ihnen nicht, Sue, nur um deine eigene Seele zu retten! Sie haben nicht mehr an mich herangekonnt, seit du mein Schutzengel geworden bist! Seit ich dich habe, hat keine Versuchung dieser Art mir noch etwas anhaben können. Ist nicht meine Sicherheit ein kleines Opfer an dogmatischen Grundsätzen wert? Ich fürchte, wenn du mich verläßt, wird es mir gehen wie dem Schwein, das gewaschen wurde und sich dann doch wieder im Schlamm wälzte!»

Sue brach in Tränen aus. «Ach, das darf nicht sein, Juda! Das tust du auch nicht! Ich will Tag und Nacht für dich beten!»

«Laß nur; mach dir keinen Kummer», sagte Juda großmütig. «Ich hab weiß Gott um dich gelitten in jener Zeit, und jetzt leide ich wieder. Aber vielleicht nicht so sehr wie du. Die Frau hat es auf die Dauer meistens am schwersten.»

«Jawohl.»

«Wenn sie nicht ganz wertlos und verächtlich ist. Und das ist die, um die es hier geht, bestimmt nicht!»

«Ich fürchte doch!» seufzte Sue ... «Und jetzt, Juda – gute Nacht – bitte!»

«Ich darf nicht bleiben? – Nicht ein einziges Mal mehr? Wie es so viele Male gewesen ist – ach, Sue, meine Frau, warum nicht?»

«Nein – nein – nicht deine Frau! ... Ich bin in deiner Macht, Juda – locke mich nicht zurück, nun ich mich soweit durchgerungen habe!»

«Gut! Ich füge mich deinem Geheiß. Das bin ich dir schuldig, Liebling, zur Strafe dafür, weil ich mich jenes erste Mal darüber hinweggesetzt habe. Mein Gott, wie egoistisch bin ich doch gewesen! Vielleicht – vielleicht habe ich eine der höchsten und reinsten Lieben verdorben, die es je zwischen Mann und Frau gegeben hat! – So soll der Vorhang unseres Tempels von Stund an mitten entzweigerissen sein!»

Er trat zum Bett, nahm eines der beiden Kopfkissen, die darauf lagen, und schleuderte es zu Boden.

Sue sah ihn an; über das Bettgeländer gebeugt, weinte sie schweigend. «Es ist für mich eine Frage des Gewissens, nicht Abneigung gegen dich, kannst du denn das nicht einsehen?» flüsterte sie gebrochen. «Abneigung gegen dich! Aber ich kann nicht mehr sagen – es bricht mir das Herz –, es würde alles rückgängig machen, was ich angefangen habe! Juda – gute Nacht!»

«Gute Nacht», sagte er und wandte sich, um zu gehen.

«Ach, aber du mußt mich küssen!» fuhr sie auf. «Ich kann es nicht – ertragen!»

Er umfing sie und küßte ihr tränennasses Gesicht wie kaum je zuvor; still standen sie umschlungen, bis sie sagte:

«Leb wohl, leb wohl!» Dann machte sie sich frei, schob ihn sanft von sich weg und sagte, um die Traurigkeit zu lindern: «Wir wollen trotzdem gute Freunde bleiben, Juda, nicht wahr? Und wir wollen einander manchmal sehen – ja! – Und das alles vergessen, und wir wollen versuchen, wieder so miteinander zu sein wie früher vor langer Zeit!»

Juda getraute sich nicht, etwas zu erwidern, sondern wandte sich um und ging die Treppe hinab.

4

Der Mann, den Sue in ihrem jähen Gesinnungswechsel jetzt als den ihr untrennbar verbundenen Gatten betrachtete, lebte noch immer in Marygreen.

An dem Tag, ehe das Unglück mit den Kindern geschah, hatte Phillotson Sue und Juda in Christminster gesehen, als sie im Regen den Zug zum Theater beobachteten. Aber er hatte nichts davon zu seinem Begleiter Gillingham gesagt, der als alter Freund auf einige Zeit in Marygreen zu Besuch war und auch den Tagesausflug nach Christminster vorgeschlagen hatte.

«Woran denkst du?» fragte Gillingham auf dem Nachhauseweg. «An den akademischen Grad, den du nie erlangt hast?»

«Nein, nein», erwiderte Phillotson mürrisch. «An jemanden, den ich heute gesehen habe.» Nach einer Weile fügte er hinzu: «Susanna.»

«Ich habe sie auch gesehen.»

«Du hast nichts davon gesagt.»

«Ich wollte dich nicht auf sie aufmerksam machen. Aber da du sie gesehen hast, hättest du auch sagen sollen: ‹Wie geht's, meine liebe Verflossene?›»

«Na ja, vielleicht. Doch was sagst du dazu: ich habe guten Grund zu der Annahme, daß sie unschuldig war, als ich mich von ihr scheiden ließ – daß ich völlig im Irrtum war. Ja, wirklich! Sonderbar, nicht?»

«Jedenfalls hat sie dafür gesorgt, daß du nachträglich recht bekommen hast.»

«Hm. Das ist billiger Spott. Ich hätte warten sollen, das steht fest.»

Am Wochenende – Gillingham war inzwischen wieder in seine Schule in der Nähe von Shaston zurückgekehrt – ging Phillotson, wie es seine Gewohnheit war, auf den Wochenmarkt nach Alfredston; wieder einmal sann er über Arabellas Mitteilung nach, während er den langen Berghang hinabwanderte, den er gekannt hatte, ehe Juda ihn kannte, wenn er auch keine so große Rolle in seinem Leben gespielt hatte. In der Stadt angelangt, kaufte er wie immer seine lokale Wochenzeitung, und in einem Gasthaus, wo er sich niedergelassen hatte, um sich für den 5 Meilen langen Rückweg zu stärken, zog er sie aus der Tasche und las eine Weile darin. Da traf ein Bericht sein Auge: «Seltsamer Selbstmord der Kinder eines Steinmetzen.»

Trotz seiner ruhigen Art war er schmerzlich ergriffen, nur verstand er nicht, wieso das älteste Kind so alt sein sollte, wie in dem Artikel angegeben war. Doch an der Wahrheit des Zeitungsberichts war kaum zu zweifeln.

«Der Leidenskelch der beiden ist nun voll!» sagte er und dachte an Sue – was hatte sie gewonnen dadurch, daß sie von ihm weggegangen war?

Da Arabella jetzt in Alfredston wohnte und der Schulmeister jeden Sonnabend hinkam, war es nicht zu verwundern, daß sie nach ein paar Wochen einander wieder begegneten; es geschah bald nach ihrer Rückkehr von Christminster, wo sie viel länger geblieben war als geplant; die ganze Zeit hatte sie ein wachsames Auge auf Juda gehabt, obzwar er sie nicht wieder zu sehen bekommen hatte. Phillotson war auf dem Heimweg, als er ihr begegnete, und Arabella näherte sich der Stadt.

«Sie gehen wohl gern in dieser Gegend spazieren, Mrs. Cartlett?» fragte er.

«In letzter Zeit bin ich öfter hierhergegangen», erwiderte sie. «Hier hab ich ja als Mädchen und als junge Frau gewohnt, und alles, was ich früher erlebt habe und was mir zu Herzen gegangen ist, hat mit der Gegend und der Straße hier zu tun. Und überhaupt ist das alles jetzt in mir aufgerührt worden, denn ich war eine Weile zu Besuch in Christminster. Ja, ich habe Juda gesehen.»

«Ah! Wie tragen sie denn diesen furchtbaren Schicksalsschlag?»

«Auf *sehr* sonderbare Weise – sehr, sehr sonderbar! Sie lebt nicht mehr mit ihm zusammen. Daß es sich wirklich so verhält, hab ich erst kurz vor meiner Abreise gehört; aber ich hatte mir schon gedacht, daß es dahin kommen würde, weil sie so merkwürdig waren, als ich sie besuchte.»

«Lebt nicht mit ihrem Mann zusammen? Ich hätte gerade gedacht, es würde die beiden noch näher zusammenführen.»

«Er ist aber nicht ihr Mann. Sie hat ihn nie wirklich geheiratet, obwohl sie so lange als Mann und Frau gegolten haben. Und jetzt, statt daß dieses traurige Ereignis sie zur Eile triebe und sie die Sache endlich gesetzlich machten, ist sie auf 'ne seltsame Art fromm geworden, gerade wie ich damals, als ich Cartlett verloren hatte; nur ist es bei ihr mehr hysterisch als bei mir. Und sie sagt, hab ich gehört, in den Augen des Himmels und der Kirche wäre sie Ihre Frau – nur Ihre, und sie könnte auch durch keines Menschen Tun die Frau eines anderen sein.»

«Wirklich? ... Getrennt haben sie sich?»

«Der älteste Junge war mein Kind, müssen Sie wissen ...»

«Ah – Ihr Kind!»

«Ja, der arme kleine Kerl – in gesetzlicher Ehe geboren, Gott sei Dank. Und vielleicht denkt sie, außer anderen Dingen, daß ich an ihrer Stelle hätte sein sollen. Das weiß ich natürlich nicht. Na, ich jedenfalls ziehe bald von hier fort. Ich muß jetzt für meinen Vater sorgen, und da können wir nicht in so 'nem langweiligen Nest bleiben wie hier. Ich denke, ich werd bald wieder eine Stelle in einem Gasthof in Christminster oder irgend 'ner anderen großen Stadt finden.»

Sie trennten sich. Als Phillotson ein paar Schritte bergan gestiegen war, eilte er zurück und rief sie an:

«Wie ist oder war ihre Adresse?»

Arabella nannte sie ihm.

«Danke. Guten Tag.»

Im Weitergehen lächelte Arabella ingrimmig vor sich hin, und auf dem ganzen Weg von der Stelle, wo die Kopfweiden anfangen, bis zu den alten Armenhäusern in den ersten Straßen der Stadt übte sie Grübchen.

Unterdessen stieg Phillotson nach Marygreen hinauf; zum erstenmal seit langer Zeit sah er der Zukunft erwartungsvoll entgegen. Als er unter den großen Bäumen auf dem Anger zu seinem bescheidenen Schulhaus hinüberging, mit dem er jetzt vorliebnehmen mußte, blieb er einen Augenblick stehen und malte sich aus, daß die Tür aufginge und Sue ihm entgegenkäme. Wohl nie hatte ein Mensch, Christ oder Heide, infolge seiner eigenen Nächstenliebe mehr Ungemach erlitten als Phillotson dadurch, daß er Sue freigegeben hatte. Er war von den Tugendhaften von einem Fleck zum andern herumgestoßen worden, bis fast zur Unerträglichkeit; er war beinahe verhungert und jetzt völlig abhängig von dem winzigen Lehrergehalt in diesem Dorf (wo man es dem Pfarrer bereits übel vermerkte, daß er ihm freundlich gesinnt war). Oft hatte er an Arabellas Bemerkung denken müssen, daß er strenger gegen Sue hätte sein sollen, daß dann ihr widerspenstiger Sinn bald gebrochen worden wäre. Doch sowenig galten ihm die öffentliche Meinung und die Grundsätze, in denen er erzogen war, daß er starrsinnig daran festhielt, er habe sich gegen seine Frau richtig verhalten.

Grundsätze, die vom Gefühl in der Richtung umgestoßen werden konnten, unterlagen derselben Gefahr auch in anderer Richtung. Die innere Stimme, die ihm erlaubt hatte, Sue freizugeben, erlaubte ihm jetzt, eine Frau in ihr zu sehen, die durch ihr Leben mit Juda um nichts schlechter geworden war. In seiner sonderbaren Art sehnte er sich noch immer nach ihr, ja, vielleicht liebte er sie noch; und bald sagte er sich, daß er, ob es nun klug oder unklug war, sie gern wieder bei sich haben würde, immer vorausgesetzt, daß sie freiwillig käme.

Aber eines hatte ihn die Erfahrung gelehrt: er mußte schlau zu Werke gehen, wenn er ankämpfen wollte gegen die Verachtung der Welt, diesen kalten Sturmhauch der Unmenschlichkeit. Und hier zeigte sich ein Weg. Heiratete er Sue zum zweitenmal aus dem hochanständigen Grund, daß er sie damals falsch beurteilt und seine Scheidung zu Unrecht erlangt hatte, so konnte er vielleicht ein wenig Glück finden, seine alten Pläne wieder aufzunehmen, an die Schule nach Shaston zurückkehren, wenn nicht gar als Lizentiat in den Kirchendienst treten.

Er beschloß, an Gillingham zu schreiben und ihn zu fragen, was er dazu meine, wenn er, Phillotson, einen Brief an Sue schriebe. Natürlich erwiderte Gillingham, nun sie einmal fort sei, wäre es das beste, sie in Ruhe zu lassen; wenn sie irgend jemandes Frau sei, dann – seiner Meinung nach – die Frau des Mannes, dem sie drei Kinder geboren habe und dem sie so tragische Erlebnisse verdanke; da Juda ungewöhnlich stark an ihr zu hängen scheine, werde das seltsame Paar seinen Bund im Laufe der Zeit wahrscheinliich doch legalisieren, und damit wäre dann ja alles in Ordnung und wie es sich gehöre.

‹Aber das tun sie nicht – Sue tut das nicht!› rief Phillotson im stillen. ‹Gillingham denkt so nüchtern. Sue ist von der Christminsterschen Gefühls- und Gedankenwelt ergriffen. Ihre Ansichten über die Unlösbarkeit der Ehe sind mir nicht unbekannt, und ich weiß auch, wo sie sie her hat, aber ich werde sie mir für meine Zwecke zunutze machen.›

An Gillingham sandte er eine kurze Antwort: «Ich weiß, ich bin völlig im Unrecht, aber ich kann Dir nicht beipflichten. Was Deinen Einwand betrifft, daß sie mit ihm gelebt und drei Kinder von ihm gehabt hat, so habe ich das Gefühl, das ich freilich nach den herrschenden Grundsätzen weder logisch noch moralisch rechtfertigen kann, als habe dieser Umstand nicht viel anderes bewirkt als den Abschluß ihrer Erziehung. Ich werde ihr schreiben und hören, ob jene Frau die Wahrheit gesagt hat oder nicht.»

Da er zu diesem Schritt entschlossen gewesen war, schon ehe er die Angelegenheit seinem Freund mitgeteilt hatte, war es eigentlich nicht sehr sinnvoll, ihm überhaupt zu schreiben. Aber es war nun einmal Phillotsons Art, so etwas zu tun.

Also richtete er einen wohlüberlegten Brief an Sue, und da er ihr leicht aufbegehrendes Gemüt kannte, ließ er hie und da ein wenig richterliche Strenge einfließen, sorgsam darauf bedacht, seine unorthodoxen Ansichten zu verbergen, um Sue nicht zu erschrecken. Er schrieb, es sei ihm zu Ohren gekommen, daß ihre Anschauungen sich stark gewandelt hätten, und er müsse sagen, daß auch die seinigen infolge von Ereignissen nach der Trennung von ihr sich weitgehend verändert hätten. Er wolle ihr nicht verhehlen, daß leidenschaftliche Liebe wenig mit diesem Schreiben zu tun habe, vielmehr entspringe es dem Wunsch, aus ihrem und seinem Leben noch möglichst viel Gutes herauszuholen und ihnen beiden einen so furchtbaren Mißerfolg im Leben zu ersparen, wie er ihnen jetzt zu drohen scheine, und zwar, weil er seinerzeit sich von Grundsätzen habe leiten lassen, die er damals für gerecht, human und vernünftig gehalten habe.

Nicht ungestraft dürfe man in einer alten Zivilisation wie der unserigen seinem instinktiven, unkontrollierten Gefühl für Gerechtigkeit und Recht nachgeben, das habe er eingesehen. Vielmehr sei es nötig, nach einem erworbenen, langsam ausgebildeten Gefühl für Gerechtigkeit und Recht zu handeln, wenn man den durchschnittlichen Anteil an Glück und Ehre genießen wolle; urwüchsige, bloßem Gefühl entflossene Güte müsse selber sehen, wie sie durchkomme.

Er schlage vor, daß sie zu ihm nach Marygreen käme.

Nach nochmaliger Überprüfung strich er den vorletzten Absatz, schrieb den Brief noch einmal und schickte ihn auf der Stelle ab; einigermaßen erregt wartete er, was sich daraus ergeben würde.

Ein paar Tage später bewegte sich durch den weißen Nebel, der die Vorstadt Beersheba einhüllte, eine kleine Gestalt in der Richtung auf die Gegend zu, in der Juda Fawley seit seiner Trennung von Sue lebte. Ein schüchternes Klopfen ertönte an der Tür des Hauses, in dem er wohnte.

Es war Abend – also war er daheim; von einer Ahnung getrieben, sprang er auf und lief selbst zur Haustür.

«Würdest du ein Stück mit mir gehen? Ich will lieber nicht hineinkommen. Ich möchte – möchte mit dir reden – und mit dir auf den Friedhof gehen.»

Sues zitternde Stimme hatte die Worte gesprochen. Juda setzte den Hut auf. «Es ist ungemütlich für dich im Freien», sagte er. «Aber wenn du lieber nicht hereinkommen willst – mir ist es gleich.»

«Nein – lieber nicht. Ich will dich nicht lange aufhalten.»

Juda war zunächst zu benommen, um noch mehr zu sagen, und Sue war jetzt ein bloßes Nervenbündel und schien unfähig, die Entschlußkraft zu einem Gespräch aufzubringen; so wandelten sie lange Zeit durch den Nebel, acherontischen Gestalten gleich, ohne Worte oder Gebärden.

«Ich möchte dir etwas sagen», begann sie nach einer Weile, und ihre Stimme kam bald rasch, bald langsam, «damit du es nicht zufällig erfährst. Ich gehe zu Richard zurück. Er ist bereit, alles zu verzeihen – es ist sehr großmütig von ihm.»

«Du gehst zurück? Wie kannst du denn . . .»

«Er wird mich wieder heiraten. Nur der Form wegen und um der Welt Genüge zu tun, die ja die Dinge nicht sieht, wie sie sind. Aber natürlich *bin* ich schon seine Frau. Nichts hat daran etwas ändern können.»

In einem wilden Schmerz fuhr er auf sie los: «Aber du bist doch *meine* Frau! Jawohl, meine! Du weißt das sehr gut. Ich habe den Schwindel damals stets bedauert, daß wir weggefahren sind und bei unserer Rückkehr getan haben, als wären wir gesetzlich verheiratet, bloß um der Leute willen. Ich liebte dich, und du liebtest mich, und wir waren eines Sinnes, und das hat die Ehe ausgemacht. Unsere Liebe hat nicht aufgehört – deine so wenig wie meine –, ich *weiß* es, Sue! Deswegen besteht unsere Ehe weiter.»

«Ja, ich weiß, wie du die Dinge siehst», antwortete sie mit verzweifelter Hintansetzung ihres eigenen Ichs. «Aber ich werde ihn wieder heiraten, wie du es nennen würdest. Streng genommen solltest auch du – sei mir nicht böse, daß ich es sage, Juda –, solltest auch du – Arabella wieder zu dir nehmen.»

«Arabella zu mir nehmen? Großer Gott – was denn noch! Aber wie stünde es denn, wenn du und ich gesetzlich geheiratet hätten – wir waren ja nahe genug dran!»

«Ich würde genauso empfinden – daß unsere Ehe keine Ehe gewesen wäre. Und würde zu Richard zurückgehen ohne neue Trauung, wenn er mich darum bäte. Aber ‹die Sitte der Welt ist nicht ohne Wert›, so glaube ich wenigstens, deshalb habe ich in eine Wiederholung der Trauung eingewilligt ... Nimm mir nicht mein letztes bißchen Lebensmut, fang nicht an zu spotten und zu streiten, ich flehe dich an. Ich weiß, früher war ich die Stärkere, und vielleicht bin ich grausam gegen dich gewesen. Aber vergilt Böses mit Gutem, Juda! Jetzt bin ich die Schwächere. Zahl mir nicht mit gleicher Münze heim, sei gut zu mir. Ach, sei gut zu mir – einer armen, schlechten Frau, die ihr Unrecht wiedergutmachen möchte!»

Hoffnungslos schüttelte er den Kopf, seine Augen waren naß. Der Schlag, der sie getroffen, schien ihre Fähigkeit zu vernunftmäßigem Denken zerstört zu haben. Ihr einst so scharfer Blick war getrübt.

«Alles falsch, alles falsch!» entgegnete Juda heiser. «Irrtum – Verbohrtheit! Es bringt mich um den Verstand. Bist du ihm gut? Liebst du ihn? Du weißt genau, daß du ihn nicht liebst! Es wird eine schonungslose Prostitution werden – Gott verzeih mir, jawohl –, eine schonungslose Prostitution!»

«Ich liebe ihn nicht – ich muß, muß es zugeben, trotz schwerster Gewissensbisse! Aber ich will versuchen, ihn lieben zu lernen, indem ich ihm gehorsam bin.»

Juda widersprach, drang in sie, flehte sie an – ihre Überzeugung ließ sich nicht erschüttern. Dieses eine schien für sie festzustehen, und es war, als ob ihre Festigkeit in diesem einen Punkt es mit sich brächte, daß sie in allen anderen Trieben und Wünschen schwankte und wankte.

«Ich habe dich die ganze Wahrheit wissen lassen und es dir selbst mitgeteilt», sagte sie verletzt, «damit du dir nicht übergangen vorkämst, falls du es etwa von anderen hören solltest. Ich habe sogar das Äußerste zugegeben – daß ich ihn nicht liebe. Ich hatte nicht gedacht, daß du deswegen hart gegen mich sein würdest! Ich – ich wollte dich bitten . . .»

«Wieder den Brautvater zu spielen?»

«Nein. Mir – meine Koffer zu schicken, wenn du so gut sein würdest. Doch wahrscheinlich willst du nicht.»

«Aber natürlich will ich. Ja, kommt er denn nicht her, dich zu holen – dich hier zu heiraten? Dazu läßt er sich nicht herbei?»

«Nein – ich habe es nicht zugegeben. Ich gehe freiwillig zu ihm, genau wie ich freiwillig von ihm weggegangen bin. Wir werden in seiner kleinen Kirche in Marygreen getraut.»

Sie war von einer so traurigen Süße in ihrer Querköpfigkeit, wie Juda es nannte, daß ihm aus Mitleid mit ihr mehr als einmal die Tränen kamen. «So was gibt es nicht wieder – eine Frau, die solche unerwarteten Bußübungen auf sich nimmt wie du, Sue! Eben noch denkt man, jetzt gehst du geradeaus, tust das einzig Vernünftige, und schon hast du einen Haken geschlagen und bist um die Ecke entwischt.»

«Ach, laß es gut sein! . . . Juda, ich muß dir jetzt Lebewohl sagen! Aber ich wollte gern noch mit dir auf den Friedhof gehen. Dort wollen wir Abschied nehmen – an den Gräbern von denen, die gestorben sind, damit mir meine Irrtümer und Fehler klarwerden.»

Sie gingen zum Friedhof, und auf ihr Bitten hin wurde ihnen das Tor aufgeschlossen. Sue war oft dort gewesen, sie kannte den Weg zu den Gräbern im Dunkeln.

«Hier ist es – hier möchte ich Abschied nehmen», sagte sie.

«Wie du willst.»

«Denk nicht, daß ich hart bin, weil ich nach meiner Überzeugung gehandelt habe. Deine großmütige Liebe zu mir ist ohnegleichen, Juda! Dein Mißerfolg in der Welt, wenn es Mißerfolg war, gereicht dir eher zum Ruhm als zur Schande. Vergiß nie, daß die Besten und Größten unter den Menschen die sind, die in der Welt nichts erreicht haben. Jeder Erfolgreiche ist mehr oder weniger ein selbstsüchtiger Mensch. Wer hingebend liebt, hat keinen Erfolg ... ‹Die Liebe suchet nicht das Ihre›.»

«In *dem* Kapitel sind wir einig, mein ewig geliebter Liebling, und in seinem Zeichen wollen wir als Freunde auseinandergehen; seine Worte werden bestehenbleiben, wenn alles andere, was du Religion nennst, vergangen ist!»

«Nun – streite deswegen nicht. Leb wohl, Juda, mein Mitsünder, mein liebevollster Freund!»

«Leb wohl, meine irrende Frau. Leb wohl!»

5

Auch am nächsten Nachmittag umhüllte der wohlbekannte Nebel von Christminster die Stadt. Sues schmächtige Gestalt war auf dem Weg zum Bahnhof eben noch erkennbar.

Juda brachte es nicht über sich, an diesem Tag zur Arbeit zu gehen, doch ebensowenig mochte er Sue begegnen;

deshalb schlug er eine ihrem Weg entgegengesetzte Richtung ein, die ihn in eine trübselige, seltsame, flache Gegend führte, wo es von den Zweigen tropfte und Husten und Schwindsucht lauerten. Noch nie zuvor war er hier gewesen.

«Sue ist fort von mir – fort!» murmelte er kläglich vor sich hin.

Sie war inzwischen mit der Bahn davongefahren und hatte die Alfredston Road erreicht, wo sie in die Dampfstraßenbahn umstieg und in die Stadt fuhr. Auf ihre Bitte hatte Phillotson sie nicht abgeholt; sie wolle freiwillig zu ihm kommen, bis in sein Haus und an seinen Herd, hatte sie gesagt.

Es war Freitag abend; diesen Tag hatten sie gewählt, weil der Schulmeister von vier Uhr ab bis Montag morgen frei war. Der kleine Wagen, den sie am *Gasthof zum Bären* genommen hatte, setzte sie auf ihren Wunsch an der Abzweigung der schmalen Straße nach Marygreen ab, etwa eine halbe Meile vom Dorf entfernt, und fuhr mit dem Teil ihres Gepäcks, den sie mitgenommen hatte, bis zum Schulhaus weiter. Auf seiner Rückfahrt begegnete sie dem Wagen und fragte den Kutscher, ob das Lehrerhaus offen gewesen sei. Der Mann bejahte und sagte ihr, der Schulmeister selbst habe ihre Sachen in Empfang genommen.

Nun konnte sie ohne viel Aufsehen nach Marygreen gelangen. Sie überschritt den Anger beim Brunnen und ging unter den Bäumen zu der hübschen neuen Schule auf der anderen Seite hinüber; ohne anzuklopfen, öffnete sie die Haustür. Phillotson stand mitten im Zimmer und erwartete sie, wie es ihr Wunsch gewesen war.

«Ich bin gekommen, Richard!» Sie sah blaß und mitgenommen aus und sank auf einen Stuhl. «Ich kann nicht glauben, daß du deiner – Frau verzeihst!»

«Alles, Susanna, mein Liebling», sagte Phillotson.

Sie fuhr zusammen bei dem zärtlichen Wort, das wohlbedacht ohne Leidenschaft gebraucht worden war. Dann ermannte sie sich wieder.

«Meine Kinder – sind tot –, und es ist in der Ordnung so. Ich bin froh – beinahe. Sie waren in Sünde gezeugt. Sie sind geopfert worden, um mich zu lehren, wie ich zu leben habe – ihr Tod war der erste Schritt zu meiner Läuterung. Darum sind sie nicht umsonst gestorben! ... Du willst mich wieder zu dir nehmen?»

Ihre kläglichen Worte und ihre matte Stimme bewegten ihn so, daß er mehr tat, als er gewollt hatte: er beugte sich über sie und küßte ihre Wange.

Unmerklich zuckte sie zusammen, ihr Fleisch zitterte unter der Berührung seiner Lippen.

Phillotson gab es einen Stich ins Herz, denn Begehren wurde wieder in ihm wach. «Du hast noch die alte Abneigung gegen mich!»

«O nein, Lieber, ich – bin durch den feuchten Nebel gefahren, es hat mich gefröstelt!» lächelte sie rasch und angstvoll. «Wann soll die Trauung sein? Bald?»

«Morgen frühzeitig, dachte ich – wenn es wirklich dein Wunsch ist. Ich schicke gleich zum Pfarrer hinüber und lasse ihm sagen, daß du da bist. Ich habe ihm alles erzählt, und er billigt unsern Entschluß durchaus – er sagt, es werde unser Leben krönen. Aber – bist du deiner selbst sicher? Jetzt ist es noch nicht zu spät, nein zu sagen – wenn du glaubst, du kannst es nicht über dich bringen!»

«O ja, ich kann! Ich möchte, daß es bald geschieht. Sag es ihm, sag es ihm gleich! Das Ganze hat mich stark mitgenommen – ich kann nicht lange warten!»

«Dann iß und trink eine Kleinigkeit und geh in dein Zimmer zu Mrs. Edlin hinüber. Ich werde dem Pfarrer morgen früh halb neun vorschlagen – wenn dir das nicht zu zeitig ist. Mein Freund Gillingham ist hier, er will unser Trauzeuge sein. Es war sehr freundlich von ihm, trotz mancher Unbequemlichkeit den langen Weg von Shaston her nicht zu scheuen.»

Anders als Frauen sonst mit ihrem scharfen Blick für äußerliche Dinge schien Sue weder die Einrichtung des Zimmers noch irgendeine Einzelheit ihrer Umgebung zu bemerken. Doch als sie durch die Stube ging, um ihren

Muff abzulegen, stieß sie ein kurzes «Oh!» aus und wurde noch bleicher als zuvor. Sie machte ein Gesicht wie ein zum Tode Verurteilter beim Anblick des Sargs.

«Was ist?» fragte Phillotson.

Die Klappe des Sekretärs stand zufällig offen, und als sie ihren Muff darauflegen wollte, war ihr Blick auf ein Schriftstück gefallen. Es war die Heiratsgenehmigung. «Ach – nur eine – drollige Überraschung!» sagte sie und versuchte, den kleinen Aufschrei wegzulachen, als sie wieder zum Tisch trat.

«Ach ja», meinte Phillotson. «Die Heiratsgenehmigung . . . sie ist eben eingetroffen.»

Jetzt kam Gillingham aus seinem Zimmer herunter; Sue suchte sich ihm angenehm zu machen, indem sie von allen möglichen Dingen sprach, die ihn, wie sie meinte, interessieren würden, nur nicht von sich selbst, obgleich gerade das ihn am meisten interessiert hätte. Gehorsam aß sie ein wenig zu Abend und rüstete sich dann, ihr nahe gelegenes Zimmer aufzusuchen. Phillotson ging mit ihr über den Dorfanger und sagte ihr an Mrs. Edlins Tür gute Nacht.

Die alte Frau begleitete Sue in ihr vorläufiges Quartier und half ihr beim Auspacken. Unter anderen Dingen legte sie auch ein geschmackvoll besticktes Nachthemd heraus.

«Ach – ich hab nicht gewußt, daß *das* mit in den Koffer gekommen ist!» rief Sue rasch. «Das habe ich gar nicht mitnehmen wollen. Hier ist ein anderes.» Sie hielt der Alten ein neues, ganz einfaches Nachtkleid aus grobem, ungebleichtem Baumwollstoff hin.

«Aber das hier ist viel hübscher», meinte Mrs. Edlin. «Das ist nicht besser als ein Sack, wie es in der Bibel heißt.»

«Ja – das wollte ich auch. Geben Sie mir das andere.»

Sie nahm es und fing an, es mit aller Kraft zu zerreißen; der kreischende Ton klang durch das Haus wie Eulengeschrei.

«Aber mein liebes Kind – was in aller Welt . . .»

«Es ist ehebrecherisch! Es bedeutet, was ich nicht fühle – Juda zu Gefallen. Es muß weg!»

Mrs. Edlin hob entsetzt die Hände, aber Sue riß aufgeregt das Leinen weiter in Fetzen und warf sie ins Feuer.

«Da hättest du es lieber mir geben können!» sagte die Witwe. «Es tut mir in der Seele weh, wenn ich so schöne Hohlsaumstickerei verbrennen sehe – nicht, daß 'ne alte Frau wie ich mit großartigen Nachtgewändern viel anfangen könnte – die Zeiten für so was sind für mich vorbei!»

«Es ist etwas Sündiges – es erinnert mich an das, was ich vergessen will!» wiederholte Sue. «Es gehört ins Feuer.»

«Großer Gott, du bist zu streng! Wie kannst du nur solche Worte gebrauchen – damit verdammst du ja deine unschuldigen Kinderchen, die du verloren hast, zur Hölle! Das nenn ich weiß Gott nicht Frömmigkeit!»

Sue warf sich auf das Bett und verbarg schluchzend das Gesicht in den Kissen. «Ach, nicht, nicht! Das bringt mich um!» Sie zitterte vor Leid und glitt nieder auf die Knie.

«Ich will dir mal was sagen – du solltest diesen Mann nicht wieder heiraten!» sagte Mrs. Edlin empört. «Du liebst ja noch immer den anderen!»

«Doch, ich muß – ich bin schon seine Frau!»

«Bah! Du bist dem anderen seine. Wenn ihr euch zuerst nicht gleich wieder habt binden wollen, so hat das seinen guten Grund gehabt und eurem Gewissen nur Ehre gemacht, ihr hättet zusammen weiterleben können und es dann in Ordnung bringen lassen. Schließlich ist das ja keinen Menschen was angegangen außer euch beiden.»

«Richard sagt, er will mich wiederhaben, und ich muß zu ihm gehen! Wenn er sich geweigert hätte, wäre es vielleicht nicht so sehr meine Pflicht gewesen – Juda aufzugeben. Aber –» Sie hob den Kopf nicht aus den Kissen, und Mrs. Edlin verließ das Zimmer.

Inzwischen war Phillotson zu seinem Freund Gillingham zurückgekehrt, der noch am Abendbrottisch saß. Nach einer Weile standen sie auf und gingen hinaus auf den Anger, um noch etwas zu rauchen. In Sues Zimmer brannte Licht, und dann und wann glitt ein Schatten über den Rollvorhang.

Offenbar hatte Sues unbestimmbarer Reiz Eindruck auf

Gillingham gemacht, und nach einer Weile sagte er: «Nun, du hast sie also endlich wieder. Ein zweites Mal kann sie dir nicht gut davonlaufen. Die Frucht ist dir in die Hand gefallen.»

«Ja ... ich habe wohl recht, wenn ich sie beim Wort nehme. Ich gestehe, daß mir auch ein bißchen Selbstsucht dabei im Spiel zu sein scheint. Ganz davon abgesehen, daß sie eine Kostbarkeit für einen alten Kauz wie mich ist, wird mich die ganze Geschichte in den Augen der Geistlichkeit und der Strenggläubigen rehabiliteren – denn sie haben mir nie verziehen, daß ich sie damals habe gehen lassen. So kann ich vielleicht bis zu einem gewissen Grad wieder in mein altes Fahrwasser gelangen.»

«Nun, wenn du irgendeinen guten Grund hast, sie wieder zu heiraten, so tu es in Gottes Namen jetzt! Ich bin immer dagegen gewesen, daß du den Käfig aufgemacht und den Vogel herausgelassen hast, wo es so offensichtlich zu deinem Unheil war. Du könntest jetzt Schulinspektor sein oder Geistlicher, wenn du nicht so schwach gegen sie gewesen wärst.»

«Ich habe mir selbst unheilbaren Schaden getan – das weiß ich.»

«Hast du sie erst mal wieder unter Dach und Fach, dann halte sie auch fest.»

Phillotson verhielt sich heute abend ausweichender, als es sonst seine Art war. Er mochte nicht offen zugeben, daß sein Entschluß, Sue wieder bei sich aufzunehmen, im Grunde nichts zu tun hatte mit Reue darüber, daß er sie einst freigegeben hatte, sondern in erster Linie einem menschlichen Impuls entsprang, der seinem Amt und der Sitte ins Gesicht schlug. Er sagte: «Ja – das werde ich tun. Ich kenne die Frauen jetzt besser. Mag es auch in gewissem Sinne gerecht gewesen sein, sie freizulassen, so vertrug es sich doch sehr wenig mit meinen Anschauungen auf anderen Gebieten.»

Gillingham sah ihn an und fragte sich, ob etwa die reaktionäre Gesinnung, welcher der Spott der Welt und seine eigenen sinnlichen Wünsche in ihm geweckt hatten, Phillotson dahin bringen würde, daß er künftig aus starrer Strenge heraus zu grausam gegen sie sein würde, wie er früher aus Verschrobenheit zu nachsichtig gewesen war.

«Ich sehe ein, daß es nicht angeht, seinen Impulsen nachzugeben», fuhr Phillotson fort; mit jeder Minute empfand er stärker die Notwendigkeit, den Umständen entsprechend aufzutreten. «Ich habe den Lehren der Kirche ins Gesicht geschlagen, doch ich habe es nicht mit Vorbedacht getan. Frauen können einen so merkwürdigen Einfluß gewinnen, daß sie einen zu unangebrachter Nachsicht verleiten. Jedenfalls kenne ich mich jetzt besser. Ein bißchen weise Strenge vielleicht . . .»

«Ja; aber du darfst die Zügel nur nach und nach fester anziehen und es zu Anfang nicht übertreiben.»

Die Mahnung war unnötig, aber davon sagte Phillotson nichts. «Ich muß daran denken, was mein Pfarrer in Shaston zu mir sagte, damals, als ich von dort wegging, nachdem es solche Aufregungen gegeben hatte, weil ich mit ihrem Fortlaufen einverstanden war: ‹Nur auf eine einzige Art können Sie sich und auch sie rehabilitieren, wenn Sie nämlich zugeben, daß es ein Fehler war, sie nicht mit weiser und strenger Hand zurückzuhalten, und wenn Sie Ihre Frau wieder zu sich nehmen, falls sie einwilligt, und in Zukunft Festigkeit beweisen.› Aber damals war ich so verrannt in meine Ideen, daß ich es gar nicht weiter beachtet habe. Und daß ich nach der Scheidung daran denken konnte, wäre mir nicht im Traum eingefallen.»

Das Gartentor an Mrs. Edlins Häuschen fiel ins Schloß, und jemand kam auf die Schule zu. Phillotson wünschte einen guten Abend.

«Ach, sind Sie es, Mr. Phillotson?» sagte Mrs. Edlin. «Ich wollte eben hinüber zu Ihnen. Ich bin bei ihr oben gewesen und hab ihr beim Auspacken geholfen; und bei Gott, Sir, ich finde, es sollte nicht sein!»

«Was – die Trauung?»

«Jawohl. Sie zwingt sich dazu, das arme, liebe Ding; und Sie ahnen ja nicht, wie sie leidet. Ich bin nie sehr für Frömmigkeit gewesen und auch nicht dagegen, aber es kann nicht recht sein, daß man sie das machen läßt, und Sie sollten ihr davon abreden. Natürlich werden alle Leute sagen, es wäre sehr gut von Ihnen, ihr zu verzeihen und sie wieder zu sich zu nehmen, aber von mir hören Sie so was nicht.»

«Es ist ihr eigener Wunsch, und ich bin bereit dazu», erwiderte Phillotson zurückhaltend und würdevoll, denn Widerspruch machte ihn jetzt unvernünftig hartnäckig. «Eine gröbliche Nachgiebigkeit wird so ihre Berichtigung finden.»

«Ich glaub das nicht. Wenn sie eines Mannes Frau ist, dann ist sie seine. Drei Kinder hat sie von ihm gehabt, und er liebt sie von Herzen; und es ist 'ne Schmach und 'ne Schande, das arme, zitternde kleine Ding in so was noch zu bestärken! Sie hat niemanden, der zu ihr hält. Der einzige, der ihr ein Freund sein würde, den läßt das eigensinnige Geschöpf ja nicht an sich ran. Wie mag sie nur auf all das gekommen sein, möcht ich wissen!»

«Das weiß ich auch nicht. Durch mich bestimmt nicht. Sie tut es ganz freiwillig. Weiter habe ich dazu nichts zu sagen», erwiderte Phillotson steif. «Sie haben Ihre Meinung geändert, Mrs. Edlin. Das ist nicht schön von Ihnen.»

«Na ja. Ich hab ja gewußt, daß Sie mir übelnehmen würden, was ich Ihnen zu sagen hatte. Aber das ist mir gleich. Was wahr ist, muß wahr bleiben.»

«Ich nehme es Ihnen nicht übel, Mrs. Edlin – dazu sind Sie mir eine viel zu gute Nachbarin gewesen. Aber ich muß selbst entscheiden dürfen, was für mich und Susanna am besten ist. Da wollen Sie wohl gar nicht mit uns in die Kirche gehen?»

«Nein. Ich kann einfach nicht . . . Ich weiß nicht, wo das noch hinwill! Heiraten ist heutzutage so 'ne ernsthafte Sache geworden, daß man wirklich Angst davor kriegen kann. Zu meiner Zeit haben wir es leichter genommen; und ich glaube nicht, daß wir deswegen schlechter dran waren! Als ich und mein armer Mann uns zusammengetan haben, da haben wir 'ne ganze Woche lang gefeiert und das ganze Dorf trockengetrunken, und dann haben wir uns 'n paar Shillinge borgen müssen, nur damit wir zu wirtschaften anfangen konnten!»

Als Mrs. Edlin wieder gegangen war, sagte Phillotson verstimmt: «Sollte ich es vielleicht lieber nicht tun – wenigstens nicht so überstürzt?»

«Warum?»

«Wenn sie sich wirklich gegen ihren Instinkt dazu zwingt – bloß aus diesem neuen Pflichtgefühl heraus, aus Frömmigkeit –, dann sollte ich ihr vielleicht noch ein bißchen Zeit lassen.»

«Nun du mal soweit bist, solltest du der Sache nicht ausweichen. Das ist meine Meinung.»

«Ich kann es jetzt kaum mehr aufschieben, das ist wahr. Aber ich hatte schon meine Bedenken, als sie beim Anblick der Heiratsgenehmigung einen Schrei ausstieß.»

«Hab du nur keine Bedenken, alter Junge. Ich werde sie dir morgen früh zuführen, und du wirst sie nehmen. Ich hab mir immer Gewissensbisse gemacht, daß ich dir damals nicht stärker davon abgeraten habe, sie freizugeben, und da wir nun zu diesem Stand der Dinge gelangt sind, würde ich mir nie verzeihen, wenn ich dir nicht helfen würde, die Sache in Ordnung zu bringen.»

Phillotson nickte; er spürte die zuverlässige Freundschaft des anderen und sprach nun freimütiger: «Wenn es bekannt wird, was ich getan habe, werden mich zweifellos viele für einen Waschlappen halten. Aber sie kennen Sue nicht, wie ich sie kenne. Obwohl sie oft so schwer zu fassen ist, ist sie doch im Grunde ein so ehrlicher, redlicher Mensch, daß sie, glaub ich, in ihrem ganzen Leben nichts getan hat, was gegen ihr Gewissen war. Daß sie mit Fawley zusammen gelebt hat, besagt gar nichts. Als sie mich damals um seinetwillen verließ, glaubte sie völlig im Recht zu sein. Jetzt denkt sie anders.»

Der nächste Morgen kam heran, und die beiden Freunde, jeder von seinem Standpunkt aus, ließen es geschehen, daß sich die Frau auf dem Altar ihrer Grundsätze, wie sie ihre Anschauungen zu nennen beliebte, selbst zum Opfer brachte. Ein paar Minuten nach acht ging Phillotson hinüber zu Mrs. Edlin, um Sue zu holen. Der Nebel aus dem Flachland hatte sich mittlerweile bis hier heraus gezogen; ganze Schwaden davon fingen sich in den Bäumen des Angers, die ihn in großen Tropfenschauern wieder abschüttelten. Die Braut wartete bereits fertig angezogen, den Hut auf dem Kopf. Nie in ihrem Leben hatte sie so sehr der Lilie geglichen und damit ihrem Namen entsproche, der ja «Lilie» bedeutet, wie in diesem bleichen Morgenlicht. Gestraft, reumütig, müde der Welt, wie sie war, hatte die übergroße Anspannung der Nerven sie arg mitgenommen; sie sah schmächtiger aus als je, obwohl sie auch in ihren gesündesten Tagen nie eine kräftige Frau gewesen war.

«Pünktlich», lobte der Schulmeister und nahm großmütig ihre Hand. Doch unterdrückte er die Neigung, sie zu küssen, denn er konnte die unerfreuliche Erinnerung an ihr Zusammenzucken von gestern nicht loswerden.

Gillingham erschien ebenfalls, und sie verließen das Haus; Mrs. Edlin beharrte auf ihrem Entschluß, nicht mit zur Trauung zu gehen.

«Wo ist die Kirche?» fragte sie. Sie war seit dem Abbruch der alten Kirche nie länger in Marygreen gewesen, und in ihre Gedanken versunken, wie sie war, hatte sie die neue vergessen.

«Dort oben», erwiderte Phillotson. Nach einer Weile sahen sie den Kirchturm groß und feierlich in den Nebel ragen. Der Pfarrer war schon in der Kirche, und als sie eintraten, sagte er liebenswürdig: «Beinah brauchen wir Kerzen.»

«Du – willst, daß ich die Deine werde, Richard?» flüsterte Sue schwer atmend.

«Gewiß, Liebe: mehr als alles auf der Welt.»

Sue sagte weiter nichts; und zum zweiten- oder drittenmal empfand er, daß er dem humanen Gefühl, das ihn bewogen hatte, sie freizugeben, nicht ganz treu geblieben war.

Da standen sie, fünf im ganzen: der Pfarrer, der Küster, das Brautpaar und Gillingham; und sogleich wurde die feierliche Handlung zum zweitenmal vollzogen. Im Kirchenschiff hatten sich einige Dorfbewohner eingefunden, und als der Geistliche zu den Worten kam: «Was Gott zusammengefügt hat . . .» klang deutlich vernehmbar eine weibliche Stimme: «Gott hat wahrhaftig zusammengefügt!»

Es war, als führten die Geister seines und ihres früheren Ichs das gleiche Schauspiel noch einmal auf, das vor Jahren in Melchester stattgefunden hatte. Als die Unterschriften geleistet waren, beglückwünschte der Pfarrer Mann und Frau zu der edlen, redlichen und einander Verzeihung gewährenden Tat. «Ende gut, alles gut», meinte er lächelnd. «Mögen Sie lange glücklich miteinander sein, nachdem Sie so ‹wie durch Feuer selig› geworden sind.»

Dann durchschritten sie die fast leere Kirche und kehrten zum Schulhaus zurück. Gillingham wollte am Abend zu Hause sein und reiste bald ab. Auch er beglückwünschte das Paar. Beim Abschied sagte er zu Phillotson, der ihn ein Stück Wegs begleitet hatte: «Jetzt kann ich den Leuten in deiner Heimat eine schöne Geschichte mit gutem Ausgang erzählen; und alle werden sie sagen: ‹Recht so!› Verlaß dich drauf!»

Als der Schulmeister zurückkam, war Sue dabei, sich hausfraulich zu betätigen, als sei sie hier daheim. Doch sie schien zaghaft und ängstlich, als er sich ihr näherte, und bei diesem Anblick regte sich sein Gewissen.

«Natürlich habe ich nicht die Absicht, meine Liebe, mich in dein persönliches Privatleben einzudrängen, ebensowenig wie früher», sagte er ernst. «Wir tun diesen Schritt, um uns in den Augen der Welt zu rehabilitieren; das ist seine Rechtfertigung, wenn es auch nicht der Grund war, der mich dazu bewogen hat.»

Sue schien ein wenig Mut zu fassen.

6

Es geschah an der Tür des Hauses, in dem Juda wohnte, am Stadtrand von Christminster – weit entfernt von St. Silas, wo er früher gelebt hatte; aber jene Gegend machte ihn krank vor Traurigkeit. Es regnete. Eine Frau in schäbigem Schwarz stand auf der Stufe vor der Haustür und sprach mit Juda, der die Klinke in der Hand hielt.

«Ich bin einsam und obdachlos und habe kein Geld – jawohl! Vater hat mich auf die Straße gesetzt, nachdem er mir meinen letzten Pfennig abgeborgt hat – alles hat er in sein Geschäft gesteckt; und dann hat er mir vorgeworfen, ich wäre faul, wo ich doch bloß auf 'ne Stellung gewartet hab. Ich bin völlig aufgeschmissen. Wen du mir nicht hilfst und mich aufnimmst, Juda, muß ich ins Armenhaus oder an einen noch schlimmeren Ort. Gerade vorhin auf dem Weg hierher haben mir zwei Studenten zugezwinkert. 's ist schwer für 'ne Frau, anständig zu bleiben, wo so viele junge Männer rumlaufen.»

Die Frau im Regen, die so sprach, war Arabella, und es war der Abend des Tages nach der Wiederverheiratung Phillotsons und Sues.

«Du tust mir leid, aber ich habe nur ein möbliertes Zimmer», sagte Juda kühl.

«Du schickst mich also fort?»

«Ich will dir Geld geben, damit du dir für ein paar Tage Essen und Unterkunft beschaffen kannst.»

«Ach, kannst du denn nicht so gut sein und mich aufnehmen? In einem Gasthof zu übernachten ist mir gräßlich, ich bin so einsam. Bitte, Juda, tu's um der alten Zeiten willen!»

«Nein, nein», erwiderte Juda hastig. «An alte Zeiten mag ich nicht erinnert werden; und wenn du davon anfängst, helfe ich dir bestimmt nicht.»

«Da muß ich wohl gehen!» sagte Arabella. Sie lehnte den Kopf an den Türpfosten und begann zu schluchzen.

«Das Haus ist voll», sagte Juda. «Und ich hab außer meiner Stube nur einen kleinen Raum – ein winziges Kämmerchen, wo ich meine Werkzeuge aufhebe und meine Schablonen und die paar Bücher, die ich noch habe.»

»Für mich wäre das ein Palast!»

«Es steht aber kein Bett darin.»

«Ach, 'ne Art Lager könnte man auf dem Fußboden zurechtmachen. Das würde mir genügen.»

Er brachte es nicht fertig, hart gegen sie zu sein, und da er nicht wußte, was er machen sollte, rief er den Zimmervermieter und sagte, da sei eine Bekannte von ihm in großer Not, weil sie vorübergehend kein Obdach habe.

«Vielleicht erinnern Sie sich an mich – ich hab früher im *Lamm mit der Fahne* bedient», sagte Arabella ungeniert. «Heute nachmittag hat's mit meinem Vater Krach gegeben; er hat mich beleidigt, und da bin ich auf und davon, obgleich ich keinen Pfennig Geld habe.»

Der Vermieter sagte, er könne sich nicht auf sie besinnen. «Aber wenn Sie 'ne Bekannte von Mr. Fawley sind, will ich sehen, was sich für ein, zwei Tage tun läßt – wenn er für Sie aufkommt!»

«Ja, ja», antwortete Juda. «Sie ist wirklich ganz unerwartet bei mir aufgetaucht, aber ich möchte ihr gern helfen.» Schließlich kam man überein, auf dem Fußboden in Judas Rumpelkammer ein Bett zurechtzumachen, damit Arabella ein Unterkommen hätte, bis sie aus der Notlage heraus wäre, in die sie geraten war – nicht durch ihre eigene Schuld, wie sie erklärte –, und wieder zu ihrem Vater zurückkehren könnte.

Während sie warteten, bis alles hergerichtet war, fragte Arabella: «Du weißt wahrscheinlich schon die große Neuigkeit?»

«Ich ahne, was du meinst, aber ich weiß nichts.»

«Ich hab heute einen Brief von Anny aus Alfredston bekommen. Sie hatte gerade gehört, daß die Trauung für gestern festgesetzt war, aber ob sie wirklich stattgefunden hat, weiß sie nicht.»

«Darüber möchte ich nicht sprechen.»

«Nein, nein, natürlich nicht. Es zeigt nur, was für 'ne Art Frau –»

«Du sollst nicht von ihr reden, ich hab's dir doch gesagt! Sie ist eine Närrin! – Und sie ist auch ein Engel, das liebe, arme Ding!»

«Wenn sie geheiratet haben, so kann er vielleicht seine alte Stellung wiederkriegen, das sagen alle, schreibt Anny. Und alle, die ihm wohlgesinnt sind, werden sich freuen – und zu denen gehört der Bischof in eigener Person.»

«Verschone mich, Arabella.»

Arabella wurde also in dem Dachkämmerchen untergebracht; fürs erste kam sie Juda überhaupt nicht zu nahe. Sie ging aus und ein, wie es ihre Geschäfte mit sich brachten; es drehte sich darum, wie sie Juda mitteilte, wenn sie ihn einen Augenblick auf der Treppe oder im Gang traf, eine neue Stellung in dem Beruf zu finden, auf den sie sich nun mal am besten verstand. Einmal nannte Juda London als die Stadt, die ihm die besten Aussichten für das Schankgewerbe zu bieten scheine, doch da schüttelte sie den Kopf. «Nein – dort gibt's zu viele Versuchungen», entgegnete sie. «Da ist mir eine noch so einfache Kneipe auf dem Land lieber.»

Am nächsten Sonntagmorgen, als er später als an Wochentagen beim Frühstück saß, fragte sie bescheiden, ob sie hineinkommen und mit ihm frühstücken dürfe – sie hätte ihre Teekanne zerbrochen und könnte nicht gleich eine neue holen, denn die Läden wären ja geschlossen.

«Ja, wenn du willst», erwiderte er gleichgültig.

Als sie so stumm beieinandersaßen, bemerkte sie plötzlich: «Du scheinst ja in recht trübseliger Stimmung, alter Freund; du tust mir richtig leid.»

«Ich bin in trübseliger Stimmung.»

«Alles ihretwegen, ich weiß. Es geht mich ja nichts an, aber ich könnte schon alles rauskriegen über die Trauung, ob sie wirklich stattgefunden hat – wenn du es gern wissen möchtest.»

«Wie denn?»

«Ich wollte sowieso mal nach Alfredston und mir ein

paar Sachen holen, die ich dort gelassen habe. Und da könnte ich Anny besuchen – die hat bestimmt alles darüber erfahren, denn sie hat Bekannte in Marygreen.»

Auf diesen Vorschlag einzugehen, war Juda entsetzlich; aber seine bange Neugier nahm den Kampf mit seinem Taktgefühl auf und blieb Sieger. «Du kannst ja danach fragen, wenn du willst», sagte er. «Ich habe nicht das geringste gehört. Es muß ganz still vor sich gegangen sein, wenn – sie geheiratet haben.»

«Ich fürchte, ich habe nicht genug Geld für Hin- und Rückreise, sonst wäre ich schon eher gefahren. Ich muß eben warten, bis ich mir was verdient habe.»

«Ach – die Fahrt kann ich dir bezahlen», sagte er ungeduldig. Und so trieb ihn die Ungewißheit über Sues Ergehen und die etwaige Trauung, eine Kundschafterin zu entsenden, an die er bei überlegter Wahl zu allerletzt gedacht hätte.

Arabella machte sich auf den Weg, und Juda bat sie, nicht später als mit dem Sieben-Uhr-Zug zurückzukommen. Als sie fort war, sagte er sich: «Warum hab ich ihr nur aufgetragen, zu einer bestimmten Zeit wieder da zu sein? Sie bedeutet mir nichts – und die andere auch nicht!»

Aber nach der Arbeit ging er auf den Bahnhof, um Arabella abzuholen, getrieben von einer fieberhaften Begier zu hören, was für Nachrichten sie brächte; lieber wollte er das Schlimmste erfahren, als noch länger warten. Arabella hatte auf der ganzen Rückfahrt höchst erfolgreich Grübchen geübt und lächelte, als sie aus dem Zug stieg. Er sagte weiter nichts als: «Nun?», und auf seinem Gesicht lag das gerade Gegenteil eines Lächelns.

«Sie sind verheiratet.»

«Ja – natürlich sind sie verheiratet!» gab er zurück.

Sie bemerkte jedoch den harten, gespannten Zug um seinen Mund, als er sprach. «Anny sagt, es wäre sehr traurig und sonderbar gewesen – sie hat es von Belinda, ihrer Verwandten oben in Marygreen.»

«Wie meinst du das – traurig? Sie hat ihn doch wieder heiraten wollen, nicht? – Und er sie!»

«Ja – schon. In einer Art hat sie's gewollt, aber in anderer Art wieder nicht. Mrs. Edlin war ganz außer sich darüber und hat Phillotson ihre Meinung gesagt. Und Sue hat sich so aufgeregt, daß sie ihr bestes gesticktes Nachthemd verbrannt hat, das sie bei dir getragen hat, weil sie jede Erinnerung an dich auslöschen wollte. Na – wenn eine Frau so fühlt, dann sollte sie es auch tun. Ich rechne ihr das hoch an – andere freilich nicht.» Arabella seufzte. «Sie hatte eben das Gefühl, daß er und nur er ihr Mann wäre und daß sie vor Gott dem Allmächtigen keinem anderen gehörte, solange er am Leben ist. Vielleicht fühlt auch eine andere Frau dasselbe von sich!» Arabella seufzte noch einmal.

«Verschone mich mit scheinheiligem Gewäsch!» rief Juda.

«Das ist kein scheinheiliges Gewäsch», entgegnete Arabella. «Ich fühle genau wie sie.»

Er beendete das Thema mit der schroffen Bemerkung: «Nun, ich weiß jetzt alles, was ich wissen wollte. Vielen Dank für deine Auskunft. Ich geh noch nicht gleich nach Hause.» Unvermittelt ließ er sie stehen.

In seinem Elend und seiner Not suchte Juda fast alle Stellen in der Stadt auf, wo er je mit Sue gewesen war. Dann wußte er nicht mehr wohin; er dachte daran, wie sonst zum Abendessen nach Hause zu gehen. Aber da er alle Laster seiner Tugenden hatte und noch einige darüber hinaus, ging er ins Wirtshaus, zum erstenmal seit vielen Monaten. Dieses Ergebnis als eine der möglichen Folgen ihrer Heirat hatte Sue nicht genügend in Betracht gezogen.

Arabella war unterdessen nach Hause gegangen. Der Abend verstrich, und Juda kam nicht. Um halb zehn verließ auch Arabella das Haus; zunächst ging sie in ein abgelegenes Viertel in der Nähe des Flusses, wo ihr Vater wohnte und vor kurzem einen höchst fragwürdigen kleinen Schweinefleischhandel eröffnet hatte.

«Na», sagte sie zu ihm, «du hast mich zwar neulich abend nicht schlecht runtergeputzt, aber ich bin doch mal wieder vorbeigekommen, denn ich habe dir was zu sagen. Ich glaube, ich werd mich bald wieder verheiraten. Aber du mußt mir helfen; das ist das mindeste, was ich verlangen kann, nachdem ich dir soviel geborgt hab.»

«Alles tu ich, wenn ich dich nur loswerde!»

«Na schön. Ich mache mich jetzt auf die Suche nach meinem Zukünftigen. Er ist bummeln gegangen, fürchte ich, und ich muß sehen, daß ich ihn nach Hause bringe. Von dir verlange ich weiter nichts, als daß du heute abend die Haustür nicht abschließt, für den Fall, daß ich hier schlafen möchte und spät heimkomme.»

«Hab mir schon gedacht, daß du's bald satt kriegen würdest, dich großartig aufzuspielen und lange wegzubleiben!»

«Also – schließ die Haustür nicht ab. Weiter will ich nichts.» Dann machte sie sich wieder fort; zuerst lief sie hastig zu Judas Wohnung, um sich zu vergewissern, daß er noch nicht nach Hause gekommen war, und dann begann sie ihn zu suchen. Eine schlaue Vermutung, wo er sein könnte, führte sie sogleich in die Kneipe, in der Juda früher oft verkehrt hatte und wo sie eine kurze Zeit lang Kellnerin gewesen war. Kaum hatte sie die Tür zur Gaststube geöffnet, als sie ihn auch schon entdeckte – er saß im dunklen Hintergrund einer Nische, die Augen mit leerem Blick auf den Boden geheftet. Jetzt trank er nichts Stärkeres als Bier. Er bemerkte sie nicht; da trat sie ein und setzte sich neben ihn.

Juda blickte auf und sagte ohne jede Verwunderung: «Willst du auch was trinken, Arabella? . . . Ich versuche sie zu vergessen, weiter nichts! Aber ich bringe es nicht fertig, und jetzt geh ich nach Hause.» Sie sah, daß er etwas betrunken war, aber vorerst nur wenig.

«Ich bin bloß deinetwegen gekommen, lieber Junge. Du bist nicht wohl. Jetzt mußt du was Besseres trinken als das da.» Arabella winkte der Kellnerin. «Du sollst einen feinen Likör haben, das schickt sich besser für 'nen gebildeten Menschen als Bier. Du sollst Maraschino haben oder Curaçao, trocken oder süß, oder Cherry Brandy. Auf meine Kosten, armer Kerl!»

«Ist mir egal, was! Meinetwegen Cherry Brandy . . . Sue hat mich schlecht behandelt, sehr schlecht. Das hätte ich nicht von ihr gedacht! Ich hab an ihr festgehalten, und sie hätte auch an mir festhalten sollen. Ich hätte ihretwegen meine Seele verkauft, aber sie wollte nicht 'nen Jota von ihrer für mich riskieren. Um die eigene Seele zu retten, überläßt sie meine der Hölle . . . Aber sie ist nicht schuld daran, das arme kleine Mädchen – bestimmt nicht!»

Wie Arabella zu Geld gekommen war, wurde nicht recht klar, aber sie bestellte für jeden einen Likör und bezahlte dafür. Als sie ausgetrunken hatten, schlug Arabella einen zweiten vor; und Juda hatte das Vergnügen, unter persönlicher Leitung einer Eingeweihten, die sich auf die Sache verstand, durch die Vielfalt alkoholischer Genüsse geführt zu werden. Arabella blieb beträchtlich hinter Juda zurück; doch obgleich sie nur nippte, wo er trank, nahm sie so viel zu sich, wie sie konnte, ohne den Kopf zu verlieren – und das war nicht wenig, wie ihr feuerrotes Gesicht bewies.

Den ganzen Abend über blieb sie bei ihrem mütterlich-beschwichtigenden Ton und redete ihm gut zu; jedesmal, wenn er sagte: «Mir ist ganz gleich, was aus mir wird» – was sehr häufig vorkam –, erwiderte sie: «Aber mir nicht!» Die Polizeistunde nahte, und sie mußten gehen; Arabella legte ihm den Arm um die Mitte und leitete seine unsicheren Schritte.

Als sie auf der Straße waren, sagte sie: «Ich weiß nicht, was unser Hauswirt sagen wird, wenn ich dich in diesem Zustand heimbringe. Wahrscheinlich haben sie uns ausgesperrt, so daß er runterkommen und uns reinlassen muß.»

«Ich weiß nicht – ich weiß nicht.»

«Das ist das Unangenehme, wenn man keine eigene Wohnung hat. Ich will dir was sagen, Juda – am besten wär's, du kämst mit zu meinem Vater; ich hab mich heute einigermaßen mit ihm versöhnt. Ich kann dich einlassen, und da sieht dich überhaupt kein Mensch, und morgen früh bist du wieder in Ordnung.»

«Wie du willst – wo du willst», entgegnete Juda. «Ist mir doch alles egal!»

Sie zogen los wie andere angeheiterte Paare auch; ihr Arm lag um seine Mitte und seiner endlich auch um die ihre; freilich nicht in verliebter Art, sondern nur, weil er unsicher auf den Füßen und müde war und einer Stütze bedurfte.

«Hier - sind die Märtyrer - verbrannt worden», stammelte er, als sie sich über eine breite Straße schleppten. «Ich weiß noch - in dem Buch vom alten Fuller - das fällt mir jetzt ein - weil wir gerade hier vorbeigehn - da berichtet der alte Fuller, daß der Doktor Smith gepredigt hat - wie sie Ridley verbrannt haben, und als Predigttext hat er genommen: ‹Und wenn ich meinen Leib brennen ließe und hätte der Liebe nicht, so wäre mir es nichts nütze.› - Muß oft daran denken, wenn ich hier vorbeigehe. Ridley war ein ...»

«Jawohl, ganz recht. Sehr tiefsinnig, Schatz, wenn's auch mit unserer jetzigen Lage nicht viel zu tun hat.»

«Hat es aber! Ich lasse *meinen* Leib brennen! Aber - ach, das verstehst du nicht! - So was versteht nur Sue! Und ich war ihr Verführer - armes kleines Mädchen. Und sie ist fort - und was aus mir wird, ist mir ganz gleich! Mach mit mir, was du willst! ... Aber sie hat's aus Gewissenhaftigkeit getan, die arme kleine Sue!»

«Zum Kuckuck mit ihr! - Ich meine, sie hat recht», schluckte Arabella. «Ich hab auch meine Gefühle, genau wie sie, und ich fühle, daß ich vor Gott dir gehöre und keinem anderen, bis der Tod uns scheidet! Zum Wiedergutmachen - hick - ist es - hick - nie zu spät!»

Sie hatten das Haus von Arabellas Vater erreicht; leise öffnete sie die Tür und tastete drinnen nach einem Licht.

Die ganze Lage war ähnlich wie vor langer Zeit, als sie sich in das Haus von Cresscombe eingeschlichen hatten. Und ähnlich waren vielleicht auch Arabellas Absichten. Aber das kam Juda nicht in den Sinn - wohl aber ihr.

«Ich kann die Streichhölzer nicht finden, Liebling», sagte sie, nachdem sie die Tür verschlossen hatte. «Aber das macht nichts - hier entlang. So leise wie möglich, bitte.»

«Hier ist's ja stockfinster», sagte Juda.

«Gib mir die Hand, ich führe dich. So ist's recht. Jetzt setz dich einen Augenblick, ich zieh dir die Stiefel aus. Ich möchte ihn nicht wecken.»

«Wen?»

«Vater. Er würde vielleicht Krach schlagen.»

Sie zog ihm die Stiefel aus. «Jetzt halt dich an mir fest», flüsterte sie, «macht nichts, wenn du auch schwer bist. Los – erste Stufe, zweite Stufe . . .»

«Aber – sind wir denn in unserem alten Haus bei Marygreen?» fragte der gänzlich verwirrte Juda. «Seit Jahren bin ich nicht drin gewesen – und jetzt auf einmal! He, und wo sind meine Bücher? Das möchte ich gefälligst wissen!»

«Wir sind bei mir zu Hause, Schatz, da merkt niemand, wie schlecht du dran bist. Los – dritte Stufe, vierte Stufe –, so ist's recht. Jetzt geht's vorwärts.»

7

In dem ebenerdigen Hinterzimmer des kleinen, erst kürzlich von ihrem Vater gemieteten Hauses machte Arabella das Frühstück zurecht. Dann steckte sie den Kopf durch die Tür zu dem kleinen Laden und meldete Mr. Donn, das Frühstück sei fertig. Donn kam sofort herein – er gab sich alle Mühe, wie ein richtiger Fleischermeister auszusehen mit seiner fettigen blauen Jacke und dem Riemen um die Mitte, von dem ein großes Messer herabhing.

«Du mußt heute vormittag auf den Laden aufpassen», sagte er beiläufig. «Ich muß nach Lumsdon, Innereien abholen und ein halbes Schwein und auch sonst noch verschiedenes besorgen. Wenn du hier wohnst, mußt du auch mit Hand anlegen, wenigstens bis das Geschäft in Schwung kommt!»

«Gerade heute kann ich dir's nicht versprechen.» Sie sah ihm pfiffig ins Gesicht. «Ich hab oben einen Gefangenen.»

«Ach – was soll das heißen?»

«Einen Ehemann – beinahe.»

«Was du nicht sagst!»

«Ja. Es ist Juda. Er ist zu mir zurückgekommen.»

«Dein Verflossener? Verdammt noch mal!»

«Na, gern gehabt hab ich ihn immer, das kann ich behaupten.»

«Aber wie kommt er denn da rauf?» fragte Donn belustigt und deutete mit einem Ruck des Kopfs nach der Decke.

«Stell keine unbequemen Fragen, Vater. Wir müssen ihn jetzt hierbehalten, bis er und ich – wieder wie früher sind.»

«Wie denn?»

«Verheiratet.»

«Ah ... Na, das ist das Verrückteste, was ich je gehört habe – seinen alten Ehemann wieder zu heiraten, wo es soviel frisches Blut auf der Welt gibt! Er ist kein großartiger Fang, wenn du mich fragst. Ich hätte mir 'nen neuen genommen, wo ich mal dabei war.»

«Es ist nicht verrückt, wenn eine Frau ihren früheren Mann aus Anstandsgründen wiederhaben will, aber wenn ein Mann seine frühere Frau wiederhaben will – ja, das ist vielleicht wirklich komisch!» Und plötzlich wurde Arabella von schallendem Gelächter gepackt, in das ihr Vater, wenn auch gemäßigter, einstimmte.

«Sei höflich gegen ihn, alles übrige besorge ich selbst», sagte sie, als sie sich wieder gefaßt hatte. «Er hat mir heute früh gesagt, daß ihm der Schädel brummt, als wolle er bersten, und er schien gar nicht recht zu wissen, wo er eigentlich ist. Kein Wunder nach all dem Zeug, das er gestern durcheinandergetrunken hat! Wir müssen ihn hier ein, zwei Tage lang bei guter Laune halten und ihn nicht in seine eigene Wohnung zurücklassen. Was du mir vorstreckst, zahl ich dir wieder zurück. Aber jetzt muß ich hinauf und sehen, wie's ihm geht, dem lieben armen Kerl!»

Arabella ging die Treppe hinauf, öffnete leise die Tür

des ersten Schlafzimmers und spähte hinein. Als sie merkte, daß ihr geschorener Samson noch schlief, trat sie ans Bett und betrachtete ihn. Die fiebrige Röte seines Gesichts nach der Ausschweifung des gestrigen Abends bewirkte, daß er nicht so schwächlich aussah wie sonst; die langen Wimpern und dunklen Brauen und das lockige schwarze Kopf- und Barthaar gegen das weiße Kissen, hoben seine Gesichtszüge eindrucksvoll hervor – die Gesichtszüge eines Mannes, den wiedereinzufangen Arabella als vollblütige Frau für lohnend hielt; darüber hinaus aber wurde es für sie von höchster Wichtigkeit, ihn wiedereinzufangen, da sie ja eine an Geld und Ruf geschädigte Frau war. Ihr gespannter Blick schien auf ihn einzuwirken – sein rasches Atmen setzte aus und er schlug die Augen auf.

«Wie geht's dir jetzt, lieber Juda?» fragte sie. «Ich bin es – Arabella.»

«Ach! – Wo – ach ja, jetzt fällt es mir ein! Du hast mir Obdach gegeben . . . ich bin gestrandet – krank – verkommen – verflucht – schlecht! Jawohl!»

«Dann bleib doch hier. Es ist kein Mensch im Haus außer Vater und mir, und du kannst dich ausruhen, bis du wieder ganz in Ordnung bist. Ich sag an deinem Arbeitsplatz, du wärst krank.»

«Was werden nur meine Wirtsleute denken!»

«Da geh ich gleich mit hin und sage Bescheid und erkläre es ihnen. Vielleicht wäre es am besten, wenn du mich gleich alles bezahlen ließest, damit sie nicht denken, wir sind durchgebrannt?»

«Ja. Dort in meiner Tasche ist Geld genug.»

Er war völlig teilnahmslos und schloß die Augen, denn seine pulsenden Augenbälle konnten das Tageslicht nicht ertragen; er schien wieder eingeschlafen. Arabella nahm seine Geldbörse, verließ leise das Zimmer, machte sich zum Ausgehen fertig und ging in die Wohnung, die sie und er am Abend vorher verlassen hatten.

Kaum eine halbe Stunde war vergangen, als sie wieder um die Ecke bog, begleitet von einem Jungen mit einem

Schubkarren, auf dem Judas sämtliche Habseligkeiten aufgetürmt waren und auch die wenigen Dinge, die Arabella für ihren kurzen dortigen Aufenthalt mitgenommen hatte. Juda litt so starken körperlichen Schmerz infolge des unseligen Zusammenbruchs am vorhergehenden Abend und so heftigen seelischen Schmerz, weil er Sue verloren und in seinem halb schlaftrunkenen Zustand Arabella nachgegeben hatte, daß er sich kaum wunderte, als er nun sah, wie seine wenigen Besitztümer in diesem fremden Schlafzimmer ausgepackt wurden und dann, untermischt mit Frauenkleidern, vor seinen Augen standen und lagen; wie sie hierhergekommen waren oder was ihr Hiersein bedeutete, fragte er sich nicht.

«Nun müssen wir die nächsten paar Tage 'ne Menge guten Schnaps im Haus haben», sagte Arabella unten zu ihrem Vater. «Ich kenne ihn – wenn er erst mal in diese schreckliche Niedergeschlagenheit verfällt, die ihn manchmal überkommt, dann tut er nie, was er mir als anständiger Mensch schuldig ist, und ich sitze da! Wir müssen ihn bei guter Laune erhalten. Er hat ein bißchen Geld auf der Sparkasse, und er hat mir sein Portemonnaie gegeben, wenn irgendwas nötig wäre. Na, das wichtigste ist zunächst mal die Heiratsgenehmigung, die muß ich parat haben, damit ich ihn gleich erwische, wenn er bei Laune ist. Du mußt den Schnaps bezahlen. Ein paar gute Bekannte und 'ne gemütliche kleine Gesellschaft – das wäre das beste, wenn wir das fertigbrächten. Es wäre 'ne Reklame für dein Geschäft, und mir wäre es auch nützlich.»

«Die bringen wir zusammen, wenn wir Essen und Trinken spendieren ... Na ja – fürs Geschäft wäre es 'ne gute Reklame, das stimmt.»

Drei Tage später, als Juda das schreckliche Klopfen und Pochen in Augen und Hirn überwunden hatte, aber noch recht unklar im Kopf war infolge der Schnäpse, die ihm Arabella inzwischen verabfolgt hatte – um ihn bei Laune zu halten, wie sie es nannte –, fand die gemütliche kleine Gesellschaft statt, die sie sich ausgedacht hatte, um Juda zum entscheidenden Schritt zu bewegen.

Donn hatte sein elendes kleines Fleisch- und Wurstgeschäft erst vor kurzem eröffnet, aber bisher war die Kundschaft fast ganz ausgeblieben; doch die gemütliche kleine Gesellschaft war eine gute Reklame, und die Donns wurden wirklich bekannte Leute bei einer gewissen Schicht in Christminster, die von Colleges und ihrem Tun und Treiben nichts wußte. Juda wurde gefragt, ob er außer den Gästen, die Arabella und ihr Vater genannt hatten, sonst noch jemanden vorzuschlagen wüßte; in seiner weltschmerzlichen Stimmung völliger Gleichgültigkeit nannte er Onkel Joe und Stagg, den heruntergekommenen Auktionator, und andere, an die er sich als Stammgäste der bekannten Kneipe erinnerte, in der er vor Jahren seinen Auftritt gehabt hatte; auch Wonnekloß und Sommersprößchen schlug er vor. Arabella willfahrte ihm, was die Männer betraf, aber bei den Damen zog sie die Grenze.

Ein anderer, den sie kannten, Tinker Taylor, wurde nicht eingeladen, obwohl er in derselben Straße wohnte; doch als er an dem Tag, als die Gesellschaft stattfand, spät von der Arbeit nach Hause kam, trat er in den Laden und verlangte Schweinsfüße. Sie waren nicht vorrätig, wurden ihm aber für den nächsten Tag versprochen. Während er im Laden stand, warf Taylor einen Blick in das hintere Zimmer: die Gäste saßen herum, spielten Karten, tranken oder amüsierten sich anderweitig auf Donns Kosten. Er ging nach Hause und zu Bett; am nächsten Morgen auf seinem Weg zur Arbeit fragte er sich, wie es wohl mit der Gesellschaft weitergegangen sei. Um diese frühe Stunde im Laden nach seinen Schweinsfüßen zu fragen, hatte wohl keinen Zweck, sagte er sich, denn Donn und seine Tochter waren wahrscheinlich noch gar nicht auf, wenn sie bis spät in die Nacht hinein gezecht hatten. Doch im Vorübergehen sah er, daß die Tür offenstand; obwohl die Laden im Geschäft noch geschlossen waren, vernahm er von drinnen Stimmengewirr. Er klopfte an die Tür zum Hinterzimmer und trat ein.

«Na, so was!» rief er erstaunt.

Wirte und Gäste saßen kartenspielend, rauchend und

plaudernd zusammen, genau wie er sie vor elf Stunden verlassen hatte; das Gaslicht brannte und die Vorhänge waren zugezogen, obgleich draußen seit zwei Stunden hellichter Tag war.

«Ja!» rief Arabella lachend. «Da sitzen wir noch! Wir sollten uns schämen, was? Aber wissen Sie, es ist 'ne Art Einzugsschmaus und unsere Freunde haben keine Eile. Kommen Sie rein, Mr. Taylor, und nehmen Sie Platz.»

Das ließ sich Tinker Taylor nicht zweimal sagen; er trat ein und setzte sich. «Ich hab wirklich kaum meinen Augen getraut, als ich hier reingeguckt habe! Es war, als wäre ich plötzlich wieder in die vorige Nacht zurückversetzt worden.»

«Sind Sie auch. Schenk Mr. Taylor ein!»

Jetzt bemerkte er, daß sie neben Juda saß und den Arm um ihn gelegt hatte. Juda, wie die anderen Anwesenden auch, trug im Gesicht die Spuren reichlichen Alkoholgenusses.

«Ich will Ihnen nur gestehen – wir warten hier, bis gewisse gesetzliche Öffnungszeiten rangekommen sind», fuhr sie geschämig fort und suchte dabei ihr alkoholisches Feuerrot, so gut es ging, als jungfräuliches Erröten zu maskieren. «Juda und ich haben nämlich beschlossen, uns zu versöhnen und unseren Bund aufs neue zu schließen, denn wir können schließlich doch nicht eins ohne das andere sein. Da sind wir auf den gescheiten Einfall gekommen, hier sitzen zu bleiben, bis es spät genug ist, und die Sache gleich zu erledigen.»

Juda schien ihrer Ankündigung keine große Aufmerksamkeit zu schenken – offenbar war ihm alles gleichgültig. Taylors Eintritt hatte die Gesellschaft wieder aufgemuntert, und sie blieben sitzen, bis Arabella ihrem Vater zuflüsterte: «Jetzt könnten wir eigentlich gehen.»

«Aber weiß denn der Pastor Bescheid?»

«Ja, ich hab ihm gestern abend gesagt, wir würden vielleicht zwischen acht und neun kommen, denn wir möchten es aus Schicklichkeitsgründen so still und so zeitig wie möglich abmachen, weil wir einander ja zum zweitenmal heiraten, und da würden vielleicht die Leute neugierig sein und zusehen wollen. Er fand das sehr richtig.»

«Na meinetwegen, ich bin bereit», erwiderte ihr Vater, stand auf und schüttelte sich.

«Vorwärts, mein Schatz», sagte sie zu Juda. «Los, komm jetzt, wie du's versprochen hast.»

«Wann hab ich was versprochen?» fragte er; sie hatte ihn kraft ihrer besonderen Kenntnisse in diesem Gewerbe so betrunken gemacht, daß er fast wieder nüchtern war – oder wenigstens Leuten, die ihn nicht kannten, so erschien.

«Was?» rief Arabella in erheuchelter Bestürzung. «Mehr als einmal hast du versprochen, mich zu heiraten, wie wir heute nacht hier gesessen haben. Die Herren haben es gehört.»

«Darauf kann ich mich nicht besinnen», entgegnete Juda störrisch. «Es gibt nur eine Frau – aber von der will ich in diesem Kapernaum nicht reden!»

Arabella warf ihrem Vater einen Blick zu. «Hören Sie mal, Mr. Fawley, jetzt müssen Sie zeigen, daß Sie ein Ehrenmann sind», sagte Donn. «Sie und meine Tochter haben die letzten drei, vier Tage hier zusammen gelebt unter der Voraussetzung, daß Sie sie heiraten würden. Natürlich hätte ich so was in meinem Haus nie geduldet, wenn ich davon nicht überzeugt gewesen wäre. Als ein Mann von Ehre müssen Sie es jetzt tun.»

«Sagen Sie nichts gegen meine Ehre!» befahl Juda hitzig und stand auf. «Lieber würde ich die H . . . von Babylon heiraten, als etwas Unehrenhaftes tun! Damit will ich nichts gegen dich gesagt haben, meine Liebe. Es ist eine bloße rhetorische Wendung, eine Redeblume – Hyperbel heißt das in den Büchern.»

«Behalten Sie Ihre Blumen für sich und zahlen Sie lieber Ihre Schulden an die Leute, die Sie beherbergen.»

«Wenn meine Ehre es verlangt, daß ich sie heirate – und es sieht ja so aus, obgleich ich sowenig wie ein Toter weiß, wieso ich hier bei ihr bin –, dann werde ich sie auch heiraten, so wahr mir Gott helfe! Nie habe ich mich gegen eine Frau oder gegen irgendein Lebewesen unehrenhaft betragen. Ich bin nicht der Mann, der sich auf Kosten der Schwächeren unter uns drücken will!»

«Reg dich seinetwegen nicht auf, Schatz», sagte sie und preßte ihr Gesicht an Judas Wange. «Komm hinauf und wasch dir das Gesicht und mach dich ein bißchen zurecht, und dann gehen wir. Versöhne dich mit Vater.»

Sie schüttelten einander die Hände. Juda ging mit ihr hinauf und kam bald darauf wieder herunter; er sah ordentlich und ruhig aus. Auch Arabella hatte sich hastig ein wenig hergerichtet, und im Donns Begleitung machten sie sich auf den Weg.

«Gehen Sie doch noch nicht», sagte sie beim Abschied zu den Gästen. «Ich hab dem kleinen Dienstmädel gesagt, sie soll das Frühstück zurechtmachen, während wir weg sind; und wenn wir wiederkommen, frühstücken wir alle zusammen. Eine gute, starke Tasse Tee wird Ihnen allen guttun, ehe Sie nach Hause gehen.»

Als Arabella, Juda und Donn verschwunden waren, um ihr hochzeitliches Geschäft zu erledigen, gähnten sich die versammelten Gäste vollends wach und erörterten höchst interessiert die Lage. Tinker Taylor, als der nüchternste, stellte die klarsten Überlegungen an.

«Ich will nichts gegen Leute sagen, die meine Freunde sind», begann er. «Aber es ist doch ’ne höchst merkwürdige Sache, wenn ein Paar sich zum zweitenmal heiratet! Wenn sie sich das erste Mal nicht vertragen haben, als Gemüt und Verstand noch geschmeidig waren, dann werden sie sich auch das zweite Mal nicht vertragen, möcht ich meinen.»

«Denkst du, er tut’s?»

«Das Weib hat ihn bei seiner Ehre gepackt – da tut er’s vielleicht.»

«So von der Stelle weg geht das doch gar nicht. Dazu braucht man doch ’ne Heiratsgenehmigung und Papiere.»

«Dafür hat sie gesorgt, du Dummkopf. Hast du nicht gehört, wie sie’s zu ihrem Vater gesagt hat?»

«Na», sagte Tinker Taylor und zündete sich an der Gasflamme seine Pfeife an, «alles in allem genommen ist sie 'n ganz gut aussehendes Weibsstück – besonders bei Kerzenlicht. Freilich, ein Groschen, der im Umlauf gewesen ist, kann nicht mehr so aussehen wie einer, der frisch aus der Münze kommt. Aber für 'ne Frau, die sich in allen vier Weltteilen rumgetrieben hat, ist sie noch ganz passabel. Vielleicht 'n bißchen zu kräftig im Speck; aber ich bin für Weiber, die nicht gleich jeder Windstoß umblasen kann.»

Die Augen der Gäste folgten den Hantierungen des kleinen Dienstmädchens, das über den Tisch, an dem sie gesessen hatten, das Frühstückstuch breitete, ohne die Schnapsreste vorher wegzuwischen. Die Vorhänge wurden aufgezogen und das Haus bekam ein morgendliches Ansehen. Einige der Gäste schliefen freilich auf ihren Stühlen. Ein paar traten zur Tür und blickten mehr als einmal die Straße entlang, am häufigsten Tinker Taylor, und nach einer Weile kam er mit pfiffigem Blick zurück.

«Bei Gott, sie kommen! Ich glaube, es ist geschehen!»

«Nein», sagte Onkel Joe, der ihm nachgegangen war. «Kannst dich drauf verlassen, im letzten Augenblick hat er nicht mitgemacht! Die kommen ja auf sehr sonderbare Weise daher; der hat gekniffen!»

Schweigend warteten sie, bis die Hochzeiter ins Haus getreten waren. Als erste kam Arabella geräuschvoll herein, und man brauchte sie nur anzusehen, um zu wissen, daß ihr Kriegsplan gelungen war.

«Mrs. Fawley, wenn ich nicht irre?» sagte Tinker Taylor mit spöttischer Höflichkeit.

«Allerdings. Wieder Mrs. Fawley», entgegnete Arabella liebenswürdig, zog ihren Handschuh aus und hielt ihm die linke Hand hin. «Sehen Sie, da ist das Vorhängeschloß ... Er war sehr nett, wirklich ein feiner Mann – den Pfarrer meine ich. Als alles vorbei war, hat er sanft wie ein Kind zu mir gesagt: ‹Mrs. Fawley, ich gratuliere Ihnen herzlich›, hat er gesagt. ‹Ich habe Ihre Geschichte gehört und auch die Geschichte Ihres Mannes, und ich finde, Sie haben beide das Richtige getan, wie es sich schickt. Und Ihre

Irrtümer, die sie als Gattin in der Vergangenheit begangen haben, und seine Irrtümer als Gatte sollte die Welt Ihnen verzeihen, wie sie einander verziehen haben›, sagt er. Ja, er war ein sehr netter, feiner Mann. ‹Genaugenommen erkennt die Kirche in ihrem Dogma die Scheidung nicht an›, sagte er, ‹und denken Sie immer bei allem, was Sie tun und treiben, an die Worte der Schrift: Was Gott zusammengefügt hat, soll der Mensch nicht scheiden.› Ja, er war ein sehr netter, feiner Herr ... Aber mein lieber Juda, du warst ein Schauspiel für Götter! Du bist so schnurstracks losgegangen und hast dich so gerade gehalten, daß man hätte denken können, du wolltest zu 'nem Richter in die Lehre; aber ich habe gemerkt, daß du die ganze Zeit über alles doppelt gesehen hast, sonst hättest du doch nicht so mit meinem Finger rumgefummelt.»

«Ich habe gesagt, ich würde alles tun, um – die Ehre einer Frau zu retten», murmelte Juda. «Und ich habe es getan!»

«Jetzt komm, alter Freund, und frühstücke was.»

«Ich möchte – noch ein bißchen – Branntwein», sagte Juda eigensinnig.

«Unsinn, Schatz. Jetzt nicht! Es ist gar keiner mehr da. Der Tee wird dir den Kopf klarmachen, und dann sind wir wieder frisch wie die Lerchen.»

«Hast recht. Ich – hab dich geheiratet. Sie hat gesagt, ich sollte dich wieder heiraten, und ich hab's auf der Stelle getan. Das ist die wahre Frömmigkeit! Ha-ha-ha!»

8

Michaelis kam und ging; Juda und seine Frau hatten nach ihrer Wiederverheiratung nur kurze Zeit im Haus von Arabellas Vater gelebt und wohnten jetzt in möblierten Zimmern im obersten Stockwerk eines Hauses, das näher dem Stadtzentrum gelegen war.

Juda hatte in den seither vergangenen zwei oder drei Monaten einige Tage gearbeitet, und mit seiner Gesundheit war es leidlich gegangen, aber jetzt stand es schlecht damit. Er saß in einem Lehnstuhl am Feuer und hustete viel.

«Ich bin ja schön reingefallen damit, daß ich dich wieder geheiratet habe!» sagte Arabella zu ihm. «Es wird noch dahin kommen, daß ich dich ganz erhalten muß! Ich werd Blutwurst und andere Würste machen und sie auf der Straße verhökern müssen, bloß um 'nen kranken Mann zu ernähren, den ich mir gar nicht hätte aufzuhalsen brauchen. Warum konntest du denn nicht gesund bleiben, statt mich so hinters Licht zu führen? Wie wir geheiratet haben, warst du doch ganz wohl!»

«Ach ja!» lachte er bitter. «Ich hab an mein albernes Mitleid mit dem Schwein denken müssen, das du und ich während unserer ersten Ehe geschlachtet haben. Jetzt erscheint's mir als die größte Wohltat, die mir geschehen könnte, wenn jemand mir das antäte, was ich damals dem Tier angetan habe.»

Gespräche dieser Art wurden jetzt täglich zwischen den Eheleuten geführt. Der Zimmervermieter, der schon gehört hatte, daß sie ein wunderliches Paar seien, bezweifelte, ob sie überhaupt verheiratet wären, vor allem, nachdem er eines Abends gesehen hatte, wie Arabella, durch eine kleine Herzstärkung angeregt, Juda einen Kuß gab; und er war schon im Begriff, ihnen zu kündigen, als er zufällig eines Nachts hörte, wie Arabella herumkeifte und ihm schließlich einen Schuh an den Kopf warf; da erkannte er die Tonart der wahren Ehe, schloß daraus, daß sie ehrsame Leute seien, und sagte weiter nichts.

Es wurde nicht besser mit Juda, und eines Tages bat er Arabella mit merklichem Zögern, einen Auftrag für ihn zu übernehmen. Gleichgültig fragte sie, was er wolle.

«Daß du an Sue schreibst.»

«Warum zum . . . soll ich denn an sie schreiben?»

«Ich möchte wissen, wie es ihr geht und ob sie mich mal besuchen würde, weil ich krank bin und sie gern sehen möchte – noch einmal.»

«Das sieht dir ähnlich, deine angetraute Frau durch so ein Ansinnen zu beleidigen!»

«Gerade weil ich dich nicht beleidigen will, bitte ich dich darum. Du weißt, daß ich Sue liebe. Ich mag kein Blatt vor den Mund nehmen – es ist eine Tatsache: ich liebe sie. Auf dutzenderlei Wegen könnte ich ihr ohne dein Wissen einen Brief schicken. Aber ich möchte gegen dich und ihren Mann völlig offen sein. Wenn du ihr schreibst und sie zu kommen bittest, ist von vornherein jeder Gedanke an einen Liebeshandel ausgeschlossen. Ist sie nur noch ein bißchen so, wie sie früher war, dann kommt sie.»

«Du hast überhaupt keinen Respekt vor der Ehe und ihren Rechten und Pflichten!»

«Was kommt es schon darauf an, was ich denke – ein elender, armer Teufel wie ich! Kann es irgend jemandem auf der Welt was ausmachen, wer mich eine halbe Stunde lang besucht – hier, mit einem Fuß im Grab! . . . Ach, bitte, schreib, Arabella!» bettelte er. «Vergilt mir meine Aufrichtigkeit mit ein bißchen Großmut!»

«Ich denke nicht daran!»

«Ach, bitte!» Er fühlte, daß seine körperliche Schwäche ihn um alle Würde gebracht hatte.

«Warum willst du denn, daß *sie* erfährt, wie es dir geht? Sie will dich gar nicht sehen. Sie ist die Ratte, die das sinkende Schiff verlassen hat.»

«Nicht, nicht!»

«Und ich hab treu zu ihm gehalten – dumm genug von mir! Diese Hure hier ins Haus zu lassen!»

Kaum waren diese Worte gesprochen, so sprang Juda auf, und ehe Arabella sich besinnen konnte, hatte er sie rücklings auf einen kleinen Diwan geworfen und kniete über ihr.

«Noch ein solches Wort», flüsterte er, «und ich bring dich um – hier auf der Stelle! Ich kann nur Gewinn davon haben – mein eigener Tod wäre nicht der geringste dabei. Also glaube nicht, daß es mir nicht Ernst wäre!»

«Was willst du denn von mir?» keuchte Arabella.

«Versprich, nie wieder von ihr zu reden.»

«Gut. Ich verspreche es.»

«Ich nehme dich beim Wort», sagte er verächtlich und ließ sie los. «Was es gilt, weiß ich freilich nicht.»

«Das Schwein hättest du nicht umbringen können, aber mich könntest du umbringen!»

«Ah – da hast du mich gefangen! Nein – ich könnte dich nicht umbringen – nicht mal im Zorn. Spotte nur weiter!»

Dann fing er stark an zu husten; mit Kennerblick schätzte sie seine Lebensdauer ab, als er geisterhaft bleich zurücksank. «Ich will sie kommen lassen», murmelte Arabella, «wenn du damit einverstanden bis, daß ich bei euch im Zimmer bleibe, solange sie hier ist.»

Die weichere Seite seiner Natur, das Verlangen, Sue zu sehen, machte es ihm unmöglich, sich gegen diesen Vorschlag zur Wehr zu setzen, selbst jetzt, nachdem er so gereizt worden war; atemlos erwiderte er: «Ja, ich bin einverstanden. Nur laß sie kommen!»

Am Abend fragte er, ob sie geschrieben habe.

«Ja», antwortete sie. «Ich hab ihr ein paar Zeilen geschrieben, daß du krank wärst, und ich hab sie gebeten, morgen oder übermorgen herzukommen. Aber ich hab es noch nicht abgeschickt.»

Am nächsten Tag hätte Juda gern gewußt, ob sie den Brief wirklich abgesandt hatte, aber er mochte sie nicht fragen; und Hoffnung, die törichte, die von einem Tropfen und einem Bröckchen lebt, machte ihn ruhelos vor Erwartung. Er wußte, wann Züge einliefen, und lauschte jedesmal, ob Sue käme.

Sie kam nicht; aber Juda mochte Arabella nicht wieder daraufhin anreden. Er hoffte und wartete den ganzen folgenden Tag, aber keine Sue erschien; auch kam keinerlei Antwort. Da wurde es Juda klar, daß Arabella ihren Brief nicht abgeschickt hatte, wenn sie ihn auch geschrieben haben mochte. Etwas in ihrem Benehmen verriet ihm das. Seine körperliche Schwäche war so groß, daß er vor Enttäuschung Tränen vergoß, als Arabella aus dem Zimmer gegangen war und es nicht sehen konnte. In der Tat war sein Argwohn begründet. Wie andere Pflegerinnen auch, hielt es Arabella für ihre Pflicht, ihren Pflegling durch alle erdenklichen Mittel zu beruhigen, nur nicht durch Erfüllung seiner Launen.

Er sagte kein Wort mehr zu ihr über seinen Wunsch und seine Vermutung. Stillschweigend und unbemerkt reifte in ihm ein Entschluß, der ihm, wenn auch nicht Kraft, so doch Ruhe und Festigkeit gab. Eines Mittags, als Arabella nach zweistündiger Abwesenheit ins Zimmer kam, fand sie Judas Stuhl leer.

Sie ließ sich aufs Bett fallen und blieb nachdenklich sitzen. «Wo, zum Teufel, mag er nur hingegangen sein?» fragte sie sich.

Sturmgepeitschter Regen aus Nordosten war mit kurzen Unterbrechungen den ganzen Vormittag herabgestürzt, und wenn man durchs Fenster auf die tröpfelnden Dachtraufen blickte, konnte man kaum glauben, daß ein schwerkranker Mensch sich in den fast gewissen Tod hinausgewagt haben sollte. Doch Arabella war überzeugt, daß er ausgegangen sei, und es wurde ihr zur Gewißheit, nachdem sie das Haus abgesucht hatte. «Mag er, wenn er so verrückt ist», sagte sie. «Ich kann da nichts machen.»

In diesem Augenblick saß Juda, sonderbar vermummt und bleich wie ein Alabasterbild, in einem Zug, der sich Alfredston näherte; von den Mitreisenden wurde er häufig angestarrt. Eine Stunde später wanderte er in dem langen Mantel und einer Decke, die er mitgebracht hatte, doch ohne Regenschirm, auf der fünf Meilen langen Landstraße nach Marygreen dahin. Sein Gesicht verriet feste Entschlossenheit; sie allein gab ihm die Kraft, doch fand sie in seiner körperlichen Schwäche nur eine klägliche Stütze. Das Bergansteigen hatte ihn ganz außer Atem gebracht, aber er eilte weiter, und um halb vier stand er neben dem wohlbekannten Brunnen in Marygreen. Der Regen hielt jedermann zu Hause fest; unbeachtet schritt Juda über den Anger und hinüber zur Kirche, die er offen fand. Da stand er und blickte zur Schule hin, aus der der übliche Singsang der Kinderstimmen ertönte, die das Seufzen der Kreatur noch nicht gelernt hatten.

Er wartete, bis ein kleiner Junge aus der Schule trat – offenbar war ihm aus irgendeinem Grund erlaubt worden, vor Schulschluß nach Hause zu gehen. Juda winkte ihm, und das Kind kam.

«Bitte, geh hinüber ins Schulhaus und frage Mrs. Phillotson, ob sie so gut sein würde, ein paar Minuten in die Kirche zu kommen.»

Der Junge lief davon; Juda hörte ihn an der Haustür klopfen. Er selbst ging tiefer in die Kirche hinein. Alles war neu, abgesehen von einigen Bildhauerarbeiten, die aus dem alten, abgerissenen Bau gerettet und jetzt an den neuen Wänden angebracht worden waren. Vor ihnen blieb er stehen; sie schienen ihm gleich den verschollenen Menschen dieses Dorfs, die seine und Sues Vorfahren gewesen waren.

Ein Schritt – so leicht, daß man ihn für ein Tröpfeln des fallenden Regens hätte halten können – erklang am Eingang. Juda sah sich um.

«Ach – ich dachte nicht, daß du es wärst! Wirklich nicht – ach, Juda!» Ein hysterisches, trockenes Aufschluchzen löste eine ganze Reihe von Schluchzern aus. Er trat auf sie zu, doch sie faßte sich rasch und ging davon.

«Geh nicht weg – geh nicht weg!» flehte er. «Es ist für mich das letzte Mal! Ich dachte, es wäre weniger zudringlich hier in der Kirche, als wenn ich dein Haus betreten hätte. Und ich komme nie wieder. Sei doch nicht so herzlos! Sue, Sue, wir handeln nach dem Buchstaben; und ‹der Buchstabe tötet›!»

«Ich bleibe – ich mag nicht unfreundlich sein!» sagte sie; ihr Mund zitterte, und ihre Tränen flossen, als sie ihn näher kommen ließ. «Aber warum bist du hergekommen und handelst unrecht, nachdem du so recht gehandelt hast!»

«Wieso recht gehandelt?»

«Du hast Arabella geheiratet. Es hat in der Alfredstoner Zeitung gestanden. Sie ist nie eines anderen Frau gewesen, Juda – im eigentlichen Sinn. Und deshalb hast du so gut daran getan – ach, so sehr gut! –, das einzusehen und sie wieder zu dir zu nehmen.»

«Gott im Himmel – und ist das alles, was du mir zu sagen hast? Dieser unzüchtige Vertrag mit Arabella ist das Entwürdigendste, Unmoralischste, Unnatürlichste, was ich je getan habe, und das nennst du ‹recht handeln›! Und du selbst – du nennst dich Phillotsons Frau! *Seine* Frau! Du bist meine.»

«Bring es nicht dahin, daß ich dir weglaufe – ich kann nicht viel aushalten! Aber in diesem Punkt bin ich sicher.»

«Ich kann nicht verstehen, wieso du es getan hast – wieso du das glaubst –, ich kann nicht!»

«Laß nur. Er ist gut zu mir. Und ich – ich habe gerungen und gekämpft und gefastet und gebetet. Ich habe meinen Körper fast ganz zur Unterwerfung gebracht. Und du darfst nicht – bitte nicht – aufrühren –»

«Ach, du geliebte kleine Närrin, wo ist dein Verstand? Es ist ja, als hättest du dein Denkvermögen eingebüßt! Ich würde mit dir rechten, wüßte ich nicht, daß eine Frau in deinem Gefühlszustand einem Appell an ihre Vernunft gar nicht zugänglich ist. Oder machst du dir selber etwas vor, wie so viele Frauen in diesen Dingen, und glaubst gar nicht wirklich, was du behauptest, und schwelgst nur in dem Luxus einer Gemütserregung, die den heraufbeschworenen verkehrten Anschauungen entspringt?»

«Luxus! Wie kannst du so grausam sein!»

«Du liebes, trauriges, holdes, allerschmerzlichstes Wrack eines vielversprechenden menschlichen Verstandes, das mir je vorgekommen ist! Wo ist deine Verachtung für Konventionen hin entschwunden? Ich wäre bei meiner Überzeugung geblieben bis zum Tode!»

«Du quälst mich, du beleidigst mich beinahe, Juda! Geh fort von mir!» Rasch wandte sie sich ab.

«Ja, ich gehe. Ich würde nie wieder zu dir kommen, selbst wenn ich die Kraft dazu hätte – aber die werde ich nie mehr haben. Sue, Sue, du bist eines Mannes Liebe nicht wert!»

Ihre Brust flog. «Ich kann es nicht ertragen, daß du das sagst!» brach es aus ihr heraus; flüchtig ließ sie den Blick auf ihm ruhen, dann wandte sie sich stürmisch ihm wieder zu. «Verachte mich nicht, bitte nicht! Küsse mich, ach, küsse mich viele, viele Male und sag, daß ich kein Feigling bin, keine verächtliche Schwindlerin – ich kann es nicht ertragen!» Sue stürzte auf ihn zu; ihr Mund auf dem seinen, flüsterte sie weiter: «Ich muß es dir sagen, ich muß – mein lieber Geliebter! Es ist – nur eine Heirat in der Kirche gewesen – eine Scheinehe, meine ich! Er hat das gleich zuerst so vorgeschlagen!»

«Wie?»

«Ich meine, es ist nur dem Namen nach eine Ehe. Mehr ist es nie gewesen, seit ich wieder zu ihm gekommen bin!»

«Sue!» Er preßte sie an sich und zermalmte fast ihre Lippen mit seinen Küssen: «Wenn tiefstes Elend Glückseligkeit kennen kann, so erlebe ich jetzt einen Augenblick der Glückseligkeit! Bei allem was dir heilig ist, sage mir die Wahrheit und keine Lüge. Du liebst mich noch?»

«Ja! Du weißt es nur zu gut! . . . Aber ich *darf* nicht! – Ich darf dich nicht wiederküssen, wie ich möchte!»

«Aber tu es!»

«Und du bist doch so lieb – und siehst so krank aus . . .»

«Du auch! Da – noch einen, zum Andenken an unsere toten Kinder – deine und meine!»

Die Worte trafen sie wie ein Schlag, und sie senkte den Kopf. «Ich darf nicht – ich kann nicht länger hierbleiben!» keuchte sie dann. «Aber da – da, Liebster, ich gebe dir deine Küsse zurück; ja, ja! . . . Und nun werde ich mich auf immer hassen um meiner Sünde willen!»

«Nein – laß mich dich zum letztenmal anflehen, höre mich an! Wir waren beide nicht bei Besinnung, als wir zum zweitenmal geheiratet haben. Mich haben sie betrunken gemacht, um mich soweit zu kriegen. Und bei dir war es nicht viel anders. Ich war betrunken von Schnaps, du warst betrunken von Religion. Beide Formen des Rausches zerstören das edlere Sehvermögen ... Schütteln wir unsere Irrtümer ab, gehen wir zusammen auf und davon!»

«Nein! Noch einmal nein! ... Warum versuchst du mich so sehr, Juda! Es ist zu unbarmherzig von dir! ... Aber ich habe mich jetzt überwunden. Komm mir nicht nach – sieh mich nicht an. Laß mich, hab Mitleid mit mir!»

Sie lief ans Ostende der Kirche, und Juda tat, worum sie ihn gebeten hatte. Er wandte nicht den Kopf, sondern ergriff seine Decke, die Sue nicht gesehen hatte, und ging geradewegs hinaus. Als er kurz vor dem Kirchenausgang war, hörte sie sein Husten, das sich mit dem Prasseln des Regens gegen die Fensterscheiben vermischte, und in einer Aufwallung menschlicher Zuneigung, die sie auch jetzt noch nicht zu bändigen vermochte, sprang sie auf, als wolle sie zu ihm laufen und ihm beistehen. Doch dann kniete sie wieder nieder und hielt sich die Ohren zu, bis sie ihn unmöglich noch hören konnte.

Er war inzwischen an die Ecke des Dorfangers gelangt, von wo der Pfad über die Felder führte, auf denen er als Kind die Krähen verscheucht hatte. Noch einmal drehte er sich um und blickte zurück zu dem Gebäude, das Sue noch umschloß; dann ging er weiter – er wußte, daß sein Blick nie wieder auf diesem Bild ruhen würde.

Es gibt im Herbst- und Winterwetter gar manche Stellen in Wessex, wo es bitter kalt ist; doch die kälteste von allen, wenn der Wind von Norden oder von Osten bläst, ist der Höhengrat beim «Braunen Haus», wo die Straße nach Alfredston den alten Kammweg kreuzt. Hier fällt im Winter der erste Schneeregen, hier bleibt der Schnee am frühesten liegen, und hier hält sich der Frühlingsfrost am längsten im Boden. Hier in den scharfen Zähnen des Nordostwinds ging Juda im Regen seines Weges, völlig durchnäßt; er war so schwach, daß er nur langsam vorwärts kam und sich nicht warmhalten konnte. Als er an den Meilenstein gelangte, breitete er trotz des Regens seine Decke aus und legte sich nieder, um auszuruhen. Ehe er weiterging, tastete er an der Rückseite des Steins nach seiner alten eingemeißelten Inschrift. Sie war noch da, doch fast völlig von Moos überwachsen. An der Stelle vorüber, wo der Galgen seines Ahnen gestanden hatte, der auch Sues Ahne gewesen war, schritt er bergabwärts.

Es war dunkel, als er Alfredston erreichte; er trank dort eine Tasse Tee, denn eine tödliche Kälte drang ihm allmählich bis in die Knochen, so daß er nicht länger hätte fasten können. Um nach Hause zu kommen, mußte er erst mit einer Dampfstraßenbahn und dann mit zwei verschiedenen Zügen fahren; an einer der Umsteigestationen hatte er lange Aufenthalt. Erst um zehn Uhr kam er in Christminster an.

9

Auf dem Bahnsteig stand Arabella. Sie sah ihn von oben bis unten an. «Du bist bei ihr gewesen?» fragte sie.

«Jawohl», antwortete Juda; er schwankte buchstäblich vor Kälte und Müdigkeit.

«Na, jetzt marschierst du wohl am besten nach Hause.»

Das Wasser floß im Gehen von ihm ab, und wenn er hustete, mußte er sich an die Mauer lehnen, um sich aufrecht zu halten.

«Damit hast du dich zugrunde gerichtet, junger Mann», sagte sie. «Ich weiß nicht, ob du das weißt.»

«Natürlich weiß ich es. Ich *wollte* mich zugrunde richten.»

«Was – Selbstmord begehen?»

«Ja.»

«Ich bin sprachlos! Sich 'ner Frau wegen umzubringen!»

«Hör mir zu, Arabella. Du denkst, du bist die Stärkere von uns beiden, und das bist du jetzt auch, in körperlichem Sinn. Du könntest mich umstoßen wie einen Kegel. Du hast den Brief neulich nicht abgeschickt, und ich hab es dir auch nicht übelnehmen können. Aber in anderer Hinsicht bin ich nicht so schwach, wie du denkst. Ich bin darauf gekommen, daß ein Mann, der wegen Lungenentzündung das Zimmer hüten muß, ein Mensch, der nur noch zwei Wünsche auf der Welt hat: eine bestimmte Frau noch einmal zu sehen und dann zu sterben – daß dieser Jemand sich diese beiden Wünsche sehr geschickt mit *einem* Schlag erfüllen kann, wenn er im Regen eine solche Reise unternimmt. Das habe ich getan. Ich habe sie zum letztenmal gesehen, und ich hab mir selber den Rest gegeben – hab Schluß gemacht mit einem fieberhaften Leben, das niemals hätte begonnen werden dürfen!»

«Gott, redest du geschwollen daher! Möchtest du nicht was Warmes trinken?»

«Nein, danke. Gehen wir lieber nach Hause.»

Sie gingen an den schweigenden Colleges vorüber. Von Zeit zu Zeit blieb Juda stehen.

«Was guckst du denn?»

«Alberne Hirngespinste. Mir ist, als sähe ich auf diesem meinem letzten Gang wieder die Geister der Toten, die ich gesehen habe, als ich das erste Mal hier gegangen bin.»

«Ein sonderbarer Kauz bist du!»

«Ich glaube zu sehen – ja, das Rascheln ihrer Gewänder zu hören. Aber ich verehre längst nicht mehr alle, wie damals. An die Hälfte von ihnen glaube ich nicht mehr. Die Theologen, die Apologeten und ihre Sippe, die Metaphysiker, die anmaßenden Staatsmänner und andere interessieren mich nicht mehr. Alles das ist mir von der harten Wirklichkeit zerstört worden!»

Der Ausdruck auf Judas leichenhaftem Gesicht im fahlen Laternenlicht war wirklich so, als sähe er Menschen, wo niemand war. Ab und zu blieb er an einem Torweg stehen, wie einer, der jemanden herauskommen sieht; dann wieder blickte er zu einem Fenster empor, als entdecke er dahinter ein bekanntes Gesicht. Er schien Stimmen zu hören, deren Worte er wiederholte, als wolle er ihre Bedeutung ergründen.

«Sie scheinen mich auszulachen!»

«Wer?»

«Ach, ich hab nur mit mir selbst gesprochen! Die Spukgestalten hier überall, in den Torwegen der Colleges und an den Fenstern – in den alten Zeiten pflegten sie mich freundlich anzuschauen, Addison vor allem und Gibbon und Johnson und Dr. Browne und Bischof Ken –»

«Jetzt komm aber weiter! Spukgestalten! Kein Lebendiger und kein Toter weit und breit, außer 'nem verdammten Schutzmann! Noch nie hab ich die Straßen so öde gesehen!»

«Denk nur, hier ist der Dichter der Freiheit herumgegangen, und der große Zergliederer der Melancholie!»

«Ich mag nichts von ihnen hören! Sie langweilen mich!»

«Walter Raleigh winkt mir aus der Gasse dort – Wycliffe – Hooker – Arnold – und eine ganze Schar von Traktorianerschatten –»

«Ich *will* ihre Namen nicht wissen, sag ich dir! Was gehn mich Leute an, die längst gestorben und verdorben sind? Bei Gott, du bist nüchterner, wenn du getrunken hast, als wenn du nicht getrunken hast!»

«Ich muß einen Augenblick ausruhen», sagte er; die Hände an ein Geländer festgeklammert, blieb er stehen und maß mit einem Blick die Fassade eines Colleges. «Das ist das Rubric College. Und das dort das Sarcophagus; und die Gasse da hinauf das Crozier und das Tudor; und das da unten ist das Cardinal mit seiner langen Front und den Fenstern mit den hochgezogenen Augenbrauen – sie drücken die höfliche Verwunderung der Universität aus, daß einer wie ich solche Anstrengungen macht.»

«Jetzt komm, ich spendier dir 'nen Schnaps.»

«Schön. Das wird mir guttun, denn ich fühle den kalten

Nebel von den Cardinalwiesen her, als ob Todesklauen mich durchkrallten. Wie Antigone gesagt hat: ‹Nicht unter Sterblichen wohn ich, nicht unter Toten.› Aber Arabella, wenn ich tot bin, wirst du meinen Geist unter den anderen hier herumhuschen sehen!»

«Dummes Zeug! Und vielleicht stirbst du gar nicht. Du bist noch ziemlich zäh, alter Freund.»

Es war Nacht in Marygreen, und es sah nicht so aus, als ob der Regen des Nachmittags nachlassen wolle. Um die Zeit, da Juda und Arabella durch die Straßen Christminsters heimwärts gingen, überquerte die Witwe Edlin den Dorfanger und öffnete die Hintertür zum Haus des Schulmeisters; das tat sie jetzt häufig, ehe sie schlafen ging, um Sue beim Wegstellen und Aufräumen zu helfen.

Sue wirtschaftete hilflos in der Küche herum, denn sie war keine gute Hausfrau und wurde bei umständlichen Hausarbeiten leicht ungeduldig, obwohl sie sich viel Mühe gab.

«Du lieber Gott, warum machst du denn das selber, wo ich extra deswegen rübergekommen bin! Du hast doch gewußt, daß ich kommen würde.»

«Ach – ich weiß nicht –, ich hab es vergessen! Nein, ich habe es nicht vergessen. Ich hab es getan, weil ich mich in Zucht nehmen will. Seit acht habe ich die Treppe gescheuert. Ich *muß* mich in meinen Haushaltspflichten üben. Bisher habe ich sie schändlich vernachlässigt!»

«Warum denn? Er wird eine bessere Schule kriegen, vielleicht wird er mit der Zeit gar Pastor, und ihr haltet euch zwei Dienstboten! ’s ist doch schade um deine hübschen Hände.»

«Reden Sie nicht von meinen hübschen Händen, Mrs. Edlin. Mein hübscher Körper ist schon mein Verderben gewesen.»

«Bah – was du an Körper hast, ist ja kaum der Rede wert! Da muß ich schon eher an ein Geistchen denken, wenn ich dich ansehe. Aber es scheint mir heute abend irgendwas nicht in Ordnung zu sein, Herzchen. Ist der Gatte böse?»

«Nein. Er ist nie böse. Er ist zeitig zu Bett gegangen.»

«Was ist es denn dann?»

«Ich kann es Ihnen nicht sagen. Ich habe heute Unrecht getan. Und ich will es mit Stumpf und Stiel herausreißen aus mir . . . Ach – ich will Ihnen das eine sagen –, Juda ist heute nachmittag hier gewesen, und ich habe gemerkt, daß ich ihn noch liebe – ach, so sehr! Mehr kann ich Ihnen darüber nicht sagen.»

«Ah!» meinte die alte Frau. «Ich hab dir ja gesagt, wie es kommen würde!»

«Aber es soll nicht so kommen! Ich habe meinem Mann nichts von dem Besuch gesagt; es ist nicht nötig, ihn damit zu beunruhigen, denn ich will Juda nie wiedersehen. Aber um mein Gewissen zu erleichtern und meine Pflicht gegen Richard zu erfüllen, habe ich mich zu einer Buße entschlossen – zum Letzten. Ich muß es tun!»

«Ich täte es nicht – er ist ja damit einverstanden, daß es so bleibt, wie es ist, und es ist ja auch drei Monate lang ganz gut so gegangen.»

«Ja – er läßt mich mein Leben führen, wie es mir gefällt; aber ich fühle, daß es eine Nachsicht ist, die ich nicht von ihm verlangen sollte. Ich hätte es gar nicht anfangen dürfen. Das andere wird schrecklich werden – aber ich muß gerechter gegen ihn sein. Ach, ich hätte eben tapfer sein müssen!»

«Was ist es denn, was du an ihm nicht vertragen kannst?» fragte Mrs. Edlin neugierig.

«Ich kann es Ihnen nicht sagen. Es ist etwas . . . ich kann es nicht sagen. Kein Mensch würde es als Grund für meine Gefühle gelten lassen, das ist das Schlimme, und so bleibt mir gar keine Entschuldigung.»

«Hast du Juda gesagt, was es ist?»

«Niemals.»

«Ich hab zu meiner Zeit sonderbare Geschichten über Ehemänner gehört», flüsterte die alte Frau gedämpft. «Es heißt, als die Heiligen noch auf Erden wandelten, hätten böse Geister in der Nacht die Gestalt der Ehemänner angenommen und die armen Frauensleute in allerlei schlimme Not gebracht. Aber ich weiß gar nicht, warum mir das jetzt eingefallen ist, denn es ist ja bloßes Gerede ... So ein Wind und Regen heute nacht! Also – laß dir Zeit, Liebchen. Überlege dir's, ob's nicht besser wäre, wenn es beim alten bliebe.»

«Nein, nein. Ich habe meine schwache Seele mühsam dazu gebracht, ihn freundlicher zu behandeln – und es muß jetzt sein –, sofort – ehe ich zusammenbreche!»

«Ich finde, du solltest deine Natur nicht zwingen. Das sollte keiner Frau zugemutet werden.»

«Es ist meine Pflicht. Ich will meinen Kelch bis zur Neige leeren!»

Eine halbe Stunde später, als Mrs. Edlin Hut und Umschlagtuch nahm, um zu gehen, schien Sue von einem unbestimmten Entsetzen gepackt zu werden.

«Nein, nein – gehen Sie nicht, Mrs. Edlin», flehte sie, die Augen weit aufgerissen, mit einem raschen, angstvollen Blick über die Schulter.

«Aber es ist Schlafenszeit, Kind.»

«Ja, aber – da ist das kleine Gastzimmer – mein Zimmer bis heute. Es ist fertig hergerichtet. Bitte bleiben Sie, Mrs. Edlin – ich werde Sie morgen früh nötig haben.»

«Ach – mir ist es gleich, wenn du's gern möchtest. Meinen alten vier Wänden wird nichts passieren, ob ich drin bin oder nicht.»

Dann verriegelte sie die Türen, und zusammen gingen sie die Treppe hinauf.

«Warten Sie hier, Mrs. Edlin», bat Sue. «Ich will einen Augenblick allein in mein altes Zimmer gehen.»

Sie ließ die Alte auf dem Gang stehen und trat in das Stübchen, das seit ihrer Ankunft in Marygreen ihr eigenes kleines Reich gewesen war; nachdem sie die Tür geschlossen hatte, kniete sie ein, zwei Minuten vor dem Bett nieder, stand auf, nahm ein Nachthemd vom Kissen, zog sich aus und trat wieder auf den Gang zu Mrs. Edlin. Im Zimmer gegenüber hörte man einen Mann schnarchen. Sue wünschte Mrs. Edlin gute Nacht, und die alte Frau ging in den kleinen Raum, den Sue eben verlassen hatte.

Sue drückte die Klinke der anderen Zimmertür nieder und sank, wie von einer Ohnmacht ergriffen, davor zu Boden. Doch gleich erhob sie sich wieder, öffnete die Tür einen Spalt und rief leise: «Richard!» Als das Wort über ihre Lippen kam, zitterte sie merklich.

Das Schnarchen hatte eine Weile ganz aufgehört, doch es kam keine Antwort. Sue schien erleichtert und eilte an Mrs. Edlins Tür zurück. «Sind Sie schon im Bett, Mrs. Edlin?» fragte sie.

«Nein. Liebchen», erwiderte diese. «Ich bin alt und langsam, und da dauert es lange bei mir, bis ich ausgezogen bin. Ich habe noch nicht mal mein Korsett aufgeschnürt.»

«Ich – höre ihn nicht! Und vielleicht – vielleicht . . .»

«Was, Kind?»

«Vielleicht ist er tot!» schrie Sue flüsternd hervor. «Und da – da wäre ich frei und könnte zu Juda gehen! . . . Ach nein – ich habe *sie* vergessen – und Gott!»

«Wir wollen mal horchen. Nein – er schnarcht wieder. Aber der Regen und der Wind machen so einen Lärm, daß man nur dann und wann was hören kann.»

Sue hatte sich wieder fortgeschleppt. «Mrs. Edlin, noch einmal gute Nacht! Es tut mir so leid, daß ich Sie gerufen habe.» Die alte Frau zog sich zum zweitenmal zurück.

Der gespannte, entsagungsvolle Ausdruck erschien wieder auf Sues Gesicht, sobald sie allein war. «Ich muß es tun – ich muß! Ich muß den Kelch bis zur Neige austrinken!» flüsterte sie. «Richard!» sagte sie noch einmal.

«Ha – was? Bist du das, Susanna?»

«Ja.»

«Was willst du? Ist irgendwas los? Warte einen Augenblick.» Er warf ein paar Kleidungsstücke über und kam an die Tür. «Ja?»

«Damals in Shaston bin ich lieber aus dem Fenster gesprungen, als daß ich dich zu mir gelassen hätte. Und so hab ich dich auch weiterbehandelt, bis jetzt – aber nun bin ich gekommen, um dich deswegen um Verzeihung zu bitten und dich zu fragen, ob du mich einlassen willst.»

«Vielleicht denkst du nur, du müßtest das tun? Ich

möchte nicht, daß du gegen deine Neigung kommst, das habe ich dir schon gesagt.»

«Aber ich bitte dich, mich einzulassen.» Sie wartete einen Augenblick und wiederholte: «Ich bitte dich, mich einzulassen! Ich bin im Irrtum gewesen – selbst heute. Ich habe meine Rechte überschritten. Ich wollte es dir eigentlich nicht sagen, aber vielleicht sollte ich es doch tun. Ich habe heute nachmittag gegen dich gesündigt.»

«Wie?»

«Ich habe Juda gesehen! Ich wußte nicht, daß er kommen würde. Und . . .»

«Nun?»

«Ich habe ihn geküßt und mich von ihm küssen lassen.»

«Ach – die alte Geschichte!»

«Richard – ich habe nicht gewußt, daß wir einander küssen würden, bis wir's getan haben!»

«Wie viele Male?»

«Viele Male. Ich weiß nicht mehr. Ich bin entsetzt, wenn ich daran denke, und das wenigste, was ich tun kann, ist, daß ich so zu dir komme.»

«Höre – das ist ziemlich arg, nach allem, was ich getan habe! Gibt es sonst noch etwas zu beichten?»

«Nein.» Sie hatte sagen wollen: ‹Ich hab ihn meinen lieben Geliebten genannt.› Aber da eine reuige Frau immer ein wenig zurückbehält, blieb dieser Teil des Auftritts unberührt. Sie fuhr fort: «Ich werde ihn nie wiedersehen. Er hat von gewissen Erlebnissen aus der Vergangenheit gesprochen, und da ist es über mich gekommen. Er hat von den – Kindern gesprochen. – Aber wie ich dir schon gesagt habe, ich bin froh – beinah froh, meine ich –, daß sie tot sind, Richard. Dadurch ist jene ganze Zeit meines Lebens ausgelöscht!»

«Was du da gesagt hast, daß du ihn nie wiedersehen willst – ist das dein Ernst?» Etwas in Phillotsons Stimme schien zu verraten, daß die drei Monate seiner neuen Ehe mit Sue nicht ganz so befriedigend verlaufen waren, wie seine Großmut oder seine Geduld als Liebhaber erwartet hatten.

«Ja, ja!»

«Würdest du es auf das Neue Testament schwören?»

«Ja.»

Er ging in das Zimmer zurück und brachte ein kleines braunes Testament. «Also: So wahr dir Gott helfe!»

Sie schwor.

«Gut!»

«Jetzt flehe ich dich an, Richard, dem ich gehöre, den ich ehren und dem ich gehorchen will, wie ich geschworen habe – laß mich ein.»

«Überlege es dir gut. Du weißt, was es bedeutet. Dich wieder im Hause zu haben, war eines – das jetzt ist etwas anderes. So überlege es dir.»

«Ich habe es mir überlegt – ich will es.»

«Das ist ein willfähriger Geist – und vielleicht hast du recht. Wenn ein Liebhaber umherlungert, sollte eine halbe Ehe zu einer vollständigen gemacht werden. Aber ich wiederhole meine Mahnung zum dritten- und letztenmal.»

«Es ist mein eigener Wunsch! ... O Gott!»

«Warum hast du ‹O Gott› gesagt?»

«Ich weiß nicht!»

«O ja, du weißt es! Aber ...» Düster betrachtete er einen Augenblick lang ihre schmale, zerbrechliche Gestalt, die in ihrem Nachtkleid so demütig vor ihm stand. «Nun, ich habe mir gedacht, daß es vielleicht so werden würde», sagte er nach einer kleinen Weile. «Ich bin dir nichts schuldig nach alldem. Aber ich glaube dir und lasse dich ein, und ich verzeihe dir.»

Er legte den Arm um sie und wollte sie aufheben. Sue fuhr zurück.

«Was ist?» fragte er, und zum erstenmal sprach er streng zu ihr. «Du schreckst wieder vor mir zurück? – Genau wie früher!»

«Nein, Richard – ich – ich – dachte nicht –»

«Ist es dein Wunsch, zu mir hereinzukommen?»

«Ja.»

«Du weißt auch, was es bedeutet?»

«Ja. Es ist meine Pflicht!»

Er stellte den Leuchter auf die Kommode, führte sie durch die Tür, hob sie in seinen Armen hoch und küßte sie. Flüchtig zuckte es über ihr Gesicht wie Widerwillen, doch sie biß die Zähne zusammen und schrie nicht auf.

Mrs. Edlin hatte sich mittlerweile ausgezogen und wollte sich eben niederlegen, da sagte sie zu sich selbst: «Ach – vielleicht geh ich lieber mal nachsehen, ob das kleine Ding mich braucht. Wie es regnet und stürmt!»

Die alte Frau trat auf den Gang und sah, daß Sue verschwunden war. «Ach, die arme Seele! Hochzeiten sind heutzutage Begräbnisse, scheint mir. 55 Jahre nächsten Herbst, seit mein Mann und ich geheiratet haben! Die Zeiten haben sich seit damals sehr geändert!»

10

Trotz seiner Schwäche erholte sich Juda ein wenig und arbeitete mehrere Wochen in seinem Gewerbe. Aber nach Weihnachten brach er wieder zusammen.

Mit dem Geld, das er verdient hatte, nahm er eine andere Wohnung, noch näher der Stadtmitte. Doch Arabella sah, daß er wahrscheinlich sehr lange nicht würde arbeiten können, und war recht ärgerlich über die Wendung, welche die Dinge seit ihrer Heirat genommen hatte. «Das muß ich sagen, mit diesem letzten Streich hast du's schlau angefangen», sagte sie manchmal, «du hast mich geheiratet und bist umsonst zu 'ner Krankenpflegerin gekommen!»

Juda war völlig gleichgültig gegen alles, was sie sagte: oft nahm er sogar ihr Geschimpfe von der humoristischen Seite. Manchmal war er in ernsterer Stimmung, und oft, wenn er so dalag, schweiften seine Gedanken zurück zu den vereitelten Bestrebungen seiner Jugend.

«Jeder Mensch besitzt irgendeine kleine Fähigkeit in irgendeiner Richtung», sagte er dann wohl. «Eigentlich war ich für das Steinmetzhandwerk nie kräftig genug, vor allem nicht für das Versetzen. Die Blöcke fortzubewegen, hat mich immer sehr angestrengt, und von dem scheußlichen Zug in den Gebäuden, ehe die Fenster eingesetzt sind, habe ich stets Erkältungen gekriegt; ich glaube, damit hat das Übel in meiner Brust angefangen. Aber ich weiß, daß ich *eines* hätte tun können, wenn ich Gelegenheit dazu gehabt hätte. Ich hab mich darauf verstanden, mir Wissen anzueignen und es an andere weiterzugeben. Obwohl die ‹Gründer› solche wie mich im Sinn hatten – junge Leute, die zu weiter nichts taugten als zu diesem besonderen Geschäft? . . . Wie ich höre, soll es bald bessere Möglichkeiten für so hilflose Lernbegierige wie mich geben. Es sind allerhand Pläne im Gange, die Universität leichter zugänglich zu machen und ihren Einfluß zu erweitern. Ich weiß nicht viel davon. Und es ist zu spät, zu spät für mich! Ach – und für viele Würdigere vor mir!»

«Was du nur immer vor dich hin zu murmeln hast!» sagte Arabella. «Man sollte denken, über den ganzen Büchersinn wärst du nun endlich hinaus. Wärst du auch, wenn du gleich zu Anfang nur 'n Fünkchen Vernunft gehabt hättest. Du bist jetzt genauso schlimm wie damals, als wir zum erstenmal verheiratet waren.»

Einmal nannte er sie in einem solchen Selbstgespräch «Sue».

«Paß doch ein bißchen auf, wen du vor dir hast!» rief Arabella empört. «'ne anständige verheiratete Frau anzureden mit dem Namen dieser . . .» Sie besann sich, und er erhaschte das Wort nicht.

Doch später, als sie sah, wie die Dinge liefen und wie wenig sie von Sues Nebenbuhlerschaft zu befürchten hatte, bekam sie einen Anfall von Edelmut. «Du möchtest sie wohl sehr gern sehen, deine – Sue?» fragte sie. «Na, ich hab nichts dagegen, daß sie kommt, du kannst sie herbitten, wenn du willst.»

«Ich wünsche sie nicht wiederzusehen.»

«Ach – das ist was Neues!»

«Und laß sie nichts über mich wissen, daß ich krank bin oder so. Sie hat ihren Weg gewählt. Mag sie ihn gehen!»

Eines Tages erlebte er eine Überraschung. Mrs. Edlin kam ihn besuchen, ganz von sich aus. Judas Frau, der es mittlerweile ganz gleichgültig geworden war, wo der Brennpunkt seiner Gefühle lag, ging aus und ließ die alte Frau mit ihm allein. Hastig erkundigte er sich, wie es Sue gehe, und dann, eingedenk dessen, was Sue ihm erzählt hatte, fragte er unverblümt: «Ich nehme an, sie sind noch immer nur dem Namen nach Mann und Frau?»

Mrs. Edlin zögerte. «Eigentlich nein – das ist jetzt anders geworden. Es ist noch nicht lange her, daß sie damit angefangen hat – ganz freiwillig.»

«Wann hat sie angefangen?» fragte er schnell.

«Die Nacht, nachdem du dort gewesen bist. Aber als Strafe für sich selbst, die Arme. Er wollte es gar nicht, aber sie hat darauf bestanden.»

«Sue, meine Sue – du geliebte Törin –, das ist fast mehr, als ich ertragen kann! . . . Mrs. Edlin – erschrecken Sie nur nicht, wenn ich vom Hundertsten ins Tausendste komme –, ich muß mit mir selber reden, wenn ich so viele Stunden lang allein hier liege – früher war Sue eine Frau, deren Verstand neben meinem wie ein Stern neben einer Petroleumfunzel war; meine abergläubischen Anschauungen waren für sie wie Spinnweben, die sie mit einem Wort wegfegen konnte. Dann ist bitteres Leid über uns gekommen, ihr Verstand ist zerbrochen und sie hat sich dem Dunkel zugewandt. Seltsamer Unterschied der Geschlechter, daß Zeit und Erfahrung, die den geistigen Gesichtskreis der Männer erweitern, fast stets den Horizont der Frauen verengen. Und jetzt ist es zum letzten Unheil gekommen – und so versklavt ist sie der äußeren Form, daß sie sich hingibt und zuläßt, was ihr ein Greuel ist –, sie, die so zartbesaitet, so überempfindlich war, daß sogar der Wind behutsam über sie hinzublasen schien! Damals vor Jahren, als Sue und ich auf der Höhe des Lebens standen, als wir klare Köpfe hatten und unsere Wahrheitsliebe keine

Furcht kannte – da war die Zeit noch nicht reif für uns! Mit unseren Anschauungen waren wir 50 Jahre zu früh dran. Da sind wir auf Widerstand gestoßen, und das hat bei ihr dazu geführt, daß sie reaktionär geworden ist, und bei mir, daß ich mich um überhaupt nichts mehr gekümmert hab und vor die Hunde gegangen bin! . . . So mache ich mir immerfort meine Gedanken, wenn ich hier liege, Mrs. Edlin. Ich langweile Sie gewiß ganz schrecklich.»

«Gar nicht, mein lieber Junge. Ich könnte dir den ganzen Tag zuhören.»

Je mehr Juda über ihre Nachricht nachdachte, um so unruhiger wurde er; in seiner Seelenpein begann er die gesellschaftlichen Konventionen zu verwünschen und zu verfluchen, so daß er schließlich einen Hustenanfall bekam. Nach einer Weile klopfte es unten an die Haustür. Da niemand öffnete, ging Mrs. Edlin selbst hinunter.

«Der Doktor», sagte der Besucher liebenswürdig. Die lange, dürre Gestalt war Vilbert, der Wunderdoktor, den Arabella hatte rufen lassen.

«Wie geht's meinem Patienten?» fragte er.

«Ach, schlecht – sehr schlecht! Der arme Kerl, er hat sich aufgeregt und schrecklich geschimpft und geflucht, weil ich zufällig was dahergeschwatzt hab – ich kann es mir wirklich nicht verzeihen. Aber wenn ein Mensch so leidet, darf man ihm nicht anrechnen, was er sagt; Gott wird es ihm hoffentlich vergeben.»

«So, so. Ich gehe gleich hinauf und sehe ihn mir mal an. Mrs. Fawley zu Hause?»

«Im Augenblick nicht, aber sie wird bald wieder da sein.»

Vilbert ging hinauf. Bisher hatte Juda die Arzneien des geschickten Quacksalbers mit der größten Gleichgültigkeit eingenommen, wenn Arabella sie ihm einflößte; aber jetzt war er durch das Gehörte so aufgebracht, daß er dem Doktor seine Meinung über ihn ins Gesicht schrie, und zwar so heftig und mit so unmißverständlichen Ausdrücken, daß Vilbert bald wieder die Treppe hinabeilte. Unten an der Tür traf er Arabella – Mrs. Edlin war inzwischen weggegangen. Arabella fragte ihn, was er vom

Zustand ihres Mannes halte, und als sie bemerkte, wie erregt der Doktor aussah, lud sie ihn ein, etwas zu trinken. Dankend nahm er an.

«Ich bringe es Ihnen hier in den Flur», sagte sie. «Es ist heute niemand weiter im Haus als ich.»

Sie brachte ihm eine Flasche und ein Glas, und er trank. Arabella schüttelte sich förmlich vor unterdrücktem Lachen. «Was ist das denn, meine Liebe?» fragte er lippenschmatzend.

«Ach, bloß 'n Tropfen Wein – mit was drin.» Wieder lachte sie. «Ich hab Ihren eigenen Liebestrank hineingemischt, den Sie mir damals auf der Landwirtschaftlichen Ausstellung verkauft haben, wissen Sie noch?»

«Aber freilich, freilich! Schlaues Frauenzimmer! Aber Sie müssen auf die Folgen gefaßt sein.» Er legte ihr den Arm um die Schulter und küßte sie auf der Stelle.

«Nicht, nicht», flüsterte sie und lachte aufgeräumt. «Sonst hört es mein Mann.»

Sie ließ ihn aus dem Haus, und im Zurückkommen sagte sie zu sich selbst: «Ja, ja! Schwache Frauen müssen für schlechte Zeiten vorsorgen. Und wenn mein armer Kerl dort oben stirbt – lange kann es ja nicht mehr dauern –, dann ist es gut, wenn man sich ein paar Möglichkeiten offenhält. Wählerisch sein, wie in meiner Jugend, darf ich freilich nicht mehr. Und wenn man keinen Jungen kriegen kann, muß man eben 'nen Alten nehmen.»

11

Die letzten Seiten, für die der Chronist dieser Begebenheiten die Aufmerksamkeit des Lesers erbittet, befassen sich mit den Ereignissen in und um Judas Schlafzimmer, die sich vollzogen, als der Sommer mit seinem Grün wieder herangekommen war.

Judas Gesicht war jetzt so schmal und durchsichtig, daß seine alten Freunde ihn wohl kaum erkannt hätten. Es war Nachmittag; Arabella saß vor dem Spiegel und kräuselte sich das Haar; dies bewerkstelligte sie, indem sie den eisernen Stab eines alten Regenschirms an einer Kerzenflamme erhitzte und ihre wallende Mähne damit bearbeitete. Als sie fertig war, ein Grübchen geübt und sich zum Ausgehen bereit gemacht hatte, wandte sie sich zu Juda um. Er schien zu schlafen, obwohl er halb aufrecht in den Kissen lehnte – seine Krankheit ließ es nicht zu, daß er sich flach hinlegte.

Arabella in Hut und Handschuhen saß da, als erwarte sie jemanden, der sie als Pflegerin ablösen würde.

Gewisse Klänge von draußen her verrieten, daß in der Stadt irgend etwas gefeiert wurde; freilich war von hier aus wenig zu sehen von der Festlichkeit. Glocken begannen zu läuten, und die Töne drangen durchs offene Fenster ins Zimmer und kreisten summend um Judas Kopf. Arabella wurde unruhig, und schließlich sagte sie zu sich selbst: «Warum nur Vater nicht kommt?»

Wieder betrachtete sie Juda; mit kritischem Blick schätzte sie das verebbende Leben ab, wie sie es in den vergangenen Monaten so oft getan hatte; und dann sah sie nach seiner Taschenuhr, die neben dem Bett hing, und stand ungeduldig auf. Noch immer schlief er. Kurz entschlossen schlüpfte sie aus dem Zimmer, schloß lautlos die Tür und ging die Treppe hinunter. Kein Mensch im Haus. Das Schauspiel, das Arabella zum Ausgehen veranlaßte, hatte offenbar die anderen Bewohner längst fortgelockt.

Es war ein warmer, wolkenloser, wunderschöner Tag. Sie schloß die Haustür und lief eilig zur Hauptstraße; als sie in die Nähe des Theaters kam, vernahm sie Orgelgebrause – es wurde gerade die Probe für ein bevorstehendes Konzert abgehalten. Sie betrat den Torweg des Oldgate College und sah, wie Männer damit beschäftigt waren, rund um den Innenhof Zeltdächer aufzustellen, denn am Abend sollte in der Halle ein Ball stattfinden. Auf dem Rasen lagerten Leute, die für diesen Tag vom Lande hereingekommen waren, und aßen und tranken. Arabella wanderte auf den Kieswegen unter den alten Linden dahin, aber da ihr das alles ziemlich langweilig vorkam, ging sie wieder auf die Straße hinaus und beobachtete, wie die Wagen zum Konzert vorfuhren; zahlreiche Professoren mit ihren Frauen und Studenten mit lustigen Begleiterinnen strömten zusammen. Als die Türen geschlossen wurden und das Konzert begann, ging sie fort.

Die gewaltigen Klänge dieses Konzerts schwangen sich durch die geblähten gelben Vorhänge der offenen Fenster über die Dächer der Häuser fort in die stillen Gassen, bis hinein in das Zimmer, wo Juda lag. Um diese Zeit setzte sein Husten wieder ein und weckte ihn auf.

Sobald er sprechen konnte, flüsterte er, die Augen noch geschlossen: «Einen Schluck Wasser, bitte.»

Nur das verlassene Zimmer vernahm sein Begehren; er flüsterte von neuem bis zur Erschöpfung – und nun kam es noch leiser: «Wasser – ein wenig Wasser, Sue – Arabella!»

Wieder blieb es still im Zimmer wie vorher. Nach einer Weile keuchte er noch einmal: «Mein Hals – Wasser – Sue – Liebling – Tropfen Wasser – bitte – ach, bitte!»

Kein Wasser kam, und die Orgelklänge, schwach wie Bienengesumm, tönten herein wie vorher.

Als er so dalag, veränderte sich sein Gesicht; von irgendwoher, vom Fluß herüber, drangen laute Rufe und Hurrageschrei.

«Ah – ja! Die Gedenkspiele!» murmelte er. «Und ich hier. Und Sue besudelt!»

Die Hurrarufe wiederholten sich und ertränkten die schwachen Orgelklänge. Judas Gesicht veränderte sich stärker: langsam, fast ohne die trockenen Lippen zu regen, flüsterte er:

«‹Der Tag müsse verloren sein, darinnen ich geboren bin, und die Nacht, da man sprach: Es ist ein Knäblein empfangen.›»

(«Hurra!»)

«‹Derselbe Tag müsse finster sein, und Gott von oben herab müsse nicht nach ihm fragen, kein Glanz müsse über ihn scheinen: Siehe, die Nacht müsse einsam sein, und kein Jauchzen darinnen sein.›»

(«Hurra!»)

«‹Warum bin ich nicht gestorben von Mutterleibe an? Warum bin ich nicht umgekommen, da ich aus dem Leibe kam? . . . So läge ich doch nun und wäre stille, schliefe und hätte Ruhe!›»

(«Hurra!»)

«‹Da haben doch miteinander Frieden die Gefangenen, und hörten nicht die Stimme des Drängers . . . Da sind beide klein und groß, Knecht und der von seinem Herrn freigelassen ist. Warum ist das Licht gegeben dem Mühseligen, und das Leben den betrübten Herzen?›»

Unterdessen hatte Arabella auf ihrer Entdeckungsreise nach den Lustbarkeiten einen Abkürzungsweg durch eine schmale Gasse und einen dunklen Winkel eingeschlagen und war in den Hof des Cardinal College gelangt. Es herrschte laute Geschäftigkeit; leuchtend, voller Blumen lag der Hof im Sonnenlicht; auch hier wurden Vorbereitungen für einen Ball getroffen. Ein Zimmermann nickte Arabella zu, ein früherer Arbeitskollege Judas. Man war gerade dabei, vom Eingang bis zur Treppe der großen Halle eine festliche Gehbahn aus lustigem rotem und gelbem Fahnentuch zu errichten. Wagenladungen von Kisten mit blühenden Pflanzen wurden überall aufgestellt und die große Treppe war mit rotem Tuch bedeckt. Arabella nickte dem und jenem Arbeiter zu und wagte sich auf Grund dieser Bekanntschaften bis hinauf in die Halle, wo für den Ball ein neuer Fußboden gelegt und alles schön geschmückt wurde. Aus nächster Nähe läutete die Domglocke zum Fünf-Uhr-Gottesdienst.

«Ich hätte nichts dagegen mit einem Männerarm um die Taille hier 'n bißchen herumzuwirbeln», sagte sie zu einem der Arbeiter. «Aber Gott im Himmel, ich muß machen, daß ich wieder nach Hause komme – ich hab 'ne Menge zu tun. An Tanzen darf ich nicht denken!»

An ihrer Haustür traten ihr Stagg und ein oder zwei andere von Judas früheren Arbeitskollegen entgegen. «Wir wollen zum Fluß hinunter und uns das Wettrudern ansehen», sagte Stagg. «Aber unterwegs wollten wir mal bei Ihnen vorsprechen und fragen, wie es Ihrem Mann geht.»

«Er schläft gerade recht schön, danke sehr», erwiderte Arabella.

«Das ist recht. Hören Sie mal, könnten Sie sich nicht 'ne halbe Stunde Erholung gönnen, Mrs. Fawley, und mit uns kommen? Das würde Ihnen doch gut tun.»

«Ich würde gern mitgehen», antwortete sie. «Ich habe die Ruderregatta noch nie gesehen und höre immer, es soll so schön sein.»

«Kommen Sie mit!»

«Ich möchte furchtbar gern!» Verlangend blickte sie die Straße hinab. «Gut, warten Sie einen Augenblick. Ich will rasch mal hinauf und sehen, wie's ihm geht. Mein Vater ist bei ihm, glaub ich; da kann ich wahrscheinlich mitkommen.»

Die Männer warteten, und sie ging ins Haus. Im Erdgeschoß war niemand, wie vorhin auch; die Bewohner waren allesamt zum Fluß gegangen, wo die Rennboote vorüberkommen würden. Als Arabella ins Schlafzimmer trat, fand sie, daß ihr Vater auch jetzt noch nicht gekommen war.

«Warum ist er nur nicht da!» sagte sie ungeduldig. «Natürlich – er will selber die Regatta sehen!»

Jedoch als sie einen Blick zum Bett warf, erhellte sich ihr Gesicht, denn sie sah, daß Juda anscheinend schlief, obwohl er nicht die halbsitzende Lage einnahm, die sein Husten nötig machte. Er war herabgeglitten und lag flach auf dem Rücken. Ein zweiter Blick ließ sie zusammenfahren – sie trat an das Bett. Sein Gesicht war ganz weiß und wurde allmählich starr. Sie berührte seine Finger; sie waren kalt, obwohl sein Körper noch warm war. Sie horchte an seiner Brust. Nichts regte sich. Das Herz, das fast 30 Jahre geklopft hatte, stand still.

Nach ihrem ersten Entsetzen über das Geschehene trafen die fernen Klänge einer Musikkapelle und anderer Blechinstrumente vom Fluß her an ihr Ohr, und in erbittertem Ton rief sie: «Daß er auch gerade jetzt sterben muß! Warum ist er nur gerade jetzt gestorben!» Dann überlegte sie eine Weile, ging zur Tür, schloß sie leise hinter sich zu und stieg wieder die Treppe hinunter.

«Da ist sie!» sagte einer der Arbeiter. «Wir haben schon gedacht, Sie kämen überhaupt nicht mehr. Also los, gehen wir; wir müssen uns beeilen, wenn wir noch einen guten Platz kriegen wollen ... Na, was macht denn Ihr Mann? Schläft noch immer? Natürlich wollen wir Sie nicht fortschleppen, wenn ...»

«Ja, ja – er schläft ganz fest. So bald wacht er nicht auf», antwortete sie hastig.

Sie gingen mit der Menge die Cardinal Street hinab und kamen bald zur Brücke; da lagen die großen bunten Zuschauerboote. Durch einen engen Einschnitt gelangten sie hinab zum heißen, staubigen Uferpfad, der von Menschen wimmelte. Kaum waren sie angekommen, so begann auch schon der große Aufzug der Boote; laut klatschten die Ruder auf die Wasserfläche, wenn sie aus der senkrechten Lage niederfielen.

«Ach, wie lustig – nein, wirklich! Ich bin froh, daß ich mitgekommen bin!» rief Arabella. «Meinem Mann kann es bestimmt nichts schaden – daß ich weggegangen bin.»

Auf der gegenüberliegenden Seite des Flusses drängte sich auf den überfüllten Zuschauerbooten ein schimmernder Flor weiblicher Schönheit, modisch angetan in Grün, Rosa, Blau und Weiß. Wo die blaue Flagge des Bootsklubs wehte, war der Mittelpunkt des Interesses; dort schmetterte eine rotuniformierte Kapelle jene Klänge in die Luft, die Arabella schon im Sterbezimmer vernommen hatte. Studenten aller Art mit ihren Damen schossen in Kanus hierhin und dorthin und warteten gespannt auf «unser Boot». Während Arabella das lebhafte Treiben beobachtete, versetzte ihr jemand einen leichten Stoß in die Rippen, und als sie sich umsah, erblickte sie Vilbert.

«Der Trank von neulich tut seine Wirkung, wissen Sie!» sagte er mit einem verliebten Blick. «Schändlich von Ihnen, einem so das Herz zu brechen!»

«Von Liebe rede ich heute nicht.»

«Warum nicht? Es ist doch ein allgemeiner Freudentag.»

Sie gab keine Antwort. Vilbert legte den Arm um ihre Taille, was er in dem Gedränge unbemerkt tun konnte. Ein durchtriebener Ausdruck erschien auf Arabellas Gesicht, als sie seinen Arm fühlte, doch sie hielt den Blick auf den Fluß gerichtet, als wüßte sie nichts von der Umarmung.

Die Menge wogte hin und her; manchmal wurden Arabella und ihre Bekannten beinahe ins Wasser gestoßen, und sie hätte über die derben Späße, die sich daraus ergaben, herzlich gelacht, wenn nicht die Erinnerung an ein bleiches, statuenhaftes Antlitz, auf das sie vor kurzem herabgeblickt, sie doch ein wenig ernst gestimmt hätte.

Das Schauspiel auf dem Fluß erreichte seinen Höhepunkt; es gab unfreiwillige Berührungen mit dem Wasser und lautes Geschrei; das Rennen wurde verloren und gewonnen, die rosa und blauen und gelben Damen verließen die Zuschauerboote, und die Leute am Ufer setzten sich in Bewegung.

«Ich finde, es war großartig!» rief Arabella. «Aber ich glaube, jetzt muß ich wieder zu meinem armen Mann. Soviel ich weiß ist mein Vater bei ihm, aber es wird Zeit, daß ich heimkomme.»

«Warum denn so eilig?»

«Na, ich muß gehen ... Gott, ach Gott, das ist aber unangenehm!»

An dem schmalen Gang, auf dem die Leute vom Uferpfad zur Brücke hinaufstiegen, war die Menge buchstäblich zu einem einzigen heißen Menschenklumpen zusammengepreßt – Arabella und Vilbert mitsamt den übrigen; sie blieben reglos stehen, und immer ungeduldiger stieß Arabella ihr «Gott, ach Gott» hervor, denn es war ihr eben eingefallen, falls es entdeckt würde, daß Juda allein gestorben war, würde man vielleicht eine Leichenschau für nötig halten.

«Du bist aber ein zappliges Wesen, mein Schatz», sagte der Doktor, der sich nicht selbst um Tuchfühlung zu bemühen brauchte, denn die Menge preßte ihn dicht an sie an. «Immer schön geduldig! Hier kommen wir noch nicht gleich raus!»

Es dauerte beinahe zehn Minuten, ehe die eingekeilte Menge so weit nachgab, daß sie durchkamen. Sobald Arabella oben auf die Straße gelangt war, eilte sie davon; die Begleitung des Doktors verbat sie sich für heute. Sie ging nicht direkt nach Hause, sondern zu einer Frau, die bei ärmeren Toten die letzten nötigen Handreichungen versah; dort klopfte sie.

«Mein Mann ist eben heimgegangen, die arme Seele», sagte sie. «Können Sie gleich mitkommen und ihn aufbahren?»

Arabella wartete ein paar Minuten, und dann machten sich die beiden Frauen auf; mühsam mußten sie sich einen Weg bahnen durch den Strom eleganter Leute, der sich von den Cardinal-Wiesen her ergoß, und im Gedränge der Wagen wurden sie beinahe überfahren.

«Ich muß auch noch zum Küster wegen dem Läuten», sagte Arabella. «Es ist doch gleich hier um die Ecke, nicht wahr? Wir treffen uns dann an meiner Haustür.»

Gegen zehn lag Juda unter einem Leintuch auf dem Bett in seiner Stube, kerzengerade wie ein Pfeil. Durch das halbgeöffnete Fenster kam die fröhliche Melodie eines Walzers aus dem Ballsaal des Cardinal College.

Zwei Tage später – der Himmel war noch ebenso wolkenlos und die Luft noch ebenso still – standen zwei Frauen neben Judas offenem Sarg in dem gleichen kleinen Schlafzimmer; auf der einen Seite Arabella, auf der anderen die alte Mrs. Edlin. Beide blickten auf Judas Gesicht nieder; Mrs. Edlins schlaffe alte Augenlider waren gerötet.

«Wunderschön sieht er aus!» sagte sie.

«Ja, er ist 'ne schöne Leiche», bestätigte Arabella.

Das Fenster stand noch offen, um Luft ins Zimmer zu lassen; es war um die Mittagszeit, und draußen rührte sich kein Lüftchen. Aus der Ferne klangen Stimmen herein und ein Geräusch wie von stampfenden Füßen.

«Was ist das?» murmelte die alte Frau.

«Ach, das sind die Doktoren im Theater, da wird dem Herzog von Hamptonshire und 'ner Menge anderer feiner Herren der Doktortitel ehrenhalber verliehen. Es ist Gedenkwoche, wissen Sie. Die Hochrufe, die bringen die jungen Leute aus.»

«Ja, jung sind sie, und kräftige Lungen haben sie! Nicht wie unser armer Junge hier.»

Ab und zu schwebte ein Wort, wie aus einer Rede, durch die offenen Fenster des Theaters bis in diesen stillen Winkel und schien eine Art Lächeln auf Judas marmornen Zügen hervorzulocken; aber die alten, längst überholten kommentierten Ausgaben von Vergil und Horaz, das Griechische Testament mit seinen Eselsohren auf dem Brett daneben und die wenigen anderen Bücher ähnlicher Art, von denen er sich nicht getrennt hatte – rauh vom Steinstaub da, wo er in kurzen Arbeitspausen ein paar Minuten hineingeguckt hatte –, schienen bei den Tönen zu krankhafter Blässe zu erbleichen. Freudig läuteten die Glocken und ihr Widerhall erfüllte das Zimmer.

Arabella hob die Augen von Juda zu Mrs. Edlin. «Glauben Sie, daß sie herkommt?»

«Das kann ich nicht sagen. Sie hat geschworen, ihn nie wiederzusehen.»

«Wie sieht sie denn aus?»

«Müde und unglücklich, das arme Herz. Um viele, viele Jahre gealtert, seit Sie sie gesehen haben. Eine gottergebene, verbrauchte Frau ist sie geworden. Es ist der Mann – sie kann ihn nicht vertragen, selbst jetzt nicht.»

«Wenn Juda noch am Leben wäre und sie so gesehen hätte, würde er sich vielleicht gar nichts mehr aus ihr machen.»

«Das wissen wir nicht ... Hat er Sie gebeten, sie herkommen zu lassen, seitdem er sie damals auf so sonderbare Art besucht hat?»

«Nein, ganz im Gegenteil. Ich hab ihm angeboten, sie

herzubitten, und da hat er gesagt, ich sollte sie nicht wissen lassen, wie krank er wäre.»

«Hat er ihr verziehen?»

«Nicht daß ich wüßte.»

«Armes kleines Ding! Nun, es ist zu hoffen, daß sie anderswo Vergebung erlangt hat. Sie sagt, sie hat Frieden gefunden!»

«Das kann sie meinetwegen auf den Knien schwören, bei dem heiligen Kreuz an ihrer Halskette, bis sie heiser ist, aber wahr ist es deswegen nicht!» erwiderte Arabella. «Sie hat keinen Frieden gefunden, seit sie nicht mehr mit ihm zusammen ist, und wird nie wieder Frieden finden, bis sie soweit ist, wie er jetzt!»

ZEIT IST GELD

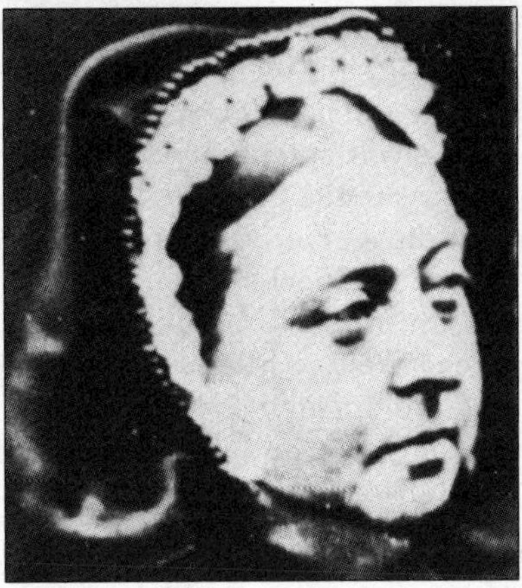

Armes England – reiches England: die Regierungszeit der Queen Victoria

Thomas Hardy war das Kind einfacher Leute ...

... er las sich autodidaktisch eine humanistische Bildung an, begann im Alter von 30 Jahren zu schreiben und wurde bereits mit seinem ersten Roman prominent und reich.

Jude Fawley in diesem Buch ist ebenfalls ein ländlich-proletarischer Autodidakt, der aber an der Gesellschaft scheitert, als er die Klassenschranken überwinden und sich über die herrschende Prüderie hinwegsetzen will.

Zum Sinnbild dieser Gesellschaft ist eine Frau geworden, die der ganzen Epoche ihren Namen gab: Queen Victoria. Unter ihrer 64 Jahre dauernden Regierung erlebte das britische Weltreich seine größte Blüte.

Eine prächtige Goldmedaille zum fünfzigjährigen Regierungsjubiläum der Queen im Jahre 1887 zeigt den berühmten «Jubiläumskopf» – ein altersgerechtes Porträt der fast siebzigjährigen Königin.

Anmerkungen

Seite 9

Tess von D'Urbervilles – 1891 von Thomas Hardy geschriebener Roman.

zwei provisorische Titel – Zunächst erschien der Roman unter den Titeln *The Simpleton* (Der Einfältige) und *Hearts Insurgent* (Herzen im Aufruhr).

Seite 12

Diderot – in seinem Encyclopédie-Artikel *Loi naturelle.*

aristotelische Bestandteile – Aristoteles (384–322 v.u.Z.) forderte von der Tragödie, daß sie durch die Erregung von Furcht und Mitleid beim Zuschauer eine Reinigung der Leidenschaften herbeiführen solle.

Ruskin College – Ein 1900, also mehrere Jahre nach dem Erscheinen von *Herzen im Aufruhr*, begründetes College in Oxford, das die Fortbildung begabter Personen aus der Arbeiterklasse zum Ziel hatte.

Seite 13

Blackwoods Monatsheft – *Blackwood's Monthly Magazine* war das Organ der schottischen Torys.

Seite 15

«Ja, viele gibt es ...» – 1. Buch Esra, Kapitel 4, Vers 26.

Seite 16

Christminster – In diesem Roman fiktiver Name für die Universitätsstadt Oxford.

Seite 17

jene bekannten Jünger – In den Evangelien wird berichtet, wie

Christus in der Nacht, ehe er vor den römischen Landpfleger Pilatus gebracht wurde, im Garten Gethsemane betet, während drei seiner Jünger sich abseits halten und einschlafen.

Seite 18
Impediment – (lat.) Hindernis; hier: Gepäck.

Seite 27
«Nun aber lachen ...» – Hiob, Kapitel 30, Vers 1.

Seite 32
Wilder Jäger – Englische legendäre Gestalt, die nachts im Windsor Park, und zwar in der Nähe einer gewaltigen Eiche, gejagt haben soll. Um dem Treiben des Wilden Jägers ein Ende zu bereiten, wurde die Eiche gefällt und 1863 von Königin Victoria durch eine junge ersetzt.
Apollyon – In der Offenbarung Johannis der Engel des Verderbens; hier: der Unhold, der in dem allegorischen Werk *Pilgrim's Progress* (Des Pilgers Wanderschaft, 1678–84) des englischen Schriftstellers John Bunyan (1628–88) dem Helden Christian (der Christ) auflauert.
Kapitän – Gemeint ist der Kapitän aus dem Märchen *Die Geschichte von dem Gespensterschiff* von Wilhelm Hauff.

Seite 33
Apokalypse – Die biblische Offenbarung Johannis; darin wird eine Vision vom «neuen Jerusalem» geschildert: Seine Mauern sind mit Edelsteinen geschmückt und jedes seiner zwölf Tore besteht aus einer einzigen Perle.

Seite 34
Nebukadnezar – (605–562 v.u.Z.), König von Babylon. Er ließ nach einer jüdischen Sage drei jüdische Männer gebunden in einen glühenden Ofen werfen, weil sie sich geweigert hatten, ein von ihm errichtetes Götzenbild anzubeten. Die Bande fielen jedoch von ihnen ab und das Feuer verzehrte sie nicht. Daniel, Kapitel 3.

Seite 41
Der Himmel sei ... – Wordsworth, *Intimations of Immortality.*

Seite 46

Dido - Sagenhafte Gründerin und Königin von Karthago; in Vergils Epos *Äneis* die Geliebte des Helden Äneas, der sie verläßt.

Seite 47

Carmen saeculare - Ein von Horaz (65–8 v.u.Z.) verfaßtes Festlied.

Seite 48

«Phoebe silvarumque . . .» - (lat.) Phoebus und Diana, Herrscherin der Wälder. - Anfangszeile des *Carmen saeculare.*

Clarke - Samuel Clarke (1675–1729), englischer Philosoph und Geistlicher.

Seite 49

ionischer Dialekt - Dialekt der altgriechischen Sprache, in dem Homers Epen geschrieben sind.

Griesbach - Johann Jakob Griesbach (1745–1812), protestantischer Theologe, der durch seine Textuntersuchungen des Neuen Testaments bekannt wurde.

patristische Literatur - Eine auf die Kirchenväter (patres ecclesiae) bezügliche Literatur.

Seite 52

Hesiod - (um 700 v.u.Z.), altgriechischer epischer Dichter.

Thukydides - (470–403 v.u.Z.), griechischer Geschichtsschreiber.

Euklid - (um 300 v.u.Z.), bedeutender griechischer Mathematiker; faßte in seinem Werk *Elemente* die damaligen Erkenntnisse der Mathematik zusammen.

Archidiakon - In der englischen Staatskirche der Stellvertreter des Bischofs.

Seite 53

Alma mater - (lat.) Nährmutter; Bezeichnung für die Universität als Spenderin des Wissens.

Seite 58

Vestalin - Jungfräuliche Priesterin der Vesta, der altrömischen Göttin des Herdfeuers.

Seite 60

HE KAINE DIATHEKE – (altgriech.) «Der neue Bund», Bezeichnung des Neuen Testaments.

Seite 63

Samson und Delila – Gestalten des Alten Testaments. Die Kraft des jüdischen Helden Samson lag in seinem Haupthaar. Seine Geliebte Delila ließ ihn, während er schlief, scheren, beraubte ihn so seiner übermenschlichen Stärke und brachte ihn dadurch in die Hand seiner Feinde.

Seite 75

Cochin-Ei – Abkürzung für Cochinchina-Ei. Das Cochinchina-Huhn wurde von Asien nach Europa eingeführt; Cochinchina, das heutige Nam-bo, liegt im Süden Vietnams.

Seite 99

Und seine Seele . . . – Prelude.

«Notitiam primosque . . .» – (lat.) Die Nachbarschaft hat die Bekanntschaft und die ersten Schritte bewirkt, im Laufe der Zeit ist die Liebe gewachsen. *Metamorphosen* IV, 2, 59f.

Seite 102

Dick Whittington – Richard Whittington (gest. 1423) stieg vom armen Waisenjungen zum Oberbürgermeister von London auf und machte zahlreiche Stiftungen zum Wohle der Stadt.

«Beersheba» – fiktiv für den Stadtteil «Jericho».

Seite 103

101 Schläge – Die «Great Tom» (Großer Tom) genannte Glocke im «Tom Tower» des Christ Church College in Oxford schlägt abends um neun Uhr 101 Schläge zur Erinnerung an die 101 Studenten, die das College gegen Ende des 17. Jahrhunderts besuchten und die dieses Glockenzeichen mahnte, pünktlich fünf Minuten nach neun wieder im College zu sein.

Seite 104

der Freund und Lobpreiser Shakespeares – Vermutlich Ben Jonson (1573–1637).

der erst kürzlich in das große Schweigen einging – Der englische Dichter Robert Browning (1812–89).

der musikalische aus der Schar – Algernon Charles Swinburne (1837–1909), dessen romantische Dichtungen eine hohe Musikalität auszeichnet.

traktorianisch – Der Traktorianismus ist eine durch Oxforder Theologen im 19. Jahrhundert begründete katholisierende Reformbewegung der englischen Staatskirche, die ihren Namen von den *Tracts for the Times* (Schriften für unsere Zeit) hat, die diese Theologen herausgaben.

der Enthusiast – Der zum Katholizismus übergetretene anglikanische Geistliche John Henry Newman (1801–90).

der Dichter – John Keble (1792–1866), Literaturprofessor in Oxford, der zusammen mit Newman und Pusey die *Tracts for the Times* verfaßte.

der Formgeber – Der anglikanische Geistliche Edward Pusey (1800–82).

Staatsmann, Lebemann ... – Henry St. John Viscount Bolingbroke (1678–1751), mehrfacher Minister und einflußreicher politischer Schriftsteller.

der glattrasierte Historiker – Edward Gibbon (1737–94), der in *History of the Decline and Fall of the Roman Empire* (Geschichte des Verfalls und Untergangs des römischen Reiches, 1776) das aufkommende Christentum behandelt.

Seite 105

er, der eine lateinische Apologie der Kirche schrieb – Newman verfaßte eine lateinische Verteidigungsschrift *Apologia pro vita sua* (Rechtfertigung seines Lebens, 1864) als Antwort auf Beschuldigungen von seiten des Pfarrers und Romanschriftstellers Charles Kingsley (1819–75).

der fromme Verfasser ... – Thomas Ken (1637–1711), Bischof; schrieb religiöse Gedichte, darunter die *Evening Hymn* (Abendhymne).

der große Wanderprediger ... – John Wesley (1703–91), Führer der Methodistenbewegung und Dichter von Kirchenliedern.

Seite 106

ein Mann, der Christminster als «Stätte vergeblicher Unternehmungen» betrauert hatte – Matthew Arnold.

der Mann, der sich zur Aufhebung der Getreidezölle bekehrt hatte – Der englische Politiker und zeitweilige Premierminister Sir Robert Peel (1788–1850).

der verschlagene Verfasser ... – Edward Gibbon, aus dem 15. Kapitel.

Seite 107
der letzte der Optimisten – Der englische Dichter Robert Browning (1812–89); die folgenden Verszeilen entstammen dem Gedicht *By the Fireside* (Am Kamin), aus der Vorrede zu den *Essays in Criticism.*
der zweite dieser drei – John Keble. Die hier zitierten Zeilen entstammen dem Gesang für den 24. Sonntag nach Trinitatis aus John Kebles Buch *The Christian Year* (Das christliche Jahr, 1827), einer Sammlung frommer Gesänge für jeden Sonn- und Festtag eines Jahres.
der heitere Spectator – Der englische Schriftsteller Joseph Addison (1672–1719), der zusammen mit Richard Steele (1672–1729) die berühmte Wochenschrift *The Spectator* (Der Zuschauer) herausgab.
jener zartsinnige Kirchenmann – Bischof Ken. Die zitierten Zeilen sind dem Gedicht *Glory to Thee, My God, this Night* (Ruhm Dir, mein Gott, in dieser Nacht) aus der *Abendhymne* entnommen.

Seite 113
«Denn wie Weisheit ...» – Prediger Salomo, Kapitel 7, Vers 12.

Seite 114
evangelisch – In der englischen Kirche die sogenannte niederkirchliche, auf praktisches Christentum abzielende Richtung, die im Gegensatz zu den katholisierenden hochkirchlichen Bestrebungen steht.

Seite 119
«In quo corriget» – (lat.) Wodurch verbessert.
Gregorianische Melodie – Um 600 setzte sich Papst Gregor der Große (540–604) für eine Erneuerung der Kirchenmusik ein (Gregorianischer Choral).
Berge Hermon – Ein schneereicher Berg im Norden Palästinas; Anspielung auf den 133. Psalm der Bibel.

Seite 120

Zypern – Der Sage nach die Geburts- und Wohnstätte der griechischen Liebesgöttin Aphrodite.

Galiläa – Landschaft im Nordwesten Palästinas, in der Jesus hauptsächlich wirkte.

Seite 123

hochkirchlich – Der konservative, zu katholischen Tendenzen neigende Flügel der anglikanischen Kirche.

Seite 124

Julian Apostata – Flavius Claudius Julianus (332–363), römischer Kaiser seit 361. Er wurde von kirchlichen Historikern «Apostata» (lat.: Abtrünniger) genannt, da er von der Staatsreligion, dem Christentum, abgefallen war.

«Du hast gesiegt . . .» – Zitat aus Swinburnes *Hymn to Proserpine* (Hymne an Proserpina).

Seite 125

«All hemin heis . . .» – (griech.) So haben wir doch nur einen Vater, von welchem alle Dinge sind, und wir in ihm. 1. Brief an die Korinther.

«Kai heis Kyrios . . .» – (griech.) Und einen Herrn, Jesum Christum, durch welchen alle Dinge sind, und wir durch ihn.

Krabbe – In der gotischen Architektur eine ornamentale knollige Steinblume.

Seite 129

die Stelle . . . wo . . . – Die protestantischen Geistlichen und Förderer der Reformation Hugh Latimer (1485–1555), Nicholas Ridley (1500–55) und Thomas Cranmer (1489–1556) wurden unter der Regierung Marias der Katholischen (1553–58) in Oxford als Ketzer verbrannt.

Seite 132

Lizentiat – In England Zulassung zum Predigeramt durch Universität, College oder sonstiges Prüfungsgremium; auch Bezeichnung eines zugelassenen, aber noch nicht ernannten Predigers.

Seite 133

Ward – William George Ward (1812–82), englischer traktorianischer Theologe.

Seite 144

Excelsior – Gedicht des amerikanischen Dichters Henry Wadsworth Longfellow (1807–87), das den Lebensweg des genialen Menschen allegorisch verbildlicht.

«Nacht war's . . .» – Zitat aus *Childe Harold's Pilgrimage* (Ritter Harolds Pilgerfahrt, 1812–18) des englischen romantischen Dichters George Gordon Lord Byron (1788–1824).

Der Rabe – Gedicht des amerikanischen Dichters Edgar Allan Poe (1809–49); der Rabe versinnbildlicht Trauer und Verzweiflung über den Tod der Geliebten.

Seite 149

Genius loci – (lat.) Der an einem Ort herrschende Geist.

Crusoe – In Daniel Defoes (1650–1731) berühmtem Roman *Robinson Crusoe* (1719) baut sich der auf eine einsame Insel verschlagene Held unter äußersten Schwierigkeiten ein Boot, das sich dann als so schwer erweist, daß er es nicht zum Meeresufer zu bringen vermag.

eigenartiges Theater – Das von dem englischen Baumeister Christopher Wren (1632–1723) im Auftrag des späteren Erzbischofs Sheldon (1598–1677) erbaute «Sheldonian Theatre», das eine große Bibliothek beherbergt.

Seite 152

Verlust Amerikas – Die dreizehn englischen Kolonien von Nordamerika erlangten nach Beendigung des Unabhängigkeitskriegs gegen die englische Regierung (1775–83) ihre Freiheit und proklamierten die «Vereinigten Staaten von Amerika».

König Karl – Karl I. (1600–49), König von England seit 1625; er wurde während der bürgerlichen Revolution enthauptet.

normannische Eroberung – 1066 besiegte Herzog Wilhelm von der Normandie (1027–87) die Angelsachsen in der Schlacht bei Hastings und ließ sich zum König von England krönen.

Landung Caesars – Caesar landete im Jahre 55 v.u.Z. in Südengland; damit begann die Eingliederung Britanniens in das römische Imperium.

Seite 154

Studenten in Zivil – Die englischen Studenten mußten zu jener Zeit ständig ihren Talar tragen und wurden bestraft, wenn sie ohne diesen angetroffen wurden.

Seite 156

Silentium! – (lat.) Ruhe!

«Credo in unum Deum . . .» – (lat.) Ich glaube an einen Gott, den allmächtigen Vater, den Schöpfer des Himmels und der Erde, alles Sichtbaren und Unsichtbaren.

«Cruzifixus . . .» – (lat.) Gekreuzigt für uns, gestorben unter Pontius Pilatus und begraben. Und am dritten Tag wieder auferstanden nach der Schrift.

Seite 157

das Nizäische – Das Nizäische Glaubensbekenntnis wurde 325 auf dem ersten Konzil der christlichen Kirche zu Nizäa (Kleinasien) verfaßt.

das Apostolische – Das Apostolische Glaubensbekenntnis ist die Zusammenfassung der christlichen Glaubenssätze in drei Artikeln. Nach der Legende wurde es von den Aposteln verfaßt; es ist seit dem 8. Jahrhundert nachweisbar.

«Et in Spiritum Sanctum . . .» – (lat.) Und an den Heiligen Geist, den Herrn und Erwecker des Lebens, der aus dem Vater und Sohne hervorgegangen ist. Der mit dem Vater und dem Sohne zugleich angebetet und verherrlicht wird. Der durch die Propheten gesprochen hat. Und an die katholische, apostolische Kirche. Ich bekenne die eine christliche Taufe zur Vergebung der Sünden. Und erwarte die Auferstehung der Toten. Und ein ewiges Leben. Amen.

Seite 161

Laokoon – Nach der antiken Sage ein Priester des griechischen Lichtgotts Apoll, der zur Strafe für eine Beleidigung des Gottes samt seinen zwei Söhnen von riesigen Schlangen erwürgt wurde. Diese Szene ist in einem berühmten antiken Marmorbildwerk, der sogenannten Laokoon-Gruppe, dargestellt.

Seite 163

Sappho – Griechische Dichterin, die in der ersten Hälfte des 7. und in der zweiten Hälfte des 6. Jahrhunderts v.u.Z. lebte.

Seite 164

nichtige Tage . . . – Prediger, Kapitel 9,9.

Seite 173

Paley – William Paley (1743–1805), Verfechter des theologischen Utilitarismus – einer Anschauung, die den Nützlichkeitsstandpunkt zum Prinzip des menschlichen Handelns erklärt –, den er zum Hauptgegenstand seines Werkes *Moral und Political Philosophy* (Moralische und politische Philosophie, 1785) macht.

Butler – Joseph Butler (1692–1752), englischer Geistlicher, dessen Werk *Analogy of Religion* (Analogie der Religion, 1736) eine Verteidigung der christlichen Religion gegenüber dem Deismus darstellt, der zwar Gott als Weltschöpfer anerkennt, ihm aber jede weitere Einwirkung auf den Weltlauf abspricht.

Seite 183

wie die Gewänder der Figuren im Parthenon- Fries – Der Parthenon ist ein der jungfräulichen Göttin Athene (Athena Parthenos) geweihter Tempel zu Athen. Er war reich geschmückt mit Skulpturen, die sich jetzt zum größten Teil im Britischen Museum in London befinden. Hier ist wohl vor allem an die Figurengruppe des Ostgiebels gedacht, die sogenannten «Tauschwestern», drei Frauengestalten in dünnen Faltengewändern, die den Körperformen dicht anliegen.

Seite 189

die Hülle riß ... – Browning, *To Late.*

Seite 191

Anglikanismus – Lehre der englischen Staatskirche.

O grausiger Ruhm ... – Swinburne, *Hymn to Proserpine.*

Seite 193

Thessalonicher – Zwei Briefe des Apostels Paulus an die Christen der mazedonischen Stadt Thessalonich.

Seite 194

«Wo ist denn ...» – Das Hohelied Salomos, Kapitel 6, Vers 1.

Seite 196

Ganymed – In der griechischen Sage ein schöner Knabe, der von Zeus, dem obersten Gott, in Adlergestalt entführt wird.

Seite 213
Pantheon – Ursprünglich ein der Verehrung aller Götter geweihter Tempel; später Bezeichnung für Gebäude, die der Erinnerung an bedeutende Männer geweiht sind.

Seite 215
Venus Urania – Römische Göttin der reinen, himmlischen Liebe im Gegensatz zur sinnlichen Liebe.

Seite 217
Brautvater – Bei der kirchlichen Trauung in England wird, auch heute noch, die Braut «weggegeben», meist von ihrem Vater, doch kann es auch ein älterer Verwandter oder Freund der Familie sein.

Seite 221
«... Ich wüßte nicht ...» – Zitat aus Robert Brownings *The Worst of It* (Das Schlimmste daran) aus der Gedichtsammlung *Dramatis Personae* (Die handelnden Personen).

Seite 243
Sebastianos Lazarus – Die Bemerkung bezieht sich auf das berühmte Gemälde des italienischen Malers Sebastiano del Piombo (1485–1547) *Die Auferstehung des Lazarus*, das sich in der Londoner Nationalgalerie befindet.

Seite 245
Lambeth – Südlich der Themse gelegener Stadtteil Londons.

Seite 246
die beleidigte Natur ... – Gibbon, Kapitel 15.

Seite 253
Milton – John Milton (1608–84), englischer puritanischer Dichter, Anhänger der bürgerlichen Revolution; er veröffentlichte unter anderem mehrere Pamphlete, in denen er – für seine Zeit unerhört kühn – für das Recht der Scheidung eintrat.

Seite 254
von dessen Gründung – Aus *Polyolbion*.
Drayton – Michael Drayton (1563–1631).

König Eduard der Märtyrer – Angelsächsischer König von 975 bis 979.

Seite 259
nichtkanonische Bücher – Apokryphe Bücher.
Evangelium des Nikodemus – Eine apokryphe Geschichte des Leidens und der Auferstehung Christi aus dem 4. Jahrhundert.

Seite 262
Joseph der Träumer – In der Bibel wird Joseph, der Sohn Jakobs, auf Grund seiner prophetischen Träume von seinen Brüdern «Träumer» genannt.
heiliger Stephanus – Christlicher Märtyrer, Diakon der christlichen Urgemeinde zu Jerusalem; er wurde von den Juden vor den Toren der Stadt gesteinigt.

Seite 263
Jakob I. – (1566–1625), König von England ab 1603.

Seite 277
ipso facto – (lat.) gerade durch diese Tatsache.

Seite 278
Jeremy Taylor – (1613–67), englischer Theologe und Bischof.
Doddridge – Philip Doddridge (1702–51), englischer freikirchlicher Geistlicher.

Seite 285
John Stuart Mill – (1806–73), englischer Philosoph und Nationalökonom; er war ein Vorkämpfer für die bürgerlichen, gesellschaftlichen und politischen Rechte der Frauen.

Seite 286
argumentum ad verecundiam – (lat.) Beweisgrund für Zartgefühl.

Seite 287
Menschliche Entwicklung ... – J. St. Mill, *On Liberty*, Kapitel 3.

Seite 290
Wo Duncliffe ... – William Barnes (1801–86), *Shaftesbury Feair.*

Seite 291
Wo ihre Kraft . . . – Drayton, *Polyolbion.*

Seite 296
Laon und Cythna – Liebespaar aus Shelleys Versepos *The Revolt of Islam* (Die Empörung des Islam, 1818). Laon und Cythna verbindet eine geistige Gemeinschaft im Kampf um die Befreiung der Menschen des Islam gegen ihre Tyrannen.
Paul und Virginia – Ein in reiner Liebe verbundenes Paar aus dem gleichnamigen Roman des französischen Schriftstellers Bernardin de Saint-Pierre (1737–1814).

Seite 303
«heiligen Kämpfern . . .» – Zitat aus Robert Brownings *The Statue and the Bust* (Die Statue und die Büste) aus *Dramatic Romances* (Dramatische Romanzen).

Seite 306
der schattenhafte Dritte . . . – Browning, *By the Fireside.*

Seite 313
Epipsychidion – Ein von Shelley 1821 verfaßtes Gedicht, in dem er die freie Liebe verteidigt.

Seite 325
Mark Aurel – Marcus Aurelius (121–180), römischer Kaiser ab 161.

Seite 345
Via Sacra – Große Prozessionsstraße im alten Rom.
Octavia – Schwester des römischen Kaisers Augustus (63 v.u.Z. bis 14 u.Z.) und Frau des römischen Staatsmanns Marcus Antonius (82–30 v.u.Z.), der trotz dieser Ehe eine zweite mit der ägyptischen Königin Kleopatra VII. einging.
Livia – Livia Drusilla (58–29 v.u.Z.), Frau des Kaisers Augustus und erste römische Kaiserin; wird als skrupellose Intrigantin und Mörderin von Familienangehörigen angesehen.
Aspasia – Hochgebildete Griechin, Frau des athenischen Staatsmanns Perikles (493–429 v.u.Z.).
Phryne – (4. Jahrhundert v.u.Z.), berühmte Schönheit und Buhlerin in Athen.

Seite 346
Kannst du . . . – Thomas Campbell (1777–1844), *Song.*

Seite 350
Der Tag . . . – Hiob, Kapitel 3,3.

Seite 356
Melpomene – Muse der Tragödie.

Seite 357
«Denn was ist das . . .» – 5. Buch Moses, Kapitel 20, Vers 7.

Seite 360
Atreus – Sagenhafter griechischer König, der zahllose Greuel beging, die vom Schicksal an ihm und seinen Nachkommen gerächt wurden.
Jerobeam – (975–954 v.u.Z.), König von Israel; wegen seiner Abgötterei wurde sein ganzes Haus verflucht.
stolzgetürmt . . . – Milton, *At a Vacation Exercise.*

Seite 365
Gestalten . . . – Shelley, *The Revolt of Islam.*

Seite 387
Independenten – In England und Amerika diejenigen evangelischen Christen, die für jede Einzelgemeinde volle Unabhängigkeit in bezug auf Lehre und Verfassung beanspruchen.
Baptisten – Christliche Sekte, welche die Kindertaufe verwirft und die Taufe erst am Erwachsenen vollzieht.
Unitarier – Christliche Sekte, die die Lehre von der Dreieinigkeit ablehnt und für ein undogmatisches Christentum eintritt.
Positivisten – Anhänger des Positivismus, einer philosophischen Richtung, die sich auf die Beschreibung des Wirklichen beschränkt und theoretische Überlegungen ablehnt.
Agnostiker – Vertreter des religionsphilosophischen Standpunkts, der die Erkennbarkeit der objektiven Wirklichkeit abstreitet.

Seite 390
Pugin – Augustus Welby Northmore Pugin (1812–52), englischer Architekt, der die Erneuerung des gotischen Baustils anstrebte.

Wren – Sir Christopher Wren (1632–1723), bedeutendster englischer Baumeister des Barock.

Seite 392
jemand Unrecht ... – 2. Korinther, Kapitel 7,2.
das getan ... – Richter, Kapitel 17,6.

Seite 405
«Und der Mann ...» – 4. Buch Moses, Kapitel 5, Vers 31.

Seite 409
«Und sie demütigte ...» – Esther (apokryph), Kapitel 14. Vers 2.

Seite 413
Lykaonier – Als der Apostel Paulus in einer Stadt der kleinasiatischen Landschaft Lykaonien einen Lahmen geheilt hatte, hielten ihn die Lykaonier für einen Gott und opferten ihm.

Seite 416
Denn wer weiß ... – Prediger, Kapitel 6,12.

Seite 429
«Denn wir sind ...» – 1. Brief des Apostels Paulus an die Korinther, Kapitel 4, Vers 9.
«und alle Kreatur ...» – Römerbrief des Apostels Paulus, Kapitel 8, Vers 22.

Seite 431
Agamemnon – Das von Robert Browning ins Englische übertragene Trauerspiel des griechischen Schriftstellers Aischylos (525–456 v.u.Z.).

Seite 450
der Vorhang unseres Tempels – Im jüdischen Tempel zu Jerusalem war das Allerheiligste von dem übrigen Raum durch einen Vorhang getrennt, der durch ein Erdbeben beim Tode Jesu entzweigerissen sein soll.

Seite 458
«die Sitte der Welt ...» – Zitat aus Robert Brownings *The Statue and the Bust.*

Seite 478

Fuller – Thomas Fuller (1608–61), englischer Theologe und Moralschriftsteller, *The Holy State and the Profane State.*

Ridley – Nicholas Ridley (1500–55), Bischof von London; er propagierte Ideen der Reformation und wurde daraufhin lebendig verbrannt.

Und wenn ich . . . – 1. Korinther, Kapitel 13,3.

Seite 485

Kapernaum – Stadt in Galiläa, in der Jesus wirkte. Weil sich die Stadt trotz seines Wirkens nicht gebessert hatte, wurde ihr von Jesus prophezeit, daß sie in die Hölle hinuntergestoßen werden würde.

die H . . . von Babylon – In der Offenbarung Johannis wird Rom als die Hure, «die große Babylon», bezeichnet.

Seite 499

Johnson – Samuel Johnson (1709–84), englischer Schriftsteller und Lexikograph, führender Literat seiner Zeit.

Dr. Browne – Sir Thomas Browne (1605–82), englischer Arzt und Schriftsteller.

der Dichter der Freiheit – Shelley.

der große Zergliederer der Melancholie – Robert Burton (1577–1640), englischer Schriftsteller; schrieb das Buch *Anatomy of Melancholy* (Anatomie der Melancholie, 1621).

Walter Raleigh – Sir Walter Raleigh (1552–1618), englischer Seefahrer, der die *History of the World* (Weltgeschichte, 1614) schrieb.

Wycliffe – John Wycliffe (1324–84) englischer Reformator und Bibelübersetzer.

Hooker – Richard Hooker (1553–1600), englischer Theologe und Moralphilosoph.

Seite 513

«Der Tag . . .» – Hiob, Kapitel 3, Vers 3f.

Inhalt

Rowohlt Jahrhundert

Band 1 und 2
Robert Musil,
Der Mann
ohne Eigenschaften

Band 3
Anatole France,
Die Götter dürsten

Band 4
Samuel Beckett,
Murphy

Band 5
Aldo Palazzeschi,
Die Schwestern
Materassi

Band 6
Ludwig Tieck,
Der Aufruhr in den
Cevennen

Band 7
Jerzy Andrzejewski,
Die Karwoche

Band 8
Romain Rolland,
Meister Breugnon

Band 9
Johannes Tralow,
Roxelane

Band 10
Charles Dickens,
Harte Zeiten

Band 11
Arthur Miller,
Brennpunkt

Band 12
Aleksej Tolstoi,
Peter der Erste

Band 13
Christoph Martin
Wieland,
Geschichte der
Abderiten

Band 14
Shichiro Fukazawa,
Schwierigkeiten beim
Verständnis der
Narayama-Lieder

Band 15
László Németh,
Abscheu

Band 16
Frank Norris,
Der Octopus

Band 17
Heinrich Mann,
Die Jugend des
Königs Henri Quatre

Band 18
Heinrich Mann,
Die Vollendung des
Königs Henri Quatre

Rowohlt Jahrhundert

Band 19
Walter Scott,
Das Herz von
Midlothian

Band 20
Erskine Caldwell,
Gottes kleiner Acker

Band 21
George Moore,
Esther Waters

Band 22
Halldór Laxness,
Weltlicht

Band 24
Upton Sinclair,
So macht man Dollars

Band 25
Martin Andersen Nexö
Überfluss

Band 26
Klabund, Bracke

Band 27
Sinclair Lewis, Babbitt

Band 28
Bolesław Prus,
Pharao

Band 29
Malcolm Lowry,
Unter dem Vulkan

Band 30
Nikolai Gawrilowitsch
Tschernyschewski,
Was tun?

Band 32
Arnold Ulitz,
Aufruhr der Kinder

Band 33
Ernst Barlach,
Der gestohlene Mond

Band 34
Leo Weismantel,
Gericht über
Veit Stoss

Band 35
Ludwig Renn,
Krieg/Nachkrieg

Band 36
Nathaniel Hawthorne,
Das Haus der
sieben Giebel

Band 40
Ivan Olbracht,
Der Räuber Nikola
Schuhaj

Band 41
Vicente Blasco Ibañez,
Blutige Arena